전기치료기를 이용한

마사지치료

Electro Release Therapy

안 종 기 (John Ahn)

1980년대에 신구대학 물리치료과에 입학하였으나 공부가 싫어 재학기간 내내 신나게 놀다가 간신히 졸업했습니다.
면허증은 필요할 것 같아 아내의 감시 속에서 사랑하는 친구 데모쟁이 김대중 군과 단 3일간 밤낮으로 공부하여 천신만고 끝에 면허증을 취득했습니다. USC DPT과정을 거쳤으며 USC HEALTH SCIENCE에서 Chiro Practic도 열심히 공부했습니다. 몇몇 대학에서 강의를 한 경험은 있으나 그리 자랑할 만한 것은 아닙니다.
책도 몇 권 나와 있는데 번역서 등보다는 임상에서 겪을 수 있는 질환들을 매우 현실적으로 정리한 책들입니다. 앞으로 계획은 20여년의 임상경험과 지식을 토대로 총 5권의 통증관련 서적을 출간할 예정입니다.
궁금한 것이 있거나 직접 배우고 싶은 독자들은 ajkdpt@naver.com으로 메일을 보내면 다양한 방법으로 협조하겠습니다.

전기치료기를 이용한 **마사지치료** _Electro Release Therapy

발행	2013년 3월 20일
지은이	안종기(John Ahn)
편찬위원	물리치료사 ● 곽찬슬, 이근우, 이상희 트레이너 ● 김다혜, 정보용
발행인	홍성혁
발행처	신흥메드싸이언스
주소	서울시 영등포구 양평동 3가 15-1번지 월드메르딩앙비즈센터 501호
등록번호	제318-2007-000077호
전화	02-2165-8670
팩스	02-2165-8675
홈페이지	www.shmed.co.kr
ISBN	978-89-6498-028-6 93510
정가	50,000원

전 기 치 료 기 를 이 용 한

마사지치료

Electro Release Therapy

안 종 기 John Ahn 지음

신흥메드싸이언스

서 문

아주 오랫동안 개인적으로 연구하고 공부하여 지적, 논리적으로 정립된 뛰어난 치료기술을 왜 선뜻 공개하는가에 대해 누가 물었습니다. 왜냐하면 이 책에서 언급하는 ERT(Electro Released Therapy)는 매우 짧은 시간인 5분정도만으로도 심각한 근육통 및 임상에서 흔히 만날 수 있는 관절통 환자의 통증을 효과적으로 제어할 수 있는 획기적인 치료법이기 때문입니다.

즉, 치료의 신속성이 확보되고 그 효과의 지속성 결과가 좋으며 동일한 질환에 대해 항상 동일한 결과가 있는 재현성이 확보되며 치료에 대한 확정성이 있는 물리치료 중 많지 않은 논리적인 치료법이기 때문입니다.

ERT는 이미 몇몇의 루트를 통하여 미국에 소개되었습니다. 물론, 치료기술 공개 시 함께 했던 미국의 물리치료사들을 통해 현재 미국 내에서 매우 고가의 치료비를 환자에게 청구할 수 있는 치료로 사용되고 있습니다.

다시 처음으로 돌아가서, 왜 고유의 기술을 공개하는가에 대해 누가 물었습니다. 질문의 사실상 의도는 '왜 돈이 되는 기술을 동종의 경쟁자들에게 공개하는 손해 보는 짓을 하는가?'인 것입니다.

내가 책으로 ERT를 책으로 출간하는 이유는 아주 간단합니다.

"너희들도 이 기술을 잘 익히고 배워서 돈 좀 벌어라!(재현성도 없고 확정성도 없는 치료지식을 쌓는데 애좀 그만쓰고...)"

이미 나는 내일 모레면 50을 바라보는 물리치료사입니다. 아마도 임상에서 활동하고 있는 대부분의 물리치료사들은 내 선배보다는 후배들이 더 많을 것입니다.

나는 이들과 내가 가지고 있는 여러 가지 노하우, 특히 논문이나 연구를 통한 근거가 있는 진보된 치료방법들을 공유할 목적입니다. 아마도 이것이 내 인생에서 마지막 목표가 될 것입니다.

지금도 여러 가지 다양한 치료기법들과 지식을 공부하며 노력하는 수많은 물리치료사들이 있습니다. 하지만 임상에서 가장 많이 접하는 통증환자를 치료하는 가장 기본이 되는 전기치료와 관련해서는 20여 년 전이나 지금이나 별반 차이가 없는 것 또한 인정할 수밖에 없는 현실입니다. 이러다보니 여전히 병원에서는 의료급여청구용 면허가 필요할 뿐 물리치료전문가가 필요하지 않은 것이 현실이고 그 결과 많은 임상경험을 갖고 있는 노련한 물리치료사들이 본의 아니게 이직을 해야 하는 것이 현실이라고 생각합니다. 이렇듯 기본조차도 준비되지 않은 물리치료의 현실 앞에서 아무리 단독개원을 주장하고 밀어붙인다 하더라도 누가 당위성을 갖고 지지해줄 수 있을까 하는 정치적인 결함도 조금은 지적하고 싶군요.

나는 이 책을 통해 많은 물리치료사들이 지식을 쌓기를 바랍니다. 그래서 자신의 경쟁력을 쌓을 수 있기를 바랍니다. 이번 2013년 3월부터 정식으로 교육프로그램을 실시할 예정입니다만 한의사 등의 의료인보다 물리치료사들이 가장 먼저 와서 배우고 익힐 수 있기를 바랍니다.

또한 많은 대학에서 ERT가 강의되기를 바랍니다. 그래서 미래의 물리치료사들이 신무기를 장착시킨 뒤 임상으로 내보낼 수 있기를 바랍니다.

ERT를 완성하는데 20년 정도의 시간이 흘렀습니다. 그리고 현재 금전적으로도 지적으로도 충분히 검증되었습니다. 물리치료사로서는 이미 늙을 대로 다 늙은 나이지만 이 기술이 한국의 모든 물리치료사들의 기본적인 치료기술이 될 수 있기를 바랍니다. 그래서 전문가로서 인정을 받고 사회적으로도 인정을 받는 계기가 되었으면 하는 충정의 마음을 마지막으로 전합니다.

끝으로 이 책이 출간되기까지 혼신의 힘을 다해 함께 해준, 저자보다 더 뛰어난 기술을 가지고 있는 편찬위원 곽찬슬, 이근우, 이상희 선생에게 깊은 감사의 뜻을 전합니다. 또한 충분히 편찬 작업에 지적으로 동참한 것뿐만 아니라 사진모델로까지도 함께 해준 김다혜, 정보용 선생에게 진심어린 감사를 전합니다.

언제나 그렇듯 이 책을 절절하게 사랑하는 내 아내 이수진과 나의 예쁜 딸 예은(Lunia), 아들 호영(David)에게 바치며 이 시간에도 동일한 은혜로 모든 이들의 허물을 덮으시며 인내하시고 인도하시는 유일한 신께 이 책을 바칩니다.

안 종 기

차 례

미리보기

1. 전기마사지치료란? What's eletromassage release therapy(ERT)? — 2
2. 발전과정 — 4
3. 정의 — 6
4. 주요대상 — 7
5. 이 책을 읽기 전 선행사항 — 8

부위별 전기마사지치료

SPINE

1. Cervical Zone 경부
A. Base 전기마사지치료(E.R.T) — 16
B. Mobility 전기마사지치료(M.E.R.T) — 23
C. Radculopathy — 27
D. 근육 긴장성 두통 — 31

2. Thoracic Zone 흉부
A. Base 전기마사지치료(E.R.T) — 42

3. Lumbar Zone 요부
A. Base 전기마사지치료(E.R.T) — 49
B. Mobility 전기마사지치료(M.E.R.T) — 60
C. Radiculopathy & Sciatica — 62

4. Whole Spine and Back Muscle 전체 등근육 — 68

상지

1. Shoulder Joint 견관절(어깨관절)
A. Base 전기마사지치료(E.R.T) — 76
B. Frozen shouder 동결관절, Rotator cuff Syn. 회전근개 — 84

2. Around of Scapulae Bone 견갑대
A. Base 전기마사지치료(E.R.T) 89
B. Mobility 전기마사지치료(M.E.R.T) 94

3. Elbow Joint 주관절 (팔꿉관절)
A. Base 전기마사지치료(E.R.T) 100
B. Ex. for after cast off 106

4. Wrist 수근관절 (손목관절)
A. Base 전기마사지치료(E.R.T) 108
B. Ex. for after cast off 117

5. Finger 수지부 (손가락)
A. Base 전기마사지치료(E.R.T) 120
B. Ex. for after cast off 124

하지

1. Gluteus 둔부 (볼기)
A. Base 전기마사지치료(E.R.T) 128

2. Hip Joint 고관절 (엉덩이관절)
A. Base 전기마사지치료(E.R.T) 135
B. Mobility 전기마사지치료(M.E.R.T) 138

3. Knee Joint 슬관절 (무릎관절)
A. Base 전기마사지치료(E.R.T) 145
B. Mobility 전기마사지치료(M.E.R.T) 160
C. Ex. for after cast off 163

4. Ankle Joint 족관절 (발목관절)
A. Base 전기마사지치료(E.R.T) 167
B. Mobility 전기마사지치료(M.E.R.T) 179

5. Plantar Fascitis 족저근막염 (발바닥근막염)
A. Base 전기마사지치료(E.R.T) 183

주요 근육별 전기마사지치료

경부

1. Suboccipital Muscle 하후두근육 (뒤통수밑근육) — 190

2. Splenius Capitis, Cervics
   두판상근, 경판상근 (머리널판근, 목널판근) — 194

3. Posterior Cervical Muscle Group 후경근그룹 (목뒤근육) — 198

4. Trapezius 승모근 (등세모근) — 202

5. Scalene 사각근 (목갈비근) — 206

6. Sterno Cleido Mastoid 흉쇄유돌근 (목빗근) — 208

견갑대

7. Rhomboid Major, Minor 대, 소 능형근 (큰, 작은 마름근) — 210

8. Subscapularis 견갑하근 (어깨아래근) — 212

9. Supraspinatus 극상근 (가시위근) — 215

10. Infraspinatus 극하근 (가시아래근) — 218

11. Teres Major 대원근 (큰원근) — 221

12. Teres Minor 소원근 (작은원근) — 225

흉부

13. Latissimus Dorsi 광배근 (넓은등근) — 229

14. Serratus Anterior 전거근 (앞톱니근) — 235

견관절부 & 상완부

15. Deltoid 삼각근 (어깨세모근) — 240

16. Biceps Brachii 상완이두근 (위팔두갈래근) — 245

17. Coracobrachialis 오훼완근 (부리위팔근) — 251

18. Triceps Brachii 상완삼두근 (위팔세갈래근) — 254

주관절부

19. Brachialis 상완근 (위팔근) 260
20. Brachioradialis 상완요골근 (위팔노근) 269
21. Hand Extensor Muscles 수신근 (손목폄근) 277

요부

22. Quadratus Lumborum 요방형근 (허리사각근) 288
23. Iliopsoas 장요근 (엉덩허리근) 300

둔부

24. Gluteus Maximus 대둔근 (큰볼기근) 303
25. Gluteus Medius 중둔근 (중간볼기근) 306
26. Gluteus Minimus 소둔근 (작은볼기근) 309

대퇴부

27. Tensor Fasciae Latae 대퇴근막장근 (넙다리근막긴장근) 312

28. Sartorius 봉공근 (넙다리빗근) 315

29. Quadriceps Femoris 대퇴사두근 (넙다리네갈래근)
- A. Rectus femoris 대퇴직근 318
- B. Vastus medialis 내측광근 321
- C. Vastus intermedius 중간광근 324
- D. Vastus lateralis 외측광근 327

30. Adductor Longus & Brevis 장, 단내전근 (긴/짧은모음근) 330

31. Hamstring 슬괵근 (넙다리뒤근육)
- A. Biceps femoris 대퇴이두근 335
- B. Semitendinosus 반건양근 335
- C. Semimembranosus 반막양근 335

32. 종아리근육그룹 340

미리보기

1 전기마사지치료란? What's the eletromassage release therapy(ERT)?

물리치료적 방법으로 환자의 통증을 제어하는 기술은 나날이 발전해 왔다. 경피신경을 자극하여 통증을 제어하는 전기치료, 근육의 이완을 유도하여 통증을 제어하는 여러 가지 도수치료법들, 특히 최근에는 통증전달체계가 무너진 만성통증에 적용할 수 있는 Information Control Theory가 현재 심도깊게 연구 중에 있다. 이렇듯 여러 가지 방법 중에서 많이 사용되고 있는 것이 바로 관문조절설(Gate Control Theory)을 토대로 한 T.E.N.S의 발전일 것이다. 어떻게 T.E.N.S를 사용하느냐에 따라 그 효과와 지속성은 차이가 날 수밖에 없다.

이러한 측면에서 전기마사지치료(E.R.T)란 T.E.N.S를 이용한 보다 높은 효과와 지속성, 그리고 즉발적 통증제어효과를 기대할 수 있는 새로운 치료방법이 된다. T.E.N.S의 기존 사용법처럼 일정한 부위에 패드를 부착 후 일정한 시간 동안 환자에게 통전을 시키는 소극적인 치료를 넘어서 통증부위의 스트레칭과 근막유리술을 전기치료와 동시에 실시함으로 통전시간을 줄이면서도 뛰어난 통증제어효과를 기대할 수 있다.

즉, 지금까지 적용해오던 치료방법보다 진보된 치료이기 때문에 환자의 삶의 질을 높이는데 큰 도움이 될 수 있다는 것이 바로 전기마사지치료법이다.

특히, 전기마사지치료는 환자의 치료기간을 단축하는데에도 큰 영향을 미친다. 단순히 T.E.N.S 자극을 통해 일시적이고 제한적인 통증제어만 가능한 것이 아닌 통증부위조직을 보다 더 적극적인 방법으로 이완 및 원상태로 유도하기 때문에 환자의 치료기간은 현격히 줄어든다.

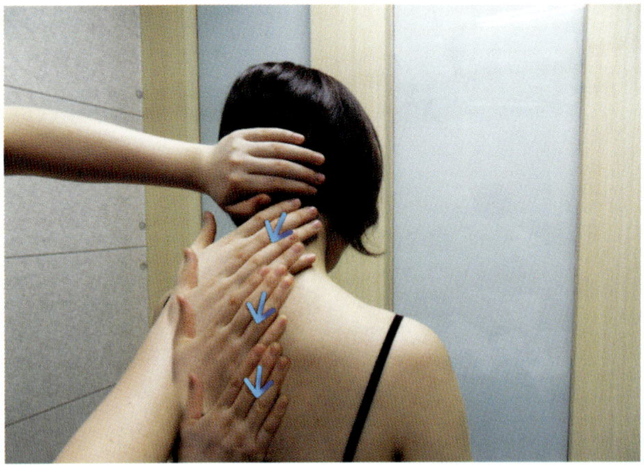

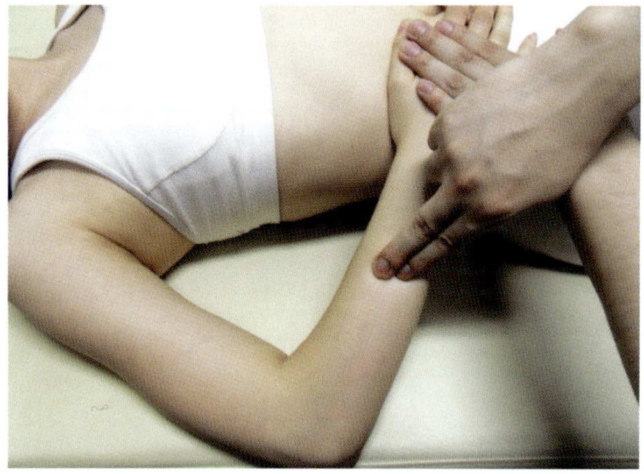

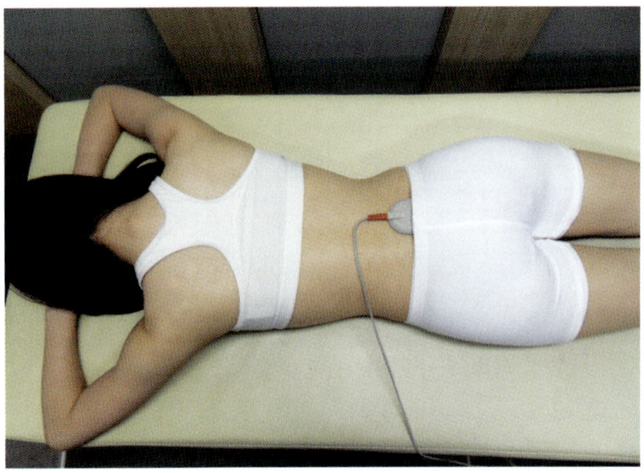

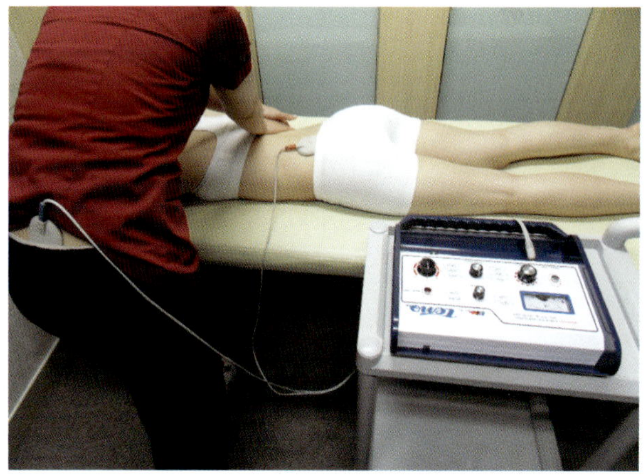

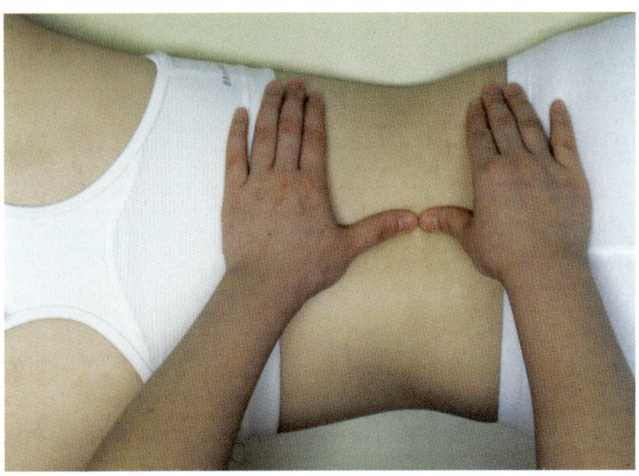

2 발전 과정

물리치료사 여러분에게 묻고 싶다. 필자는 14년만에 한국에서 다시 물리치료사로서 활동하고 있다. 그러나 그때나 지금이나 실시되고 있는 물리치료의 내용을 보면 별반 차이를 느낄 수 없다. 굳이 변한 것이 있다면 도수치료의 기술이 현장에서 많이 적용되고 있는 정도일 뿐인데 물리치료사 여러분은 여러분이 환자에게 치료해주면서 그 치료의 결과에 대해서 확신을 할 수 있는가? 의료적 서비스에는 반드시 두 가지 원칙이 있다. 바로 의료행위를 누구에게나 적용해도 동일한 결과가 나타나는 재현성이고 그 의료행위의 결과를 확정지을 수 있어야 한다.

이러한 측면에서 물리치료사 여러분이 현재 실시하고 있는 의료행위를 재현성과 확정성 측면에서 다시 한번 검토해보아야 한다. 전기마사지치료(E.R.T)는 아주 우연한 경험에서 시작되었다.

임상 초기에 접했던 손목염좌 환자 때문이었는데 이 환자를 위해 해줄 수 있는 물리치료가 겨우 적외선과 초음파뿐이었다. 필자의 임상 초기는 1990년도를 말하는데 당시에는 대형병원조차도 양질의 물리치료를 할 수 있는 물리치료장비가 부족했던 시절이었다. 당시 필자가 근무하던 병원 또한 준종합 수준의 비교적 큰 병원이었음에도 불구하고 장비라고는 적외선과 초음파 그리고 아주 구형의 저주파치료기 밖에 없었다. 게다가 저주파 치료기의 패드가 너무 커서 환자의 환부에는 도무지 적용을 할 수가 없었던 것이다. 그 환자를 위해 무엇을 해줄 수 있을까를 고민하였다.

물리치료를 실력보다는 정성으로 하던 시절이라 환자의 환부를 만져주다가 문득 내몸을 패드로 활용하면 어떨까 하는 생각이 번득 지나갔다. 그리고 환자의 몸에 패드하나를 부착하고 내몸에 패드를 부착하여 내 손을 통해 환자의 환부를 만졌는데 그때 환자의 한마디가 20여년이 지난 지금도 잊혀지지 않는다.

"아~ 시원하다"

그러나 치료효과는 매우 미미했다. 실망도 있었지만 더 솔직히 표현한다면 당시에 필자는 그 효과가 어떨지는 전혀 관심이 없었고 어떻게 이 치료방법을 체계화할 수 있을까 하는 고민을 하였다. 초기 몇 년간은 단순히 손으로 환부를 만져주는 정도에서 적용하였다. 좋은 효과를 기대할 수 있는 다양한 도수치료방법들을 적용해보기도 하였다. 여러가지 방법을 사용해보는 시행착오의 시기였다. 주파수도, 강도도 다양하게 실험해보았다. 이런 과정을 거치면서 패드의 양극을 환자에게 적용해야 하는지 음극을 적용해야 하는지 어떤 주파수가 환자에게 유익한지 어느정도 강도가 좋은지가 조금씩 정리가 되기 시작하였고 근육질환, 기타 조직질환, 신경질환등으로 세분화 되어 어느정도 원시적인 형태의 매뉴얼이 완성되고 있었다.

이러한 원시적 형태의 매뉴얼이 정형화되고 논리로 규명할 수 있게 된것은 2001~7년 동안의 공부기간에 이루어졌다. 이 기간 동안에 통증분야의 세계적인 권위자인 John Iam교수 외 유수의 전문가들과 함께 치료의 획일성과 방법론적 측면에서 매우 단순 명료, 그리고 전문화가 이루어졌다.

기나긴 기간동안 5만여건 이상의 치료적 적용이 이루어졌고 치료의 재현성, 확정성 확보를 위해 질환별 1000건 이상의 데이터를 통하여 의료서비스의 기본 원칙인 재현성,확정성 측면에서 환자에게 자신있게 적용할수 있는 전기마사지치료(E.R.T)매뉴얼이 완성되었고 현재도 수많은 통증전문가들에 의하여 연구되고 있다.

3 정의

T.E.N.S의 전기자극을 통해 일시적인 통증제어를 함과 동시에 통증부위조직의 이완을 유도하는 여러 가지 도수법을 적용함으로 인하여 통증부위의 Swelling과 Muscle tendon tonus를 줄여주어 통증을 제어하는 전기치료기술이라고 할수 있다.

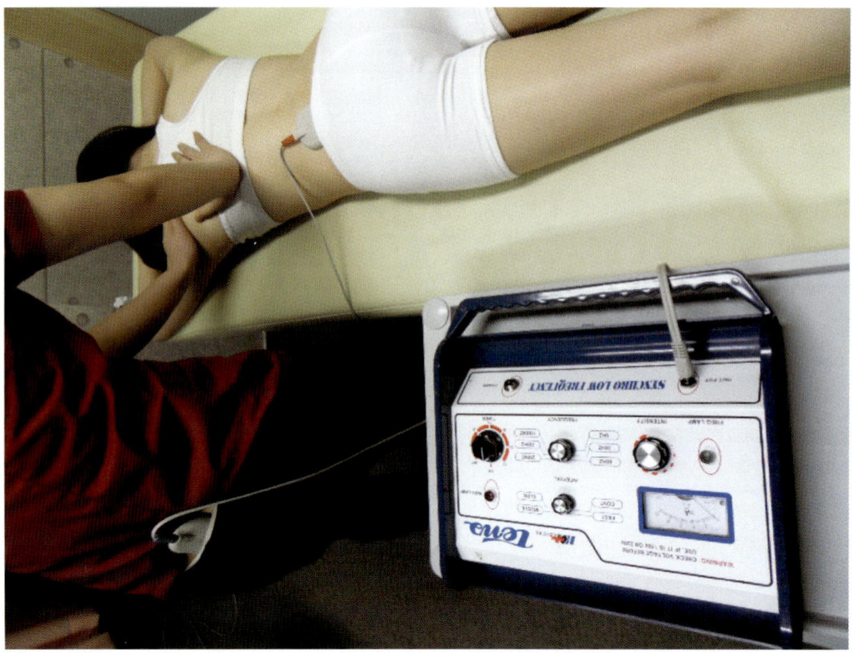

4 주요대상

전기마사지치료(E.R.T)는 통증과 관련한 다양한 질환에 적용할 수 있다. 무엇보다도 전문 물리치료사만의 고유의 치료기술로 발전되었기에 물리치료사의 질적 향상과 또한 물리치료사에 대한 높은 인식으로의 변화에 큰 영향을 미칠 것으로 판단한다.

전기마사지치료(E.R.T)는 근육질환에 가장 뛰어난 효과를 기대할 수 있다. 또한 연부조직의 질환에 대해서도 뛰어난 효과를 기대한다. 무엇보다도 질환부위의 염증성 반응으로 조직내 내압(Capacity to resist pressure)이 상승하여 발생하는 통증의 경우 탁월한 효과를 기대한다.

대표적인 예가 급성으로 나타나는 물리치료 대상 질환인데 전기마사지치료(E.R.T)를 짧게는 5분 정도만 실시하여도 내압을 감소시켜 통증이 완화되는 결과를 볼 수 있다. 이는 전기적인 작용과 조직의 Release를 동시에 구현함으로 내압의 안정화작용을 일으키기 때문이다.

이러한 전기마사지치료(E.R.T)의 효과는 단순한 근육통에서 관절염, 건염등 염증성질환뿐만이 아닌 Radculopathy 등에도 탁월한 효과를 보이는 등, 대부분의 통증성 질환에 모두 적용할 수 있는 장점이 있다.

5 이 책을 읽기 전 선행사항

A. 장비의 선택

전기마사지치료(E.R.T)를 실시하기 위해서는 모든 전기치료 장비를 활용할 수 있다. 흔히 모든 병원에 준비되어 있는 TENS만 있으면 바로 실시할 수 있다. 다만 보다더 좋은 효과를 위해 그리고 편리한 치료를 위해 일정한 조건을 갖춘 전기치료장비를 준비하는 것이 좋다.

전기마사지치료(E.R.T)를 보다 극대화 시키기 위해서는 일정한 주파수 설정이 가능한 전기치료장비이면 더욱 좋다. 그 주파수의 형태는 3~10Hz, 20~80Hz, 100~300Hz, 300~1000Hz 이며 이를 세팅할 수 있는 제품이면 전기마사지치료(E.R.T)를 실시할 수 있다. 위의 주파수는 데이터 비교와 연구를 근거로 각각의 주파수 영역대에서 치료의 목적과 효과의 차이가 있다.

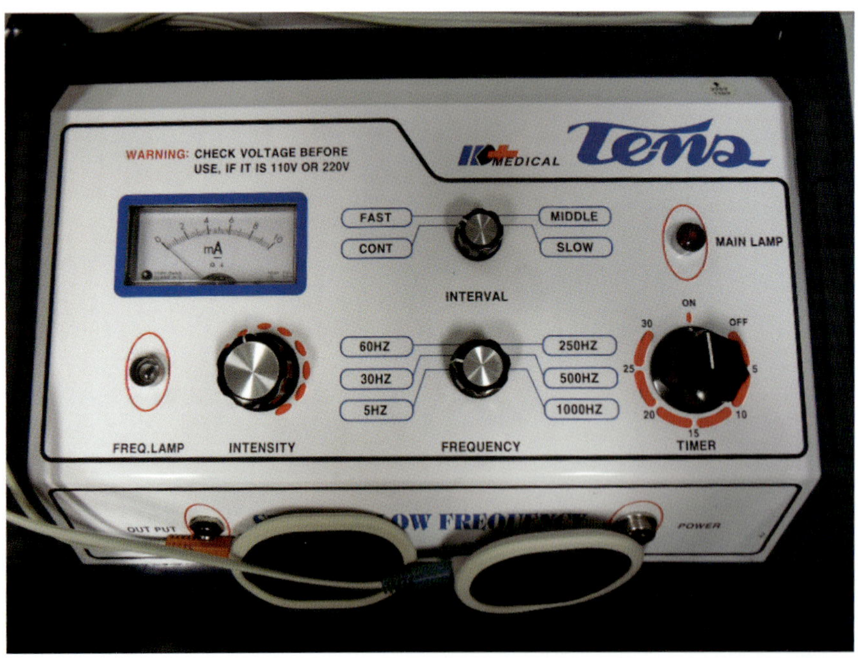

B. 각각의 주파수 영역대에서의 치료목적과 효과

3~10Hz

전기마사지치료(E.R.T)를 실시하여 통증이 조절된 상태를 오랫동안 지속시키기 위해 사용하는 주파수 영역대이다. 필자의 연구논문을 통한 근거로는 3~7Hz 내에서는 역치유지율이 비슷하게 나타났으며 지속시간도 가장 길었다.

20~80Hz

전기마사지치료(E.R.T)를 실시할 때 가장 많이 사용되는 주파수 영역대이다. 필자의 연구논문을 통한 근거로는 50~60Hz에서 역치유지율이 비슷하게 나타났고 지속시간이 가장 길었다.

100~300Hz

전기마사지치료(E.R.T)를 실시할 때 가장 많이 사용되는 주파수 영역대이다. 특히 150~280Hz 사이에서는 통증에 대한 즉발성 효과, 즉 순간 역치 상승이 가장 높은 주파수 영역대이다. 통상적으로 급성 근육통 등 즉발성 통증이 있는 경우 이 영역대의 주파수를 사용하여 우선 치료를 실시하면 그 효과면에서 시간대비 가장 우수하다.

300~1000Hz

전기마사지치료(E.R.T)를 실시할 때 위의 100~300Hz 영역대에서 치료를 실시했음에도 불구하고 잔존통증이 남거나 혹은 치료의 효과가 미미할 때 이 영역대의 주파수를 병행하여 사용한다. 이 영역대의 경우 근육수축이 깊은 곳에서 일어나며 섬세한 반응이 나타나기 때문에 치료 시 발생하는 경련현상을 줄여주어 통증조절에 도움을 준다. 다만, 이 영역대로만 치료할 경우 근육의 피로도가 상승되어 즉발성 통증조절은 가능하나 치료 후 2차 통증을 유발할 수 있기 때문에 단독으로 사용하는 것은 금하고 있다.

C. 전기마사지치료(E.R.T)를 실시하기 위해 전기치료에 적응하여야 한다.

전기마사지치료(E.R.T)를 위해 반드시 거쳐야 하는 과정이 있다. 그것은 바로 치료전류에 몸이 노출되는 것이다. 즉, 임상에서 사용하는 치료전류를 몸으로 느끼고 그 전류에 몸이 적응되어야 한다.

전기마사지치료(E.R.T)는 기본적으로 MFR과 Bowen Therapy, 그리고 전기마사지치료(E.R.T)만을 위한 독창적인 Tissue Release Tec.등이 사용되는데 이러한 도수기법과 동시에 치료자의 몸에 전기치료장비를 연결하여 마사지를 실시할 때 동시에 치료전류가 환자에게 적용되어 효과를 배가시키는 방식이다.

이러한 부분에서 한가지 염려하는 부분이 바로 치료 전류에 몸이 노출되면 이상은 없는가 하는 것인데 필자가 상기의 치료전류에 노출된 상태에서 단순한 맥박, 혈압측정, 헤모글로빈수치검사부터 신경전도검사, 뇌혈류검사 및 뇌 단층촬영까지 다양한 검사를 실시한바 있으며 운동을 할때 정도의 변화 외에 특이한 사항은 없었다.

필자 또한 건강에 나쁘다면 사용할 이유가 없었기 때문에 철저한 검증을 하였다. 필자의 동료들도 동시에 검사해보았지만 아무런 문제가 없었다. 필자는 현재까지 20년을 넘게 사용하였으나 팔뚝이 굵어지는 부작용 외에는 별다른 문제를 발견할 수 없었고 현재 전기마사지치료(E.R.T)는 미국 내에서 상당수의 DPT들이 높은 치료비용을 받으며 실시하고 있다.

다시 원론으로 돌아와서 필자의 강의 경험으로 보면 통상적으로 약 일주일 이상은 치료전류에 몸을 노출시켜 치료전류에 익숙해져야 한다. 필자는 양손에 전기패드를 잡고 서서히 전류를 올려가며 높은 강도의 전류에도 익숙해질 수 있도록 가르치고 있다.

다만 무리하게 욕심을 내어 전완부 근육이 심하게 수축될 정도로 강한 전류에 노출을 하면 Muscle fiber가 손상을 입거나 미세혈관이 미세파열되어 전완부 및 손가락 마디에 부종이 발생할 수 있으니 절대로 무리하게 전류에 노출되어서는 안된다.

가장 적당한 전류의 강도는 전완부의 근육이 약간 수축되는 정도라는 것을 기억하자.

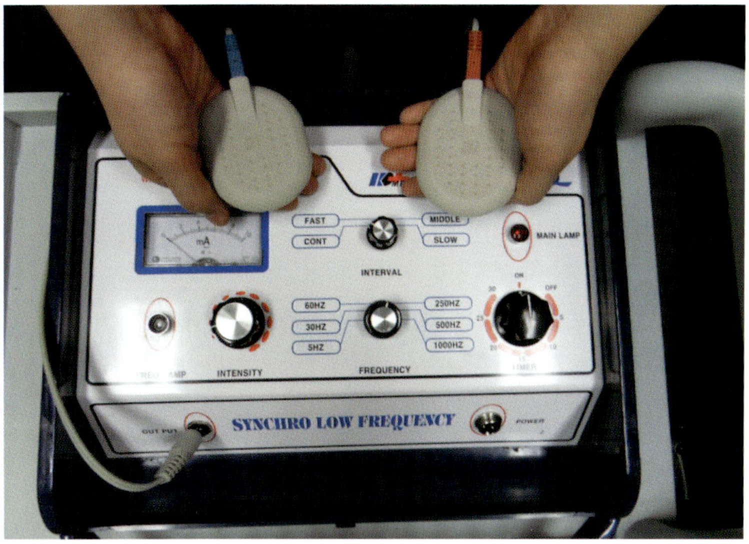

1. 저주파 치료기의 패드를 각각의 손에 잡고 주파수는 100hz미만으로 세팅 후 전류를 서서히 올린다. 전류의 강도는 전완부의 근육이 수축되는 정도로 맞추어 시작하고 적응되면 조금씩 강도를 높인다. 전류에 민감한 경우에도 하루에 10분 이상씩 일주일 정도면 적응하는데 큰 무리는 없다.

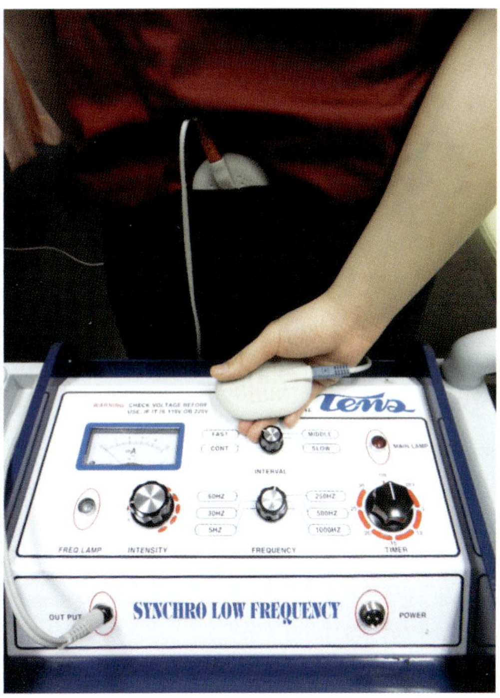

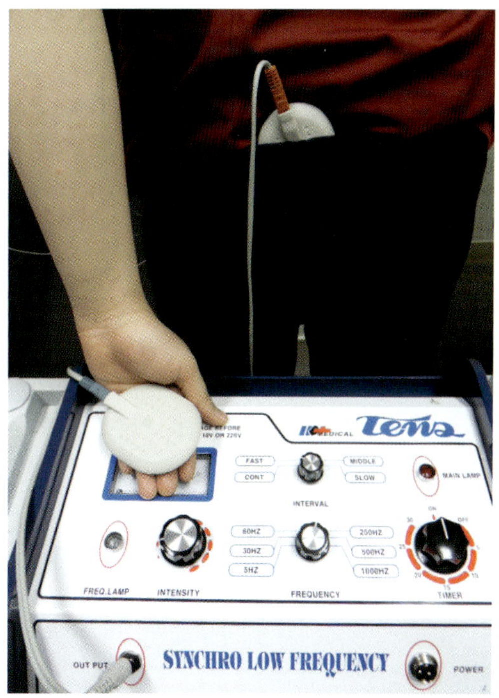

2. 척추에 (+)를 부착하고 한손에 (−)를 잡은 후 위의 방법과 동일하게 전류를 조금씩 올려가며 적응한다.

전기마사지치료(E.R.T) 세팅방법

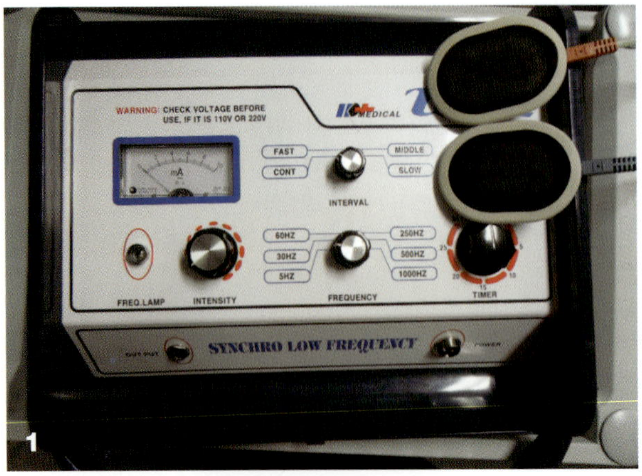

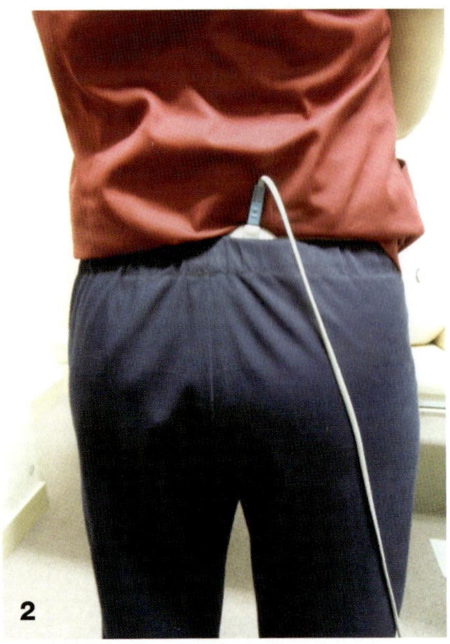

장비

위에서 언급한 일정한 주파수 영역대를 구현하는 저주파 치료기이면 무엇이든지 응용하여 사용할 수 있다. 주파수의 형태는 3~10Hz, 20~80Hz, 100~300Hz, 300~1000Hz이다. 필자는 가장 쉽게 적용하는 것을 보여주기 위하여 약 30만원대의 저렴한 저주파 치료기를 이용하였다(그림 1).

먼저 치료자와 환자 간의 전류 연결을 위하여 치료자와 환자에게 각각 패드 하나씩을 부착해야 하는데 이때 주의해야 할 것은 바로 패드의 극성(polarity) 선택이다. 어떤 패드를 치료자가 선택하고 어떤 패드를 환자가 선택해야 하는 것을 선택해야 하는데 두 가지 패턴에 따라 그 목적하는 효과의 차이가 있다.

먼저 치료자가 (+)극을 부착하고 환자가 (−)극을 부착할 경우 환자의 부종이 심하거나 적용부위의 염증 정도가 높은 경우에 사용한다. 이 경우 환자보다 치료자가 더 강한 자극을 받는다는 것을 유의하기 바란다.

다음으로 치료자가 (−)극을 부착하고 환자가 (+)극을 부착할 경우 일반적인 통증조절에 모두 적용할 수 있다.

이 경우 치료자보다 환자가 더 강한 자극을 받기 때문에 일반적인 모든 치료에는 치료자가 (−)극을 부착하고 환자에게 (+)극을 부착하여 사용한다. 그렇다면 일반 저주파 치료기의 두 개의 패드 중 (+)극과 (−)극을 구별할 수 있는 간단한 방법을 소개하자면 패드를 양손에 잡고 전류를 올려보면 강한쪽이 (−)극이고 약한쪽이 (+)극이다.

극성을 선택 후 치료자의 척추에 부착하고 (그림 2) 환자의 척추에 잘 부착한뒤 (그림 3) 저주파 치료기의 주파수 설정을 한다(그림 4). 통상적으로 50~100Hz 내로 주파수를 설정한다.

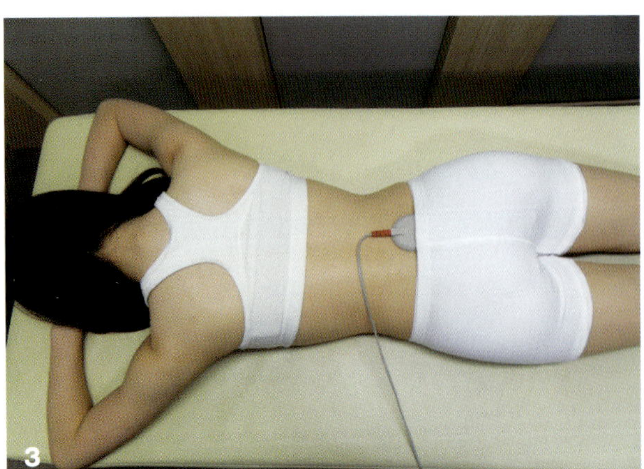

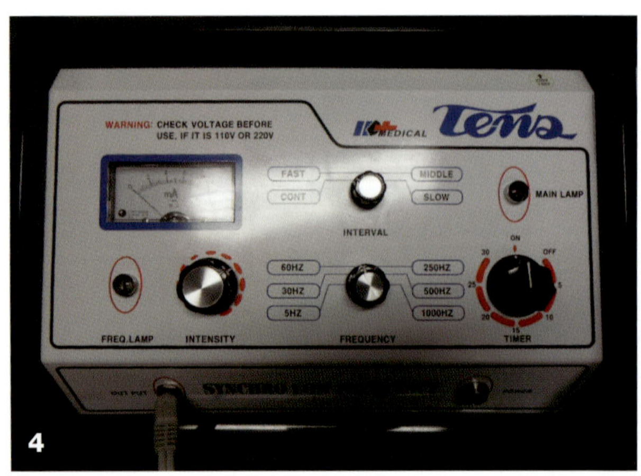

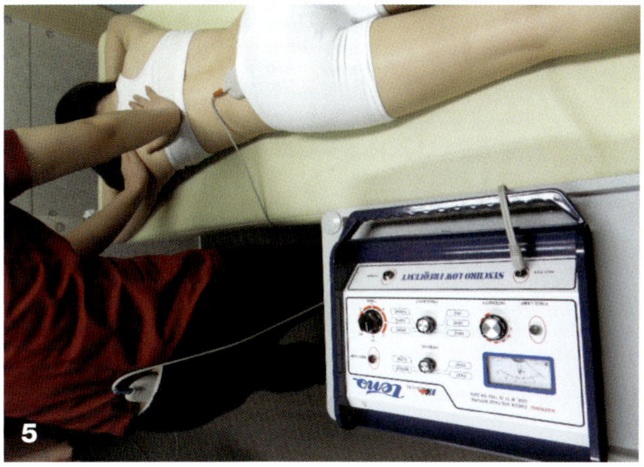

5

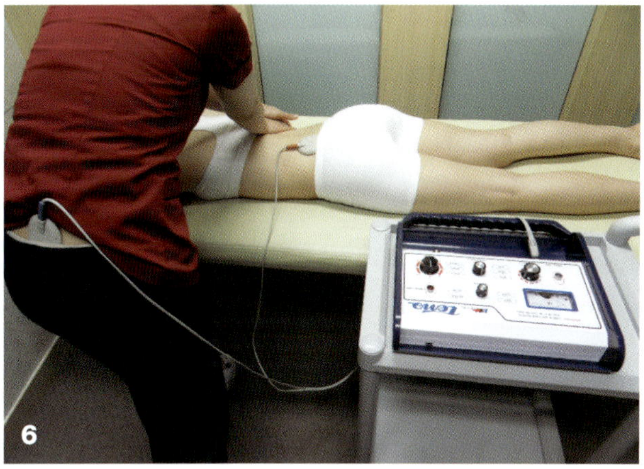

6

그리고 치료부위에 충분한 수분과 약간의 일반 오일을 발라주고 ERT를 실시한다(그림 5, 6).
이때 주의할 두 가지가 있는데 바로 피부가 건조해지지 않을 정도의 수분을 분사해주는 것과 작은 양의 오일을 사용한다는 것이다. 수분의 양이 부족할 경우 전기에 대한 저항이 발생하여 ERT의 방법 중 마찰마사지가 실시되는데 이를 잘못 사용할 경우 환부에 전기적 화상이 발생할 수 있기 때문에 ERT가 익숙치 않은 경우 반드시 수분을 잘 분사하여 건조해지지 않도록 주의해야 한다. 오일의 경우 너무 많이 환부에 발라주면 전기적 저항이 약해져 환부보다 환자의 척추 주변에 부착한 패드에 더 강한 전기적 자극이 전달되어 정작 환자의 환부에는 전류의 강도가 약해져서 ERT의 효과가 반감될 수 있다.

정리하자면

1. 치료자는 통상적으로 (−)극(양손에 패드를 잡았을 때 전류가 강하게 흐르는 패드)을 척추에서 가까운 곳에 부착한다.
2. 환자는 통상적으로 (+)극(양손에 패드를 잡았을 때 전류가 약하게 흐르는 패드)을 척추에서 가까운 곳에 부착한다.
3. 저주파 치료기의 주파수를 설정 후 (약 50~100Hz)
4. 적절한 수분을 환부에 분사 후 소량의 오일을 발라 마사지를 실시할 때 피부걸림현상이 없도록 한다. 이때 주의할 것은 오일의 양을 소량만 사용하는 것이다.

부위별
전기마사지치료

Cervical Zone 경부

A. Base 전기마사지치료(E.R.T)

경부의 전기마사지치료(E.R.T)는 하후두부에서 시작하여 총 5방향으로 실시하게 된다. 최근 스마트폰과 컴퓨터를 이용한 업무환경 등으로 인하여 경부통 및 어깨주변통증을 호소하는 환자들에게 적용할 수 있는데 이런 환자들이 대상환자가 될 수 있다.

주의할만한 것은 전기마사지치료(E.R.T)에서는 목 뒤부분 뿐만 아니라 경부를 세워주는 근육을 포함하고 있는 앞목까지도 치료부위에 포함하고 있다는 것이다. 그림을 참조해 보면 앞목에서 시작하여 뒷목으로 옮겨가며 치료하여 경부의 모든 부위를 치료하게 된다.

NOTICE 편의상 저주파치료기를 부착하지 않고 촬영하였음

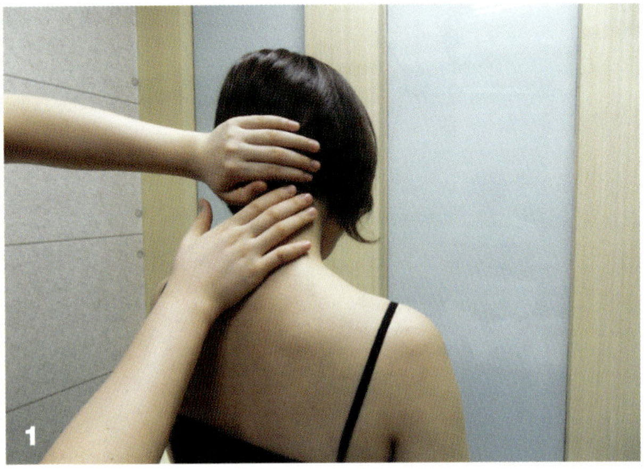

1 ● 이 마사지는 SPLENIUS CAPITIS MUSCLE을 중심으로 실시한다. 건측 손은 후두에 적당히 대고 환측 손은 후두부 바로 밑에서 시작한다.

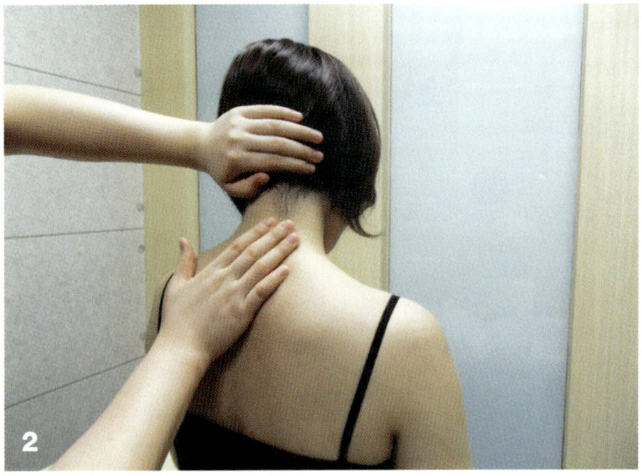

2 ● 전기가 흐르고 있는 상태이기 때문에 굳이 환측 손으로 환자의 치료부위를 강하게 밀착하지 않아도 된다. 적당한 압력을 유지한 채 경추부 측돌기를 따라 천천히 견갑골 INTER UPPER ANGLE과 흉추5번 사이까지 내려간다.

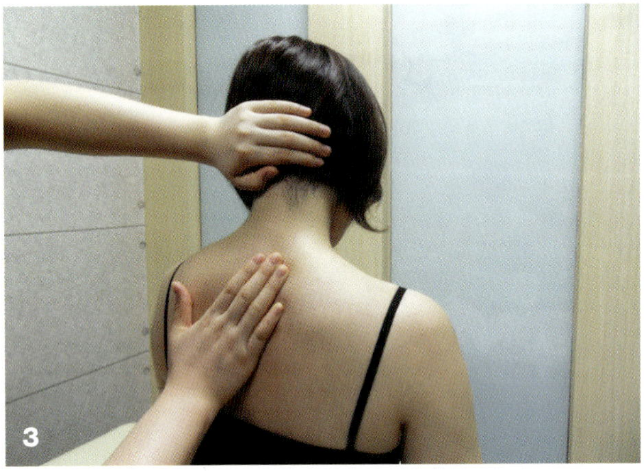

3 ● 이때 환자의 적용 부위를 적용하는 환측 손은 환자에게 강하게 밀착하지 않는 대신 적절한 힘을 유지하며 피부를 당겨주며 실시한다.

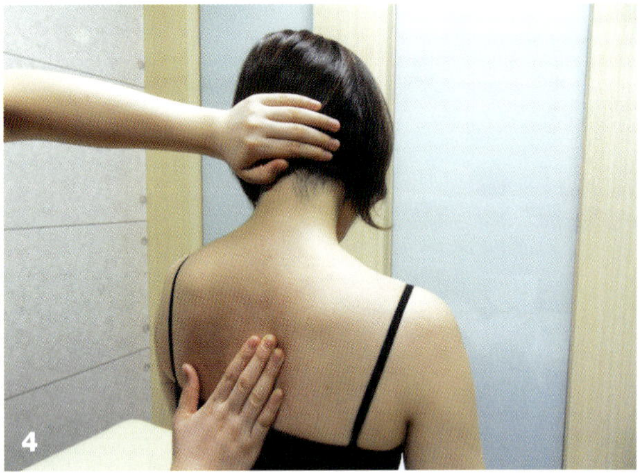

4 ● 환측 손은 환자의 환부에 최대한 밀착시켜야 하며 그러지 않을 경우 환자는 따가운 느낌을 호소할 수 있으니 주의하기 바란다. 또한 한 부위에서 정지상태를 오래 유지하지 않는다. 한 부위에 정지해 있으면 전류에 의해서 근육이 강하게 수축된다.

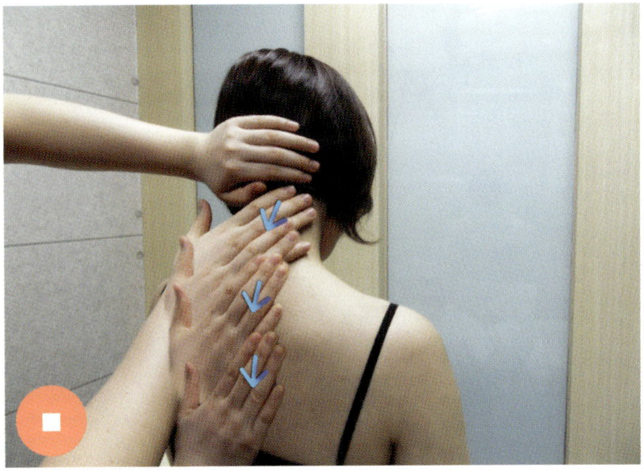

Cervical Zone 경부

NOTICE 편의상 저주파치료기를 부착하지 않고 촬영하였음

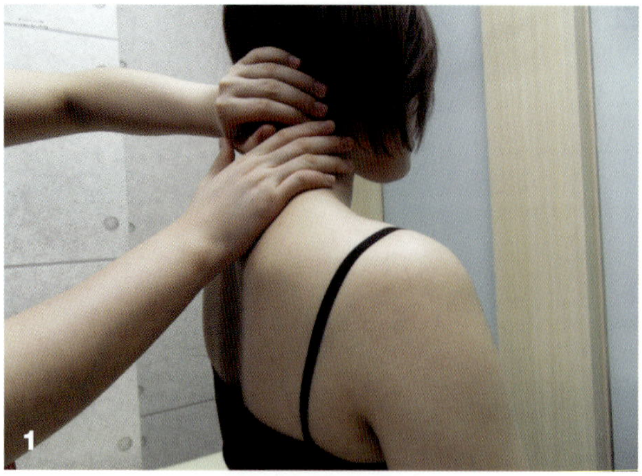

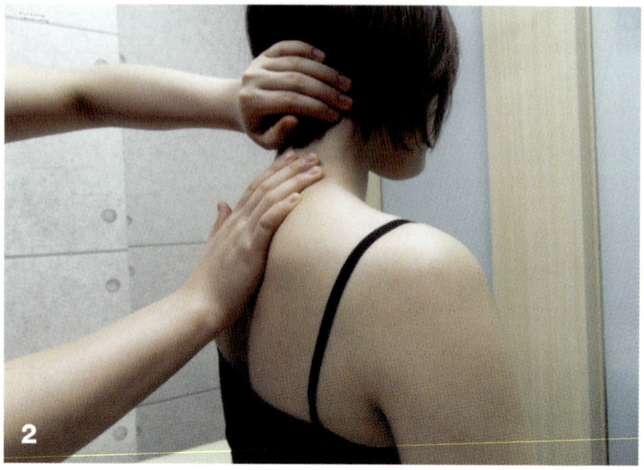

1 ● 이 마시지는 SPLENIUS CERVICS MUSCLE을 중심으로 실시한다. 건측 손은 후두에 적당히 대고 환측 손은 SCM MUSCLE의 후두부 기시점 바로 앞부분에서 시작한다. 목의 앞부분에서 시작한다고 생각하면 된다.

2 ● 적당한 압력을 유지한 채 앞목에서 뒷목 방향으로 대각선으로 손을 쓸어 내리듯이 이동하여 경추부 측돌기 방향까지 이동한 뒤 경추부 측돌기를 따라 천천히 견갑골 INTER UPPER ANGLE과 흉추5번 사이까지 내려간다. 앞목에서 뒷목방향으로 이동 시 경부근육의 수축으로 인하여 목의 측굴 및 건측 회전이 일어날수 있으나 후두부를 고정하고 있는 건측 손을 이용하여 자연스럽게 목의 운동성을 유지한다.

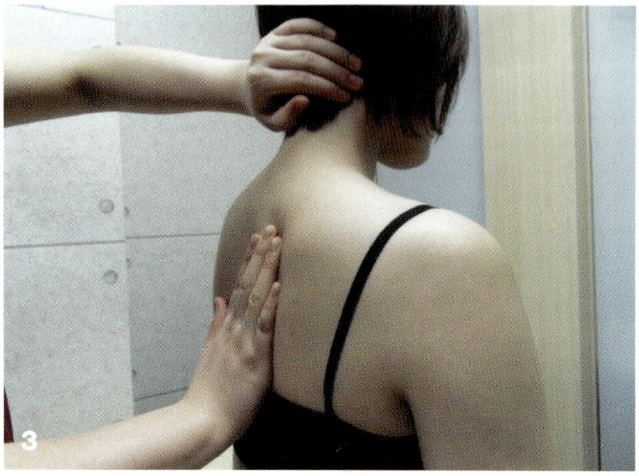

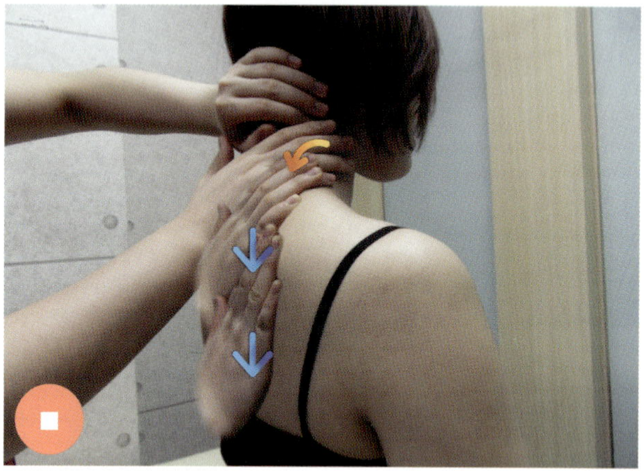

3 ● 이때 환자의 적용 부위에 작용하는 환측 손은 환자에게 강하게 밀착하지 않는 대신 적절한 힘을 유지하며 피부를 당겨주며 실시한다.

4 ● 환측 손은 환자의 환부에 최대한 밀착시켜야 하며 그러지 않을 경우 환자는 따가운 느낌을 호소할수 있으니 주의하기 바라며 또한 한 부위에서 정지상태를 오래 유지하지 않는다. 한 부위에서 정지해 있으면 전류에 의해서 근육이 강하게 수축된다.

5 ● 치료 강도는 근육이 약간 수축되는 정도이거나 환자가 쾌적하다고 판단되는 정도로 세팅한다.

NOTICE 편의상 저주파치료기를 부착하지 않고 촬영하였음

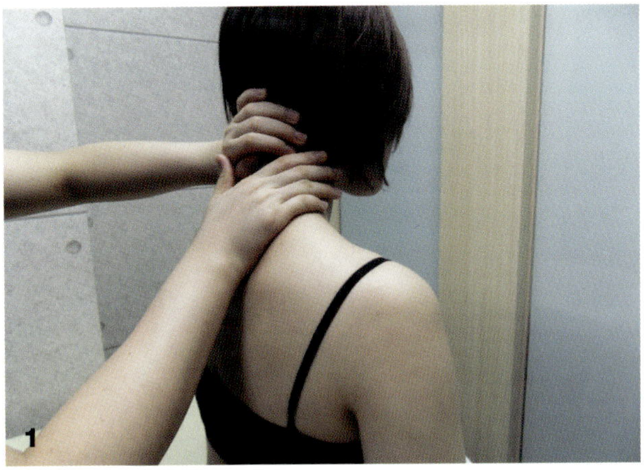

1 ● 이 마사지는 UPPER TRAPEZIUS MUSCLE을 중심으로 실시한다. 건측 손은 후두에 적당히 대고 환측 손은 UPPER TRAPEZIUS MUSCLE의 기시점을 감싼 채 시작한다.

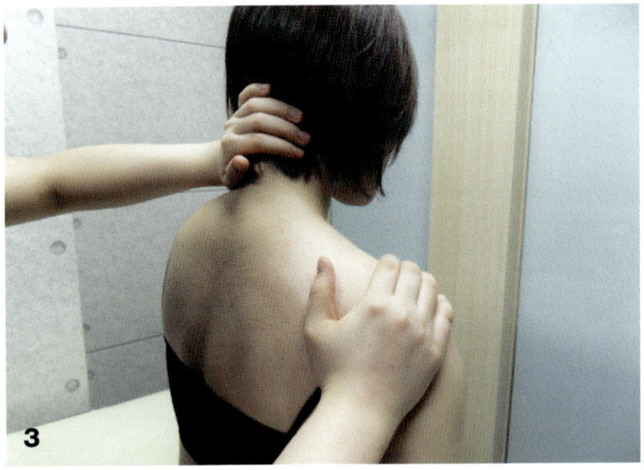

3 ● 이때 환자의 적용부위를 적용하는 환측 손은 환자에게 강하게 밀착하지 않는 대신 적절한 힘을 유지하며 피부를 당겨주며 실시한다.

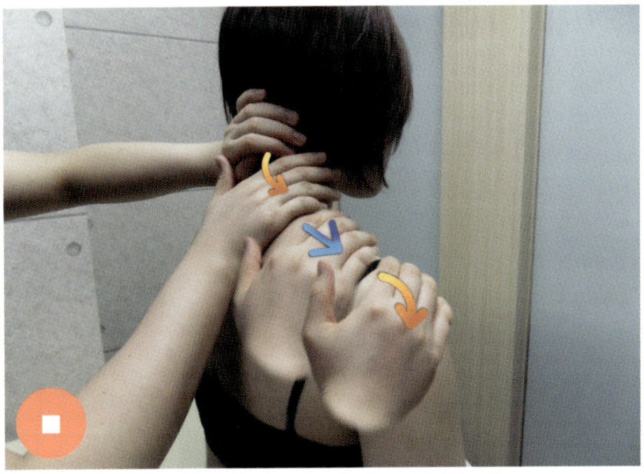

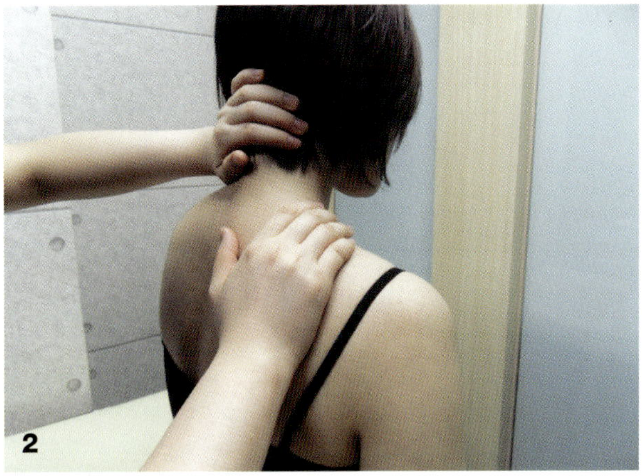

2 ● 적당한 압력을 유지한 채 TRAPEZIUS MUSCLE을 따라 천천히 내려가 견관절의 기시점을 지나 삼각근까지 적용한다. 다음 장에 소개할 마사지의 쇄골 위 3cm 부위는 가능한 건드리지 않으며 오직 UPPER TRAPEZIUS MUSCLE만을 자극한다. 이때 TRAPEZIUS MUSCLE의 수축이 일어나는데 수축을 그대로 두지 말고 환부에 적용하는 환측의 손으로 수축되는 근육을 적절히 늘려주어 근육이 수축되지 않도록 유지하면서 적용한다. 즉, 수축되려고 하는 근육을 환측 손의 누르며 당기는 힘으로 수축되지 못하도록 하면서 실시한다.

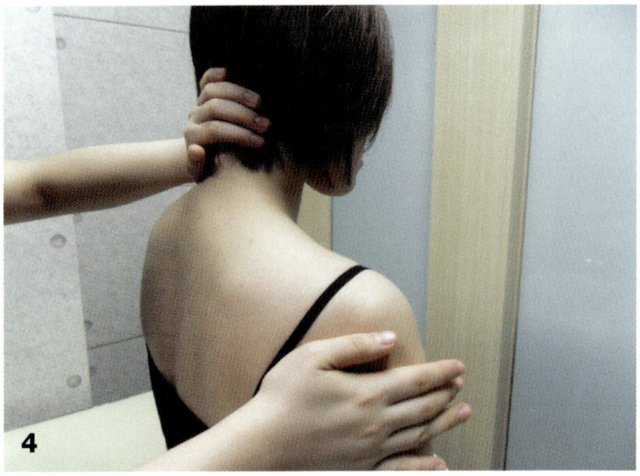

4 ● 환측 손은 환자의 환부에 최대한 밀착시켜야 하며 그러지 않을 경우 환자는 따가운 느낌을 호소할 수 있으니 주의하기 바란다. 또한 한 부위에서 정지상태를 오래 유지하지 않는다. 한 부위에 정지해 있으면 전류에 의해서 근육이 강하게 수축된다.

Cervical Zone 경부

NOTICE 편의상 저주파치료기를 부착하지 않고 촬영하였음

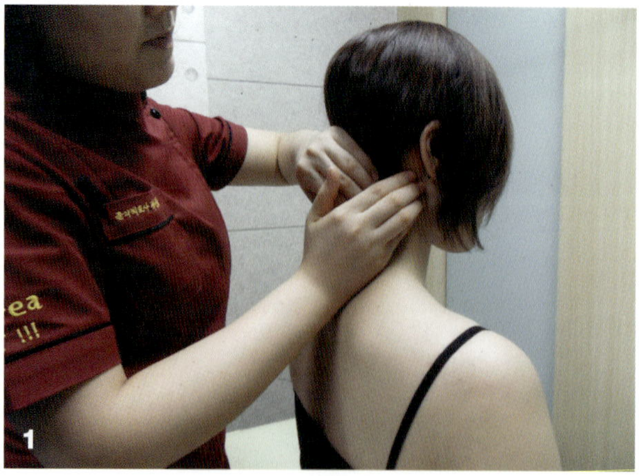

1 ● 이 마시지는 UPPER TRAPEZIUS MUSCLE을 중심으로 실시한다. 건측 손은 후두에 적당히 대고 환측 손은 UPPER TRAPEZIUS MUSCLE의 기시점을 감싼 채 시작한다. 즉, UPPER TRAPEZIUS MUSCLE을 포함하여 약간 앞목에서 실시한다.

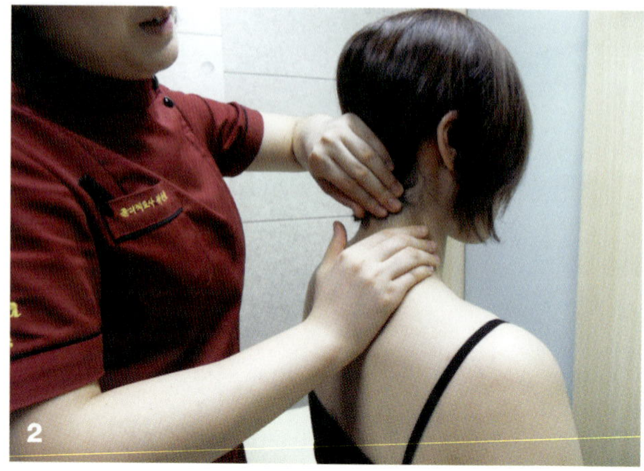

2 ● 적당한 압력을 유지한 채 쇄골 위 2~3cm 부위를 감싼채 TRAPEZIUS MUSCLE을 따라 천천히 내려가 견관절의 기시점을 지나 삼각근까지 적용한다. 이때 TRAPEZIUS MUSCLE의 수축이 일어나는데 수축을 그대로 두지 말고 환부에 적용하는 환측 손으로 수축되는 근육을 적절히 늘려주어 근육이 수축되지 않도록 유지하면서 적용한다. 수축되려고 하는 근육을 환측 손의 누르며 당기는 힘으로 수축되지 못하도록 하면서 실시한다.

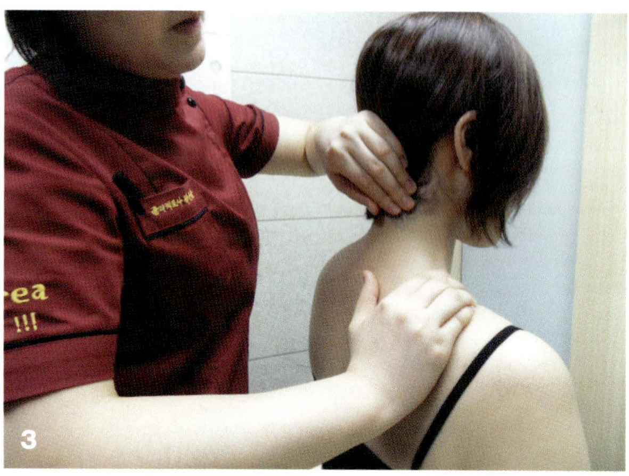

3 ● 이때 환자의 부위에 적용하는 환측 손은 환자에게 강하게 밀착하지 않는 대신 적절한 힘을 유지하며 피부를 당겨주며 실시한다.

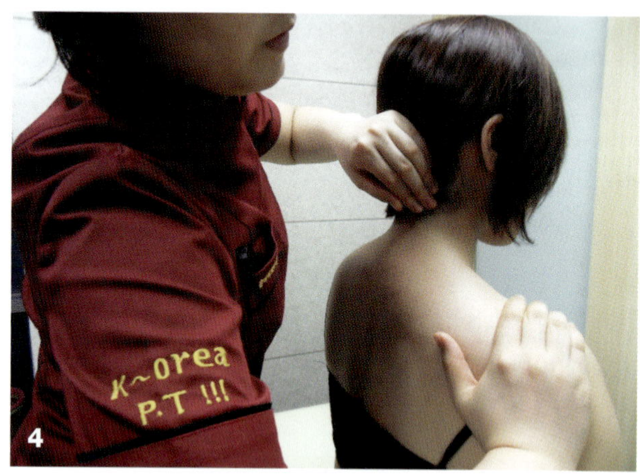

4 ● 환측 손은 환자의 환부에 최대한 밀착시켜야 하며 그러지 않을 경우 환자는 따가운 느낌을 호소할 수 있으니 주의하기 바란다. 또한 한 부위에서 정지상태를 오래 유지하지 않는다. 한 부위에 정지해 있으면 전류에 의해서 근육이 강하게 수축된다.

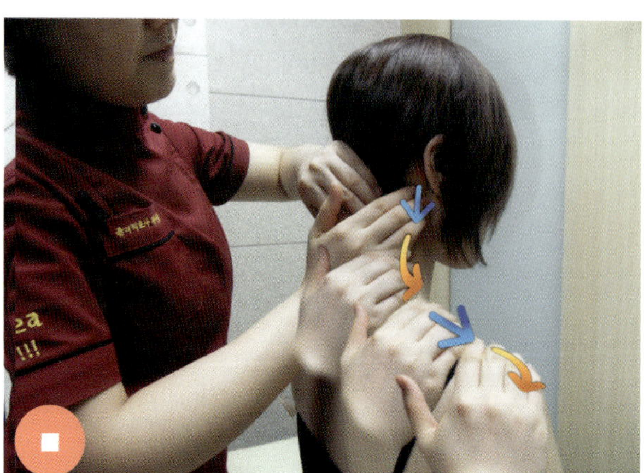

NOTICE 편의상 저주파치료기를 부착하지 않고 촬영하였음

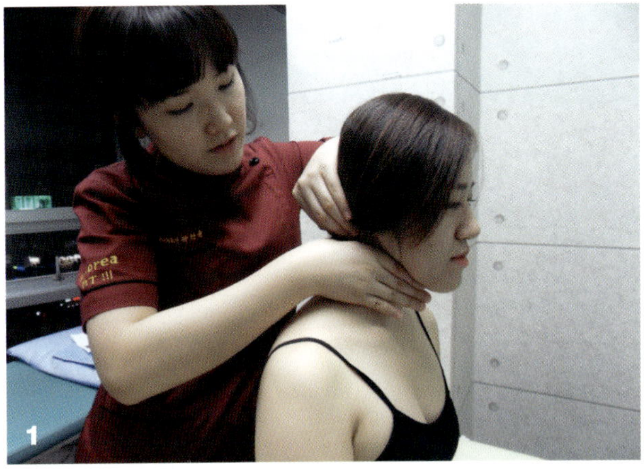

1 ● 이 마시지는 경부의 옆을 중심으로 실시한다. 건측 손은 후두에 적당히 대고 환측 손은 목의 옆부분을 SCM까지 감싼 채 시작한다.

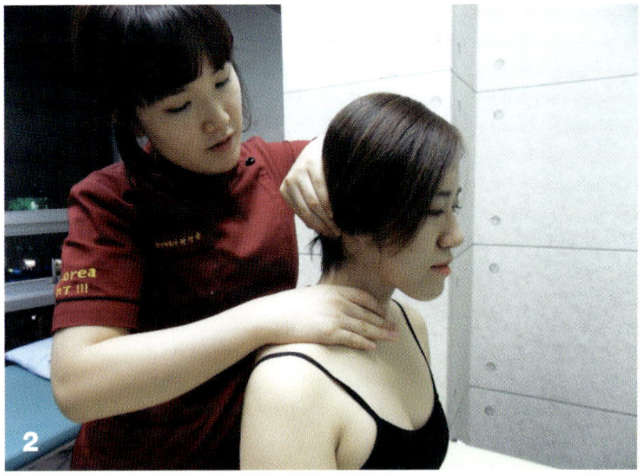

2 ● 적당한 압력을 유지한 채 옆목 전체를 쓸어주듯이 내려간다. 어깨선을 지날때 손끝은 쇄골 바로 상단까지 포함해야 한다. 이 상태로 견관절을 지나 삼각근까지 적용한다. 옆목 전부를 자극한다는 생각으로 가능한 넓게 적용해야 하며 이때 TRAPEZIUS MUSCLE 및 ERB'POINT 자극으로 인하여 다양한 형태의 수축이 일어나 환자의 운동성이 강한 편인데 움직이는 팔의 경우, 적절히 통제해 주어야 하며 승모근의 수축을 그대로 두지 말고 환부에 적용하는 환측의 손으로 수축되는 근육을 적절히 늘려주어 근육이 수축되지 않도록 유지하면서 적용한다. 즉, 수축되려고 하는 근육을 환측 손의 누르며 당기는 힘으로 수축되지 못하도록 하면서 실시한다.

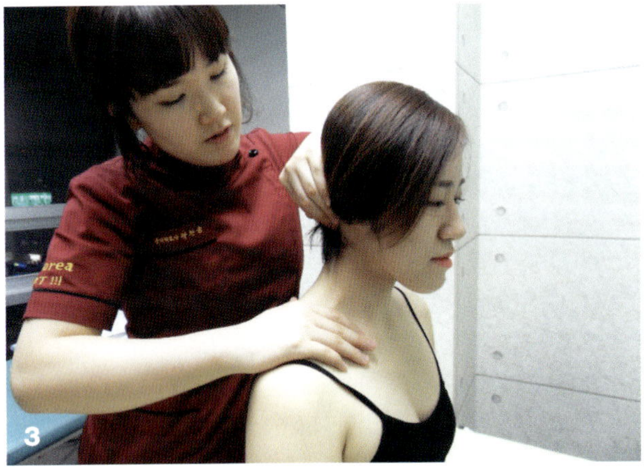

3 ● 이때 환자의 적용부위를 적용하는 환측 손은 환자에게 강하게 밀착하지 않는 대신 적절한 힘을 유지하며 피부를 당겨주며 실시한다.

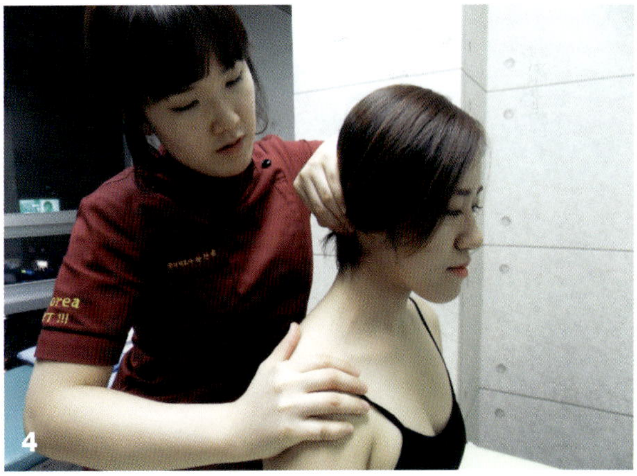

4 ● 환측 손은 환자의 환부에 최대한 밀착시켜야 하며 그러지 않을 경우 환자는 따가운 느낌을 호소할 수 있으니 주의하기 바란다. 또한 한 부위에서 정지상태를 오래 유지하지 않는다. 한 부위에 정지해 있으면 전류에 의해서 근육이 강하게 수축된다.

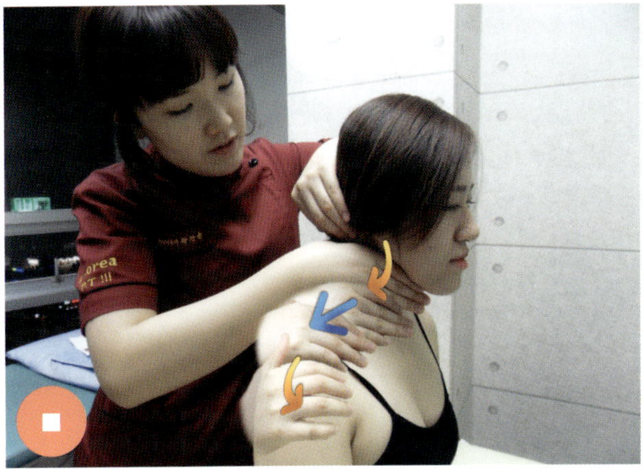

6

NOTICE 편의상 저주파치료기를 부착하지 않고 촬영하였음

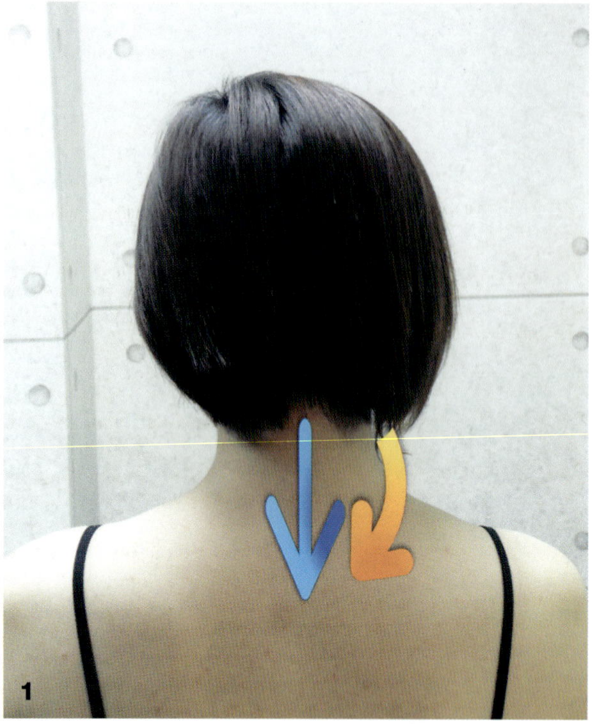

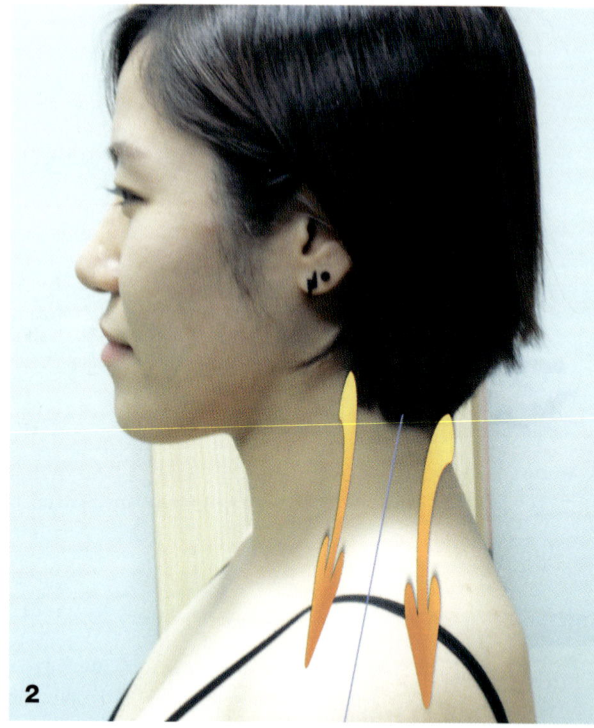

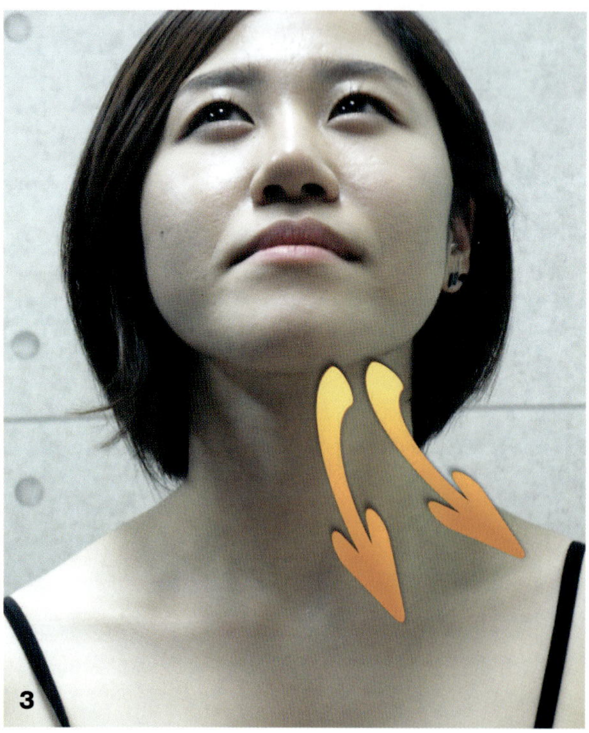

1. 경부의 마사지는 총 5개의 루트를 이용한다.
   그림 1에서 보면 경추부의 횡돌기 방향을 따라 내려가는 길과 경부의 전면부에서 후면부로 이동하며 내려가는 길이 있다. SPLENIUS CERVICS를 생각하면서 이동하는 길이다.
   그림 2에서 보면 어깨의 능선을 중심으로 두개의 길이 있는데 능선의 뒷부분, 즉 상승모근을 따라 내려가는 길이고 다른 한길은 경계선의 전면부를 승모근을 따라 이동하는 것이다. 이 두 길은 비슷하지만 실제 치료할 때 매우 중요한 차이가 있으니 잘 구별하여 적용하여야 한다.
   그림 3에서 보면 목의 전면부를 따라 쇄골까지 내려가는 길과 어깨선을 따라 내려가는 길이 있는데 어깨선을 따라 내려가는 길은 그림 2에서 경계선 앞쪽으로 이동하는 그 길과 동일하다.
2. 두통 및 경부통증을 치료함에 있어서 경부의 5개의 길을 제대로 치료했을 때 그 효과면에서 매우 뛰어나며 즉발적인 비교가 가능하다.

B. Mobility 전기마사지치료(M.E.R.T)

경부통증으로 인하여 경부의 움직임에 제한이 있을때 사용하는 방법으로서 Base 전기마사지치료(E.R.T)를 실시 후 다음 그림의 순서대로 실시한다.

SPINE

1 Cervical Zone 경부

1

NOTICE 편의상 저주파치료기를 부착하지 않고 촬영하였음

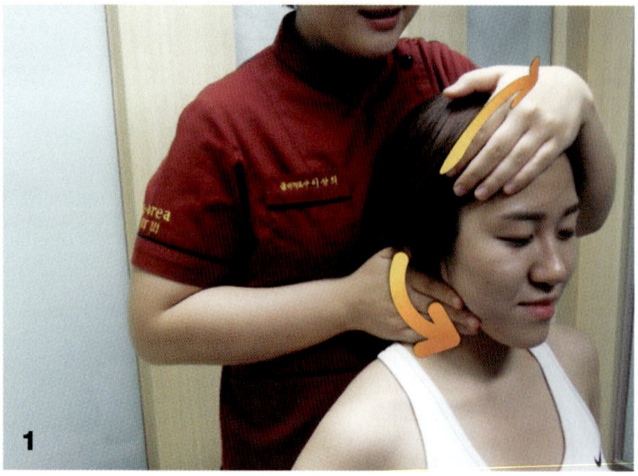

1 ● 이 마사지는 경부통증의 보다 빠른 완화를 기대하는 적극적인 치료방법으로서 관절의 유동성을 최대한 활용하여 경부근육의 스트레칭 및 근막 유리를 유도하여 빠른 시간 내에 근육의 안정성과 통증 완화를 기대할 수 있는 방법이다. 우선 건측 손은 그림에서처럼 환자의 머리에 고정한 뒤 환측 손은 환자의 환부의 SCM에서 시작한다.

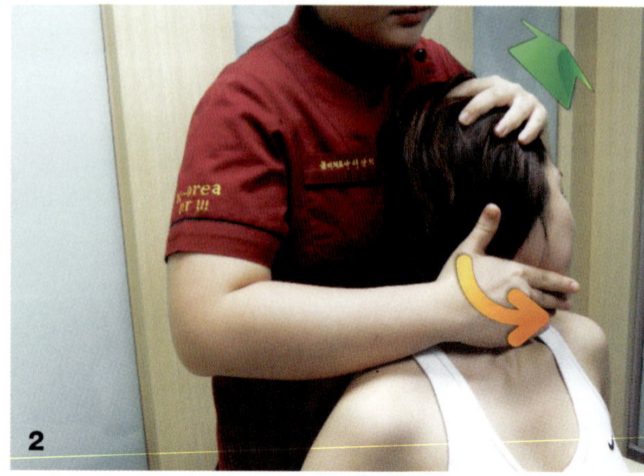

2 ● 전류가 통하기 시작하면 SCM이 수축되며 자연스럽게 건측 방향으로 회전을 하게 되는데 이때 이마를 고정하는 건측 손은 환자의 건측 방향으로 잡아당긴다.

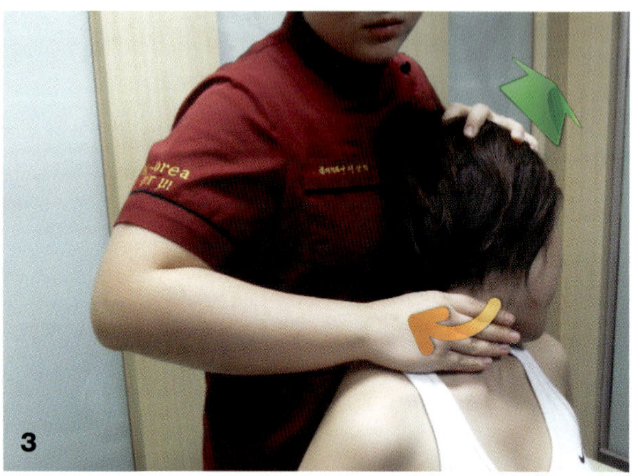

3 ● 환측 손은 SCM을 쇄골방향으로 쓸어내리면서 SCM과 경부측면 전부를 손바닥으로 전부 감싸고 목이 회전되는 방향을 따라 움직인다.

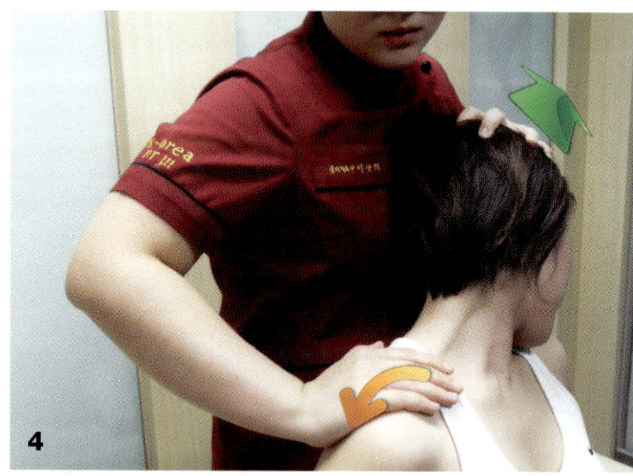

4 ● 목이 완전히 건측 회전이 된 다음에는 환측 손이 지나왔던 방향을 거꾸로 진행하다 어깨의 전면을 감싼 채 견관절까지 쓸어내린다. 마사지를 실시하는 환측 손의 손끝은 쇄골 바로 위까지로 제한한다.

2

NOTICE 편의상 저주파치료기를 부착하지 않고 촬영하였음

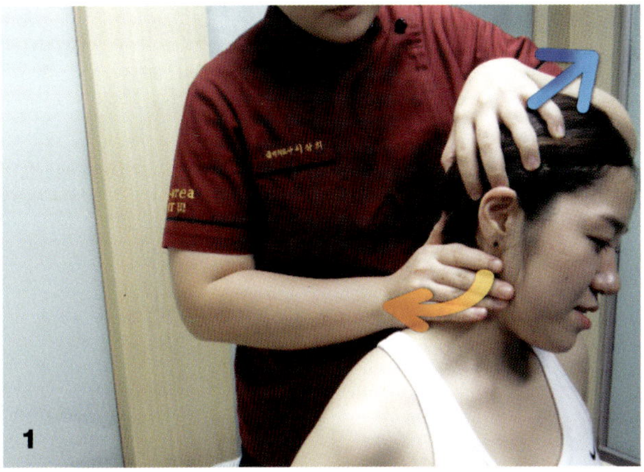

1 ● 이 마사지는 경부통증의 보다 빠른 완화를 기대하는 적극적인 치료방법으로서 관절의 유동성을 최대한 활용하여 경부근육의 스트레칭 및 근막 유리를 유도하여 빠른 시간내에 근육의 안정성과 통증완화를 기대할 수 있는 방법이다. 우선 건측 손은 그림에서처럼 환자의 머리에 고정한 뒤 환측 손은 환자의 환부의 SCM에서 시작한다(그림 1). 앞 장에서 소개한 마사지법과 동일하다.

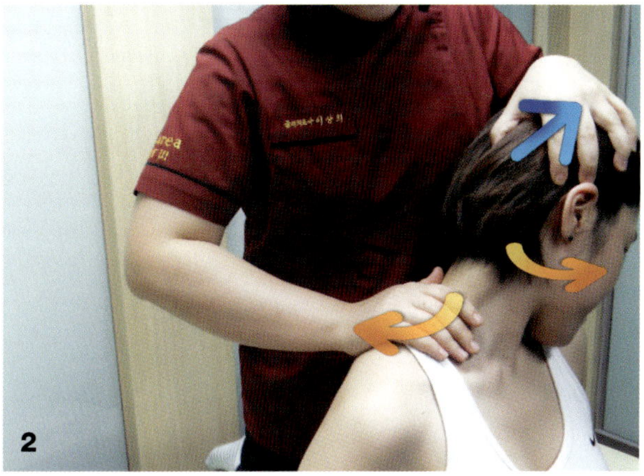

2 ● 적당한 압력을 유지한채 쇄골 위 2~3cm 부위를 감싼채 TRAPEZIUS MUSCLE을 따라 천천히 내려가 견관절의 기시점을 지나 삼각근까지 적용한다. 이때 TRAPEZIUS MUSCLE의 수축이 일어나는데 수축을 그대로 두지 말고 환부에 적용하는 환측의 손으로 수축되는 근육을 적절히 늘려주어 근육이 수축되지 않도록 유지하면서 적용한다. 즉, 수축되려고 하는 근육을 환측 손의 누르며 당기는 힘으로 수축되지 못하도록 하면서 실시한다.

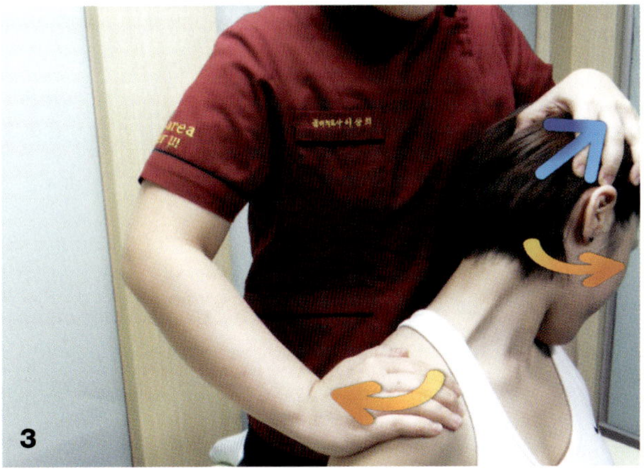

3 ● 환측 손은 SCM을 쇄골방향으로 쓸어내리면서 SCM과 경부측면 전부를 손바닥으로 전부 감싸고 목이 회전되는 방향을 따라 움직인다(그림 3). 앞 장과 동일하다.

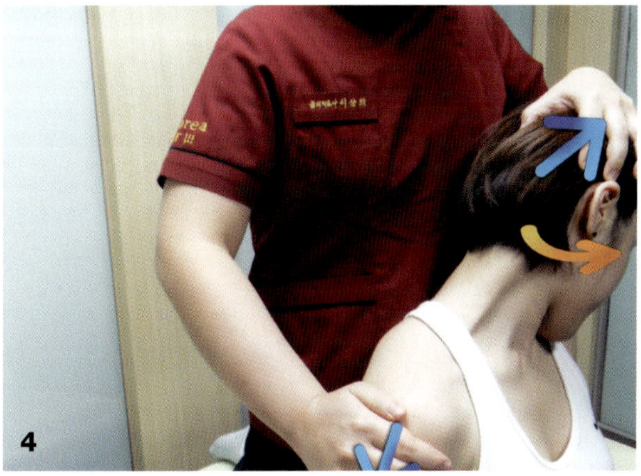

4 ● 목이 완전히 건측 회전이 된 다음에는 환측 손이 지나왔던 방향을 거꾸로 진행하다 어깨의 전면을 감싼 채 견관절까지 쓸어내린다(그림 4). 이때 마사지를 실시하는 환측의 손끝은 쇄골 3cm 이상 위에로 제한하여 조금 높은 곳까지만 마사지를 실시한다는 것이 앞 장의 마사지기법과의 차이점이다.

NOTICE 편의상 저주파치료기를 부착하지 않고 촬영하였음

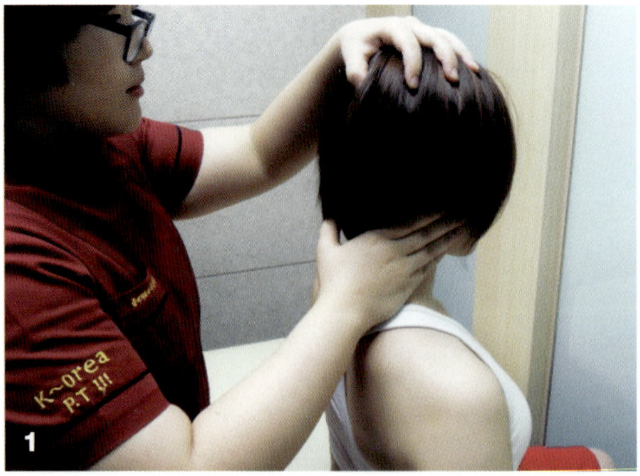

1 ● 이 마사지는 경부통증의 보다 빠른 완화를 기대하는 적극적인 치료방법으로서 관절의 유동성을 최대한 활용하여 경부근육의 스트레칭 및 근막 유리를 유도하여 빠른 시간내에 근육의 안정성과 통증완화를 기대할 수 있는 방법이다. 우선 건측 손은 그림에서 처럼 환자의 머리에 고정한 뒤 환측 손은 환자의 환부의 SCM에서 시작한다(그림 1). 앞 장에서 소개한 마사지법과 동일하다

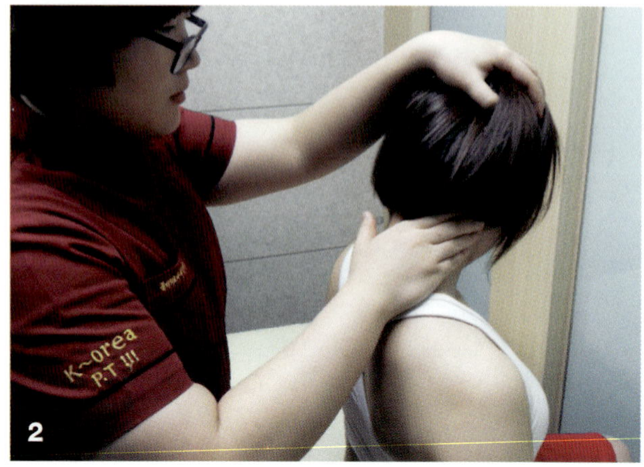

2 ● 전류가 통하기 시작하면 SCM이 수축되며 자연스럽게 건측 방향으로 회전을 하게 되는데 이때 이마를 고정하는 건측 손은 앞 장과 달리 건측 회전상태를 유지하고 고정하는 정도로 유지한다. 절대로 잡아당기면 안된다.

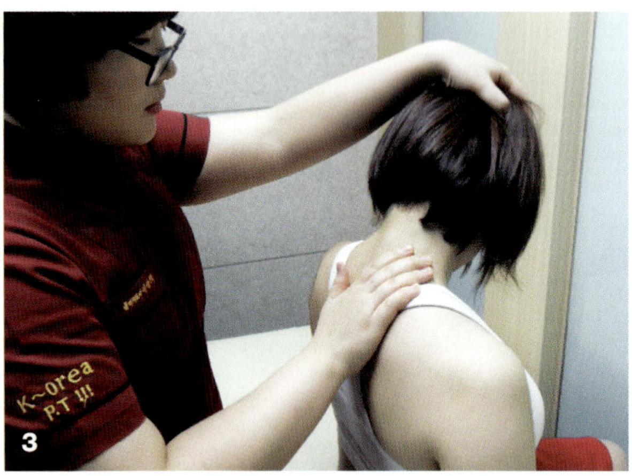

3 ● 환측 손은 SCM의 수축으로 건측이 측굴된 상태에서 목과 어깨의 경계선을 따라 목 뒤로 이동하며 마사지를 실시한다.

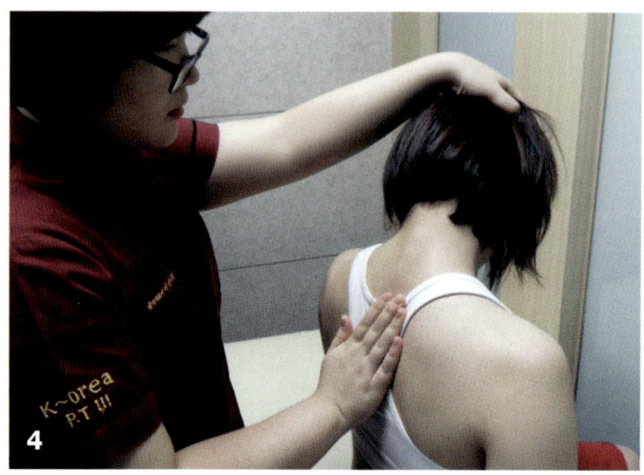

4 ● 환자의 경부가 건측 회전상태에서 목 뒤로 이동한 뒤 마사지 하는 환측 손은 견갑골과 척추 사이의 방향으로 쓸어내리듯이 마사지를 실시한다.

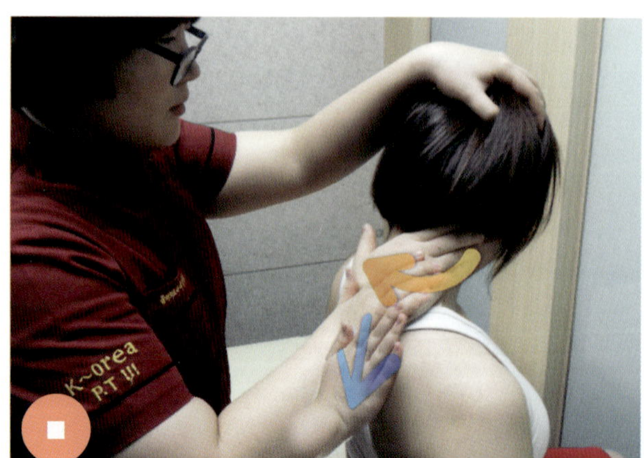

C. Radculopathy

디스크나 협착증, 혹은 다른 원인에 의하여 팔로 방사통이 발생되는 경우에 적용한다. 우선 Base 전기마사지치료(E.R.T)를 실시 후 다음 그림의 순서대로 실시한다.

NOTICE 편의상 저주파치료기를 부착하지 않고 촬영하였음

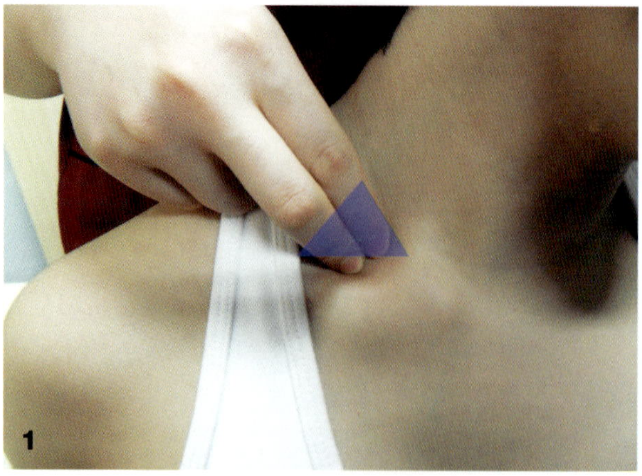
1

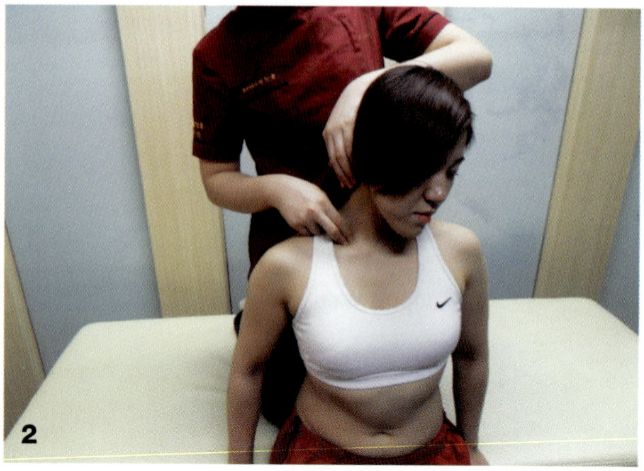
2

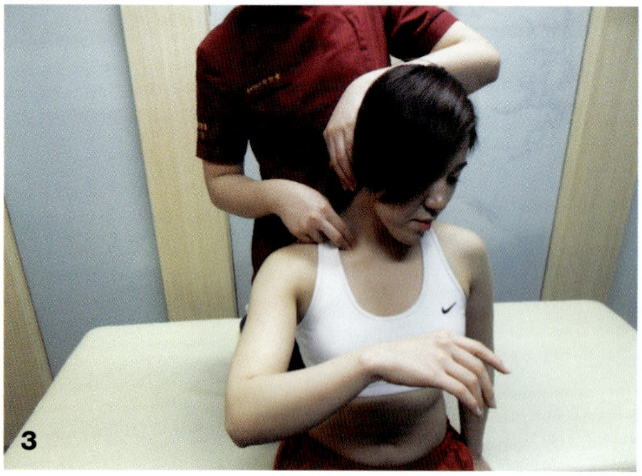
3

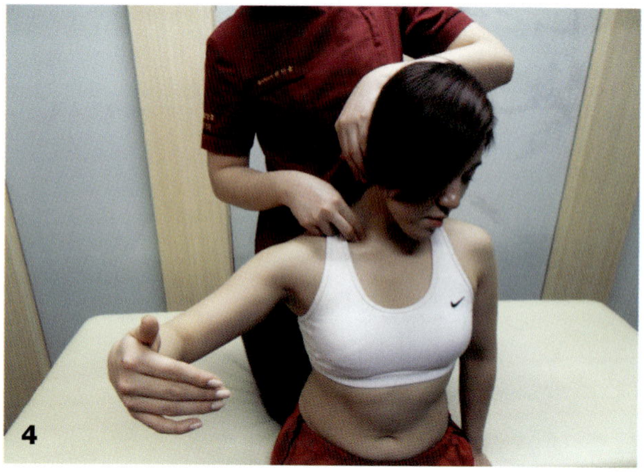
4

1. 이 마사지는 경추부 신경근질환(RADICULOPATH)으로 인하여 팔로 방사통이 있는 경우에 사용하며 경추 7번 레벨에서 나타나는 방사통이 있는 경우에는 사용하지 않는다. 건측 손은 환자의 목을 건측으로 약간 측굴시킨다. 환측 손은 그림에서처럼 ERB'S POINT에 두 손가락을 붙여 밀착시킨다(그림1, 2).

2. 전류가 통하게 되면 환자의 팔은 내측과 외측으로 움직임이 나타나는데 신경총다발 중 어떤 신경에 전류가 더 집중이 되느냐에 따라 그 움직임에 약간의 차이가 있다. 팔이 내측으로 움직이다 얼굴방향으로 이동하면 신경총다발 내의 RADIAL NERVE가 자극이 되는것이고(그림3) 팔이 외측으로 움직이면 ULNAR NERVE가 자극이 되는것이다(그림 4).

▶ 이 치료법은 적용하는 도중 환자가 구토를 호소하거나 횡경막의 수축현상이 일어나면 즉시 멈춰야 하며 신경근질환이 심하면 심할수록 팔의 움직임이 작거나 나타나지 않으니 팔의 움직임에 집중하지 말고 전류가 흐르는 느낌이 손까지 전달되는지에 집중해야 한다.

NOTICE 편의상 저주파치료기를 부착하지 않고 촬영하였음

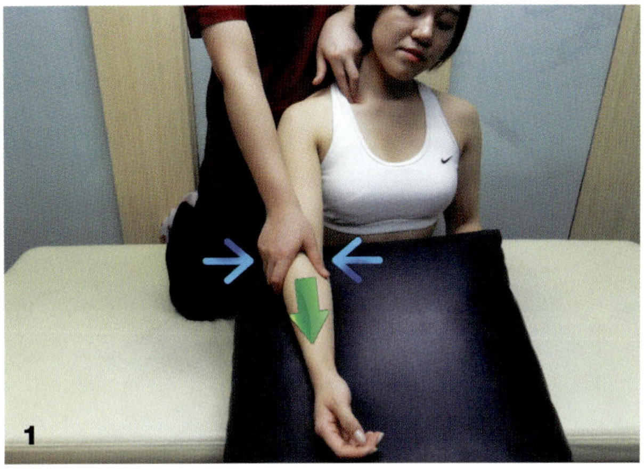
1

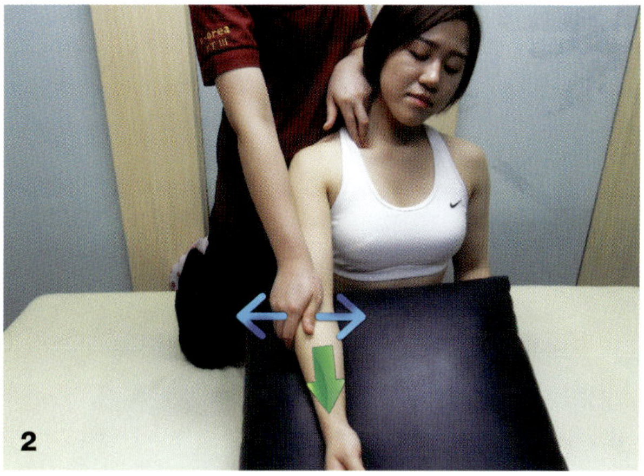
2

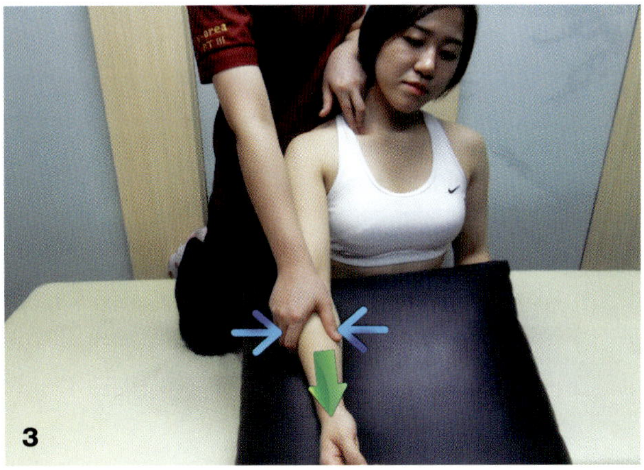
3

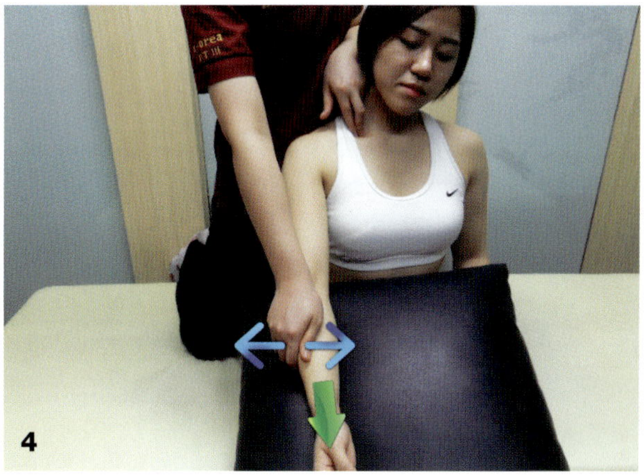
4

1. 이 마사지는 경추부 신경근질환(RADICULOPATH)으로 인하여 팔로 방사통이 있는 경우에 사용한다. 건측 손은 환자의 목을 건측으로 약간 측굴시킨다. 환측 손은 그림에서처럼 ERB'S POINT에 두 손가락을 붙여 밀착시킨다(그림1, 2).

2. 전류가 통하게 되면 환자의 팔에 움직임이 감지되는데 이때 BRACHIAL RADIALIS를 엄지와 네 손가락 사이로 감아쥐고 리드미컬하게 주무르며 WRIST 방향으로 ERT를 실시한다. WRIST에서는 엄지와 검지를 각각의 요,척골두에 밀착시킨 뒤 원을 돌리듯이 착압마사지(환부를 원으로 표시하고 그 원안에 손가락을 밀착시킨 뒤 원 밖으로 손가락이 빠져나가지 않고 피부의 늘림현상을 이용하여 마사지를 하는 방법)를 실시한다.

NOTICE 편의상 저주파치료기를 부착하지 않고 촬영하였음

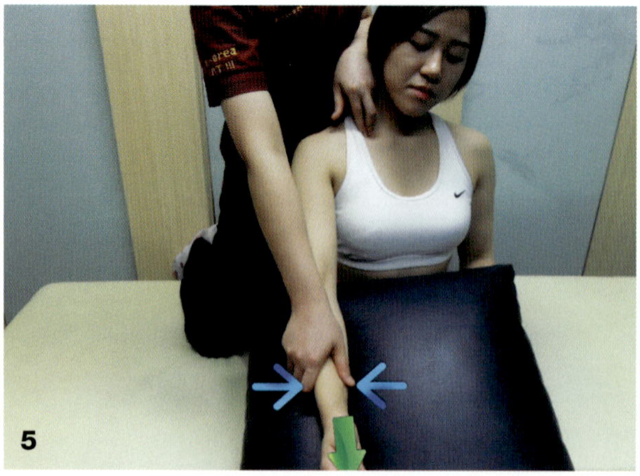

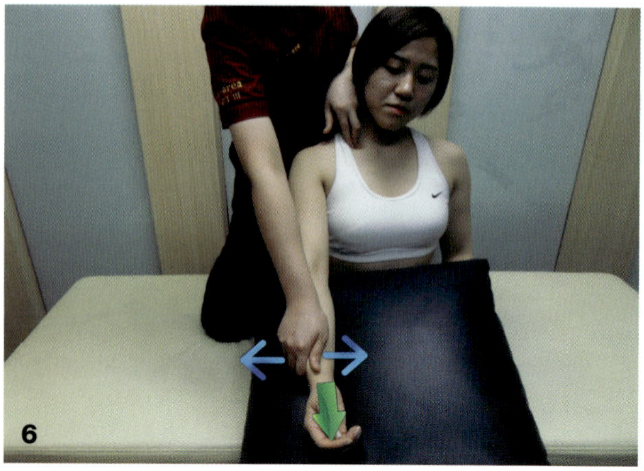

3. 통상적으로 손가락까지 연관통이 있는 환자의 경우에 위의 방법을 이용하면 손가락 저림통 등의 완화가 바로 일어나며, 그 지속성이 길어 환자의 만족도가 높다.

▶ 이 치료법을 적용하는 도중 환자가 구토를 호소하거나 횡경막의 수축현상이 일어나면 즉시로 멈춰야 하며 신경근질환이 심하면 심할수록 팔의 움직임이 작거나 나타나지 않으니 팔의 움직임에 집중하지 말고 전류가 흐르는 느낌이 손까지 전달되는지에 집중해야 한다.

D. 근육 긴장성 두통

두통의 원인 중 경부근육의 긴장에 의한 두통을 근육 긴장성 두통이라고 하는데 두통의 원인 중 상당한 비중을 차지한다. 여기에서 사용되는 전기마사지치료(E.R.T)는 경부통과 동반한 두통에 한해 적용하는 법을 나열하였다.

우선 경부에 사용되는 Base 전기마사지치료(E.R.T)를 실시한 뒤에 아래 그림의 순서대로 실시한다.

1

NOTICE 편의상 저주파치료기를 부착하지 않고 촬영하였음

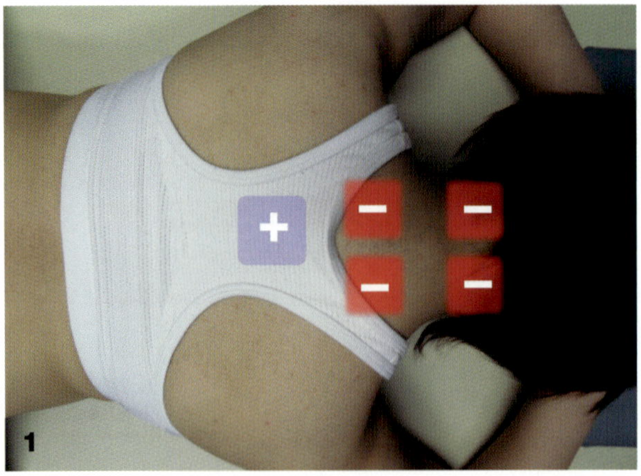

1. 통상적으로 주파수는 100~300hz 사이에서 시작한다.
2. 원인 부위의 위치 중 후두부에 가까운 곳부터 실시하여 흉추부로 내려가며 실시한다.
3. 전류의 강도선택은 두 가지 조건에 맞추며 선택하는데 바로 적용부위의 수축 정도와 환자의 느낌에 의한 것이다. 이 두 가지 조건을 모두 충족하는것이 가장 좋겠지만 그중 중요한 것은 환부의 수축 정도이다. 수축 정도는 아주 세밀하게 환부가 수축되는 정도로 전류강도를 맞추는것이 이상적이며 조금 더 강한 전류강도를 유지할 수도 있다.
4. 그러나 전류강도를 높게 세팅한 경우에는 환자에게서 추후 통증이 더 발생할 수 있으니 유의해야 한다. 즉, 충분히 습득 후 사용하며 통상적으로는 약간의 수축이 일어나는 정도로만 사용한다.
5. 만약 치료를 위한 적정한 정도의 강도에서 환자가 통증을 호소한다면 이 경우 환자가 감당할만한 강도의 낮은 전류에서 시작하여 시간을 두고 조금씩 전류강도를 높이면 2분 이내에 원하는 만큼의 전류강도에 도달할 수 있다.
6. 위의 방법으로 원인이 되는 모든 부위를 한곳씩 적용해주며 사진에 표현된 4개의 음극은 형식적인 것이다. 통증의 정도와 증상에 따라 부위가 달라진다는 것을 유의하기 바란다.
7. 사진의 4개의 음극은 통상적인 두통에 기본적으로 사용할수 있는 부위이며 SPLENIUS CAPITIS, CERVICS와 SEMISPINALIS CAPITIS, LEVATOR SCAPULAE 등을 통합적으로 적용할 수 있는 부위이다.

이 치료법은 ERT를 하기 전 사전 치료로서 근육긴장성 두통이라는 진단 아래 실시한다. 하지만 두통을 호소하는 대부분의 경우가 근육 긴장성 두통이기 때문에 거의 모든 두통환자에게 적용해도 될 것이다.
우리가 흔히 사용하는 일반 전기치료방식을 고정식이라고 하면 여기서 사용하는 방법은 이동식 전기치료방법이라고 이해하면 될 것이다.
근육 긴장성 두통 혹은 후경통의 경우 ERT만으로도 매우 좋은 효과를 기대할 수 있지만 그 정도가 심하다면 ERT를 하기 전에 적용하면 더욱더 좋은 결과를 얻을 수 있다. 하는 방법은 매우 간단하다. 그러나 매우 세밀한 방법이니 충분한 이해와 습득 후 적용해야 한다.

사진을 보면 견갑골 사이의 대략 흉추 4~7번 레벨에 양극의 그림이 있고 표현상 4개의 음극이 표시되어 있는 것을 볼 수 있다. 무슨 의미인가 하면 양극은 그대로 고정한 채 표시된 음극의 위치 한곳씩 패드를 이동하며 치료 적용해주는 것을 표시해주고 있다.
편리한 고정식치료법으로 하지 별 차이도 없는데 왜 저렇게 하는가 생각할 수도 있지만 전혀 다른 치료 메카니즘이 있다. 논리적 설명을 간단히 하자면 고정식 전기치료의 경우 그 원인이 되는 각각의 부위의 상태를 고려하지 않고 일정한 강도와 일정한 전류의 방향에만 영향을 받기 때문에 세팅한 전류의 강도와 위치에 따라 효과의 차이가 있을 수 있다.

그러나 이동식 방법으로는 그 부위마다 갖는 조직의 상태에 가장 적절한 강도와 리드미컬한 자극을 유도할 수 있기에 효과면에서 고정식에 비해 큰 차이를 볼 수 있다. 이 부분이 중요한 이유는 근막통이 되었건, 근육의 팽윤통이 되었건 적용해야 하는 부위에 전기치료가 극대화된 효과를 기대하기 위해서는 원인 부위에 적합한 가장 적절한 수축도와 이완도가 세팅되어야 한다.
즉, 여러 개의 원인이 있는 질환이라면 그 각각의 원인마다 적용해야 하는 전류강도와 INTERVAL이 필요하다는 것인데 이를 고정식은 이를 무시하고 통증의 범위를 정한 뒤 포괄적 의미에서 패드를 부착 후 사용하기 때문에 그 각각의 원인에 대한 세밀한 전기치료를 할 수는 없다. 이를 보완한 것이 바로 이동식 전기치료인 것이다.

NOTICE 편의상 저주파치료기를 부착하지 않고 촬영하였음

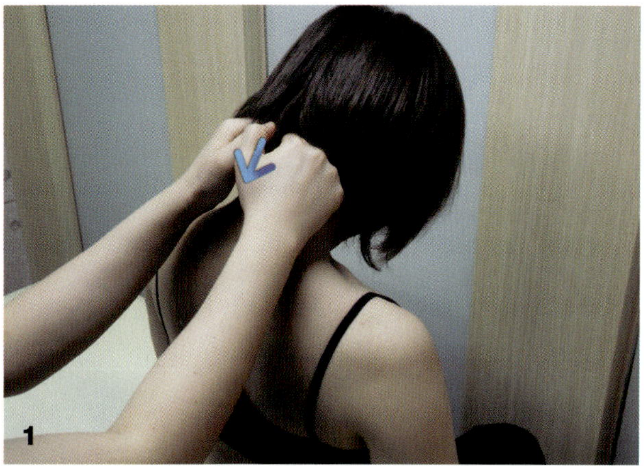

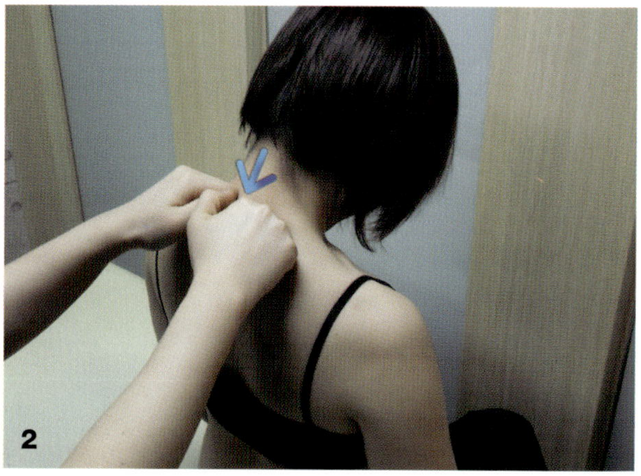

1. 이 마사지는 SPLENIUS CAPITIS를 중심으로 구성되었다. 가장 기본적인 방법으로서 후두부 바로 밑에서 흉추2번 레벨(견갑골 상각)까지 적용한다.
2. 특히 후두부 아래의 경우에는 가능한 후두부 밑을 깊게 파듯이 들어가서 하는 것이 좋다.
3. 밀착강도는 세지 않게 환자의 몸이 약간 밀릴정도의 힘으로 하며 속도는 손가락의 PIP관절을 이용하여 1초에 한번 내려가는 정도의 약간 느린 속도로 실시한다.
4. 전류강도는 근육이 약간 수축되는 정도의 강도이거나 환자가 쾌적하다고 판단되는 정도의 강도로 세팅한다.

3

Cervical Zone 경부

NOTICE 편의상 저주파치료기를 부착하지 않고 촬영하였음

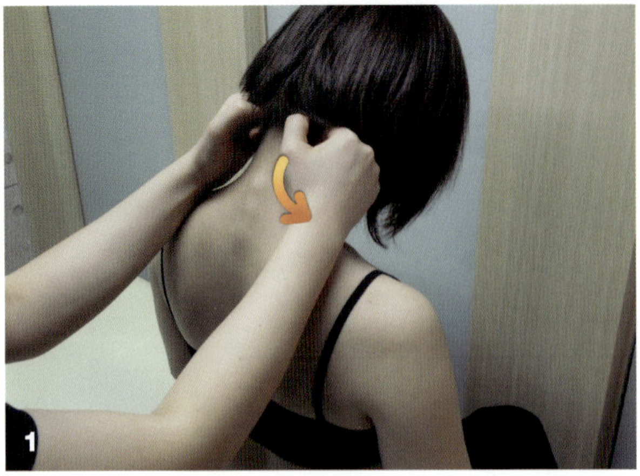

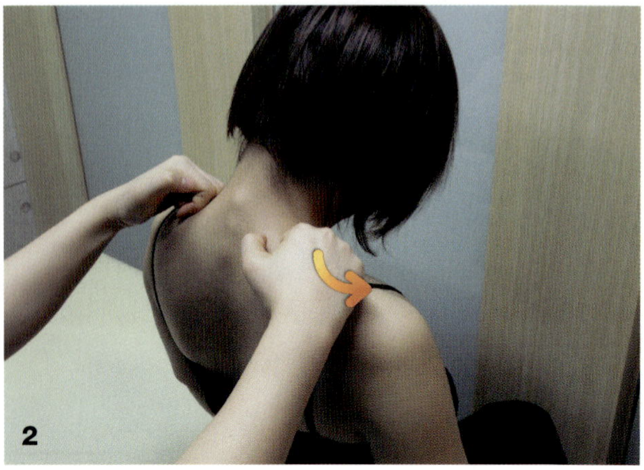

1. 이 마사지는 UPPER TRAPEZIUS를 중심으로 구성되었다. 가장 기본적인 방법으로서 후두부 바로 밑, 기시점에서 시작하여 견관절 AC JT까지 적용한다.
2. 특히 후두부 아래의 경우에는 가능한 후두부 밑을 깊게 파듯이 들어가서 하는것이 좋다.
3. 밀착강도는 세지 않게 환자의 몸이 약간 밀릴 정도의 힘으로 하며 속도는 손가락의 PIP 관절을 이용하여 1초에 한번 내려가는 정도의 약간 느린 속도로 실시한다.
4. 전류강도는 근육이 수축되는 정도의 강도로 세팅한다.

NOTICE 편의상 저주파치료기를 부착하지 않고 촬영하였음

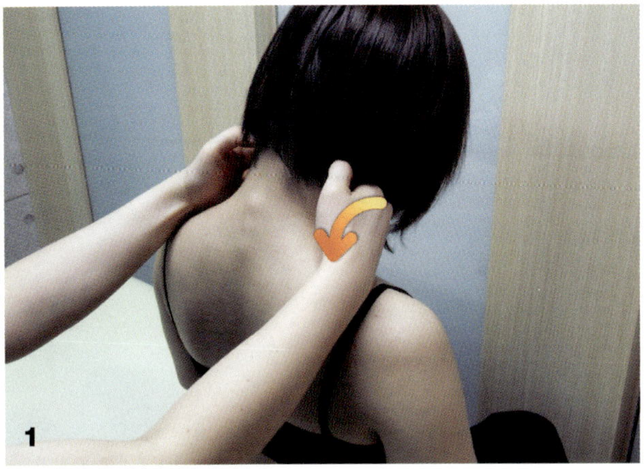

1 ● 이 마사지는 SPLENIUS CERVICS와 UPPER TRAPEZIUS를 중심으로 구성되었다. 시작점은 환측 하악각(MANDIBULAR ANGLE) 바로 밑에서 시작하여 어깨능선을 넘이 견관절의 AC JT까지 실시한다.
시작점인 하악각 바로 밑을 보다 구체적으로 설명하면 SCM을 수축시킨뒤 그 기시점 바로 앞부분에서 시작하면 된다.

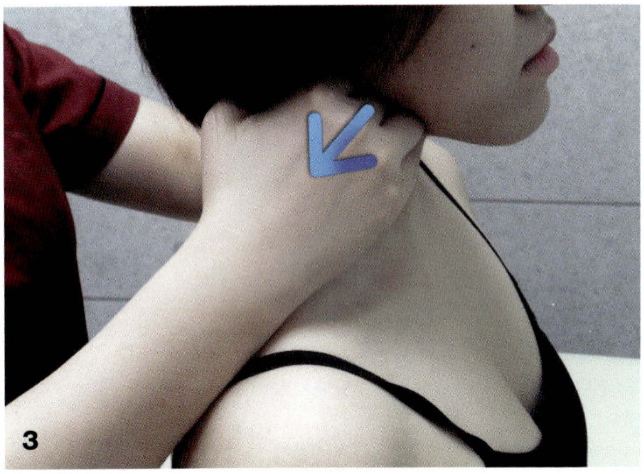

3 ● 밀착 강도는 세지 않게 환자의 몸이 약간 밀릴 정도의 힘으로 하며 속도는 1초에 한번 내려가는 정도의 약간 느린 속도로 실시한다.

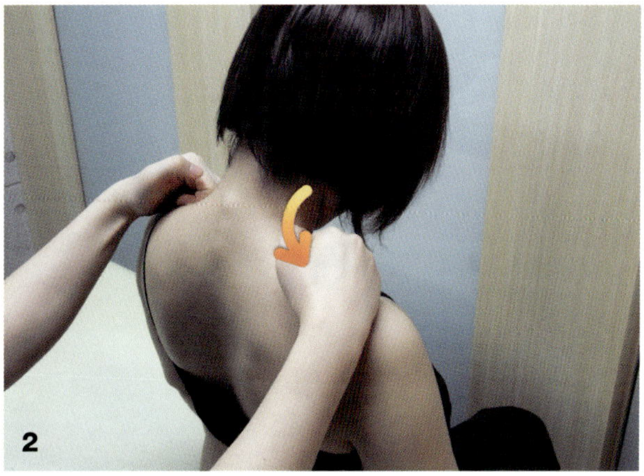

2 ● 하악각인 경우에는 가능한 밑을 깊게 파듯이 들어가서 하는 것이 좋다.

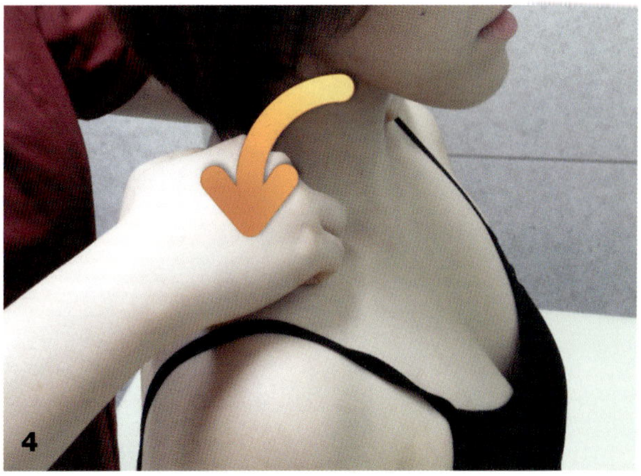

4 ● 시작할 때 SCM의 자극으로 인하여 경부의 측굴 및 외회전이 일어나기 때문에 고정하는 손에 적정한 힘을 주어 목을 고정시킨 상태에서 환측으로 ERT를 실시할 때 고정한 건측 손도 반대로 살짝 당겨주며 실시한다.

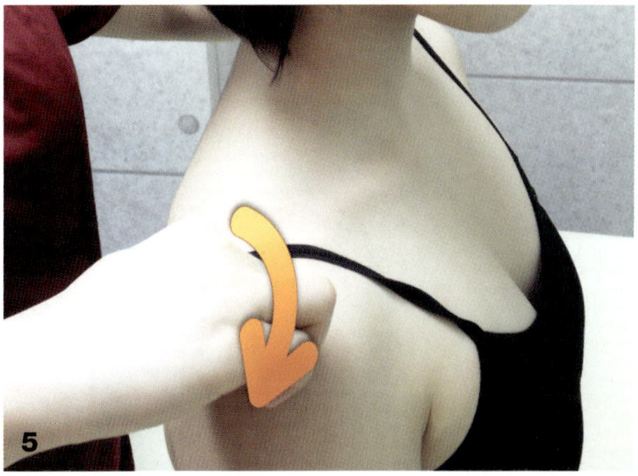

5 ● 전류 강도는 근육이 약간 수축되는 정도로 세팅한다.

Cervical Zone 경부

NOTICE 편의상 저주파치료기를 부착하지 않고 촬영하였음

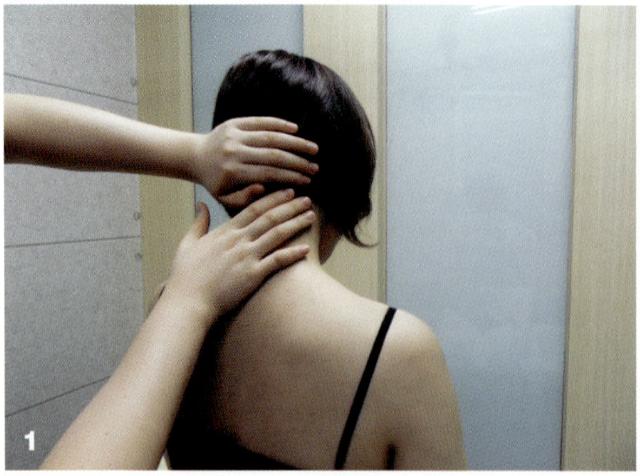

1 ● 이 마사지는 SPLENIUS CAPITIS를 중심으로 구성되었다. 시작점은 환측 후두하 부분에서 시작하여 경추의 횡돌기 MULTI FIDIUS를 따라 견갑하각까지 실시한다.

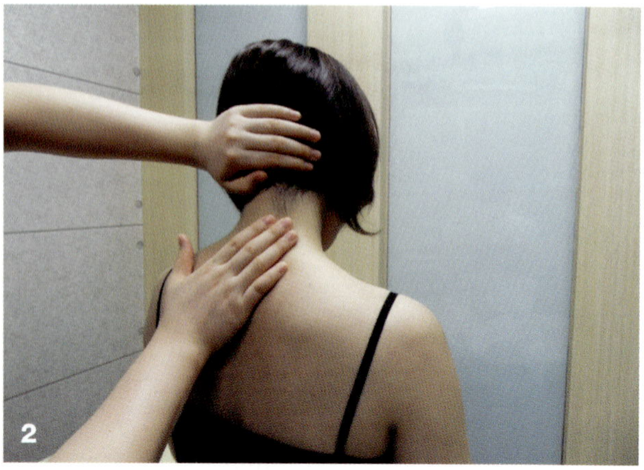

2 ● ERT 시 적용하는 환측의 손은 최대한 밀착시키고 실시한다.

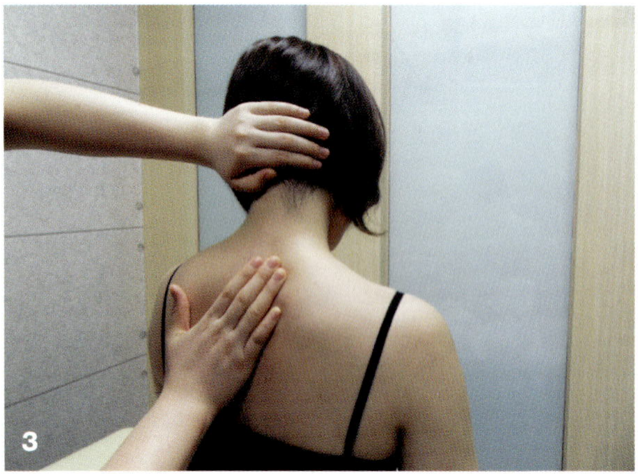

3 ● 밀착 강도는 세지 않게 환자의 몸이 약간 밀릴 정도의 힘으로 하며 속도는 1초에 한번 내려가는 정도의 약간 느린 속도로 실시한다.

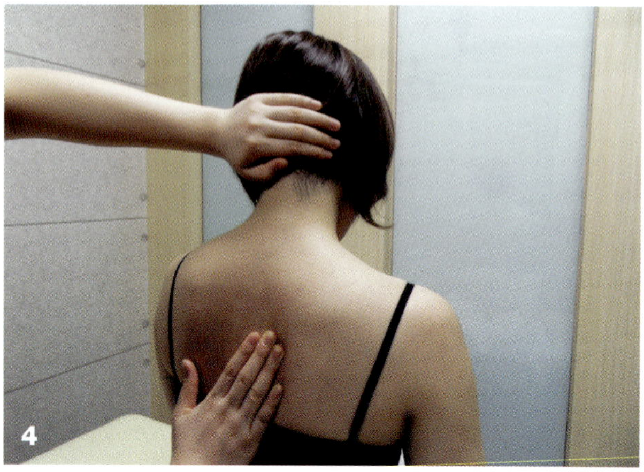

4 ● ERT를 적용할 때 환자의 목을 고정하는 건측의 손은 목을 전면으로 약간씩 밀어주며 실시한다.

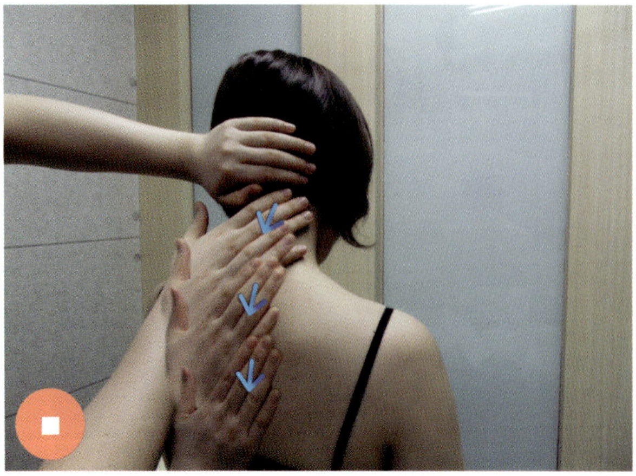

NOTICE 편의상 저주파치료기를 부착하지 않고 촬영하였음

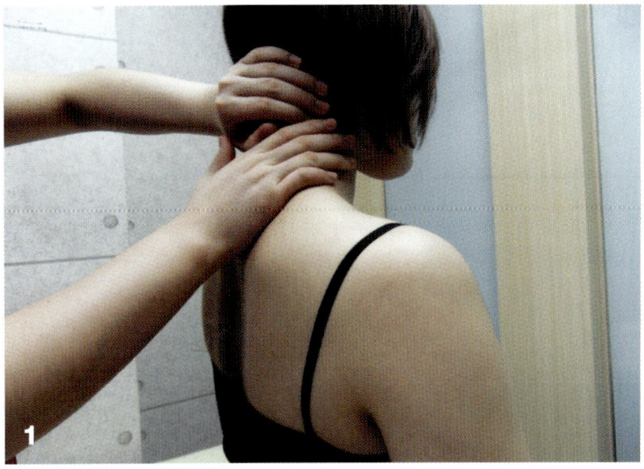
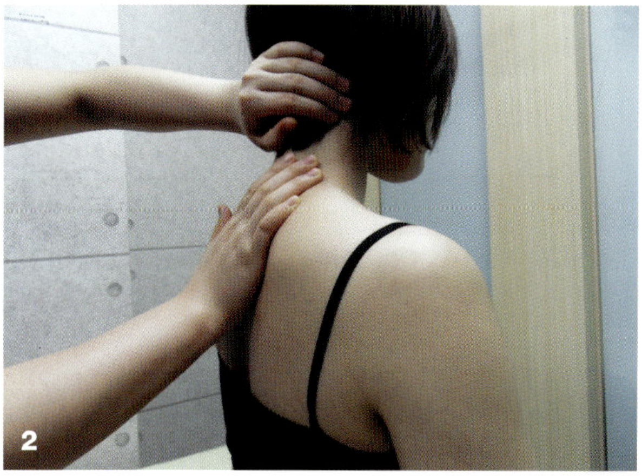
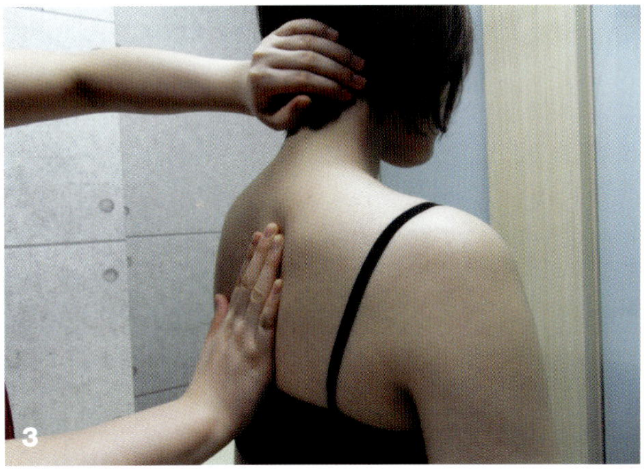
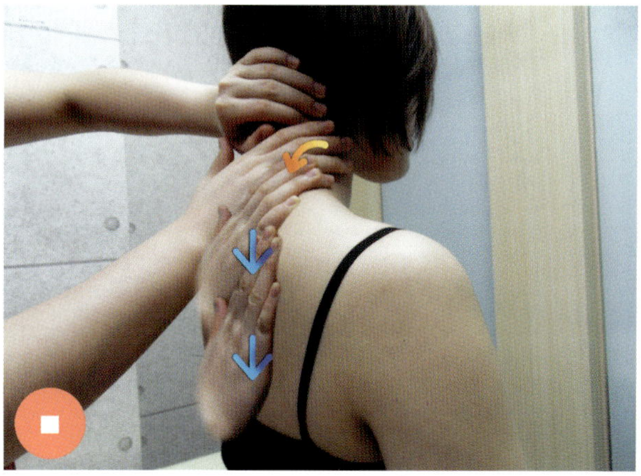

1. 이 마사지는 SPLENIUS CERVICS를 중심으로 구성되었다. 시작점은 환측 하악각(MANDIBULAR ANGLE) 바로 밑에서 시작하여 목의 측면을 거쳐 견갑하각까지 실시한다. 시작점인 하악각 바로 밑을 보다 구체적으로 설명하면 SCM을 수축시킨 뒤 그 기시점 바로 앞부분에서 시작하면 된다.
2. ERT 시 적용하는 환측의 손은 최대한 밀착시키고 실시한다.
3. 밀착 강도는 세지 않게 환자의 몸이 약간 밀릴 정도의 힘으로 하며 속도는 1초에 한번 내려가는 정도의 약간 느린 속도로 실시한다.
4. 시작할 때 SCM의 자극으로 인하여 경부의 측굴 및 외회전이 일어나기 때문에 고정하는 손에 적정한 힘을 주어 목을 고정시킨 상태에서 환측으로 ERT를 실시할 때 고정한 건측 손으로 환자의 목을 약간 외회전하며 실시한다.
5. 치료 강도는 근육이 수축되는 정도이거나 환자가 쾌적하다고 판단되는 정도로 세팅한다.

7

NOTICE 편의상 저주파치료기를 부착하지 않고 촬영하였음

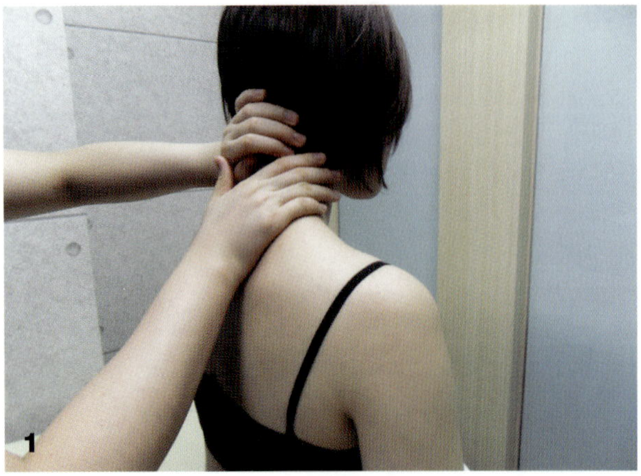

1 ● 이 마시지는 UPPER TRAPEZIUS MUSCLE을 중심으로 실시한다. 건측 손은 후두에 적당히 대고 환측 손은 UPPER TRAPEZIUS MUSCLE의 기시점을 감싼 채 시작한다.

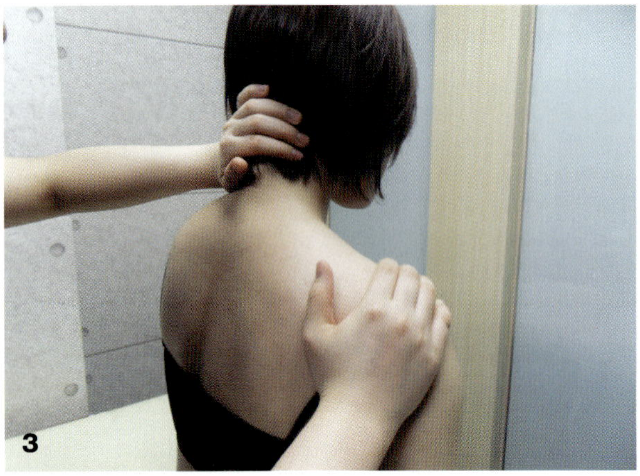

3 ● 이때 환자의 적용 부위를 적용하는 환측 손은 환자에게 강하게 밀착하지 않는 대신 적절한 힘을 유지하며 피부를 당겨주어 실시한다.

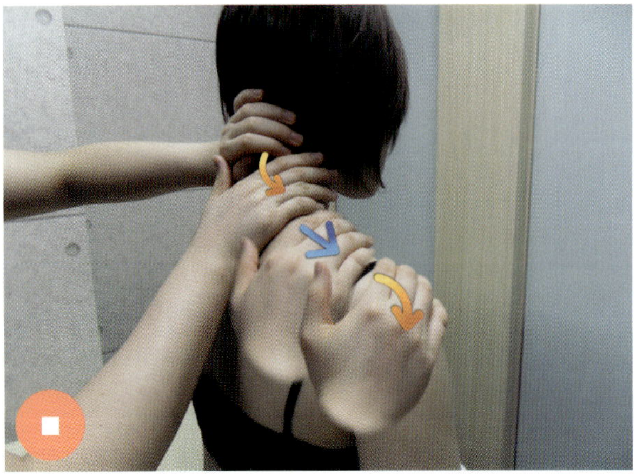

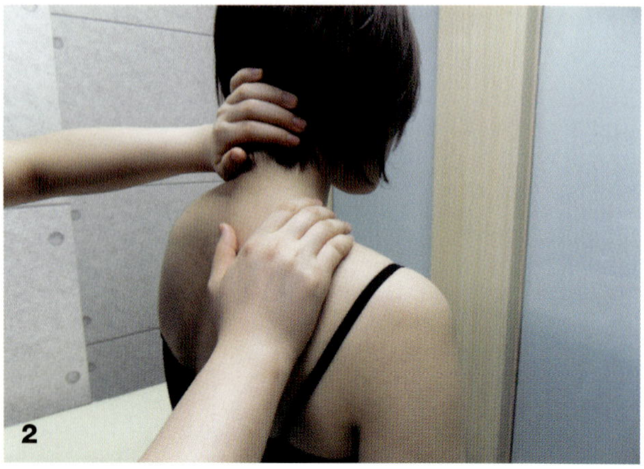

2 ● 적당한 압력을 유지한 채 TRAPEZIUS MUSCLE을 따라 천천히 내려가 견관절의 기시점을 지나 삼각근까지 적용한다. 다음 장에 소개할 마사지의 쇄골 위 3cm 부위는 가능한 건드리지 않으며 오직 UPPER TRAPEZIUS MUSCLE 만을 자극한다. 이때 TRAPEZIUS MUSCLE의 수축이 일어나는데 수축을 그대로 두지 말고 환부에 적용하는 환측의 손으로 수축되는 근육을 적절히 늘려주어 근육이 수축되지 않도록 유지하면서 적용한다. 즉, 수축되려고 하는 근육을 환측 손의 누르며 당기는 힘으로 수축되지 못하도록 하면서 실시한다.

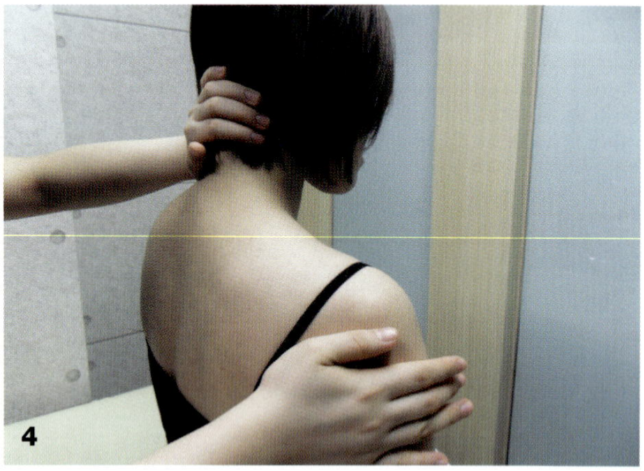

4 ● 환측 손은 환자의 환부에 최대한 밀착시켜야 하며 그러지 않을 경우 환자는 따가운 느낌을 호소할 수 있으니 주의하기 바란다. 또한 한 부위에서 정지상태를 오래 유지하지 않는다. 한 부위에 정지해 있으면 전류에 의해서 근육이 강하게 수축된다.

NOTICE 편의상 저주파치료기를 부착하지 않고 촬영하였음

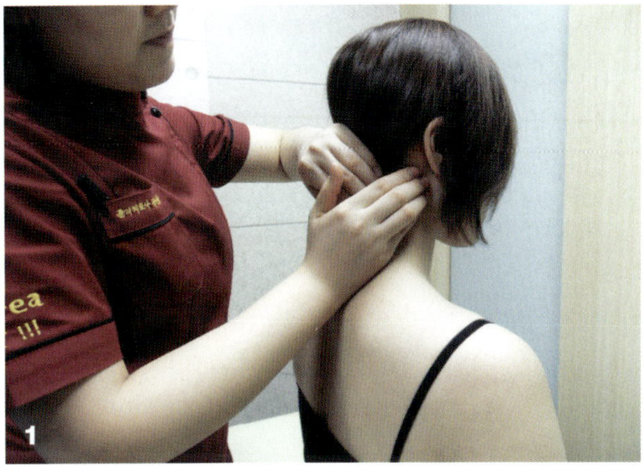

1 ● 이 마시지는 UPPER TRAPEZIUS MUSCLE을 중심으로 실시한다. 건측 손은 후두에 적당히 대고 환측 손은 UPPER TRAPEZIUS MUSCLE의 기시점을 감싼 채 시작한다.

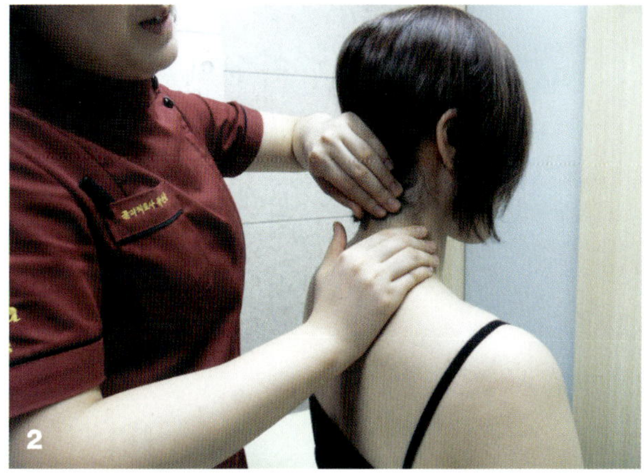

2 ● 적당한 압력을 유지한 채 TRAPEZIUS MUSCLE을 따라 천천히 내려가 견관절의 기시점을 지나 삼각근까지 적용한다. 다음 장에 소개할 마사지의 쇄골 위 3cm 부위는 가능한 건드리지 않으며 오직 UPPER TRAPEZIUS MUSCLE 만을 자극한다. 이때 TRAPEZIUS MUSCLE의 수축이 일어나는데 수축을 그대로 두지 말고 환부에 적용하는 환측의 손으로 수축되는 근육을 적절히 늘려주어 근육이 수축되지 않도록 유지하면서 적용한다. 즉, 수축되려고 하는 근육을 환측 손의 누르며 당기는 힘으로 수축되지 못하도록 하면서 실시한다.

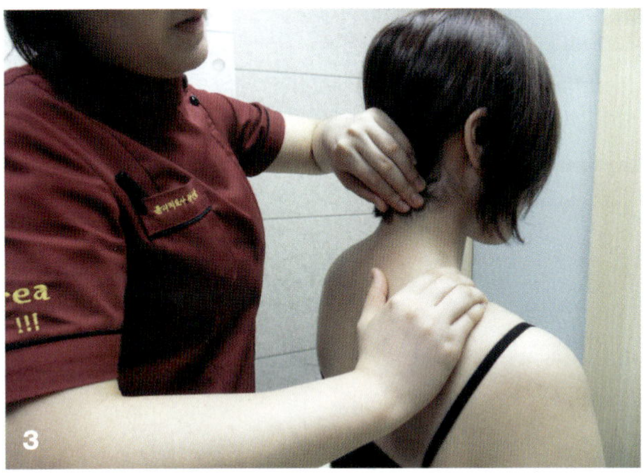

3 ● 이때 환자의 적용 부위를 적용하는 환측 손은 환자에게 강하게 밀착하지 않는 대신 적절한 힘을 유지하며 피부를 당겨주어 실시한다.

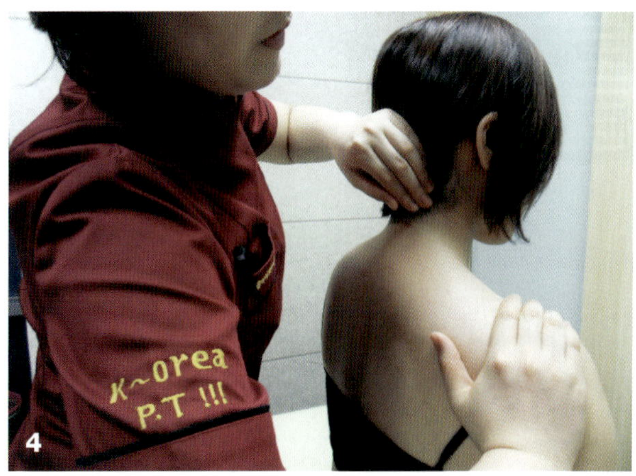

4 ● 환측 손은 환자의 환부에 최대한 밀착시켜야 하며 그러지 않을 경우 환자는 따가운 느낌을 호소할 수 있으니 주의하기 바란다. 또한 한 부위에서 정지상태를 오래 유지하지 않는다. 한 부위에 정지해 있으면 전류에 의해서 근육이 강하게 수축된다.

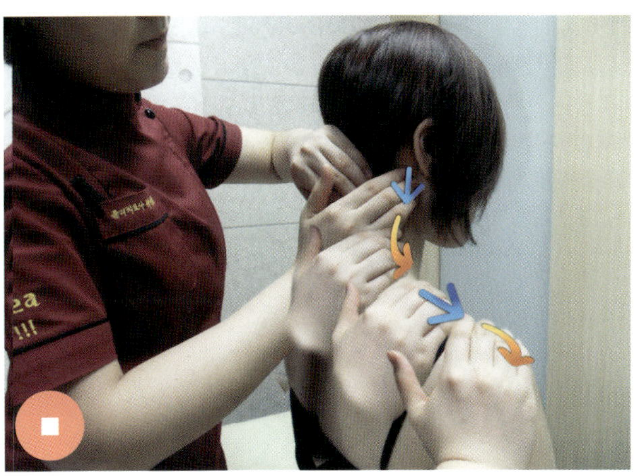

9

NOTICE 편의상 저주파치료기를 부착하지 않고 촬영하였음

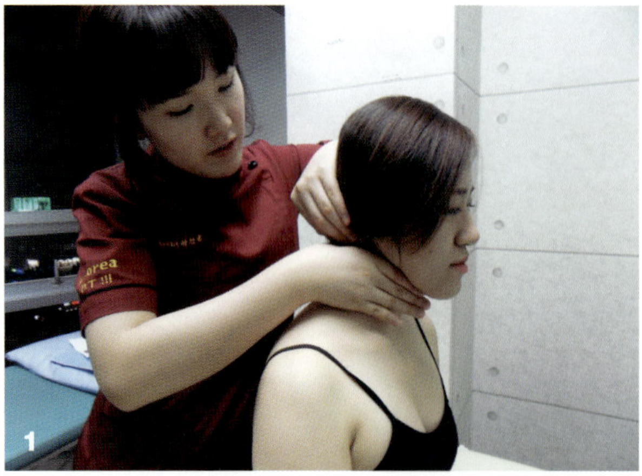

1 ● 이 마시지는 UPPER TRAPEZIUS MUSCLE을 중심으로 실시한다. 건측 손은 후두에 적당히 대고 환측 손은 UPPER TRAPEZIUS MUSCLE의 기시점을 감싼 채 시작한다. 즉, UPPER TRAPEZIUS MUSCLE을 포함하여 약간 앞목에서 실시한다.

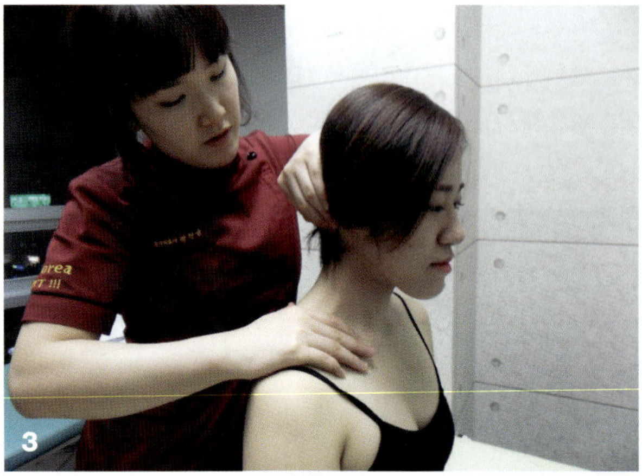

3 ● 이때 환자의 적용 부위를 적용하는 환측 손은 환자에게 강하게 밀착하지 않는 대신 적절한 힘을 유지하며 피부를 당겨주어 실시한다.

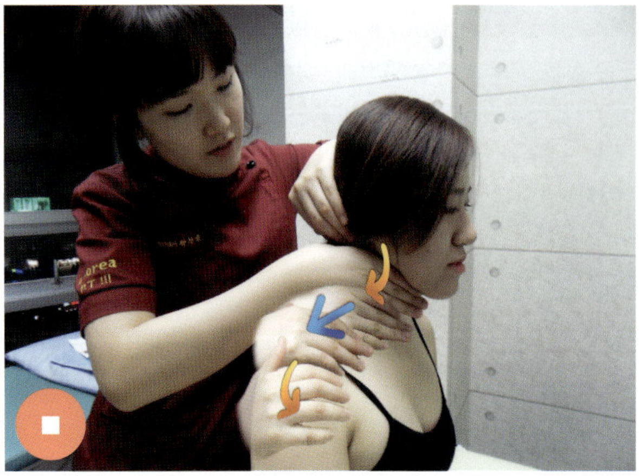

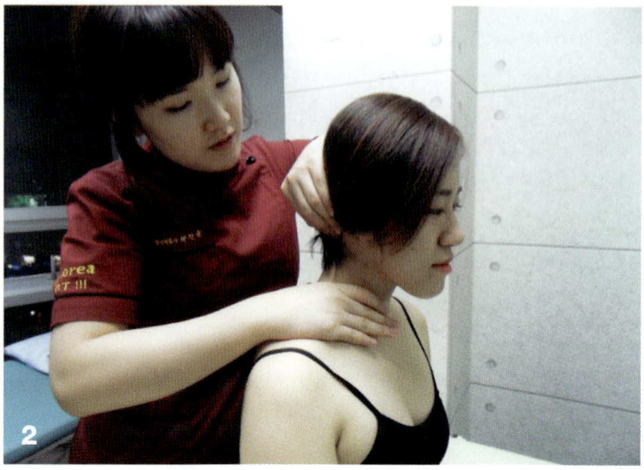

2 ● 적당한 압력을 유지한 채 쇄골 위 2~3cm 부위를 감싼 채 TRAPEZIUS MUSCLE을 따라 천천히 내려가 견관절의 기시점을 지나 삼각근까지 적용한다. 이때 TRAPEZIUS MUSCLE의 수축이 일어나는데 수축을 그대로 두지 말고 환부에 적용하는 환측의 손으로 수축되는 근육을 적절히 늘려주어 근육이 수축되지 않도록 유지하면서 적용한다. 즉, 수축되려고 하는 근육을 환측 손의 누르며 당기는 힘으로 수축되지 못하도록 하면서 실시한다.

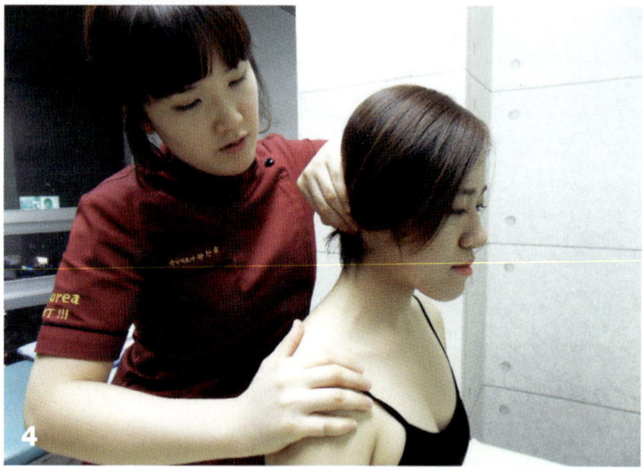

4 ● 환측 손은 환자의 환부에 최대한 밀착시켜야 하며 그러지 않을 경우 환자는 따가운 느낌을 호소할 수 있으니 주의하기 바란다. 또한 한 부위에서 정지상태를 오래 유지하지 않는다. 한 부위에 정지해 있으면 전류에 의해서 근육이 강하게 수축된다.

NOTICE 편의상 저주파치료기를 부착하지 않고 촬영하였음

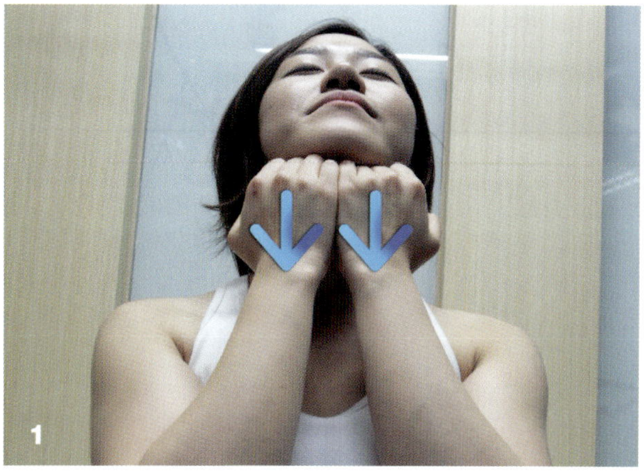

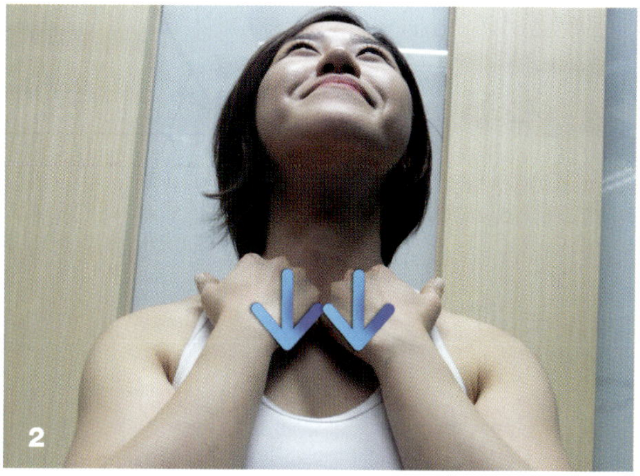

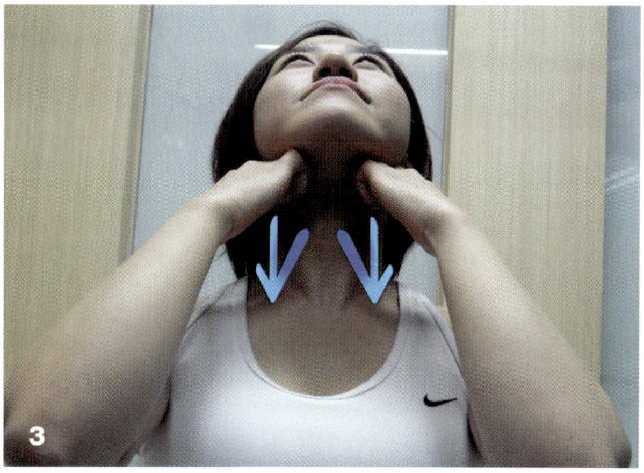

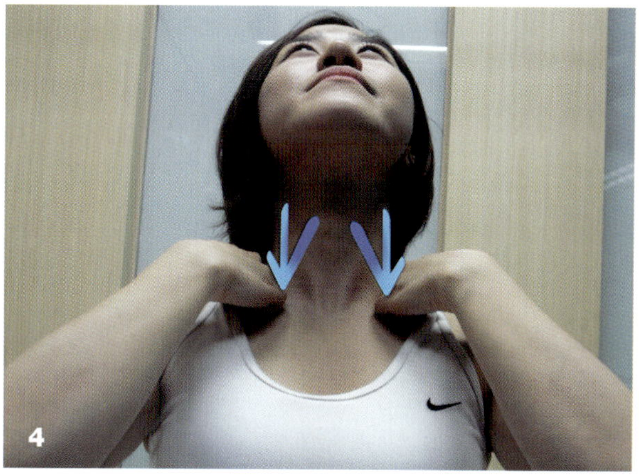

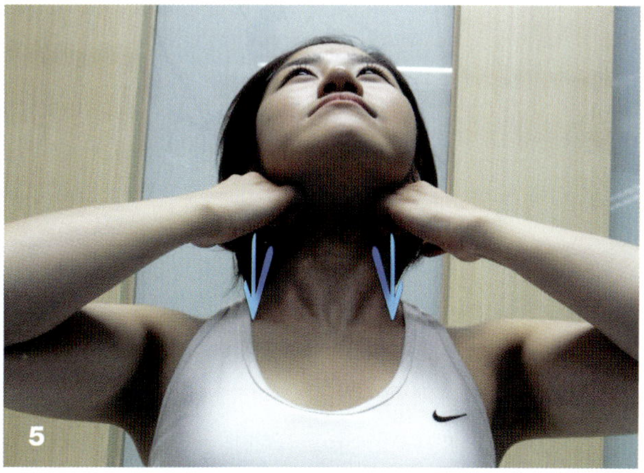

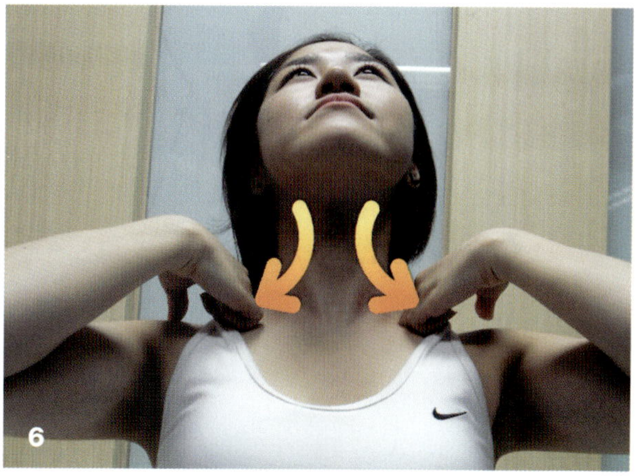

두통 및 목의 통증을 호소하는 환자의 경우 전문적인 물리치료 외에 일상생활에서 목관리를 할 수 있는 방법이다.

1. 사진에서처럼 목을 위에서 아래로 훑어 내리는 간단한 방법으로서 적용하는 부위는 총 5부위로 나뉠 수 있다.
2. 사진 1은 턱을 들고 턱선에 최대한 가까운 곳에서 인후 두 옆을 따라 쇄골부위까지 적당한 강도로 훑어내려 준다.
3. 사진 2는 SCM에서 시작하여 수직으로 내려 쇄골까지 훑어내려 준다.
4. 사진 3은 UPPER TRAPEZIUS에서 시작하여 어깨선을 따라 목의 끝지점까지 적용한다.
5. 사진에는 없지만 목뒤 부분도 이런방식으로 적절히 배분하여 실시한다.
6. 이 방법은 전문적인 MFR 방법 중 하나이기도 하지만 자가요법 시 마사지의 자극으로 인하여 상당히 통증이 완화되는 것을 확인할 수 있다.

A. Base 전기마사지치료(E.R.T)

흉부의 전기마사지치료(E.R.T)는 섬세한 기술보다는 큰 근육 위주로 치료하게 된다. 흉부치료의 경우 3단계의 순서대로 진행되는데 그 첫째가 Multifidia Muscle이고 두 번째가 Latissmus dorsi Muscle이며 마지막으로 손바닥 전부를 이용해 흉부 전체를 쓰다듬듯이 적용하게 된다.

이 세 단계를 기본으로 하고 통증별 상황에 따라 별도의 전기마사지치료(E.R.T)를 적용한다.

NOTICE 편의상 저주파치료기를 부착하지 않고 촬영하였음

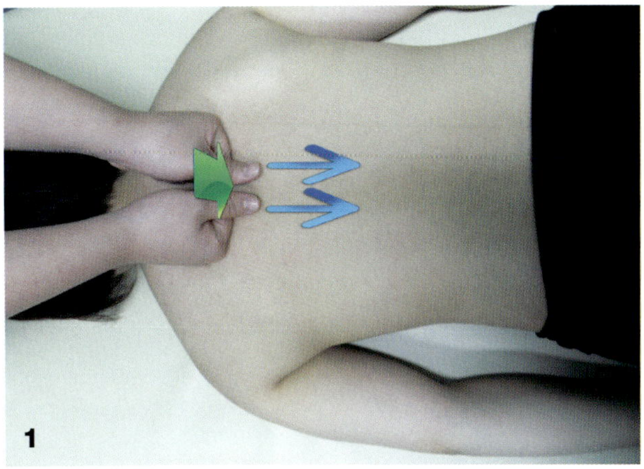

1 ● 주먹을 쥐고 세 번째 수지골을 이용하여 흉부를 타고 내려가며 ERT를 실시한다.

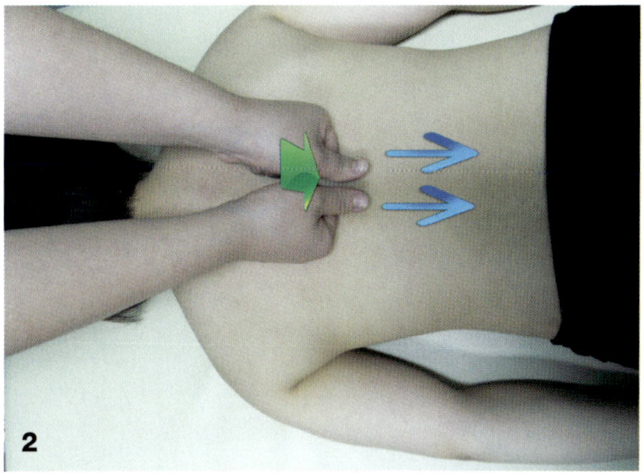

2 ● 주먹은 흉추 주변을 적용하며 사진에서 처럼 엄지도 함께 사용하여 MULTIFIDIUS를 별도로 적용한다.

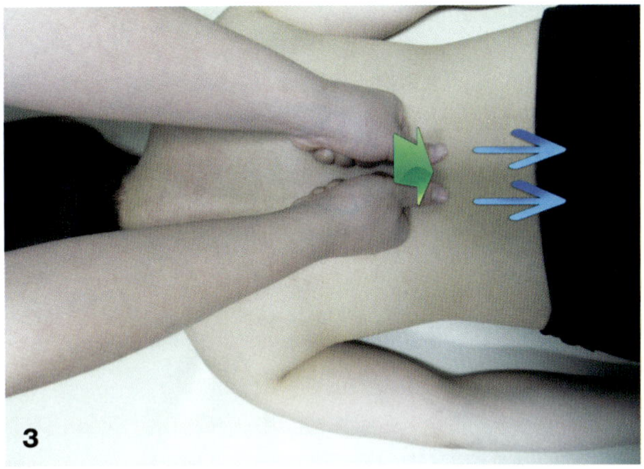

3 ● 주의할 것은 ERT 압력 강도인데 너무 강하게 압착을 했을 경우 흉골병관절에 영향을 미칠 수 있으니 근육이 지긋이 눌리는 정도의 강도로 적용한다.

Thoracic Zone 흉부

NOTICE 편의상 저주파치료기를 부착하지 않고 촬영하였음

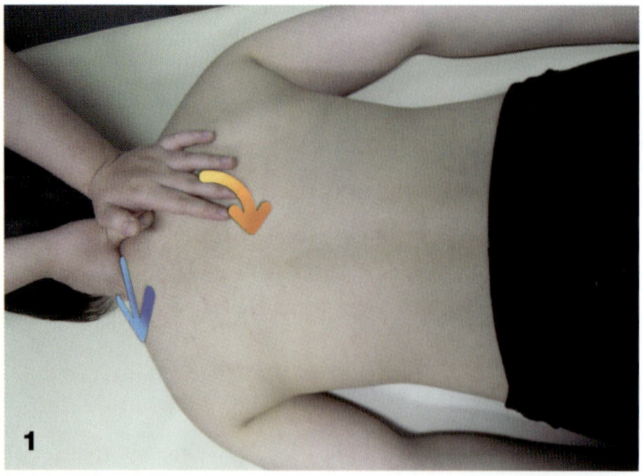

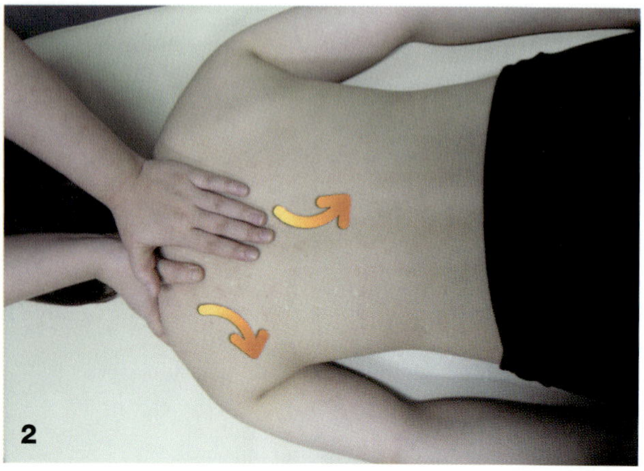

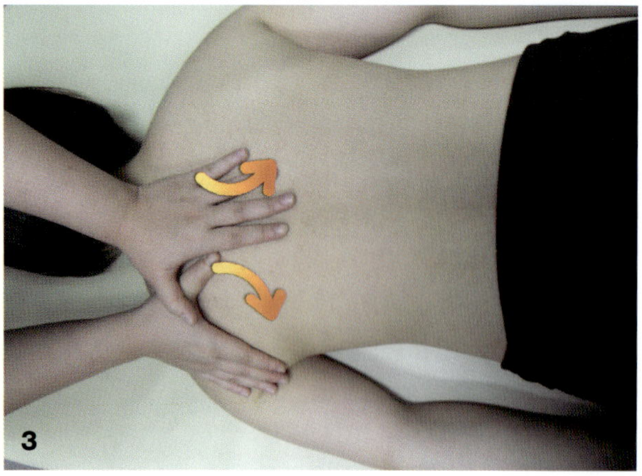

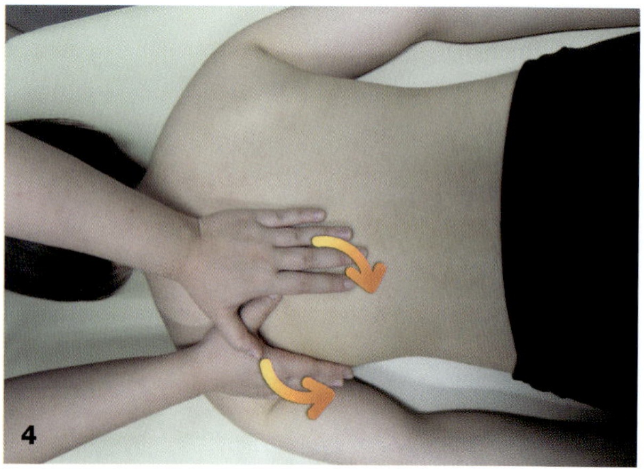

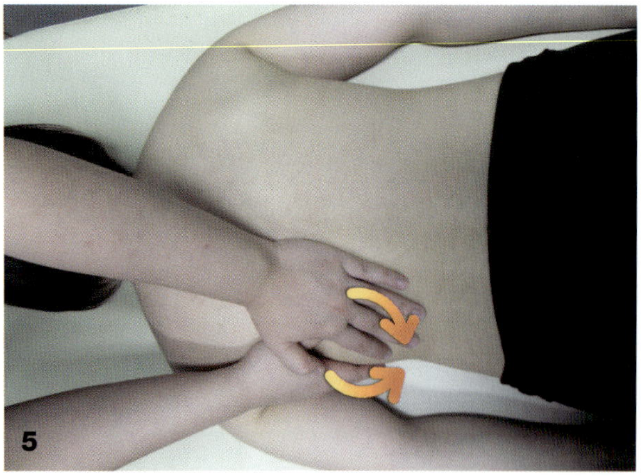

1. ERT는 척추를 중심으로 따로 적용한다. 이번 장의 ERT는 LATISSMUS DORSI를 중심으로 실시한다.
2. 양손을 이용한 ERT방법으로서 사진에서처럼 양손을 교차하며 적용한다.
3. 다음으로 적당한 압력을 유지한 채 손에 진동을 주며 실시한다.
4. 다음으로 적당한 압력을 유지한 채 손가락을 이용해 주무르며 실시한다.
5. 다음으로 적당한 압력을 유지한 채 손바닥을 중심에 두고 손을 회전하며 실시한다.

NOTICE 편의상 저주파치료기를 부착하지 않고 촬영하였음

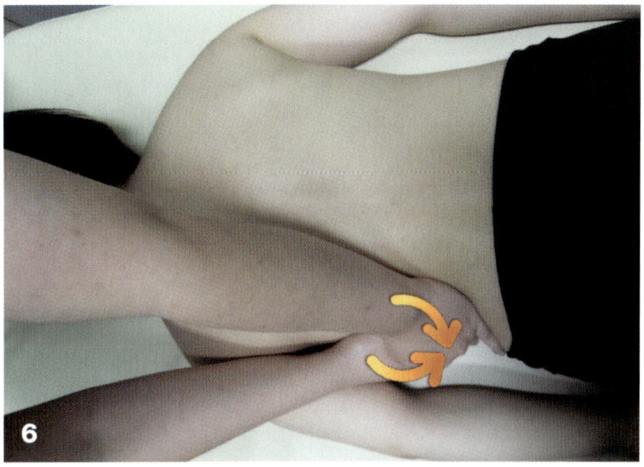

6

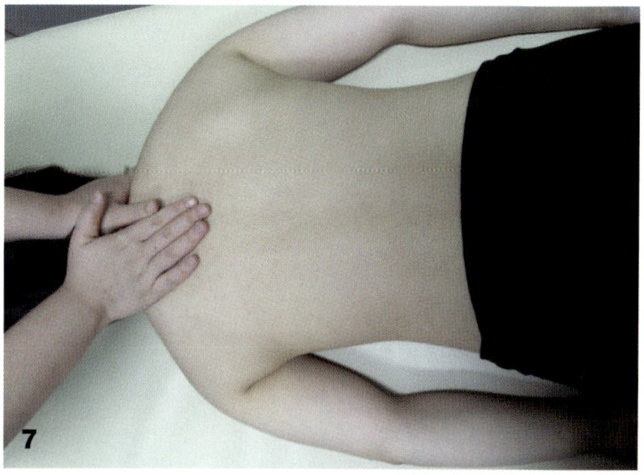

7

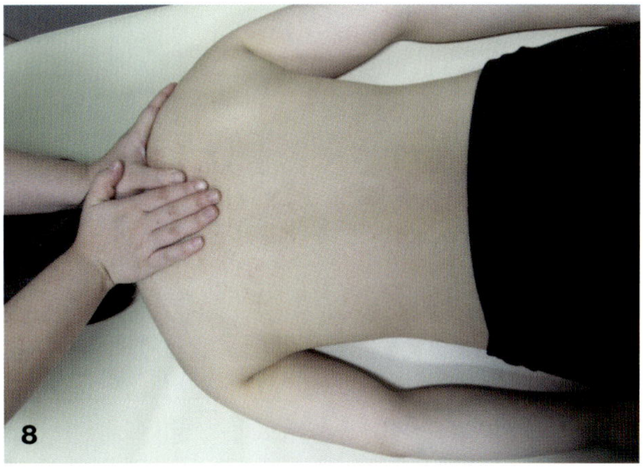

8

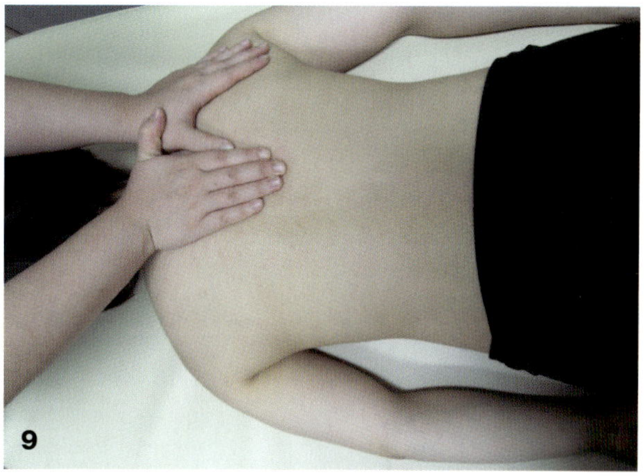

9

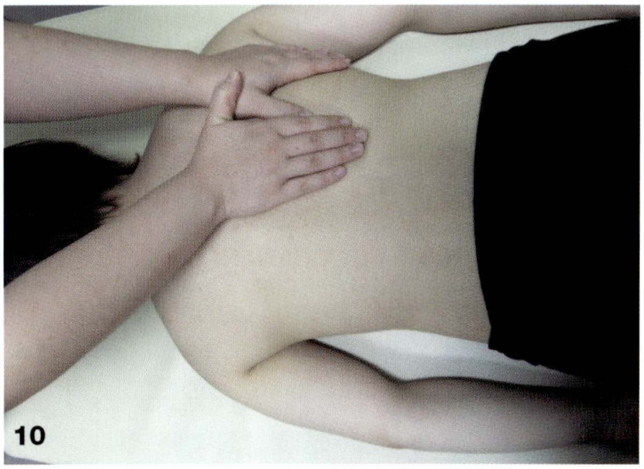

10

6. 다음으로 가볍게 근육을 쥐어 잡고 흔들어 준다. 물론 잡고 있는 위치는 아래로 계속 이동하여야 한다.

7. 마지막으로 전류강도를 비교적 강하게 세팅 후 손바닥을 모아 진공상태를 만들며 HAMSTRING을 타진한다. 이때 잘못하면 때리는것과 동일하게 되니 충분한 연습이 필요하다.

8. 그 외에도 BOWEN, MFR 등을 다양하게 응용하여 ERT치료를 적용하여도 좋은 효과를 기대할 수 있다.

▶ 이러한 방법은 다른 부위 모두에 적용할수 있으며 가능하다면 다양한 방법으로 ERT치료를 숙련해야 한다.

9. ERT 압착 강도는 가볍게 쓰다듬는 정도가 아닌 피부가 쓸릴 정도의 강도로 적용하되 갈비뼈가 눌리지 않도록 주의한다.

10. 반드시 마무리는 적용부위의 ILIAC CREST LINE의 외측부에서 하며 이때 피부및 피하 근육들이 외측으로 신전될 수 있도록 실시한다.

▶ 이러한 방법은 다른 부위 모두에 적용할 수 있으며 가능하다면 다양한 방법으로 ERT치료를 숙련해야 한다.

NOTICE 편의상 저주파치료기를 부착하지 않고 촬영하였음

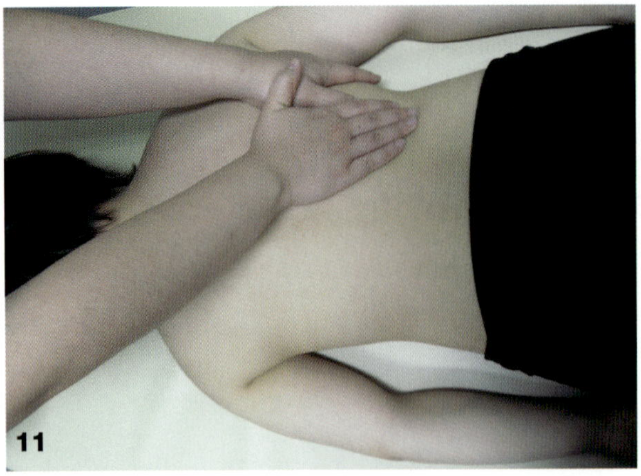
11

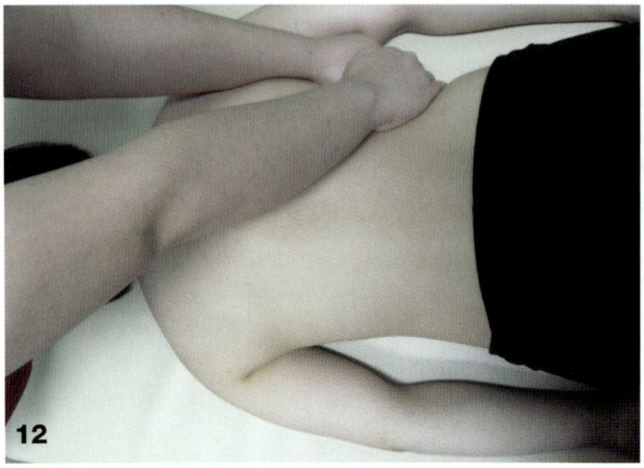
12

NOTICE
(전기치료장비의 VOLUME CONTROL을 만지지 않고 치료자의 손을 이용해 전류의 강도를 조절하려면...)

ERT를 실시할 때에는 각각의 부위마다 전류에 대한 역치의 차이로 인하여 어떤 부위는 전류 강도를 약하게 느끼고 어떤 부위는 강하게 느끼게 된다. 그래서 강도 조절하는 연습이 필요하다. 마사지 기술은 매우 단순하지만 바로 부위별 전류 강도조절을 잘하는 것이 이번 장의 ERT를 잘 적용할 수 있는 열쇠가 된다.
그래서 전류 강도를 고정시킨 상태에서 전기치료기의 VOLUME을 조절하지 않고 손을 이용하여 강도 조절을 할 수 있어야 한다. ERT의 전류 강도는 환자의 환부에 밀착시키는 치료자의 손의 넓이와 압착 강도에 의하여 조절할 수 있다.

ERT를 실시할 때를 예를 들자면

1. 한 손만을 환부에 대고 전류 강도를 맞춘다.
2. 적정한 강도를 맞춘 후 조금 더 강하게 최종 VOLUME CONTROL을 한다.
3. 양손이 사용되는 ERT의 경우 MAIN HAND와 ASSIST HAND를 정한다.
4. THRESHOLD가 높은 부위의 경우 MAIN HAND는 강하게 밀착하고, ASSIST HAND는 그냥 대고 있는 정도로 실시한다.
5. 반대로 THRESHOLD가 낮은 부위는 ASSIST HAND의 밀착 강도를 조금 높여 준다. 그렇게 되면 환자는 전류 강도를 강하게 느끼지 않게 된다.
6. 정리하자면 ASSIST HAND를 환부에 접촉시키느냐 안 시키느냐 하는 것과 환부에 접촉시키더라도 그 밀착 강도를 높이고 낮춤으로 인하여 환자의 THERESHOLD CONDITION에 맞출 수 있다.
7. 이 방법은 ERT를 실시할 때 매우 다양하게 사용되며 충분히 숙지해야 하는 중요한 기술이다.

NOTICE 편의상 저주파치료기를 부착하지 않고 촬영하였음

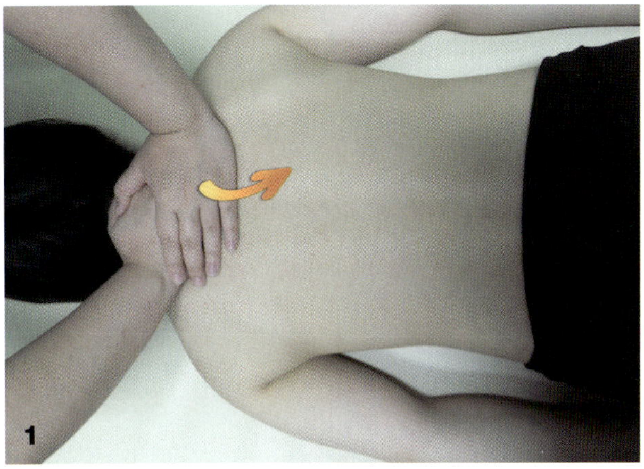

1 ● 이번 장의 ERT는 척추를 중심으로 실시한다.

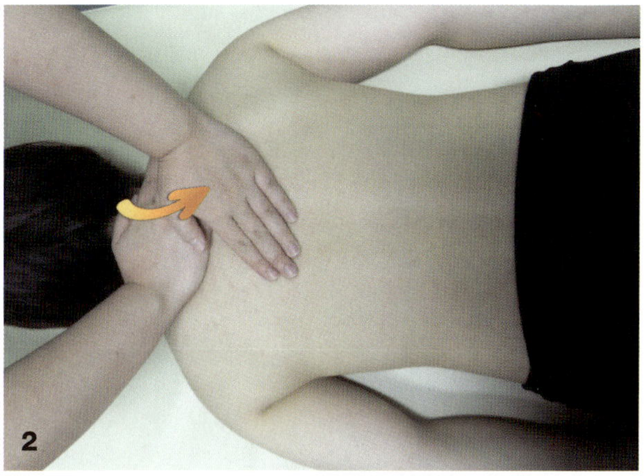

2 ● 손바닥의 중간 부분을 SPINE의 SPINOS PROCESS에 맞추어 밀착한 뒤 양손을 SPINE에서 외측방향으로 반원을 돌리듯이 움직이며 ERT를 실시한다.

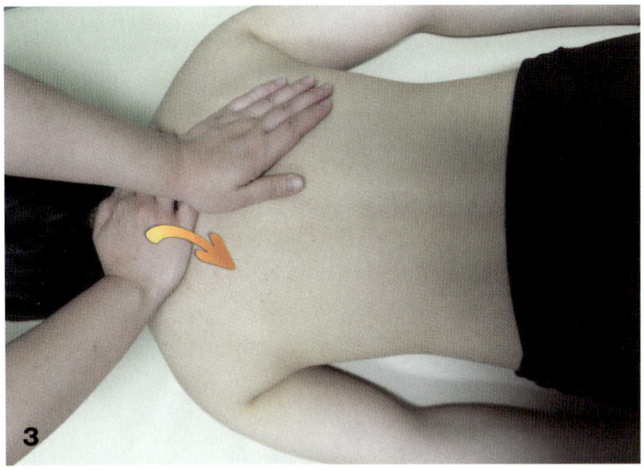

3 ● 다음으로 적당한 압력을 유지한 채 손에 진동을 주며 실시한다.

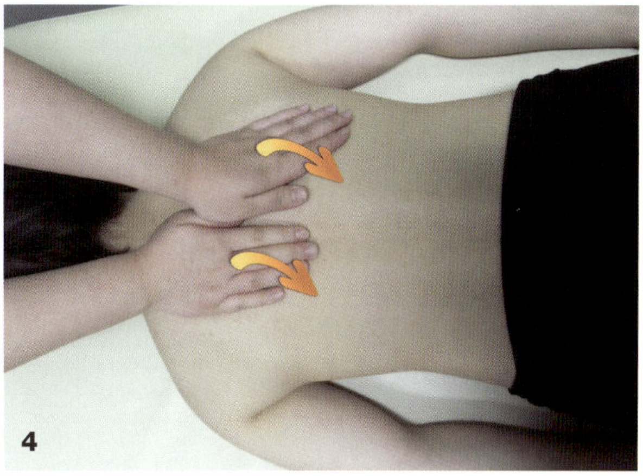

4. ● 다음으로 적당한 압력을 유지한 채 손가락을 이용해 주무르며 실시한다.

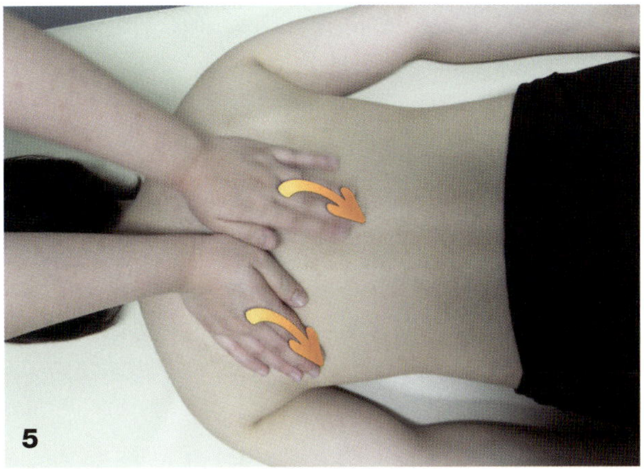

5 ● 다음으로 적당한 압력을 유지한 채 손바닥을 중심에 두고 손을 회전하며 실시한다.

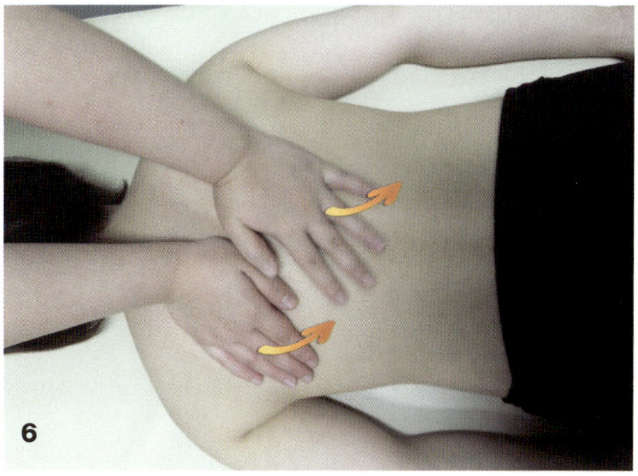

6 ● 다음으로 가볍게 근육을 쥐어 잡고 흔들어 준다. 물론 잡고 있는 위치는 아래로 계속 이동하여야 한다.

3

NOTICE 편의상 저주파치료기를 부착하지 않고 촬영하였음

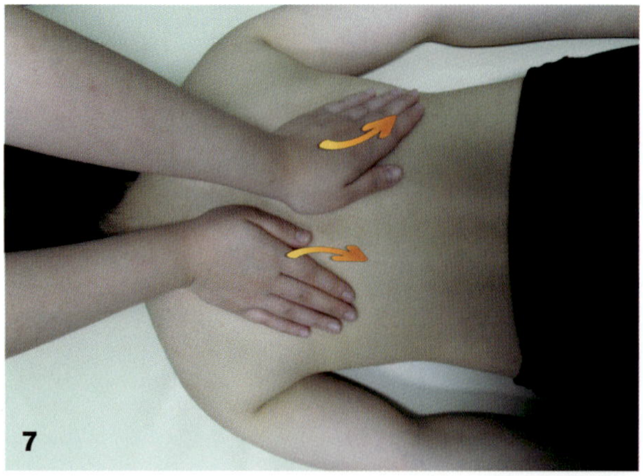

7

7 ● 마지막으로 전류 강도를 비교적 강하게 세팅 후 손바닥을 모아 진공상태를 만들며 HAMSTRING을 타진한다. 이때 잘못하면 때리는것과 동일하게 되니 충분한 연습이 필요하다.

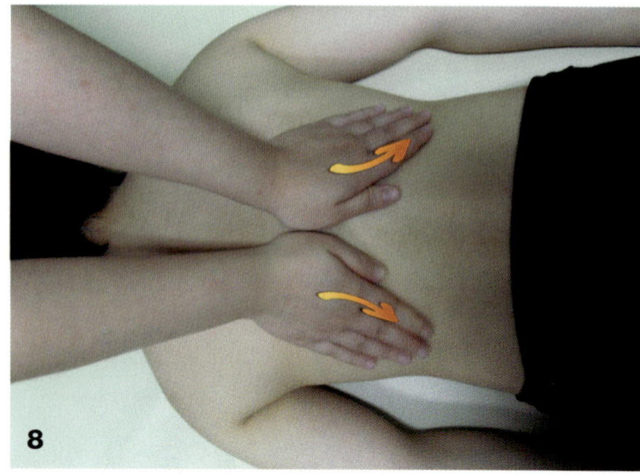

8

8 ● 그 외에도 BOWEN, MFR 등을 다양하게 응용하여 ERT 치료를 적용하여도 좋은 효과를 기대할 수 있다.

▶ 이러한 방법은 다른 부위 모두에 적용할 수 있으며 가능하다면 다양한 방법으로 ERT치료를 숙련해야 한다.

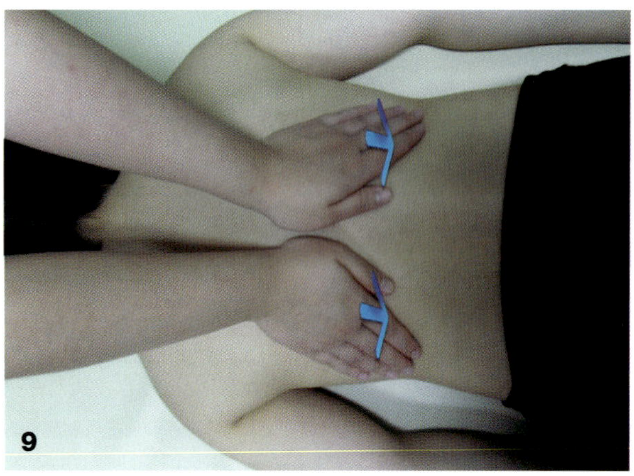

9

9 ● 갈비뼈가 눌리지 않도록 압착 강도에 특히 주의한다.

10 ● 마무리는 양측12번 갈비뼈 바로 하단의 QUADRATUS LUMBORUM의 내측 발통점에서 외측 발통점으로 손가락 끝에 힘을 주고 밀어주듯이 실시한다.

NOTICE

(전기치료장비의 VOLUME CONTROL을 만지지 않고 치료자의 손을 이용해 전류의 강도를 조절하려면...)

ERT를 실시할 때에는 각각의 부위마다 전류에 대한 역치의 차이로 인하여 어떤 부위는 전류 강도를 약하게 느끼고 어떤 부위는 강하게 느끼게 된다. 그래서 강도 조절하는 연습이 필요하다. 마사지 기술은 매우 단순하지만 바로 부위별 전류 강도조절을 잘하는 것이 이번 장의 ERT를 잘 적용할 수 있는 열쇠가 된다.

그래서 전류 강도를 고정시킨 상태에서 전기치료기의 VOLUME을 조절하지 않고 손을 이용하여 강도 조절을 할 수 있어야 한다. ERT의 전류 강도는 환자의 환부에 밀착시키는 치료자의 손의 넓이와 압착 강도에 의하여 조절할 수 있다.

ERT를 실시할 때를 예를 들자면

1. 한 손만을 환부에 대고 전류 강도를 맞춘다.
2. 적정한 강도를 맞춘 후 조금 더 강하게 최종 VOLUME CONTROL을 한다.
3. 양손이 사용되는 ERT의 경우 MAIN HAND와 ASSIST HAND를 정한다.
4. THRESHOLD가 높은 부위의 경우 MAIN HAND는 강하게 밀착하고, ASSIST HAND는 그냥 대고 있는 정도로 실시한다.
5. 반대로 THRESHOLD가 낮은 부위는 ASSIST HAND의 밀착 강도를 조금 높여 준다. 그렇게 되면 환자는 전류 강도를 강하게 느끼지 않게 된다.
6. 정리하자면 ASSIST HAND를 환부에 접촉시키느냐 안 시키느냐 하는 것과 환부에 접촉시키더라도 그 밀착 강도를 높이고 낮춤으로 인하여 환자의 THERESHOLD CONDITION에 맞출 수 있다.
7. 이 방법은 ERT를 실시할 때 매우 다양하게 사용되며 충분히 숙지해야 하는 중요한 기술이다.

A. Base 전기마사지치료(E.R.T)

요통은 물리치료 현장에서 가장 흔하게 접할 수 있는 질환 중 하나이며 장기간 치료를 요하는 경우가 많은 질환이다. 통상적으로 초기에 질환의 원인이 될 수 있는 요부내압상승작용과 경직된 근육을 얼마나 빨리 회복시키느냐에 따라 치료기간의 현격한 차이를 보이게 된다.

이를 위해 요부의 전기마사지치료(E.R.T)는 초기 요통환자에게서 반드시 실시해주면 치료기간의 단축 및 좋은 예후를 기대할 수 있다.

SPINE

3 Lumbar Zone 요부

NOTICE 편의상 저주파치료기를 부착하지 않고 촬영하였음

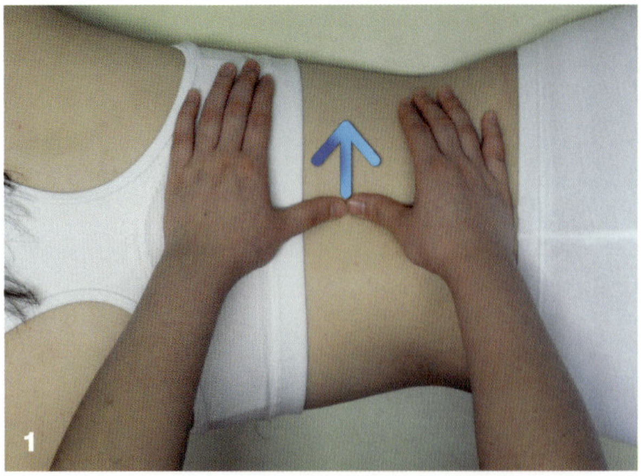

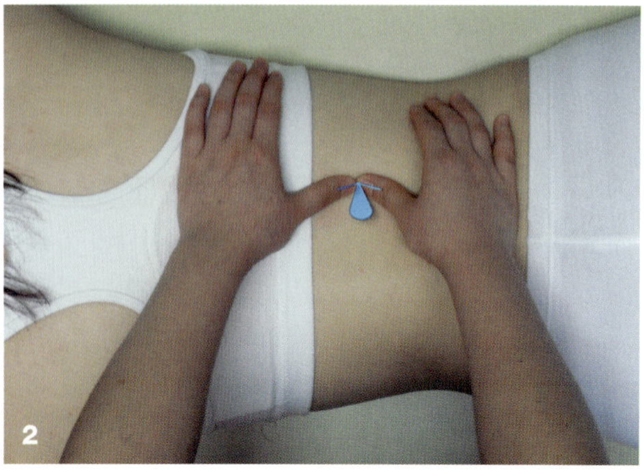

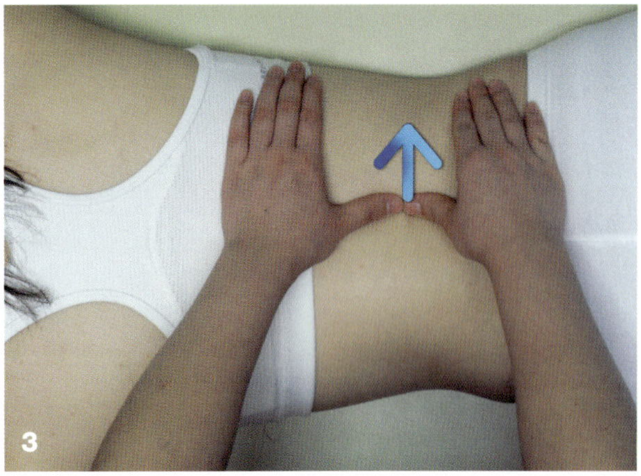

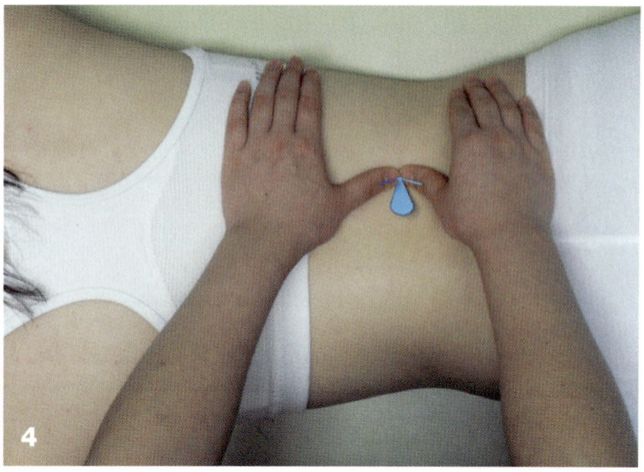

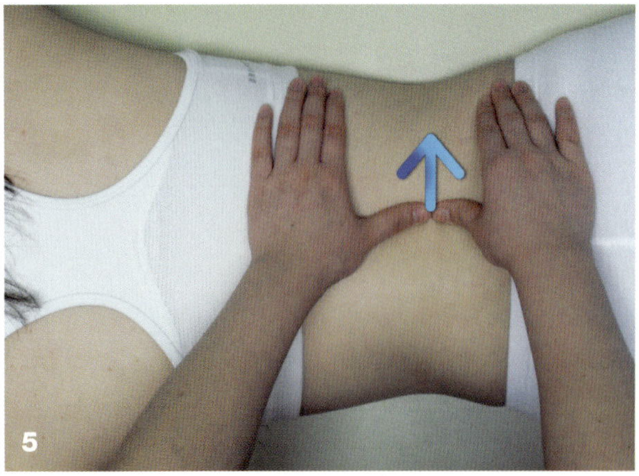

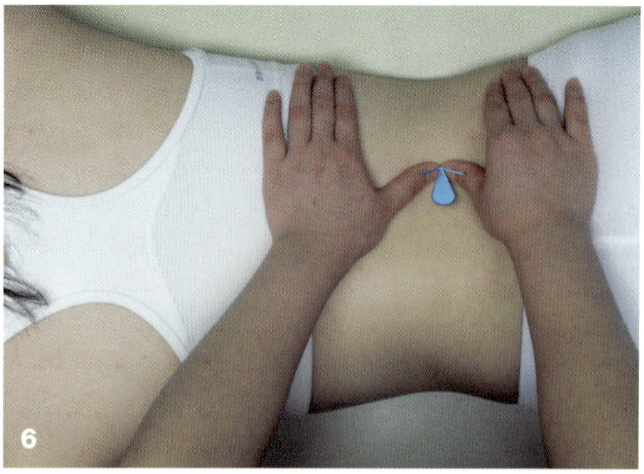

NOTICE 편의상 저주파치료기를 부착하지 않고 촬영하였음

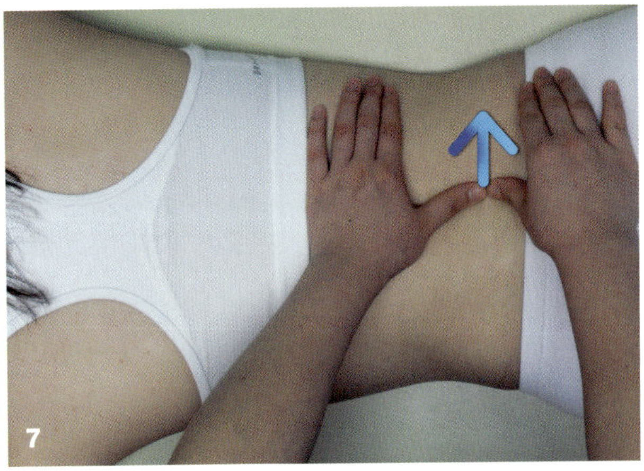

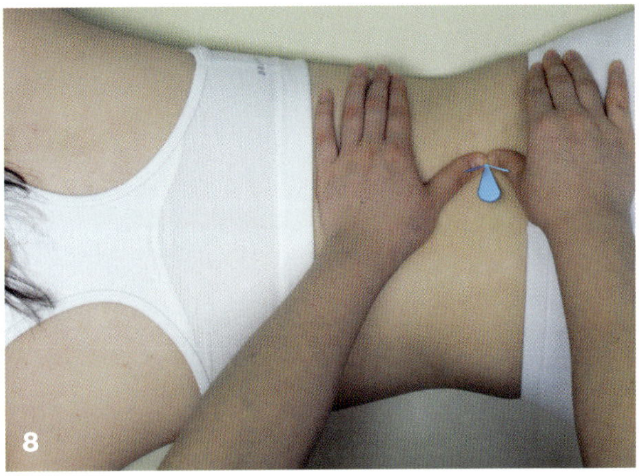

1. 이번 장의 ERT는 BOWEN을 이용한 방법으로서 정확히 실시하면 그 효과가 매우 뛰어나다.

2. ERT는 QUADRATUS LUMBORUM을 중심으로 적용하였으며 그 시작은 QUADRATUS LUMBORUM의 상 내측 발통점에서 시작한다.

3. 사진 1에서처럼 양쪽 엄지를 마주 보고 척추의 SPINOS PROCESS의 바로 옆 움푹 패인 곳에 고정한다.

4. 고정한 엄지는 밑으로 엄지가 피부를 1~2cm 정도 눌릴 정도의 강도로 압착한 뒤 외측으로 천천히 밀어 척추근의 능선을 넘긴다.

5. 1회 적용 후 통증상태를 확인한 뒤 2~3회 반복 시행해주는 것도 좋은 방법이다.

2

NOTICE 편의상 저주파치료기를 부착하지 않고 촬영하였음

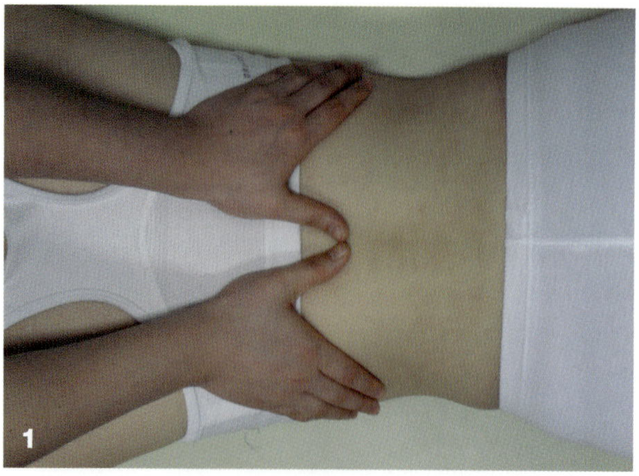

1 ● 이번 장의 ERT는 QUADRATUS LUMBORUM을 중심으로 적용하였으며 그 시작은 갈비뼈에서 실시하며 마무리는 ILIAC CREST까지이지만 둔부근의 상단까지 함께 적용한다.

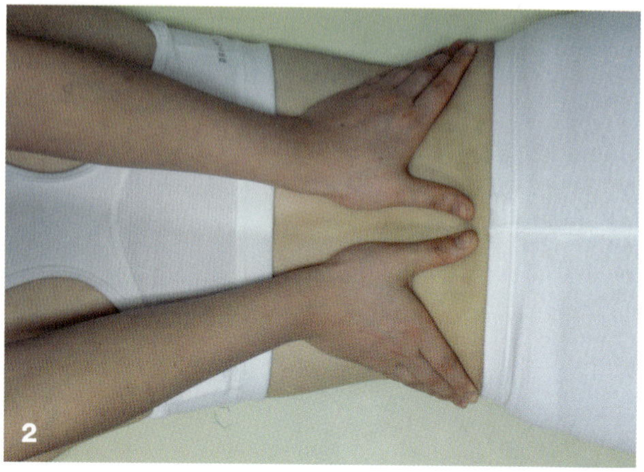

2 ● 실시할 때 배에 쿠션을 적용하여 요부의 LORDOSIS를 줄인 상태에서 실시하며 QUADRATUS LUMBORUM상단에서 밑으로 적용할 때 근육을 스트레칭하고 적용한다.

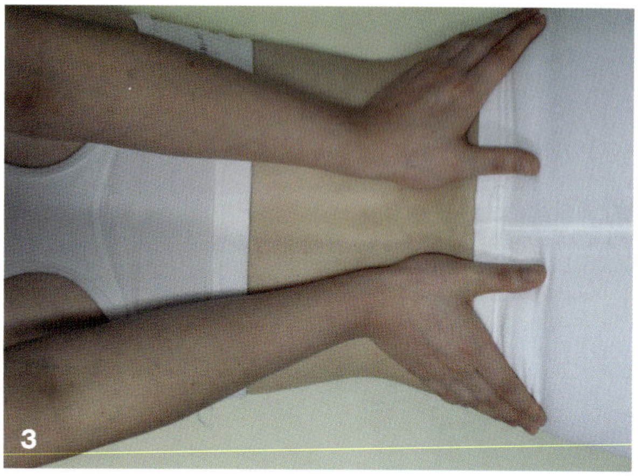

3 ● 압착 강도는 근육이 1cm 정도 눌리도록 실시한다.

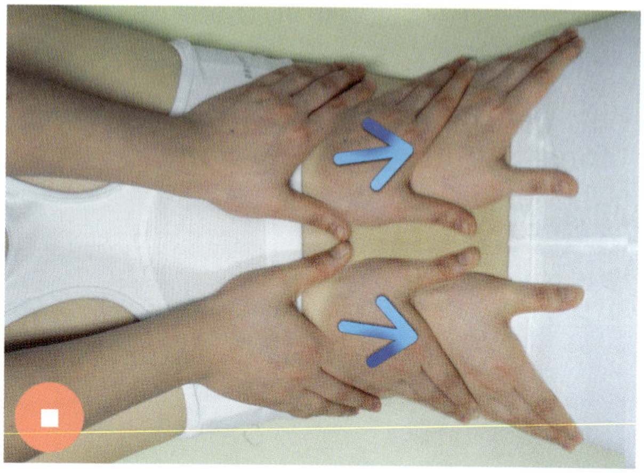

4 ● 여러 번 반복하여 실시하며 실시 도중 엄지와 PIP JT.를 이용하여 발통점을 지긋이 눌러주는 것도 좋은 방법이다.

그 외에도 다양한 방법으로 응용할 수 있다.

1. 적당한 압력을 유지한 채 손에 진동을 주며 실시한다.
2. 다음으로 적당한 압력을 유지한 채 손가락을 이용해 주무르며 실시한다.
3. 다음으로 적당한 압력을 유지한 채 손바닥을 중심에 두고 손을 회전하며 실시한다.
4. 다음으로 가볍게 근육을 쥐어 잡고 흔들어 준다. 물론 잡고 있는 위치는 계속 이동하여야 한다.
5. 마지막으로 전류 강도를 비교적 강하게 세팅 후 손바닥을 모아 진공상태를 만들며 HAMSTRING을 타진한다. 이때 잘못하면 때리는 것과 동일하게 되니 충분한 연습이 필요하다.
6. 그 외에도 BOWEN, MFR 등을 다양하게 응용하여 ERT치료를 적용하여도 좋은 효과를 기대할 수 있다.

▶ 이러한 방법은 다른 부위 모두에 적용할 수 있으며 가능하다면 다양한 방법으로 ERT치료를 숙련해야 한다.

NOTICE
(전기치료장비의 VOLUME CONTROL을 만지지 않고 치료자의 손을 이용해 전류의 강도를 조절하려면...)

ERT를 실시할 때에는 각각의 부위마다 전류에 대한 역치의 차이로 인하여 어떤 부위는 전류 강도를 약하게 느끼고 어떤 부위는 강하게 느끼게 된다. 그래서 강도 조절하는 연습이 필요하다. 마사지 기술은 매우 단순하지만 바로 부위별 전류 강도조절을 잘하는 것이 이번 장의 ERT를 잘 적용할 수 있는 열쇠가 된다.
그래서 전류 강도를 고정시킨 상태에서 전기치료기의 VOLUME을 조절하지 않고 손을 이용하여 강도 조절을 할 수 있어야 한다. ERT의 전류 강도는 환자의 환부에 밀착시키는 치료자의 손의 넓이와 압착 강도에 의하여 조절할 수 있다.

ERT를 실시할 때를 예를 들자면

1. 한 손만을 환부에 대고 전류 강도를 맞춘다.
2. 적정한 강도를 맞춘 후 조금 더 강하게 최종 VOLUME CONTROL을 한다.
3. 양손이 사용되는 ERT의 경우 MAIN HAND와 ASSIST HAND를 정한다.
4. THRESHOLD가 높은 부위의 경우 MAIN HAND는 강하게 밀착하고, ASSIST HAND는 그냥 대고 있는 정도로 실시한다.
5. 반대로 THRESHOLD가 낮은 부위는 ASSIST HAND의 밀착 강도를 조금 높여 준다. 그렇게 되면 환자는 전류 강도를 강하게 느끼지 않게 된다.
6. 정리하자면 ASSIST HAND를 환부에 접촉시키느냐 안 시키느냐 하는 것과 환부에 접촉시키더라도 그 밀착 강도를 높이고 낮춤으로 인하여 환자의 THERESHOLD CONDITION에 맞출 수 있다.
7. 이 방법은 ERT를 실시할 때 매우 다양하게 사용되며 충분히 숙지해야 하는 중요한 기술이다.

Lumbar Zone 요부

NOTICE 편의상 저주파치료기를 부착하지 않고 촬영하였음

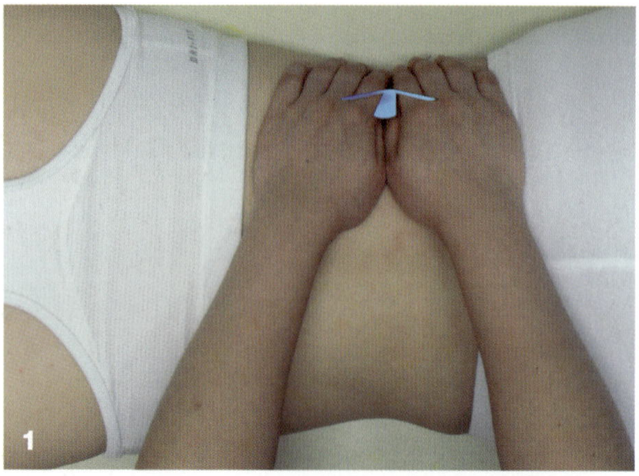

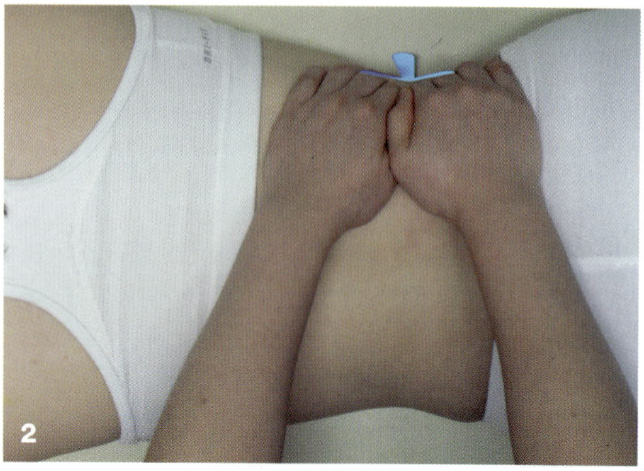

1 ● 이번 장의 ERT는 QUADRATUS LUMBORUM을 중심으로 적용하였으며 그 시작은 QUADRATUS LUMBORUM의 외측에서 적용한다.

2 ● QUADRATUS LUMBORUM의 외측을 엄지를 제외한 네 손가락으로 지긋이 압착하며 쥔다.

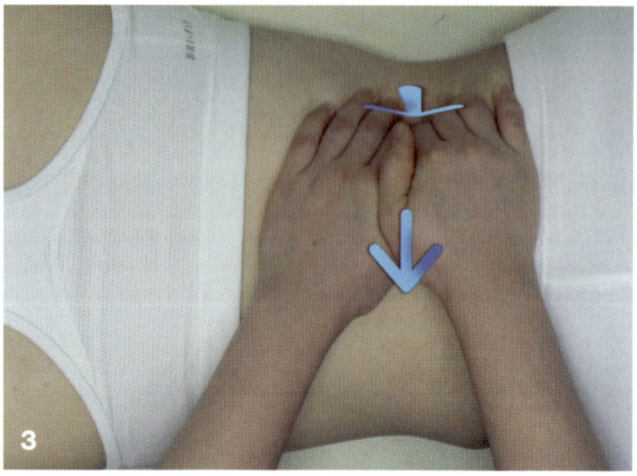

3 ● QUADRATUS LUMBORUM를 쥔 상태에서 압착 강도를 유지한 채 내측으로 잡아당긴다.

4 ● 이번 장의 ERT를 실시할 때에는 손바닥 전부를 완전히 밀착한 채 힘의 분배를 잘해야 하는데 손바닥 전체를 동일한 힘으로 압착하는 것이 아닌 손끝에 조금 더 강한 압착강도를 유지한 채 적용한다.

그 외에도 다양한 방법으로 응용할 수 있다.

1. 적당한 압력을 유지한 채 손에 진동을 주며 실시한다.
2. 다음으로 적당한 압력을 유지한 채 손가락을 이용해 주무르며 실시한다.
3. 다음으로 적당한 압력을 유지한 채 손바닥을 중심에 두고 손을 회전하며 실시한다.
4. 다음으로 가볍게 근육을 쥐어 잡고 흔들어 준다. 물론 잡고 있는 위치는 계속 이동하여야 한다.
5. 마지막으로 전류 강도를 비교적 강하게 세팅 후 손바닥을 모아 진공상태를 만들며 HAMSTRING을 타진한다. 이때 잘못하면 때리는 것과 동일하게 되니 충분한 연습이 필요하다.
6. 그 외에도 BOWEN, MFR 등을 다양하게 응용하여 ERT치료를 적용하여도 좋은 효과를 기대할 수 있다.

▶ 이러한 방법은 다른 부위 모두에 적용할 수 있으며 가능하다면 다양한 방법으로 ERT치료를 숙련해야 한다.

NOTICE
(전기치료장비의 VOLUME CONTROL을 만지지 않고 치료자의 손을 이용해 전류의 강도를 조절하려면...)

ERT를 실시할 때에는 각각의 부위마다 전류에 대한 역치의 차이로 인하여 어떤 부위는 전류 강도를 약하게 느끼고 어떤 부위는 강하게 느끼게 된다. 그래서 강도 조절하는 연습이 필요하다. 마사지 기술은 매우 단순하지만 바로 부위별 전류 강도조절을 잘하는 것이 이번 장의 ERT를 잘 적용할 수 있는 열쇠가 된다.
그래서 전류 강도를 고정시킨 상태에서 전기치료기의 VOLUME을 조절하지 않고 손을 이용하여 강도 조절을 할 수 있어야 한다. ERT의 전류 강도는 환자의 환부에 밀착시키는 치료자의 손의 넓이와 압착 강도에 의하여 조절할 수 있다.

ERT를 실시할 때를 예를 들자면

1. 한 손만을 환부에 대고 전류 강도를 맞춘다.
2. 적정한 강도를 맞춘 후 조금 더 강하게 최종 VOLUME CONTROL을 한다.
3. 양손이 사용되는 ERT의 경우 MAIN HAND와 ASSIST HAND를 정한다.
4. THRESHOLD가 높은 부위의 경우 MAIN HAND는 강하게 밀착하고, ASSIST HAND는 그냥 대고 있는 정도로 실시한다.
5. 반대로 THRESHOLD가 낮은 부위는 ASSIST HAND의 밀착 강도를 조금 높여 준다. 그렇게 되면 환자는 전류 강도를 강하게 느끼지 않게 된다.
6. 정리하자면 ASSIST HAND를 환부에 접촉시키느냐 안 시키느냐 하는 것과 환부에 접촉시키더라도 그 밀착 강도를 높이고 낮춤으로 인하여 환자의 THERESHOLD CONDITION에 맞출 수 있다.
7. 이 방법은 ERT를 실시할 때 매우 다양하게 사용되며 충분히 숙지해야 하는 중요한 기술이다.

NOTICE 편의상 저주파치료기를 부착하지 않고 촬영하였음

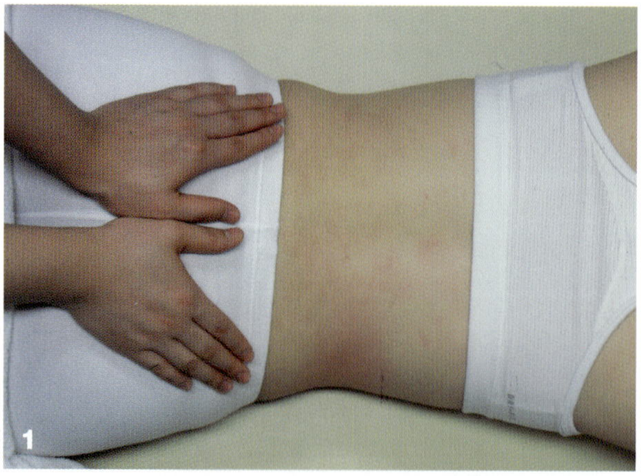

1 ● 이번 장의 ERT는 QUADRATUS LUMBORUM을 중심으로 적용하였으며 그 시작은 SI JT.에서 시작한다.

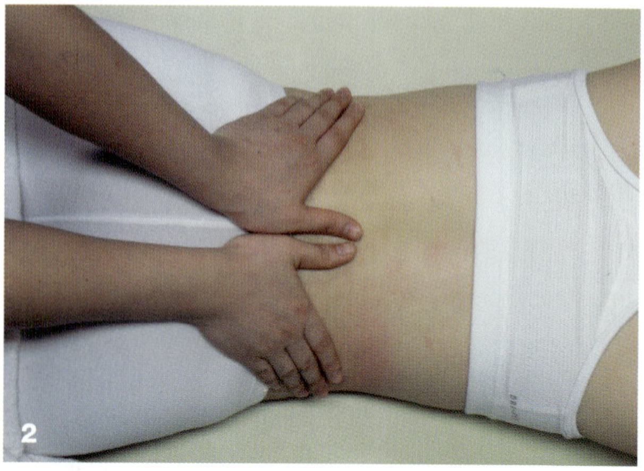

2 ● 압착 강도는 피부가 1cm 정도 눌릴 정도의 중간수준이며 양쪽 엄지를 이용하여 척추의 중심을 잡고 실시한다.

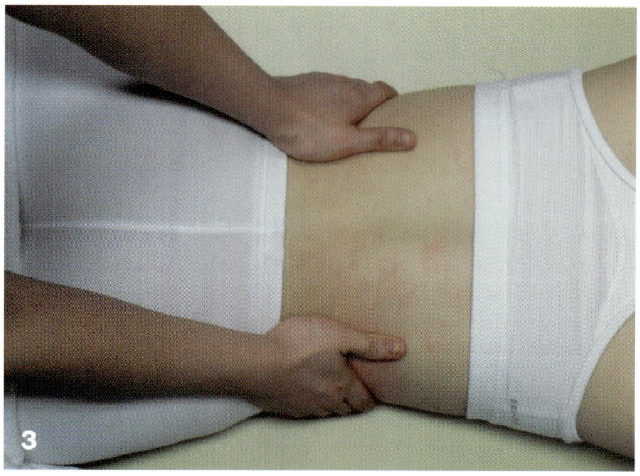

3 ● SI JT.를 시작으로 척추를 따라 올라가며 ERT를 실시하다가 갈비뼈에 손끝이 도달하면 갈비뼈의 끝을 따라 외측으로 이동하며 적용한다.

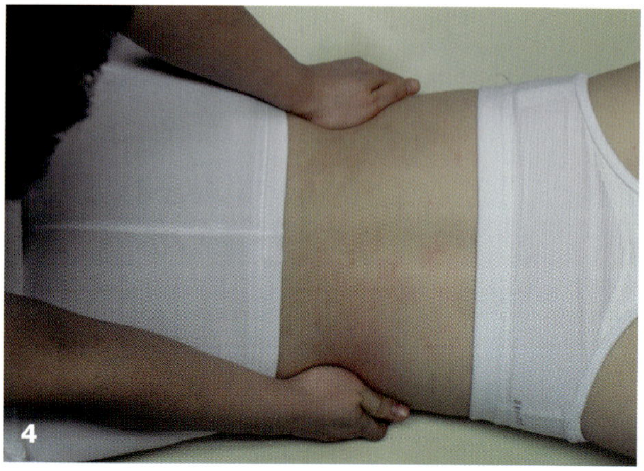

4 ● 외측으로 이동한 뒤 전상장골극(ASIS)의 상단에서 마무리를 한다.

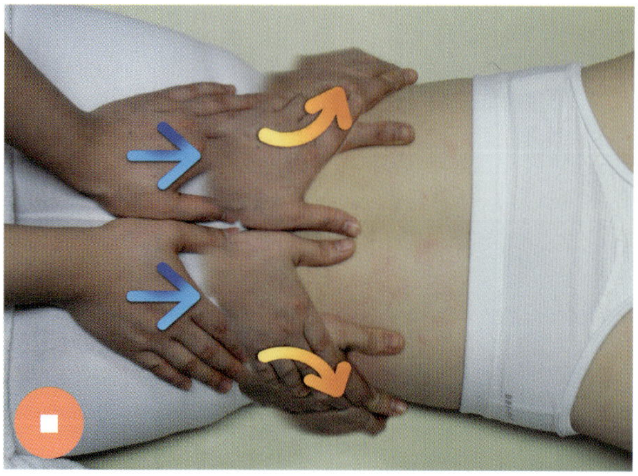

그 외에도 다양한 방법으로 응용할 수 있다.

1. 적당한 압력을 유지한 채 손에 진동을 주며 실시한다.
2. 다음으로 적당한 압력을 유지한 채 손가락을 이용해 주무르며 실시한다.
3. 다음으로 적당한 압력을 유지한 채 손바닥을 중심에 두고 손을 회전하며 실시한다.
4. 다음으로 가볍게 근육을 쥐어 잡고 흔들어 준다. 물론 잡고 있는 위치는 계속 이동하여야 한다.
5. 마지막으로 전류 강도를 비교적 강하게 세팅 후 손바닥을 모아 진공상태를 만들며 HAMSTRING을 타진한다. 이때 잘못하면 때리는 것과 동일하게 되니 충분한 연습이 필요하다.
6. 그 외에도 BOWEN, MFR 등을 다양하게 응용하여 ERT 치료를 적용하여도 좋은 효과를 기대할 수 있다.

▶ 이러한 방법은 다른 부위 모두에 적용할 수 있으며 가능하다면 다양한 방법으로 ERT치료를 숙련해야 한다.

NOTICE
(전기치료장비의 VOLUME CONTROL을 만지지 않고 치료자의 손을 이용해 전류의 강도를 조절하려면...)

ERT를 실시할 때에는 각각의 부위마다 전류에 대한 역치의 차이로 인하여 어떤 부위는 전류 강도를 약하게 느끼고 어떤 부위는 강하게 느끼게 된다. 그래서 강도 조절하는 연습이 필요하다. 마사지 기술은 매우 단순하지만 바로 부위별 전류 강도조절을 잘하는 것이 이번 장의 ERT를 잘 적용할 수 있는 열쇠가 된다.
그래서 전류 강도를 고정시킨 상태에서 전기치료기의 VOLUME을 조절하지 않고 손을 이용하여 강도 조절을 할 수 있어야 한다. ERT의 전류 강도는 환자의 환부에 밀착시키는 치료자의 손의 넓이와 압착 강도에 의하여 조절할 수 있다.

ERT를 실시할 때를 예를 들자면

1. 한 손만을 환부에 대고 전류 강도를 맞춘다.
2. 적정한 강도를 맞춘 후 조금 더 강하게 최종 VOLUME CONTROL을 한다.
3. 양손이 사용되는 ERT의 경우 MAIN HAND와 ASSIST HAND를 정한다.
4. THRESHOLD가 높은 부위의 경우 MAIN HAND는 강하게 밀착하고, ASSIST HAND는 그냥 대고 있는 정도로 실시한다.
5. 반대로 THRESHOLD가 낮은 부위는 ASSIST HAND의 밀착 강도를 조금 높여 준다. 그렇게 되면 환자는 전류 강도를 강하게 느끼지 않게 된다.
6. 정리하자면 ASSIST HAND를 환부에 접촉시키느냐 안 시키느냐 하는 것과 환부에 접촉시키더라도 그 밀착 강도를 높이고 낮춤으로 인하여 환자의 THERESHOLD CONDITION에 맞출 수 있다.
7. 이 방법은 ERT를 실시할 때 매우 다양하게 사용되며 충분히 숙지해야 하는 중요한 기술이다.

NOTICE 편의상 저주파치료기를 부착하지 않고 촬영하였음

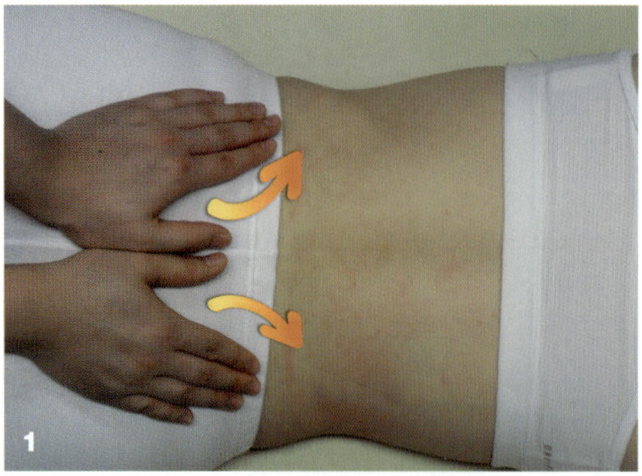

1 ● 이번 장의 ERT는 ILIAC CREST LINE을 따라 적용해주는 방법으로서 통상적으로 마무리를 할 때 사용한다.

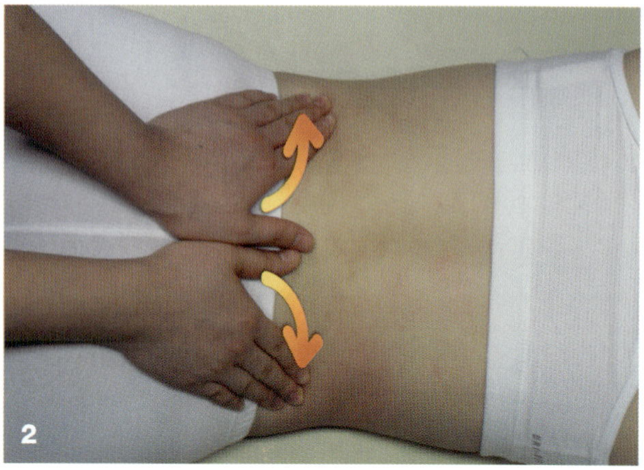

2 ● 일반적으로 요통환자들의 증상별 사례 중 ILIAC CREST LINE을 따라 나타나는 경우가 많다.

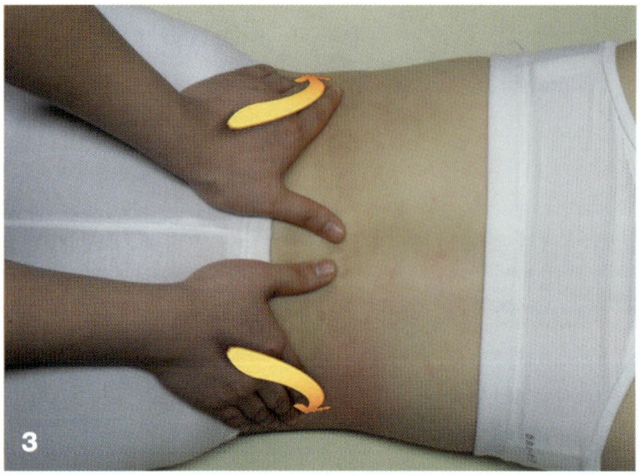

3 ● 시작은 후상장골극(PSIS)에서 시작하거나 SI JT.를 검지의 옆면과 맞추어 실시해도 무방하다.

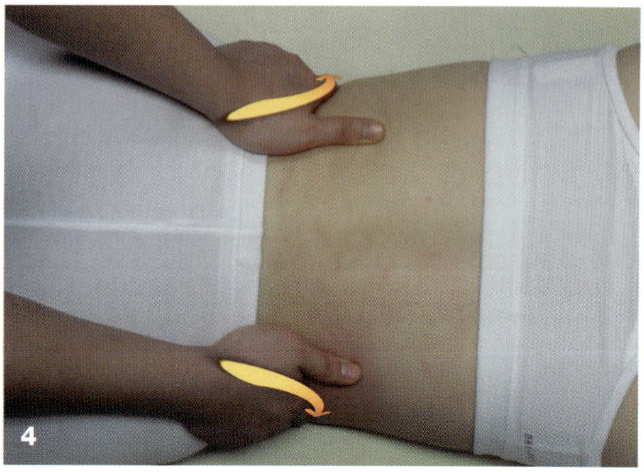

4 ● 압착 강도는 피부가 1cm 정도 들어가는 정도의 중간수준을 유지한다.

5 ● PSIS에서 ASIS로 반복하여 실시한다.

그 외에도 다양한 방법으로 응용할 수 있다.

1. 적당한 압력을 유지한 채 손에 진동을 주며 실시한다.
2. 다음으로 적당한 압력을 유지한 채 손가락을 이용해 주무르며 실시한다.
3. 다음으로 적당한 압력을 유지한 채 손바닥을 중심에 두고 손을 회전하며 실시한다.
4. 다음으로 가볍게 근육을 쥐어 잡고 흔들어 준다. 물론 잡고 있는 위치는 계속 이동하여야 한다.
5. 마지막으로 전류 강도를 비교적 강하게 세팅 후 손바닥을 모아 진공상태를 만들며 HAMSTRING을 타진한다. 이때 잘못하면 때리는 것과 동일하게 되니 충분한 연습이 필요하다.
6. 그 외에도 BOWEN, MFR 등을 다양하게 응용하여 ERT치료를 적용하여도 좋은 효과를 기대할 수 있다.

▶ 이러한 방법은 다른 부위 모두에 적용할 수 있으며 가능하다면 다양한 방법으로 ERT치료를 숙련해야 한다.

NOTICE

(전기치료장비의 VOLUME CONTROL을 만지지 않고 치료자의 손을 이용해 전류의 강도를 조절하려면...)

ERT를 실시할 때에는 각각의 부위마다 전류에 대한 역치의 차이로 인하여 어떤 부위는 전류 강도를 약하게 느끼고 어떤 부위는 강하게 느끼게 된다. 그래서 강도 조절하는 연습이 필요하다. 마사지 기술은 매우 단순하지만 바로 부위별 전류 강도조절을 잘하는 것이 이번 장의 ERT를 잘 적용할 수 있는 열쇠가 된다.

그래서 전류 강도를 고정시킨 상태에서 전기치료기의 VOLUME을 조절하지 않고 손을 이용하여 강도 조절을 할 수 있어야 한다. ERT의 전류 강도는 환자의 환부에 밀착시키는 치료자의 손의 넓이와 압착 강도에 의하여 조절할 수 있다.

ERT를 실시할 때를 예를 들자면

1. 한 손만을 환부에 대고 전류 강도를 맞춘다.
2. 적정한 강도를 맞춘 후 조금 더 강하게 최종 VOLUME CONTROL을 한다.
3. 양손이 사용되는 ERT의 경우 MAIN HAND와 ASSIST HAND를 정한다.
4. THRESHOLD가 높은 부위의 경우 MAIN HAND는 강하게 밀착하고, ASSIST HAND는 그냥 대고 있는 정도로 실시한다.
5. 반대로 THRESHOLD가 낮은 부위는 ASSIST HAND의 밀착 강도를 조금 높여 준다. 그렇게 되면 환자는 전류 강도를 강하게 느끼지 않게 된다.
6. 정리하자면 ASSIST HAND를 환부에 접촉시키느냐 안 시키느냐 하는 것과 환부에 접촉시키더라도 그 밀착 강도를 높이고 낮춤으로 인하여 환자의 THERESHOLD CONDITION에 맞출 수 있다.
7. 이 방법은 ERT를 실시할 때 매우 다양하게 사용되며 충분히 숙지해야 하는 중요한 기술이다.

B. Mobility 전기마사지치료(M.E.R.T)

Base 전기마사지치료(E.R.T)를 실시했음에도 불구하고 허리 통증이 줄지 않을때 Mobility 전기마사지치료(M.E.R.T)를 실시한다. 급성요부염좌의 경우처럼 심한 통증을 호소하는 경우에 주로 적용한다.

NOTICE 편의상 저주파치료기를 부착하지 않고 촬영하였음

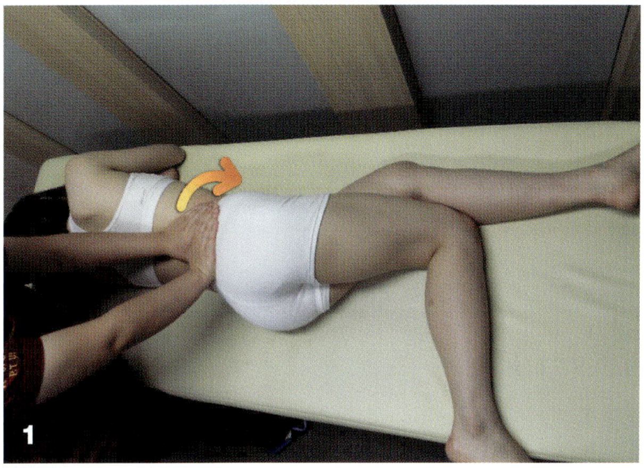

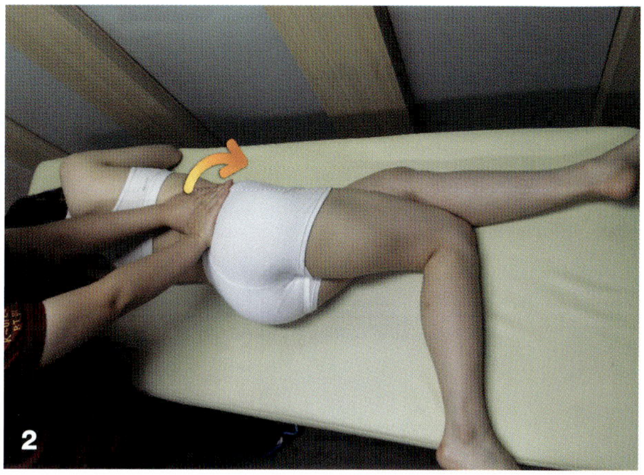

1. 이번 장의 ERT는 QUADRATUS LUMBORUM을 중심으로 실시된다.

2. 일반적으로 요통의 주된 원인이 되는 QUADRATUS LUMBORUM는 통증이 발생 시 위축이나 경직상태가 되어 있는 경우가 많다.

3. 다양한 치료를 통하여 통증을 완화시킨 후에 스트레칭을 병행한 이번 장의 ERT는 통증 완화에 도움을 준다.

4. 환부를 위로할수 있는 옆으로 누운자세를 취한 후 밑에 있는 다리의 HIP, KNEE FLEXION 자세를 유지한다.

5. 위에 있는 다리는 HIP JT.를 약간 HYPER EXTENSION 시킨 상태(위에 있는 둔부가 약간 뒤로 젖혀진 상태)에서 KNEE FLEXION시킨다.

6. 양손을 모아 두 엄지를 붙여 환부의 PSIS에 밀착한다. 나머지 네 손가락은 ILIAC CREST LINE을 중심으로 거머쥔다.

7. PELVIC을 앞으로 천천히 밀어준다. 밀어줄 때 골반의 회전이 될수 있도록 하여 QUADRATUS LUMBORUM의 이완을 유도한다.

8. 압착 강도는 약하게 하고 거머쥐듯이 시작하며 골반 회전을 시킬때 서서히 압착 강도를 올리며 적용한다.

C. Radiculopathy & Sciatica

Radiculopathy에 의한 요통은 일반 전기마사지치료(E.R.T)를 실시하기 전에 기본적인 포인트 치료를 먼저 실시해야 한다. 이는 통증이 주로 발생하는 근육뿐만이 아닌 신경의 스트레스가 시작되는 포인트에 대한 별도의 집중치료가 필요하기 때문이다.

NOTICE 편의상 저주파치료기를 부착하지 않고 촬영하였음

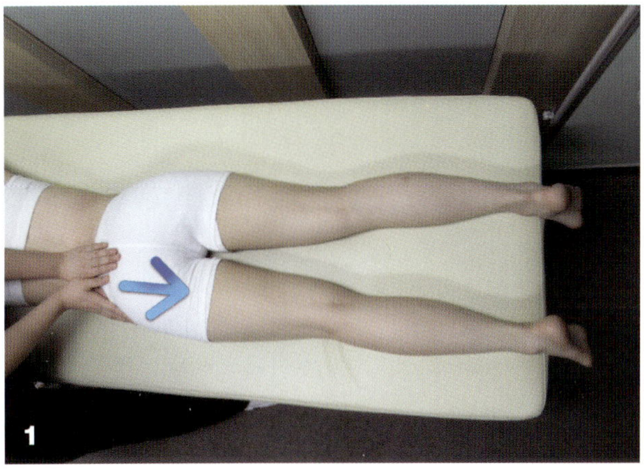
1

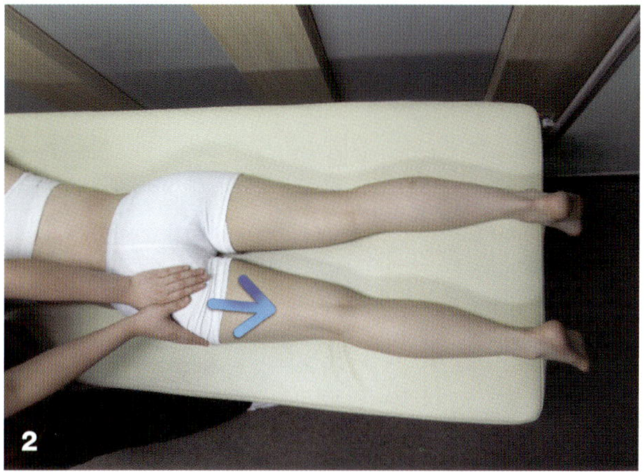
2

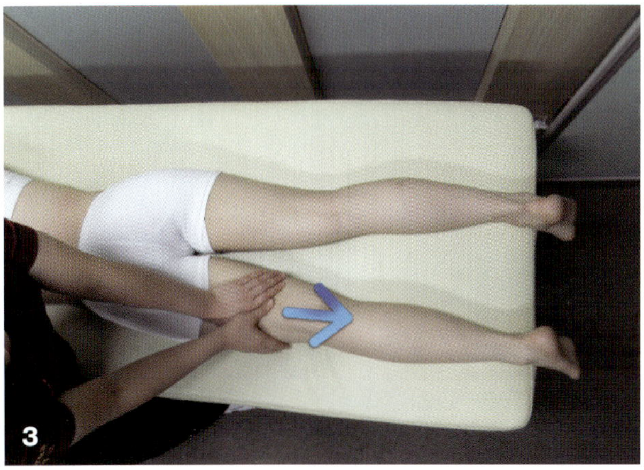
3

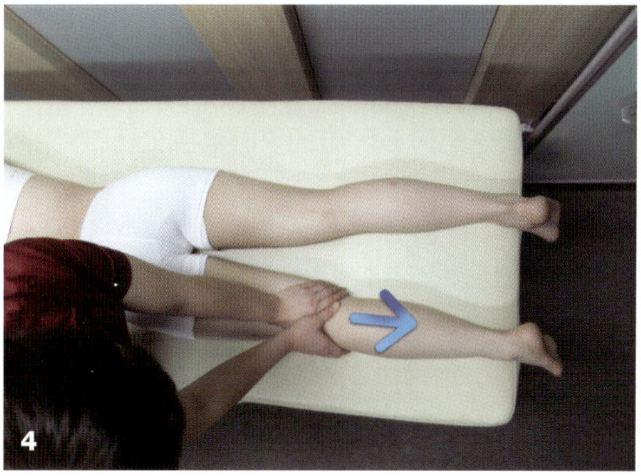
4

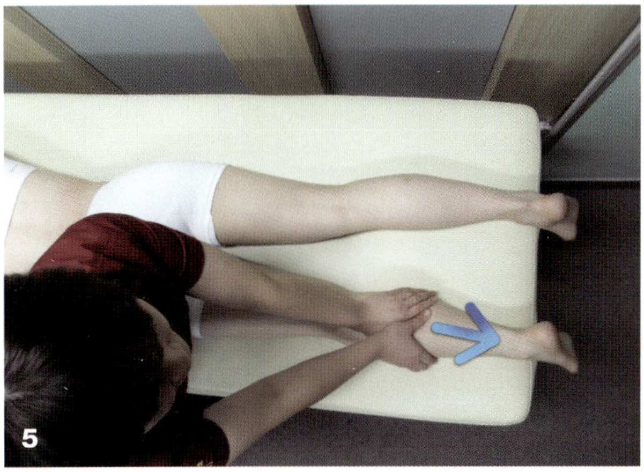
5

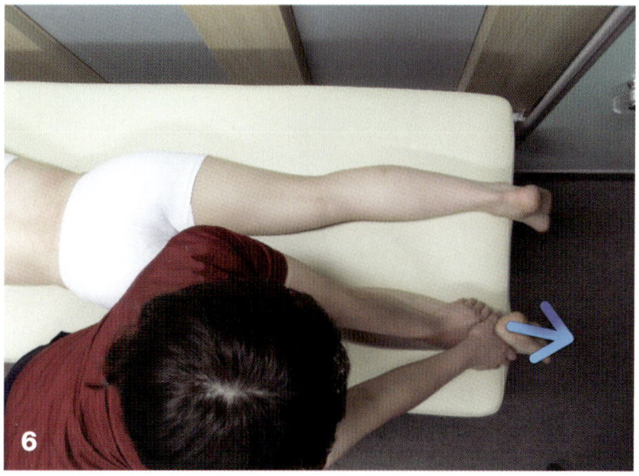
6

1. 이번 장의 ERT는 BACK PAIN에 의한 REFFERENCE PAIN이 있는 경우에 적용한다.
2. 그림에서처럼 ILIAC CREST에서 발목의 ACHILLES TENDON까지 적용한다.
3. 압착 강도는 피부가 약 1cm 정도 눌리는 정도로 실시한다.

그 외에도 다양한 방법으로 응용할 수 있다.

1. 적당한 압력을 유지한 채 손에 진동을 주며 실시한다.
2. 다음으로 적당한 압력을 유지한 채 손가락을 이용해 주무르며 실시한다.
3. 다음으로 적당한 압력을 유지한 채 손바닥을 중심에 두고 손을 회전하며 실시한다.
4. 다음으로 가볍게 근육을 쥐어 잡고 흔들어 준다. 물론 잡고 있는 위치는 계속 이동하여야 한다.
5. 마지막으로 전류 강도를 비교적 강하게 세팅 후 손바닥을 모아 진공상태를 만들며 HAMSTRING을 타진한다. 이때 잘못하면 때리는 것과 동일하게 되니 충분한 연습이 필요하다.
6. 그 외에도 BOWEN, MFR 등을 다양하게 응용하여 ERT 치료를 적용하여도 좋은 효과를 기대할 수 있다.

▶ 이러한 방법은 다른 부위 모두에 적용할 수 있으며 가능하다면 다양한 방법으로 ERT치료를 숙련해야 한다.

NOTICE

(전기치료장비의 VOLUME CONTROL을 만지지 않고 치료자의 손을 이용해 전류의 강도를 조절하려면...)

ERT를 실시할 때에는 각각의 부위마다 전류에 대한 역치의 차이로 인하여 어떤 부위는 전류 강도를 약하게 느끼고 어떤 부위는 강하게 느끼게 된다. 그래서 강도 조절하는 연습이 필요하다. 마사지 기술은 매우 단순하지만 바로 부위별 전류 강도조절을 잘하는 것이 이번 장의 ERT를 잘 적용할 수 있는 열쇠가 된다.
그래서 전류 강도를 고정시킨 상태에서 전기치료기의 VOLUME을 조절하지 않고 손을 이용하여 강도 조절을 할 수 있어야 한다. ERT의 전류 강도는 환자의 환부에 밀착시키는 치료자의 손의 넓이와 압착 강도에 의하여 조절할 수 있다.

ERT를 실시할 때를 예를 들자면

1. 한 손만을 환부에 대고 전류 강도를 맞춘다.
2. 적정한 강도를 맞춘 후 조금 더 강하게 최종 VOLUME CONTROL을 한다.
3. 양손이 사용되는 ERT의 경우 MAIN HAND와 ASSIST HAND를 정한다.
4. THRESHOLD가 높은 부위의 경우 MAIN HAND는 강하게 밀착하고, ASSIST HAND는 그냥 대고 있는 정도로 실시한다.
5. 반대로 THRESHOLD가 낮은 부위는 ASSIST HAND의 밀착 강도를 조금 높여 준다. 그렇게 되면 환자는 전류 강도를 강하게 느끼지 않게 된다.
6. 정리하자면 ASSIST HAND를 환부에 접촉시키느냐 안 시키느냐 하는 것과 환부에 접촉시키더라도 그 밀착 강도를 높이고 낮춤으로 인하여 환자의 THERESHOLD CONDITION에 맞출 수 있다.
7. 이 방법은 ERT를 실시할 때 매우 다양하게 사용되며 충분히 숙지해야 하는 중요한 기술이다.

NOTICE 편의상 저주파치료기를 부착하지 않고 촬영하였음

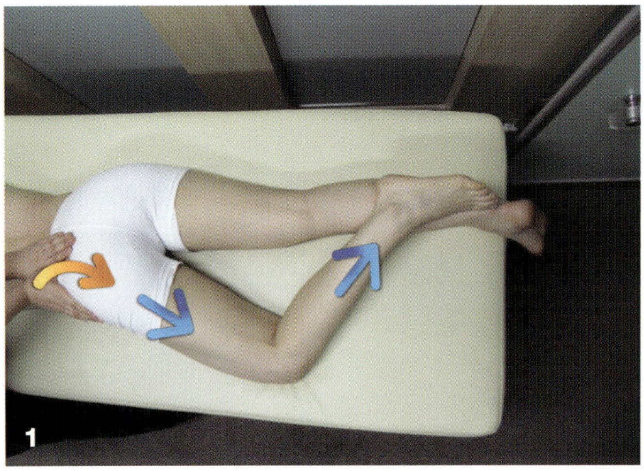

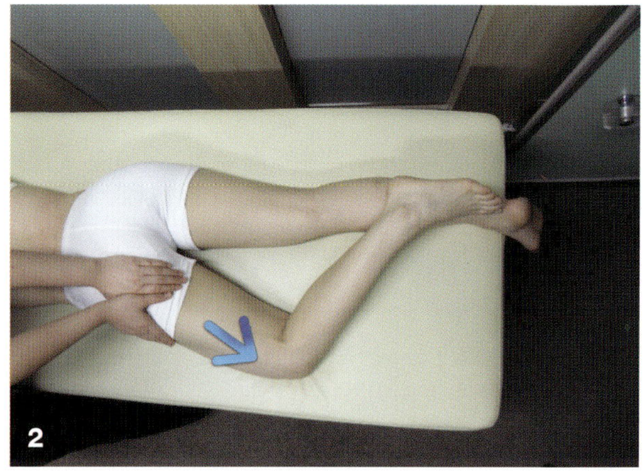

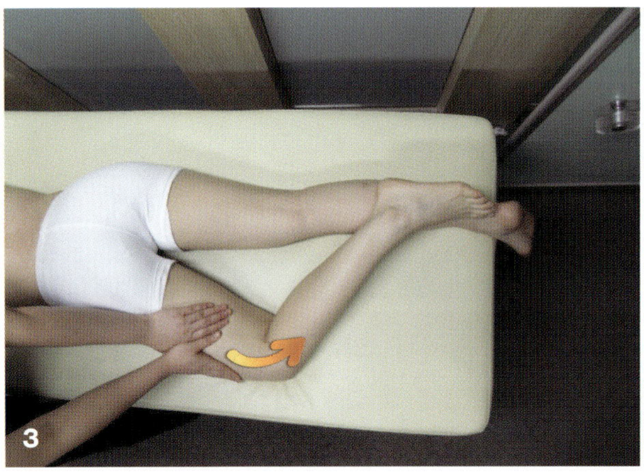

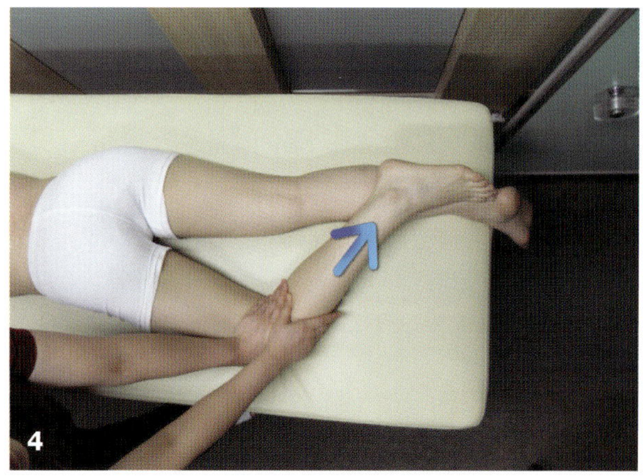

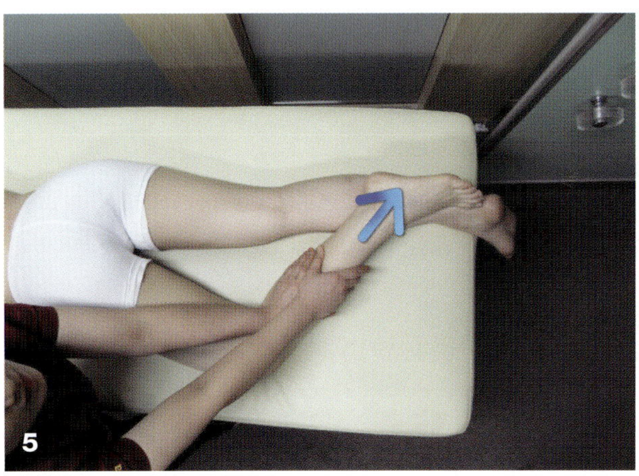

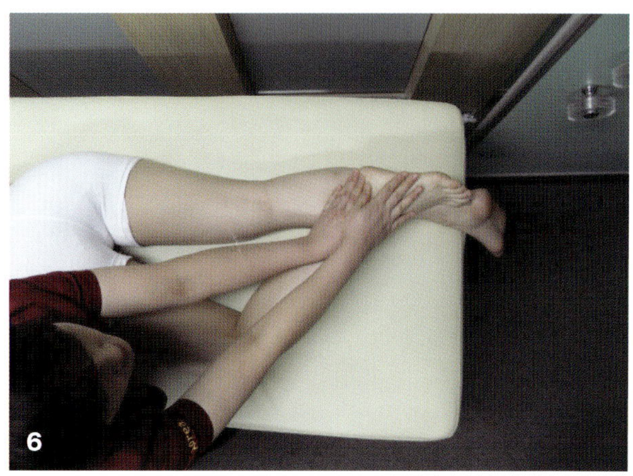

1. 이번 장의 ERT는 BACK PAIN에 의한 REFFERENCE PAIN이 LATERAL PARTS로 발생하는 경우 즉, L5레벨의 PAIN이 있는 경우에 적용한다.
2. 그림에서처럼 ILIAC CREST에서 발목의 ACHILLES TENDON까지 적용한다.
3. 압착 강도는 피부가 약 1cm 정도 눌리는 정도로 실시한다.

그 외에도 다양한 방법으로 응용할 수 있다.

1. 적당한 압력을 유지한 채 손에 진동을 주며 실시한다.
2. 다음으로 적당한 압력을 유지한 채 손가락을 이용해 주무르며 실시한다.
3. 다음으로 적당한 압력을 유지한 채 손바닥을 중심에 두고 손을 회전하며 실시한다.
4. 다음으로 가볍게 근육을 쥐어 잡고 흔들어 준다. 물론 잡고 있는 위치는 계속 이동하여야 한다.
5. 마지막으로 전류 강도를 비교적 강하게 세팅 후 손바닥을 모아 진공상태를 만들며 HAMSTRING을 타진한다. 이때 잘못하면 때리는 것과 동일하게 되니 충분한 연습이 필요하다.
6. 그 외에도 BOWEN, MFR 등을 다양하게 응용하여 ERT 치료를 적용하여도 좋은 효과를 기대할 수 있다.

▶ 이러한 방법은 다른 부위 모두에 적용할 수 있으며 가능하다면 다양한 방법으로 ERT치료를 숙련해야 한다.

NOTICE

(전기치료장비의 VOLUME CONTROL을 만지지 않고 치료자의 손을 이용해 전류의 강도를 조절하려면...)

ERT를 실시할 때에는 각각의 부위마다 전류에 대한 역치의 차이로 인하여 어떤 부위는 전류 강도를 약하게 느끼고 어떤 부위는 강하게 느끼게 된다. 그래서 강도 조절하는 연습이 필요하다. 마사지 기술은 매우 단순하지만 바로 부위별 전류 강도조절을 잘하는 것이 이번 장의 ERT를 잘 적용할 수 있는 열쇠가 된다.
그래서 전류 강도를 고정시킨 상태에서 전기치료기의 VOLUME을 조절하지 않고 손을 이용하여 강도 조절을 할 수 있어야 한다. ERT의 전류 강도는 환자의 환부에 밀착시키는 치료자의 손의 넓이와 압착 강도에 의하여 조절할 수 있다.

ERT를 실시할 때를 예를 들자면

1. 한 손만을 환부에 대고 전류 강도를 맞춘다.
2. 적정한 강도를 맞춘 후 조금 더 강하게 최종 VOLUME CONTROL을 한다.
3. 양손이 사용되는 ERT의 경우 MAIN HAND와 ASSIST HAND를 정한다.
4. THRESHOLD가 높은 부위의 경우 MAIN HAND는 강하게 밀착하고, ASSIST HAND는 그냥 대고 있는 정도로 실시한다.
5. 반대로 THRESHOLD가 낮은 부위는 ASSIST HAND의 밀착 강도를 조금 높여 준다. 그렇게 되면 환자는 전류 강도를 강하게 느끼지 않게 된다.
6. 정리하자면 ASSIST HAND를 환부에 접촉시키느냐 안 시키느냐 하는 것과 환부에 접촉시키더라도 그 밀착 강도를 높이고 낮춤으로 인하여 환자의 THERESHOLD CONDITION에 맞출 수 있다.
7. 이 방법은 ERT를 실시할 때 매우 다양하게 사용되며 충분히 숙지해야 하는 중요한 기술이다.

3

NOTICE 편의상 저주파치료기를 부착하지 않고 촬영하였음

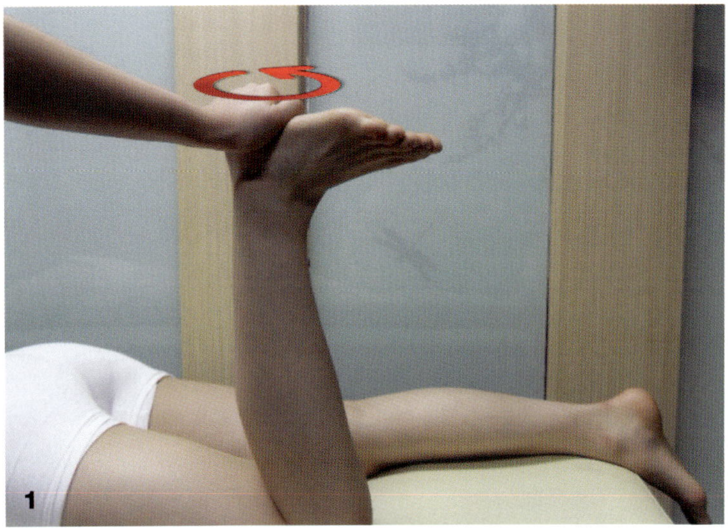

1

1. 이번 장의 ERT는 BACK PAIN에 의한 REFFERENCE PAIN이 있는 경우에 마지막으로 적용한다.
2. 그림에서처럼 CALCANEUS BONE을 손으로 거머쥔다.
3. 우선 CALCANEUS BONE을 살짝 거머쥔 채 전류 강도를 높이는데 이때 종아리근육의 수축이 발생할 때까지 조절한 뒤 강도를 조금 낮춘다.
4. 강도 조절이 된 다음 거머쥔 손에 힘을 실어 조금 강하게 CALCANEUS를 압착한 뒤 원을 그리듯 돌려준다.
5. 이때 종아리의 근육에 쥐가 나지 않도록 주의하는데 손바닥의 압착 강도를 조절하여 강도를 조절하며 실시한다.

SPINE 4

Whole Spine and Back Muscle
전체 등근육

NOTICE 편의상 저주파치료기를 부착하지 않고 촬영하였음

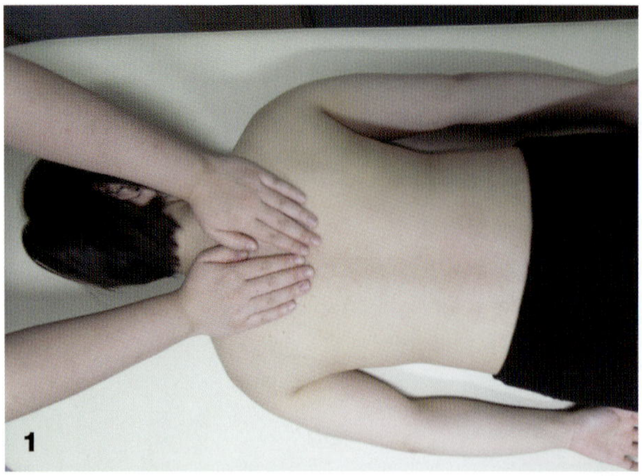
1

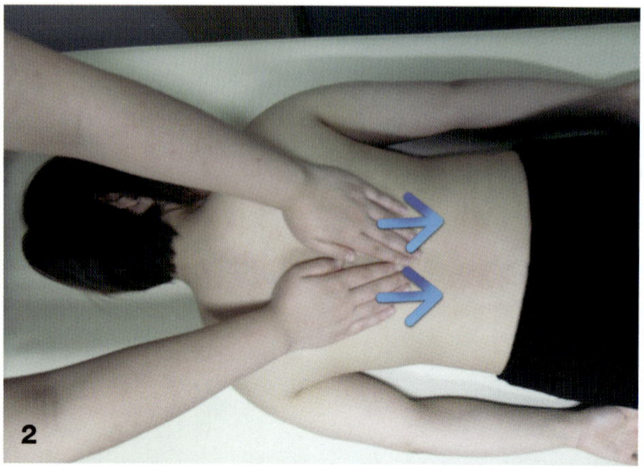
2

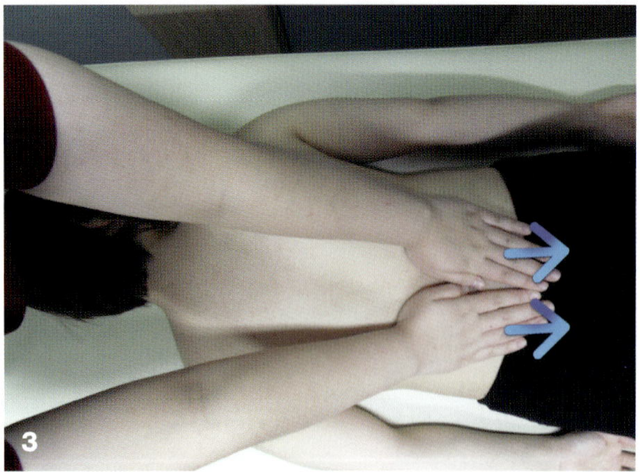
3

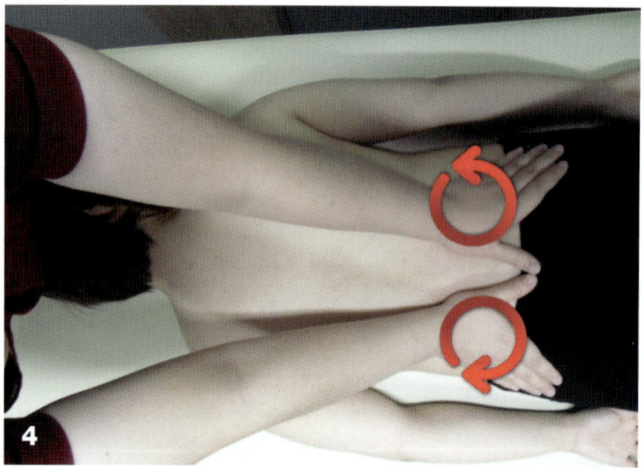
4

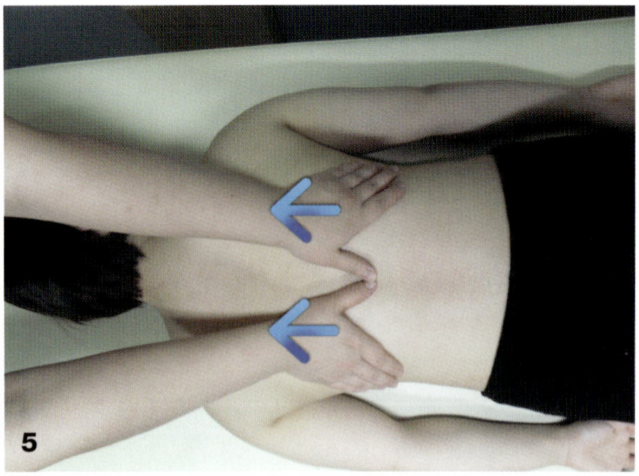
5

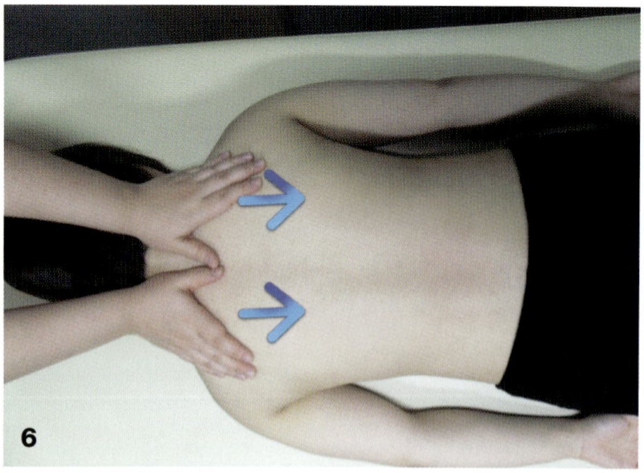
6

1. 이번 장의 ERT는 후배부 전부를 이완시키기 위한 방법으로서 다발성 통증으로 특정 부위만을 치료하기 어려울 때 적용한다.
2. 사진에서처럼 견갑골 안쪽 부위에서 시작하여 요부의 ILIAC CREST까지 적용하여 다시 처음 시작한 부위로 돌아오는 방법으로 실시한다.
3. 압착 강도는 피부가 약 1cm 정도 눌리는 정도로 실시한다.
4. 이번에도 등과 요부의 THRESHOLD의 차이를 잘 유의하여 양손의 압착 정도를 조절하며 실시한다.

그 외에도 다양한 방법으로 응용할 수 있다.

1. 적당한 압력을 유지한 채 손에 진동을 주며 실시한다.
2. 다음으로 적당한 압력을 유지한 채 손가락을 이용해 주무르며 실시한다.
3. 다음으로 적당한 압력을 유지한 채 손바닥을 중심에 두고 손을 회전하며 실시한다.
4. 다음으로 가볍게 근육을 쥐어 잡고 흔들어 준다. 물론 잡고 있는 위치는 계속 이동하여야 한다.
5. 마지막으로 전류 강도를 비교적 강하게 세팅 후 손바닥을 모아 진공상태를 만들며 HAMSTRING을 타진한다. 이때 잘못하면 때리는 것과 동일하게 되니 충분한 연습이 필요하다.
6. 그 외에도 BOWEN, MFR 등을 다양하게 응용하여 ERT 치료를 적용하여도 좋은 효과를 기대할 수 있다.

▶ 이러한 방법은 다른 부위 모두에 적용할 수 있으며 가능하다면 다양한 방법으로 ERT치료를 숙련해야 한다.

NOTICE

(전기치료장비의 VOLUME CONTROL을 만지지 않고 치료자의 손을 이용해 전류의 강도를 조절하려면...)

ERT를 실시할 때에는 각각의 부위마다 전류에 대한 역치의 차이로 인하여 어떤 부위는 전류 강도를 약하게 느끼고 어떤 부위는 강하게 느끼게 된다. 그래서 강도 조절하는 연습이 필요하다. 마사지 기술은 매우 단순하지만 바로 부위별 전류 강도조절을 잘하는 것이 이번 장의 ERT를 잘 적용할 수 있는 열쇠가 된다.
그래서 전류 강도를 고정시킨 상태에서 전기치료기의 VOLUME을 조절하지 않고 손을 이용하여 강도 조절을 할 수 있어야 한다. ERT의 전류 강도는 환자의 환부에 밀착시키는 치료자의 손의 넓이와 압착 강도에 의하여 조절할 수 있다.

ERT를 실시할 때를 예를 들자면

1. 한 손만을 환부에 대고 전류 강도를 맞춘다.
2. 적정한 강도를 맞춘 후 조금 더 강하게 최종 VOLUME CONTROL을 한다.
3. 양손이 사용되는 ERT의 경우 MAIN HAND와 ASSIST HAND를 정한다.
4. THRESHOLD가 높은 부위의 경우 MAIN HAND는 강하게 밀착하고, ASSIST HAND는 그냥 대고 있는 정도로 실시한다.
5. 반대로 THRESHOLD가 낮은 부위는 ASSIST HAND의 밀착 강도를 조금 높여 준다. 그렇게 되면 환자는 전류 강도를 강하게 느끼지 않게 된다.
6. 정리하자면 ASSIST HAND를 환부에 접촉시키느냐 안 시키느냐 하는 것과 환부에 접촉시키더라도 그 밀착 강도를 높이고 낮춤으로 인하여 환자의 THERESHOLD CONDITION에 맞출 수 있다.
7. 이 방법은 ERT를 실시할 때 매우 다양하게 사용되며 충분히 숙지해야 하는 중요한 기술이다.

Whole Spine and Back Muscle
전체 등근육

NOTICE 편의상 저주파치료기를 부착하지 않고 촬영하였음

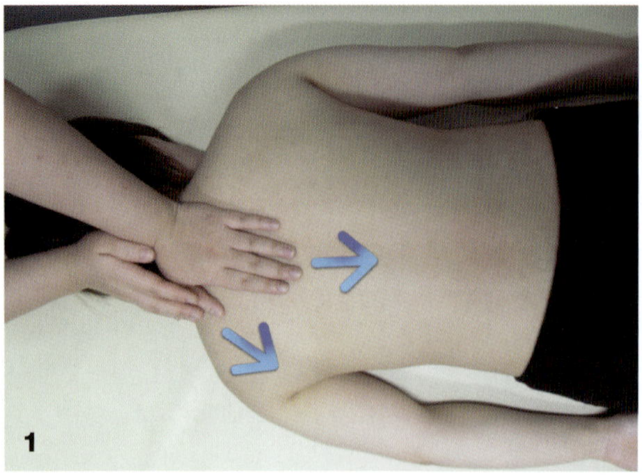

1

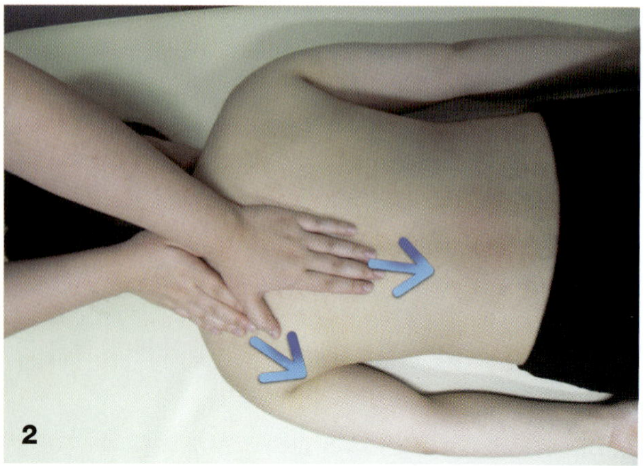

2

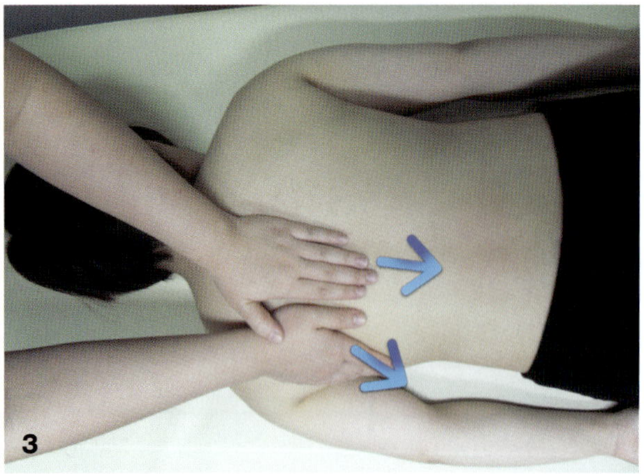

3

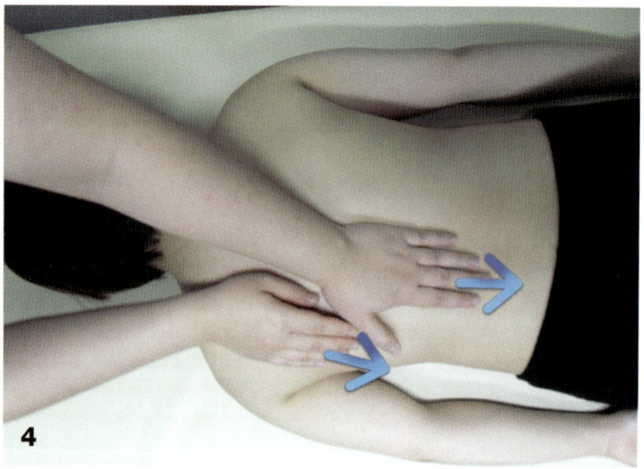

4

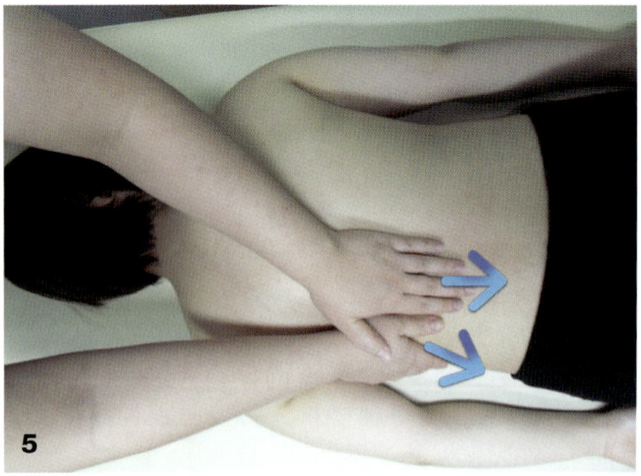

5

1. 이번 장의 ERT는 후배부 전부를 이완시키기 위한 방법으로서 다발성 통증으로 특정 부위만을 치료하기 어려울 때 적용한다.
2. 척추를 중심으로 양쪽을 별도로 적용한다.
3. 압착 강도는 피부가 약 1cm 정도 눌리는 정도로 실시한다.
4. 척추에 가까운 손은 척추 측면을 따라 직선으로 내려가고 척추와 멀리 있는 손은 사진에서처럼 대각선으로 내려가며 적용한다.

NOTICE 편의상 저주파치료기를 부착하지 않고 촬영하였음

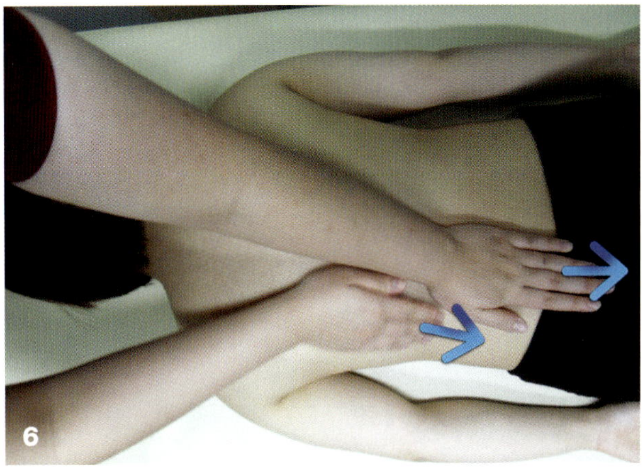

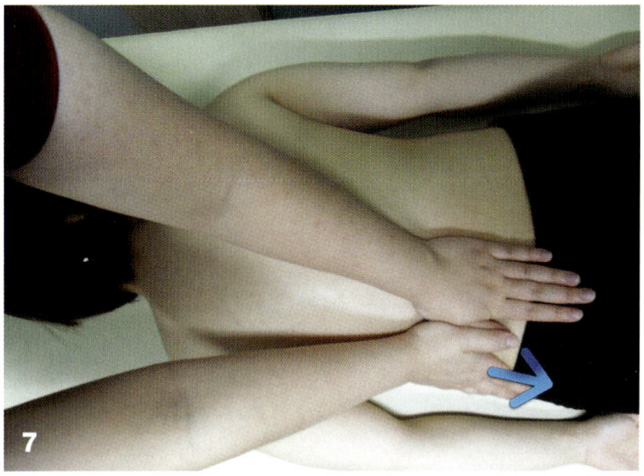

그 외에도 다양한 방법으로 응용할 수 있다.

1. 적당한 압력을 유지한 채 손에 진동을 주며 실시한다.
2. 다음으로 적당한 압력을 유지한 채 손가락을 이용해 주무르며 실시한다.
3. 다음으로 적당한 압력을 유지한 채 손바닥을 중심에 두고 손을 회전하며 실시한다.
4. 다음으로 가볍게 근육을 쥐어 잡고 흔들어 준다. 물론 잡고 있는 위치는 계속 이동하여야 한다.
5. 마지막으로 전류 강도를 비교적 강하게 세팅 후 손바닥을 모아 진공상태를 만들며 HAMSTRING을 타진한다. 이때 잘못하면 때리는 것과 동일하게 되니 충분한 연습이 필요하다.
6. 그 외에도 BOWEN, MFR 등을 다양하게 응용하여 ERT 치료를 적용하여도 좋은 효과를 기대할 수 있다.

▶ 이러한 방법은 다른 부위 모두에 적용할 수 있으며 가능하다면 다양한 방법으로 ERT치료를 숙련해야 한다.

NOTICE
(전기치료장비의 VOLUME CONTROL을 만지지 않고 치료자의 손을 이용해 전류의 강도를 조절하려면...)

ERT를 실시할 때에는 각각의 부위마다 전류에 대한 역치의 차이로 인하여 어떤 부위는 전류 강도를 약하게 느끼고 어떤 부위는 강하게 느끼게 된다. 그래서 강도 조절하는 연습이 필요하다. 마사지 기술은 매우 단순하지만 바로 부위별 전류 강도조절을 잘하는 것이 이번 장의 ERT를 잘 적용할 수 있는 열쇠가 된다.
그래서 전류 강도를 고정시킨 상태에서 전기치료기의 VOLUME을 조절하지 않고 손을 이용하여 강도 조절을 할 수 있어야 한다. ERT의 전류 강도는 환자의 환부에 밀착시키는 치료자의 손의 넓이와 압착 강도에 의하여 조절할 수 있다.

ERT를 실시할 때를 예를 들자면

1. 한 손만을 환부에 대고 전류 강도를 맞춘다.
2. 적정한 강도를 맞춘 후 조금 더 강하게 최종 VOLUME CONTROL을 한다.
3. 양손이 사용되는 ERT의 경우 MAIN HAND와 ASSIST HAND를 정한다.
4. THRESHOLD가 높은 부위의 경우 MAIN HAND는 강하게 밀착하고, ASSIST HAND는 그냥 대고 있는 정도로 실시한다.
5. 반대로 THRESHOLD가 낮은 부위는 ASSIST HAND의 밀착 강도를 조금 높여 준다. 그렇게 되면 환자는 전류 강도를 강하게 느끼지 않게 된다.
6. 정리하자면 ASSIST HAND를 환부에 접촉시키느냐 안 시키느냐 하는 것과 환부에 접촉시키더라도 그 밀착 강도를 높이고 낮춤으로 인하여 환자의 THERESHOLD CONDITION에 맞출 수 있다.
7. 이 방법은 ERT를 실시할 때 매우 다양하게 사용되며 충분히 숙지해야 하는 중요한 기술이다.

Whole Spine and Back Muscle
전체 등근육

NOTICE 편의상 저주파치료기를 부착하지 않고 촬영하였음

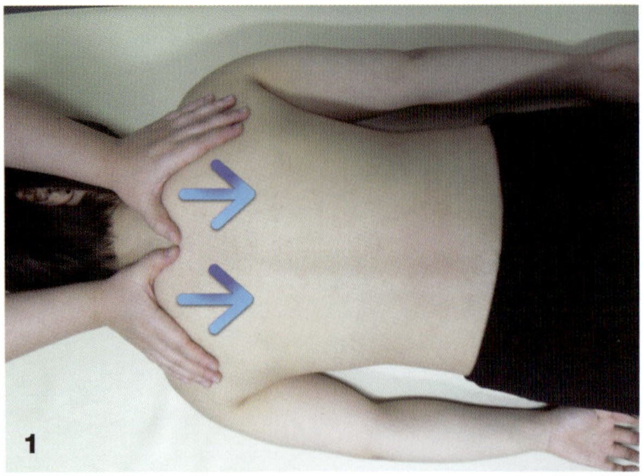
1

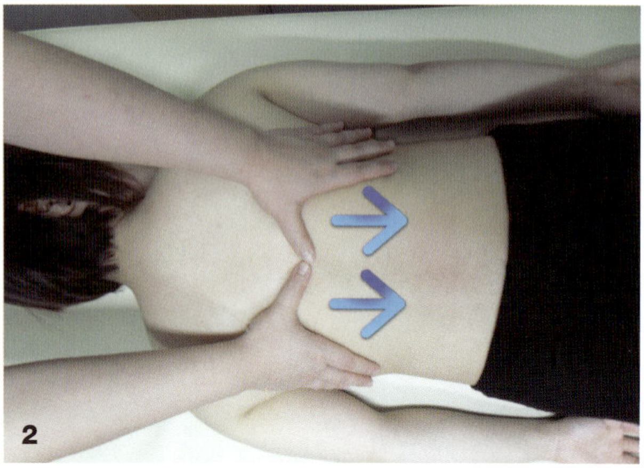
2

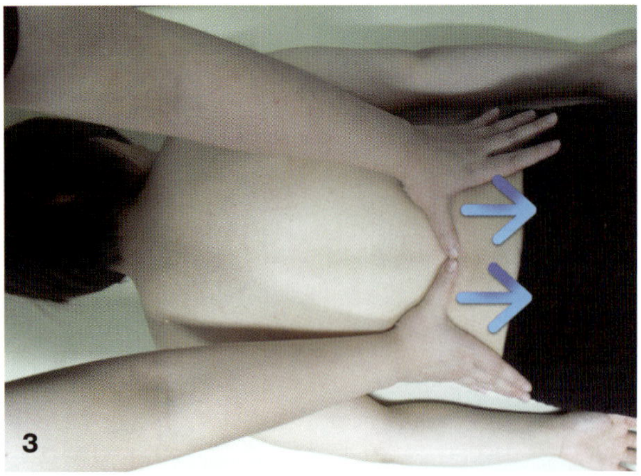
3

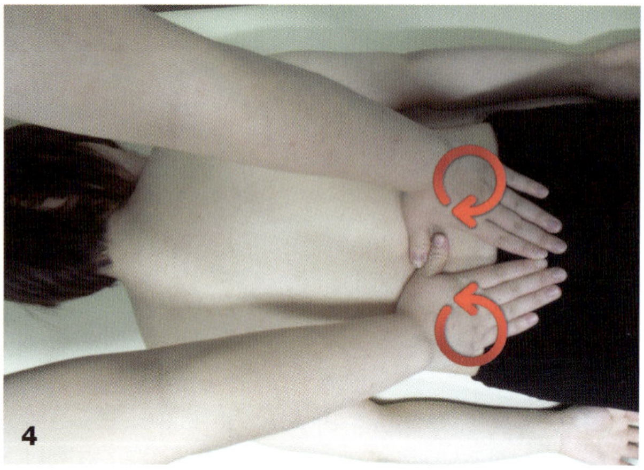
4

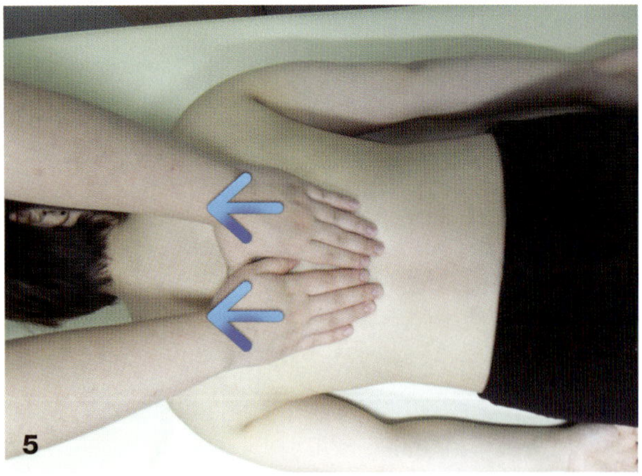
5

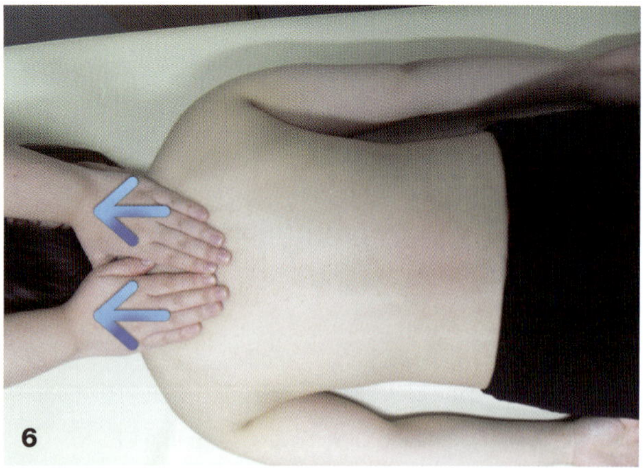
6

1. 이번 장의 ERT는 후배부 전부를 이완시키기 위한 방법으로서 다발성 통증으로 특정 부위만을 치료하기 어려울 때 적용한다.
2. 사진에서처럼 견갑골 안쪽부위에서 시작하여 요부의 ILIAC CREST까지 적용하여 다시 처음 시작한 부위로 돌아오는 방법으로 실시한다.
3. 압착 강도는 피부가 약 1cm 정도 눌리는 정도로 실시한다.
4. 이번에도 등과 요부의 THRESHOLD의 차이를 잘 유의하여 양손의 압착 정도를 조절하며 실시한다.

그 외에도 다양한 방법으로 응용할 수 있다.

1. 적당한 압력을 유지한 채 손에 진동을 주며 실시한다.
2. 다음으로 적당한 압력을 유지한 채 손가락을 이용해 주무르며 실시한다.
3. 다음으로 적당한 압력을 유지한 채 손바닥을 중심에 두고 손을 회전하며 실시한다.
4. 다음으로 가볍게 근육을 쥐어 잡고 흔들어 준다. 물론 잡고 있는 위치는 계속 이동하여야 한다.
5. 마지막으로 전류 강도를 비교적 강하게 세팅 후 손바닥을 모아 진공상태를 만들며 HAMSTRING을 타진한다. 이때 잘못하면 때리는 것과 동일하게 되니 충분한 연습이 필요하다.
6. 그 외에도 BOWEN, MFR 등을 다양하게 응용하여 ERT 치료를 적용하여도 좋은 효과를 기대할 수 있다.

▶ 이러한 방법은 다른 부위 모두에 적용할 수 있으며 가능하다면 다양한 방법으로 ERT치료를 숙련해야 한다.

NOTICE

(전기치료장비의 VOLUME CONTROL을 만지지 않고 치료자의 손을 이용해 전류의 강도를 조절하려면...)

ERT를 실시할 때에는 각각의 부위마다 전류에 대한 역치의 차이로 인하여 어떤 부위는 전류 강도를 약하게 느끼고 어떤 부위는 강하게 느끼게 된다. 그래서 강도 조절하는 연습이 필요하다. 마사지 기술은 매우 단순하지만 바로 부위별 전류 강도조절을 잘하는 것이 이번 장의 ERT를 잘 적용할 수 있는 열쇠가 된다.
그래서 전류 강도를 고정시킨 상태에서 전기치료기의 VOLUME을 조절하지 않고 손을 이용하여 강도 조절을 할 수 있어야 한다. ERT의 전류 강도는 환자의 환부에 밀착시키는 치료자의 손의 넓이와 압착 강도에 의하여 조절할 수 있다.

ERT를 실시할 때를 예를 들자면

1. 한 손만을 환부에 대고 전류 강도를 맞춘다.
2. 적정한 강도를 맞춘 후 조금 더 강하게 최종 VOLUME CONTROL을 한다.
3. 양손이 사용되는 ERT의 경우 MAIN HAND와 ASSIST HAND를 정한다.
4. THRESHOLD가 높은 부위의 경우 MAIN HAND는 강하게 밀착하고, ASSIST HAND는 그냥 대고 있는 정도로 실시한다.
5. 반대로 THRESHOLD가 낮은 부위는 ASSIST HAND의 밀착 강도를 조금 높여 준다. 그렇게 되면 환자는 전류 강도를 강하게 느끼지 않게 된다.
6. 정리하자면 ASSIST HAND를 환부에 접촉시키느냐 안 시키느냐 하는 것과 환부에 접촉시키더라도 그 밀착 강도를 높이고 낮춤으로 인하여 환자의 THERESHOLD CONDITION에 맞출 수 있다.
7. 이 방법은 ERT를 실시할 때 매우 다양하게 사용되며 충분히 숙지해야 하는 중요한 기술이다.

Whole Spine and Back Muscle
전체 등근육

NOTICE 편의상 저주파치료기를 부착하지 않고 촬영하였음

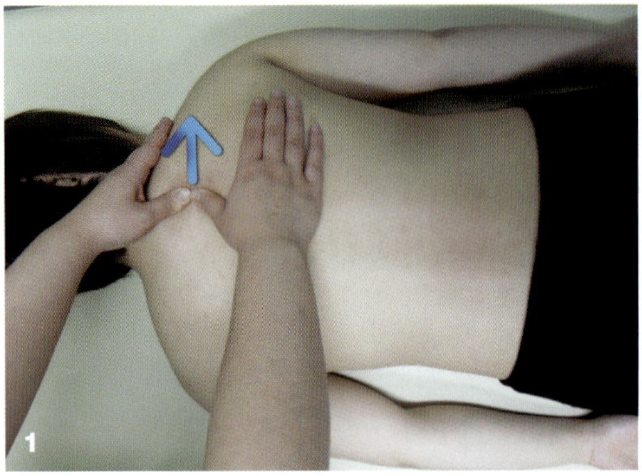

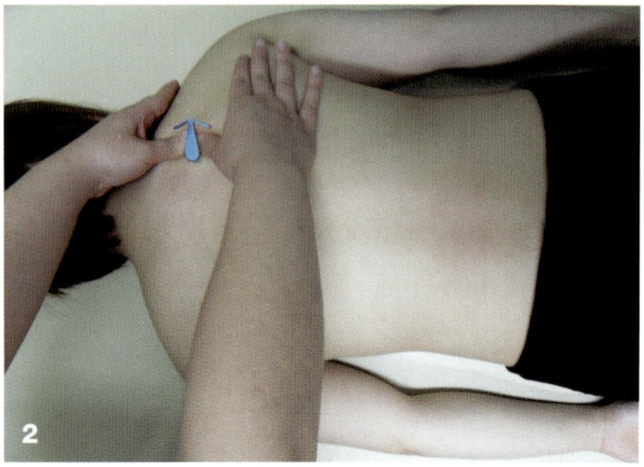

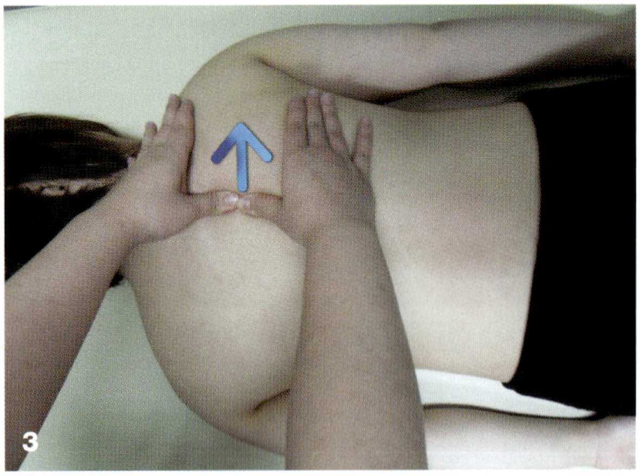

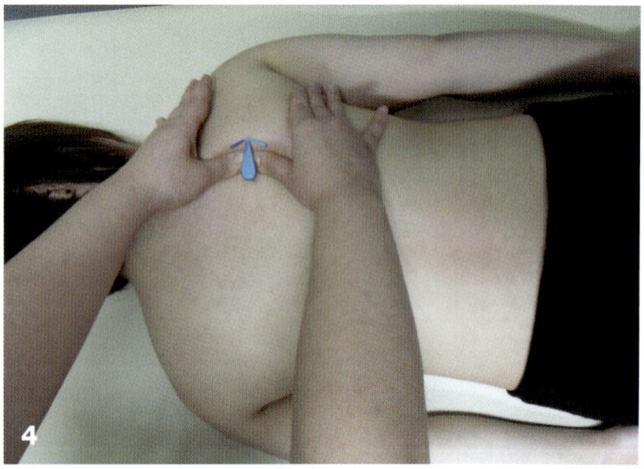

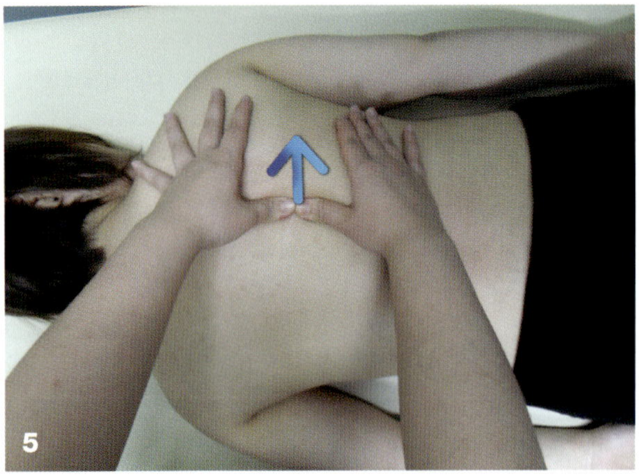

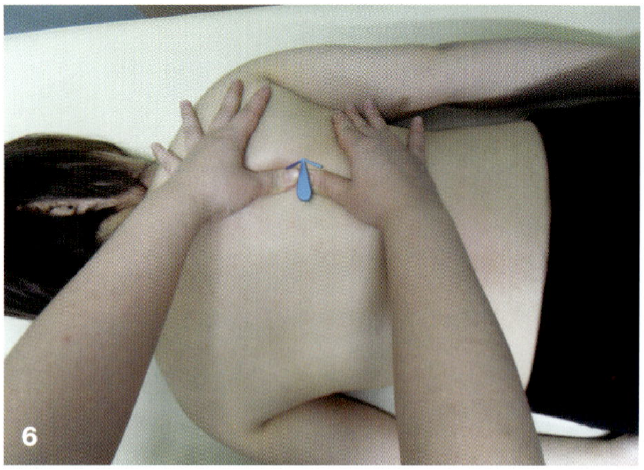

NOTICE 편의상 저주파치료기를 부착하지 않고 촬영하였음

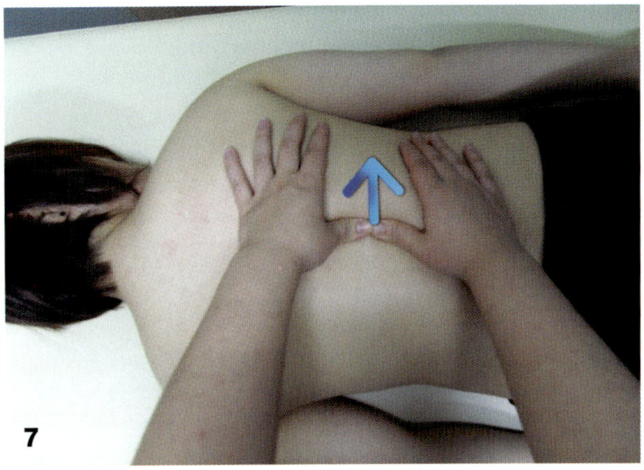

7

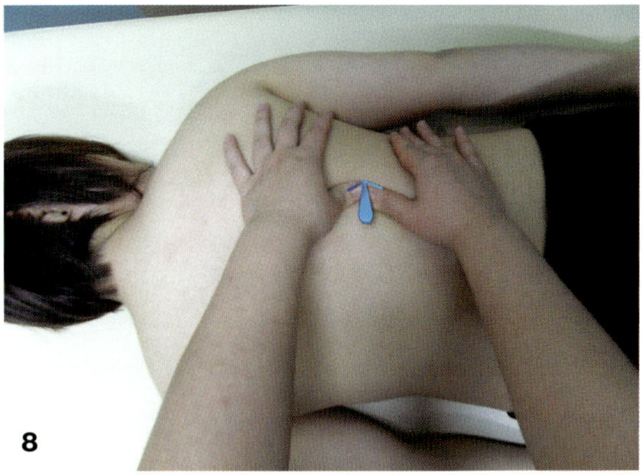

8

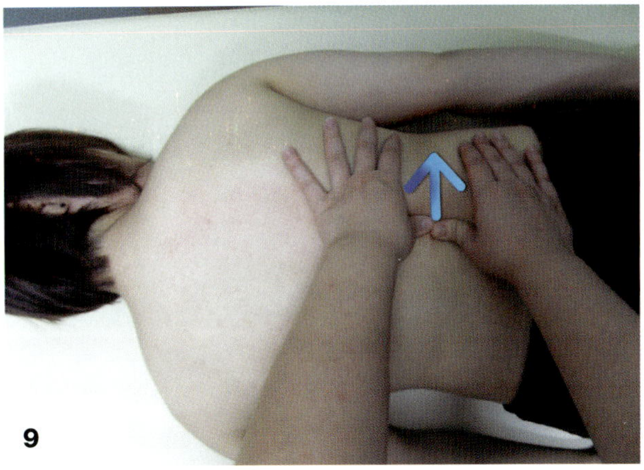

9

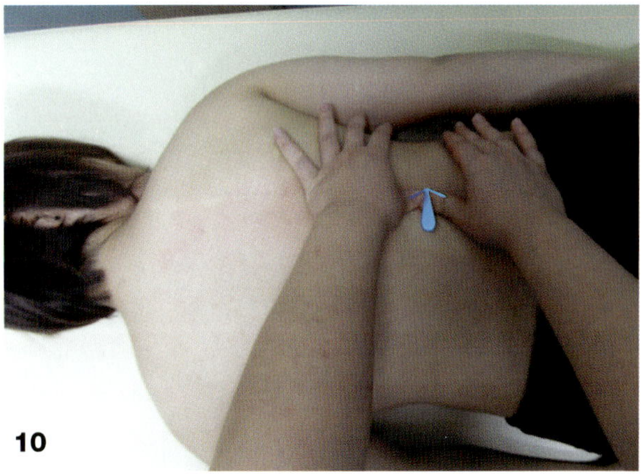

10

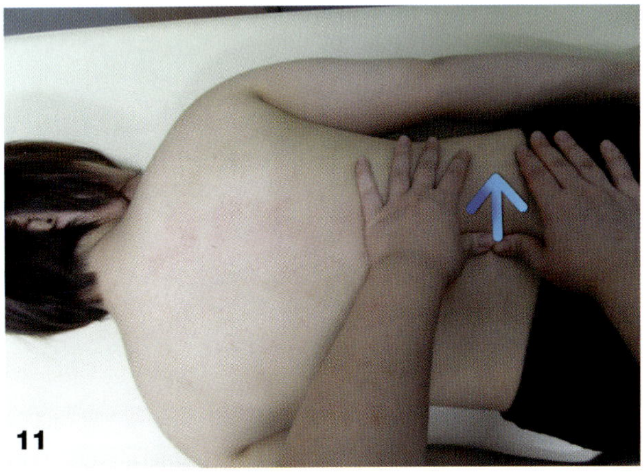

11

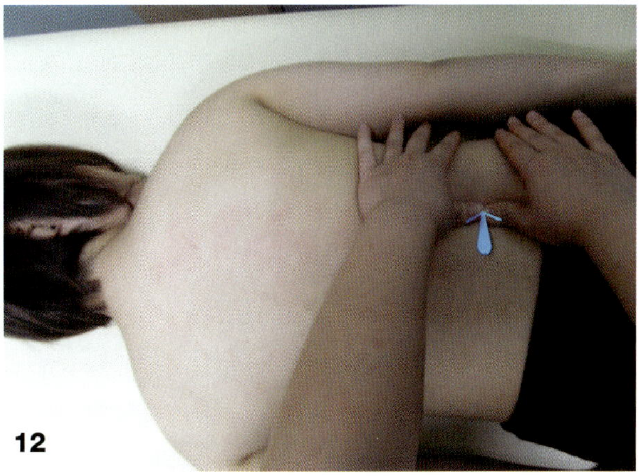

12

1. 이번 장의 ERT는 BOWEN을 이용한 방법으로서 정확히 실시하면 그 효과가 매우 뛰어나다.

2. ERT는 척추기립근을 중심으로 적용하였으며 T2 레벨에서 시작하여 L4 레벨까지 적용한다.

3. 사진 1에서처럼 양쪽 엄지를 마주 보고 척추의 SPINOUS PROCESS의 바로 옆 움푹 패인 곳에 고정한다.

4. 고정한 엄지는 밑으로 엄지가, 피부를 1~2cm 정도 눌릴 정도의 강도로 압착한 뒤 외측으로 천천히 밀어 척추근의 능선을 넘긴다.

5. 1회 적용 후 통증상태를 확인한 뒤 2~3회 반복 시행해 주는 것도 좋은 방법이다.

Shoulder Joint 견관절(어깨관절)

A. Base 전기마사지치료(E.R.T)

견관절에 대한 전기마사지치료(E.R.T)를 실시할 때 반드시 함께 실시해야 하는 것이 바로 건측 경부 및 어깨 쪽의 근육부위이다. 이는 견관절 통증의 원인과 상관없이 통증이 발생 시 동측 어깨및 경부에까지 영향을 미치기 때문이다.

NOTICE 편의상 저주파치료기를 부착하지 않고 촬영하였음

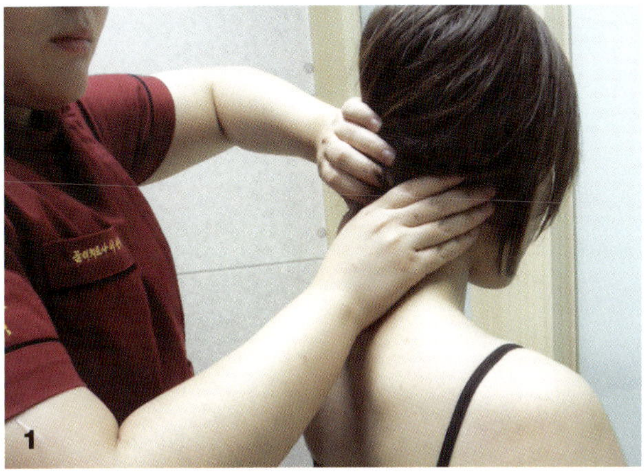

1 ● 이 마시지는 UPPER TRAPEZIUS와 SUPRASPINATUS MUSCLE을 중심으로 실시한다. 건측 손은 후두에 적당히 대고 환측 손은 UPPER TRAPEZIUS MUSCLE의 기시점을 감싼 채 시작한다.

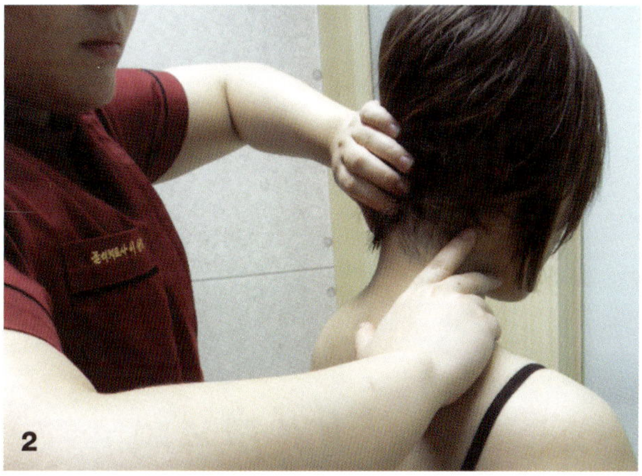

2 ● 적당한 압력을 유지한 채 TRAPEZIUS MUSCLE을 따라 천천히 내려가 견관절의 기시점을 지나 삼각근까지 적용한다. 다음 장에 소개할 마사지의 쇄골 위 3cm 부위는 가능한 건드리지 않으며 오직 UPPER TRAPEZIUS MUSCLE만을 자극한다. 이때 TRAPEZIUS MUSCLE의 수축이 일어나는데 수축을 그대로 두지 말고 환부에 적용하는 환측의 손으로 수축되는 근육을 적절히 늘려주어 근육이 수축되지 않도록 유지하면서 적용한다. 즉, 수축되려고 하는 근육을 환측 손의 누르며 당기는 힘으로 수축되지 못하도록 하면서 실시한다.

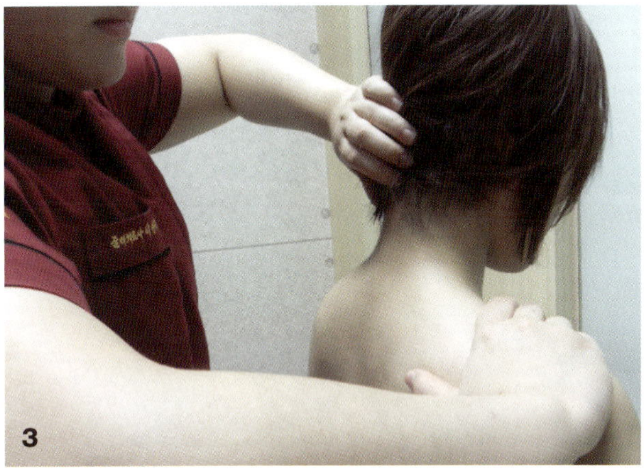

3 ● 이때 환자의 적용부위에 작용하는 환측 손은 환자에게 강하게 밀착하지 않는 대신 적절한 힘을 유지하여 피부를 당겨주며 실시한다.

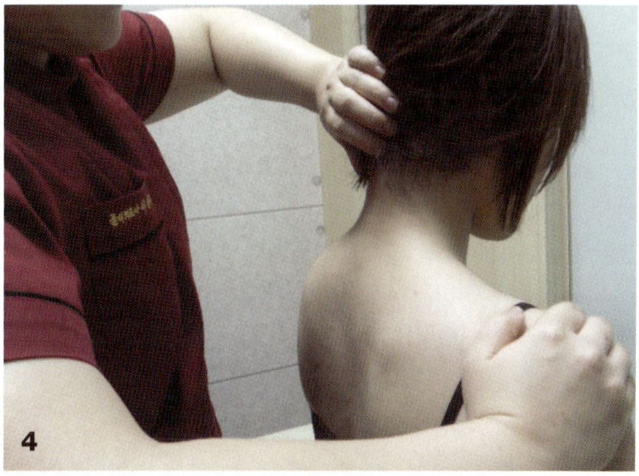

4 ● 환측 손은 환자의 환부에 최대한 밀착시켜야 하며 그러지 않을 경우 환자는 따가운 느낌을 호소할 수 있으니 주의하기 바라며 또한 한 부위에서 정지상태를 오래 유지하지 않는다. 한 부위에 정지해 있으면 전류에 의해서 근육이 강하게 수축된다.

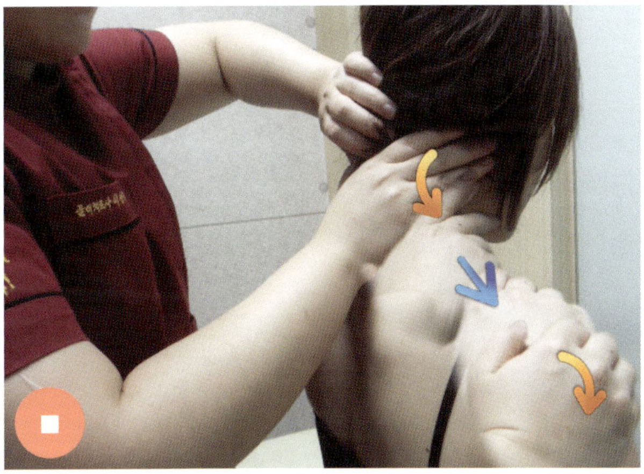

상지 1 Shoulder Joint 견관절(어깨관절)

NOTICE 편의상 저주파치료기를 부착하지 않고 촬영하였음

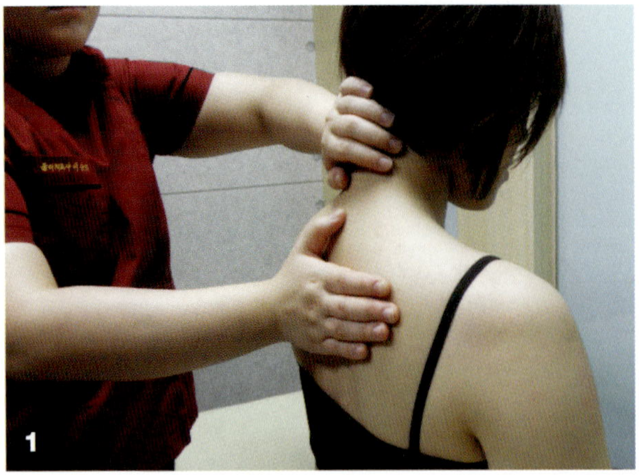

1 ● 이 마시지는 INFRASPINATUS를 중심으로 실시한다. 건측 손은 후두에 적당히 대고 환측 손은 견갑골 내측에 압착한 뒤 적용한다.

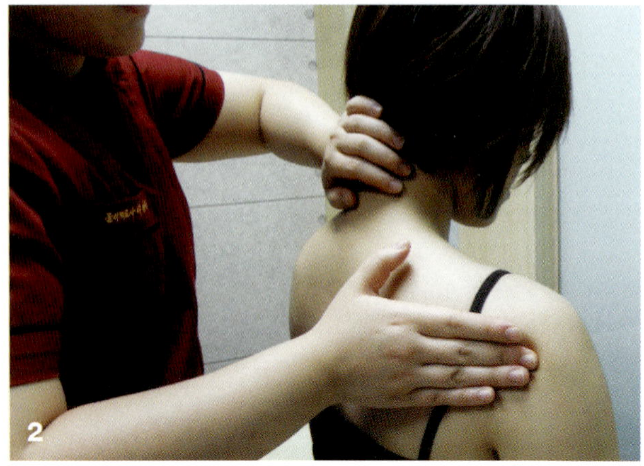

2 ● 적당한 압력을 유지한 채 INFRASPINATUS를 따라 천천히 이동하여 견관절의 기시점을 지나 견관절까지 적용한다.

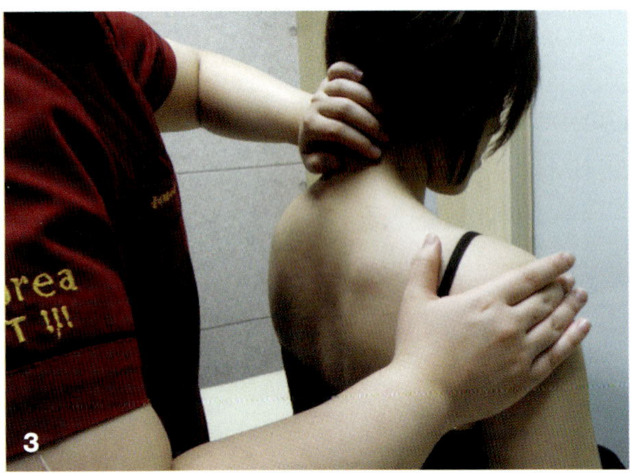

3 ● 이때 환자의 적용부위에 작용하는 환측 손은 환자에게 강한 압력으로 밀착하지 않는 대신 적절한 힘을 유지하여 피부를 당겨주며 실시한다.

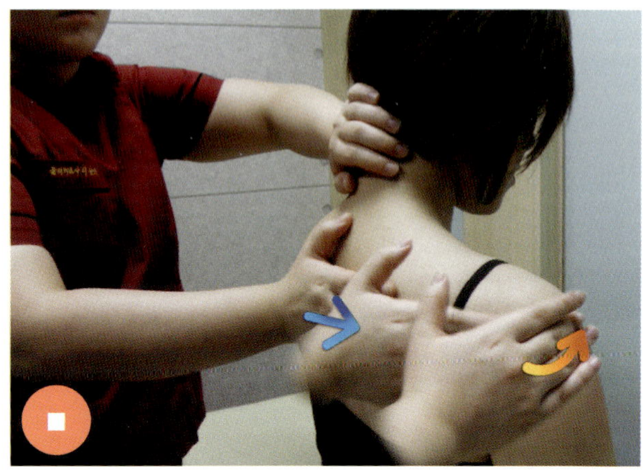

4 ● 환측 손은 환자의 환부에 강하지는 않지만 손바닥 표면을 최대한 밀착시켜야 하며 그러지 않을 경우 환자는 따가운 느낌을 호소할 수 있으니 주의하기 바라며 또한 한 부위에서 정지상태를 오래 유지하지 않는다. 한 부위에 정지해 있으면 전류에 의해서 근육이 강하게 수축된다.

그 외에도 다양한 방법으로 응용할 수 있다.

1. 적당한 압력을 유지한 채 손에 진동을 주며 실시한다.
2. 다음으로 적당한 압력을 유지한 채 손가락을 이용해 주무르며 실시한다.
3. 다음으로 적당한 압력을 유지한 채 손바닥을 중심에 두고 손을 회전하며 실시한다.
4. 다음으로 가볍게 근육을 쥐어 잡고 흔들어 준다. 물론 잡고 있는 위치는 계속 이동하여야 한다.
5. 마지막으로 전류 강도를 비교적 강하게 세팅 후 손바닥을 모아 진공상태를 만들며 HAMSTRING을 타진한다. 이때 잘못하면 때리는 것과 동일하게 되니 충분한 연습이 필요하다.
6. 그 외에도 BOWEN, MFR 등을 다양하게 응용하여 ERT 치료를 적용하여도 좋은 효과를 기대할 수 있다.

▶ 이러한 방법은 다른 부위 모두에 적용할 수 있으며 가능하다면 다양한 방법으로 ERT치료를 숙련해야 한다.

NOTICE

(전기치료장비의 VOLUME CONTROL을 만지지 않고 치료자의 손을 이용해 전류의 강도를 조절하려면...)

ERT를 실시할 때에는 각각의 부위마다 전류에 대한 역치의 차이로 인하여 어떤 부위는 전류 강도를 약하게 느끼고 어떤 부위는 강하게 느끼게 된다. 그래서 강도 조절하는 연습이 필요하다. 마사지 기술은 매우 단순하지만 바로 부위별 전류 강도조절을 잘하는 것이 이번 장의 ERT를 잘 적용할 수 있는 열쇠가 된다.
그래서 전류 강도를 고정시킨 상태에서 전기치료기의 VOLUME을 조절하지 않고 손을 이용하여 강도 조절을 할 수 있어야 한다. ERT의 전류 강도는 환자의 환부에 밀착시키는 치료자의 손의 넓이와 압착 강도에 의하여 조절할 수 있다.

ERT를 실시할 때를 예를 들자면

1. 한 손만을 환부에 대고 전류 강도를 맞춘다.
2. 적정한 강도를 맞춘 후 조금 더 강하게 최종 VOLUME CONTROL을 한다.
3. 양손이 사용되는 ERT의 경우 MAIN HAND와 ASSIST HAND를 정한다.
4. THRESHOLD가 높은 부위의 경우 MAIN HAND는 강하게 밀착하고, ASSIST HAND는 그냥 대고 있는 정도로 실시한다.
5. 반대로 THRESHOLD가 낮은 부위는 ASSIST HAND의 밀착 강도를 조금 높여 준다. 그렇게 되면 환자는 전류 강도를 강하게 느끼지 않게 된다.
6. 정리하자면 ASSIST HAND를 환부에 접촉시키느냐 안 시키느냐 하는 것과 환부에 접촉시키더라도 그 밀착 강도를 높이고 낮춤으로 인하여 환자의 THERESHOLD CONDITION에 맞출 수 있다.
7. 이 방법은 ERT를 실시할 때 매우 다양하게 사용되며 충분히 숙지해야 하는 중요한 기술이다.

상지 1 Shoulder Joint 견관절(어깨관절)

NOTICE 편의상 저주파치료기를 부착하지 않고 촬영하였음

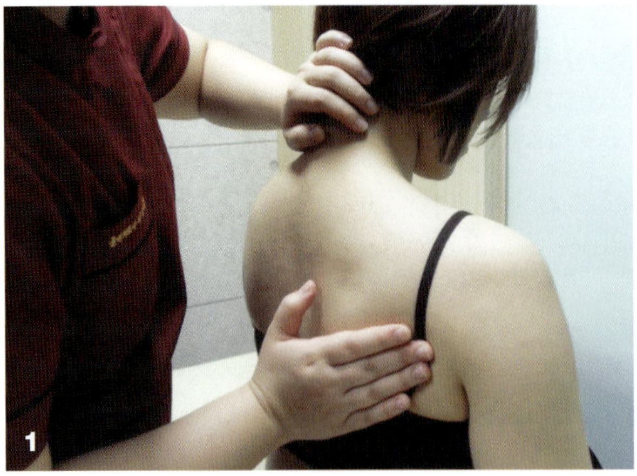

1 ● 이 마시지는 TERES MAJOR, MINOR를 중심으로 실시한다. 건측 손은 후두에 적당히 대고 환측 손은 견갑골 내측에 압착한 뒤 적용한다.

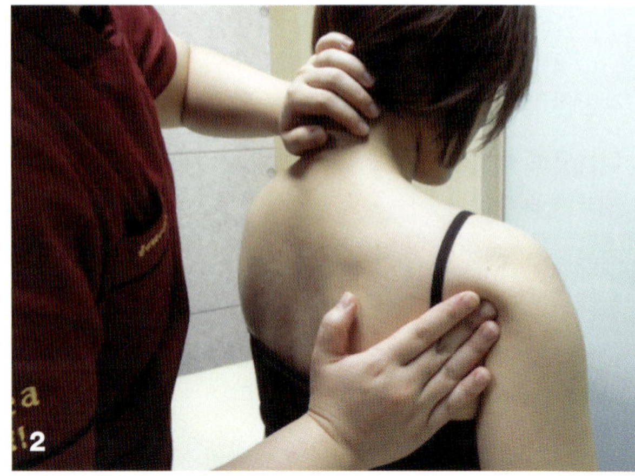

2 ● 적당한 압력을 유지한 채 INFRASPINATUS를 따라 천천히 이동하여 견관절의 기시점을 지나 견관절 및 상완골두까지 적용한다.

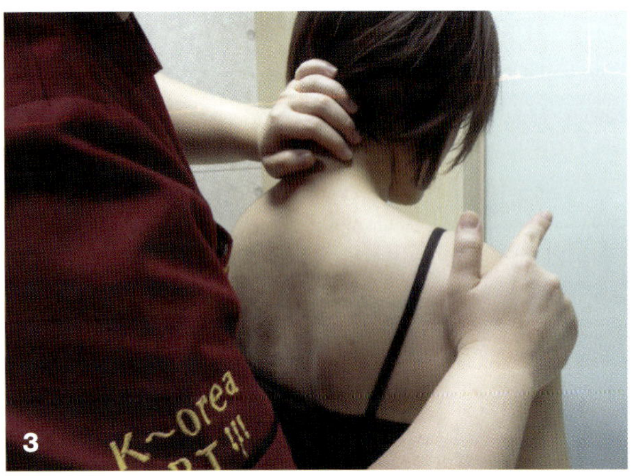

3 ● 이때 환자의 적용부위에 작용하는 환측 손은 환자에게 강한 압력으로 밀착하지 않는 대신 적절한 힘을 유지하여 피부를 당겨주며 실시한다.

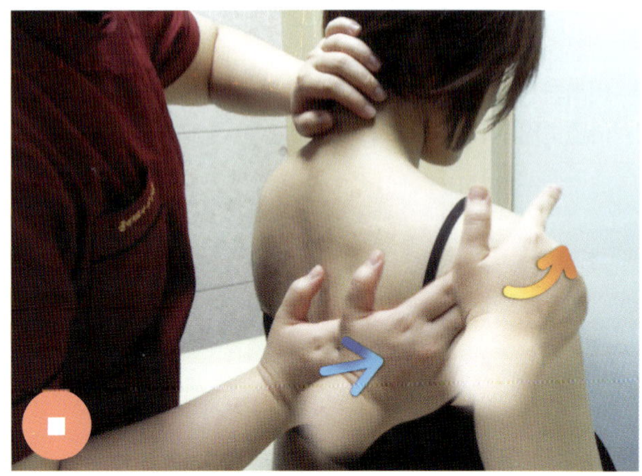

4 ● 환측 손은 환자의 환부에 강하지는 않지만 손바닥 표면을 최대한 밀착시켜야 하며 그러지 않을 경우 환자는 따가운 느낌을 호소할 수 있으니 주의하기 바란다. 또한 한 부위에서 정지상태를 오래 유지하지 않는다. 한 부위에 정지해 있으면 전류에 의해서 근육이 강하게 수축된다.

그 외에도 다양한 방법으로 응용할 수 있다.

1. 적당한 압력을 유지한 채 손에 진동을 주며 실시한다.
2. 다음으로 적당한 압력을 유지한 채 손가락을 이용해 주무르며 실시한다.
3. 다음으로 적당한 압력을 유지한 채 손바닥을 중심에 두고 손을 회전하며 실시한다.
4. 다음으로 가볍게 근육을 쥐어 잡고 흔들어 준다. 물론 잡고 있는 위치는 계속 이동하여야 한다.
5. 마지막으로 전류 강도를 비교적 강하게 세팅 후 손바닥을 모아 진공상태를 만들며 HAMSTRING을 타진한다. 이때 잘못하면 때리는 것과 동일하게 되니 충분한 연습이 필요하다.
6. 그 외에도 BOWEN, MFR 등을 다양하게 응용하여 ERT 치료를 적용하여도 좋은 효과를 기대할 수 있다.

▶ 이러한 방법은 다른 부위 모두에 적용할 수 있으며 가능하다면 다양한 방법으로 ERT치료를 숙련해야 한다.

NOTICE
(전기치료장비의 VOLUME CONTROL을 만지지 않고 치료자의 손을 이용해 전류의 강도를 조절하려면...)

ERT를 실시할 때에는 각각의 부위마다 전류에 대한 역치의 차이로 인하여 어떤 부위는 전류 강도를 약하게 느끼고 어떤 부위는 강하게 느끼게 된다. 그래서 강도 조절하는 연습이 필요하다. 마사지 기술은 매우 단순하지만 바로 부위별 전류 강도조절을 잘하는 것이 이번 장의 ERT를 잘 적용할 수 있는 열쇠가 된다.
그래서 전류 강도를 고정시킨 상태에서 전기치료기의 VOLUME을 조절하지 않고 손을 이용하여 강도 조절을 할 수 있어야 한다. ERT의 전류 강도는 환자의 환부에 밀착시키는 치료자의 손의 넓이와 압착 강도에 의하여 조절할 수 있다.

ERT를 실시할 때를 예를 들자면

1. 한 손만을 환부에 대고 전류 강도를 맞춘다.
2. 적정한 강도를 맞춘 후 조금 더 강하게 최종 VOLUME CONTROL을 한다.
3. 양손이 사용되는 ERT의 경우 MAIN HAND와 ASSIST HAND를 정한다.
4. THRESHOLD가 높은 부위의 경우 MAIN HAND는 강하게 밀착하고, ASSIST HAND는 그냥 대고 있는 정도로 실시한다.
5. 반대로 THRESHOLD가 낮은 부위는 ASSIST HAND의 밀착 강도를 조금 높여 준다. 그렇게 되면 환자는 전류 강도를 강하게 느끼지 않게 된다.
6. 정리하자면 ASSIST HAND를 환부에 접촉시키느냐 안 시키느냐 하는 것과 환부에 접촉시키더라도 그 밀착 강도를 높이고 낮춤으로 인하여 환자의 THERESHOLD CONDITION에 맞출 수 있다.
7. 이 방법은 ERT를 실시할 때 매우 다양하게 사용되며 충분히 숙지해야 하는 중요한 기술이다.

상지 1 Shoulder Joint 견관절(어깨관절)

NOTICE 편의상 저주파치료기를 부착하지 않고 촬영하였음

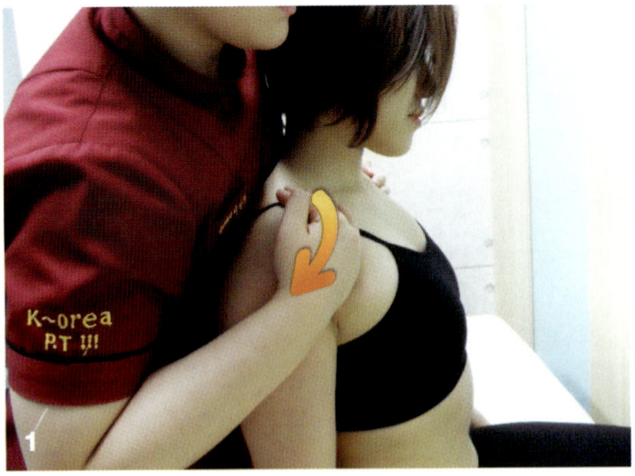

1 ● 이 마시지는 CORACOBRACHIALIS를 중심으로 실시한다. 건측 손은 반대쪽 어깨에 적당히 대고 환측 손은 사진과 같이 견관절 전면부를 아래에서 위로 감아줘고 압착한 뒤 적용한다. 이때 치료자는 가슴으로 환자의 등을 지지해주어 ERT 시 환자의 몸이 뒤로 밀려나는것을 방지해야 한다. 가능하면 환자와 치료자 사이에 쿠션등을 삽입하여 공간확보를 해주어야 한다.

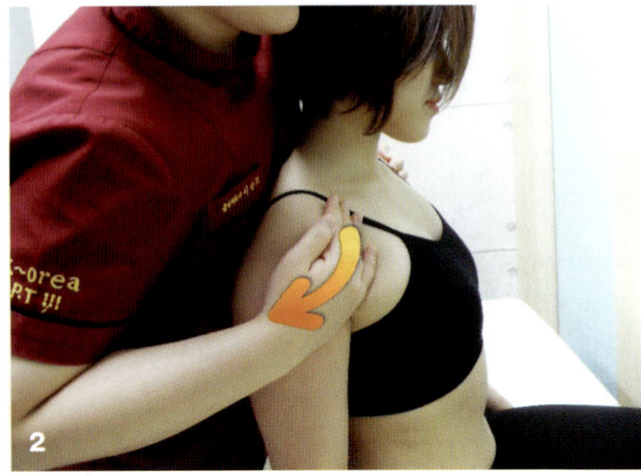

2 ● 적당한 압력을 유지한 채 견관절을 감아쥔 MAIN HAND를 사진처럼 견관절을 신전시키며 잡아당긴다. 이때 주의할 것은 관절의 가동성만을 유도하는 것이 아니고 적절한 압력을 유지한 채 삼각근과 오훼완근을 스트레칭시켜주어야 한다는 것이다. 절대로 관절만 움직여서는 안된다. 환부를 감아쥔 손의 압력을 유지하며 근육을 당겨주어 견관절을 신전해야 한다.

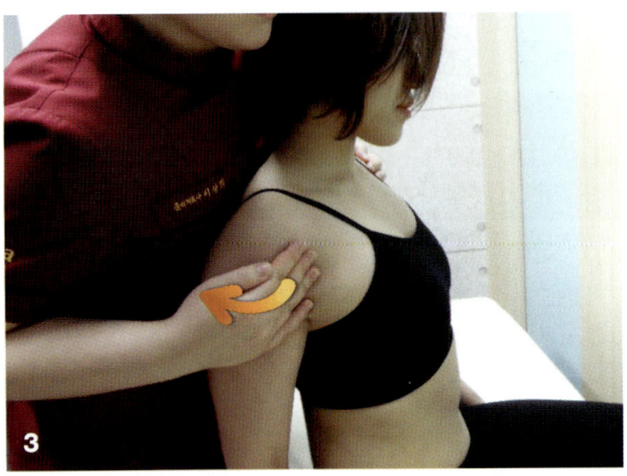

3 ● 이때 환자의 적용부위에 작용하는 환측 손은 환자에게 강한 압력으로 밀착하지 않는 대신 적절한 힘을 유지하여 피부를 당겨주며 실시한다.

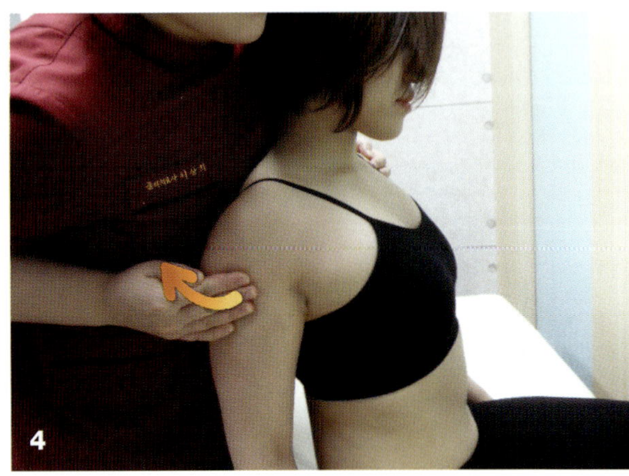

4 ● 환측 손은 환자의 환부에 강하지는 않지만 손바닥 표면을 최대한 밀착시켜야 하며 그러지 않을 경우 환자는 따가운 느낌을 호소할 수 있으니 주의하기 바란다. 또한 한 부위에서 정지상태를 오래 유지하지 않는다. 한 부위에 정지해 있으면 전류에 의해서 근육이 강하게 수축된다.

NOTICE 편의상 저주파치료기를 부착하지 않고 촬영하였음

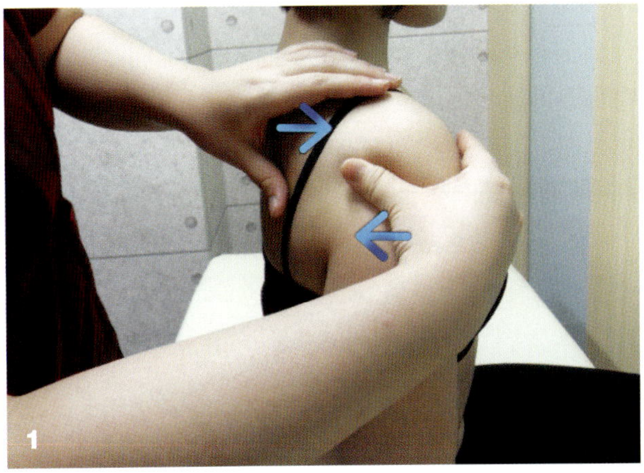

1 ● 이번 장의 ERT는 DELTOID를 중심으로 구성되었으며 견관절 구축 등의 이유로 견관절 외측부 통증이 재현될경우 적용한다.

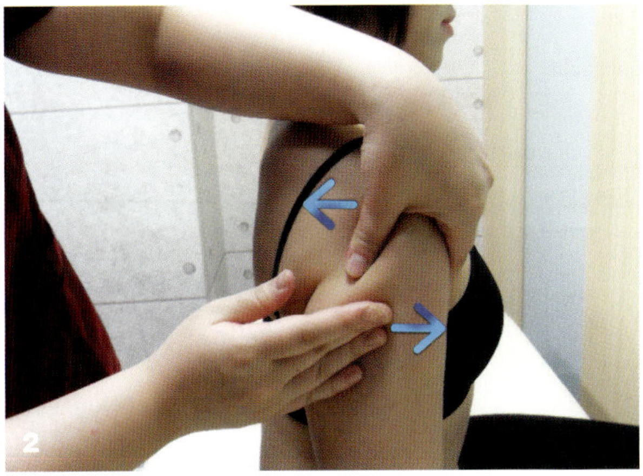

2 ● 양손의 엄지와 검지 사이로 DELTOID를 감아쥔 뒤 양손을 서로 교차하면서 근육을 스트레칭시킨다.

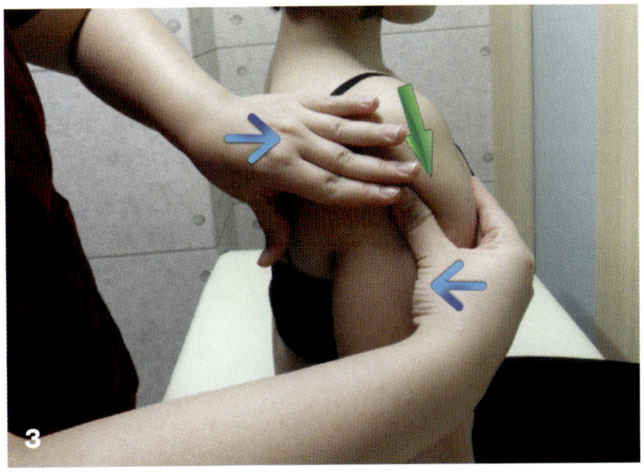

3 ● 이러한 동작을 삼각근의 위에서 시작하여 아래로 이동하면서 실시한다.

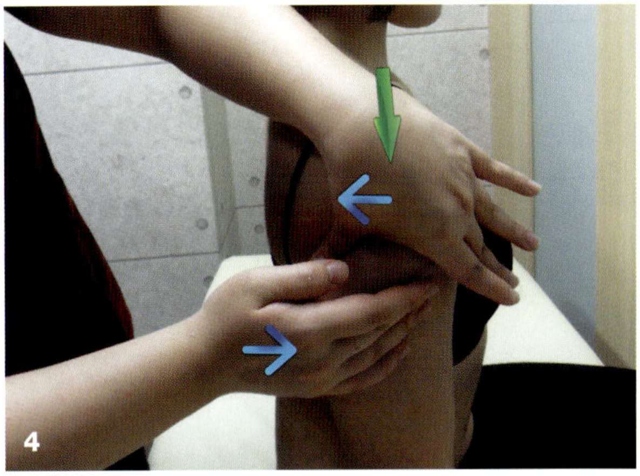

4 ● 이와 함께 각각의 손가락을 리드미컬하게 움직여 근육 자체를 주무르며 실시해야 한다.

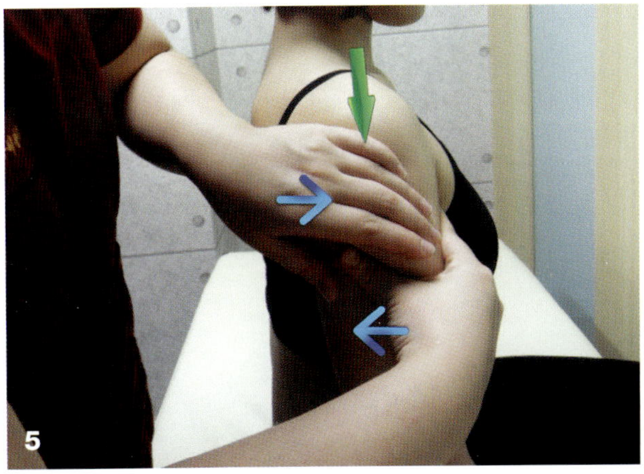

5 ● 정리하자면 양손을 교차하여 근육을 스트레칭시키면서 손가락을 움직여 주무르면서 위에서 아래로 이동하며 ERT를 실시한다.

6 ● 이 부위는 환자가 쾌적하다고 판단하는 강도보다 조금 강한 강도로 적용하되 양손의 압착을 이용 적절히 강도를 유지하며 실시한다.

B. Frozen shouder 동결관절, Rotator cuff Syn. 회전근개

동결관절은 통상적으로 3단계의 진행과정을 거친다. 간단히 서술하자면 첫 번째 단계로 통증이 심해지는 단계이며 기간은 약 3~9개월 정도이다. 특히 누웠을때 통증이 더 심해져서 수면장애를 가장 많이 겪는 시기이기도 하다. 두 번째 단계로 유착단계인데 이는 통증단계를 거치면서 움직이면 더 아프기 때문에 잘 움직이지 않게 되고 움직임이 줄어들면서 조직 내 관절낭들에서 유착이 발생하고 진행되어 점차적으로 관절의 구축이 심해지는 단계이다 보통 4~12개월 정도이다. 마지막 단계로 해빙단계로서 이 기간에 유착이 되었던 관절이 서서히 풀리는 단계이다. 일부에서는 관절구축이 완전히 풀리지 않아 운동에 제한이 있을 수 있으나 생활에 불편할 정도로 운동의 제한이 일어나지는 않는다. 보통 12~42개월 정도 소요된다. 일반적으로 환자들은 첫 번째 단계에서 자연치유를 기대하며 초기 치료시기를 놓치고 내원하는 경우가 대부분이다. 동결관절 환자는 위의 기간별 기준을 근거로 최소한 1년 정도의 치료기간이 필요하며 최악의 경우 3년이 넘는 기간 동안 질환이 진행될 수 있는 질환이다.

동결관절의 전기마사지치료(E.R.T)는 단계별로 적용하는 방법이 약간씩 다르다.

첫 번째 단계에서 내원하는 경우는 관절의 구축이 적고 통증이 매우 심한 경우이기 때문에 통증조절에 필요한 전기마사지치료(E.R.T)를 실시해야 한다. 특히 주의할 것은 이 단계에서는 절대로 강한 전류와 마사지를 삼가야 한다는 것이다. 만약 강한 전류와 마사지를 실시할 경우 effusion에 의한 견관절 주변의 swelling이 발생하여 더 극심한 통증을 호소할 수 있기 때문이다. 이 단계에서는 매우 부드럽게 실시하고 적용시간도 짧게 해야 한다.

두 번째 단계에서는 관절의 구축이 진행되는 단계이므로 Mobility 전기마사지치료(M.E.R.T)를 실시해야 한다. 단, 이 단계에서는 가만히 있으면 통증이 감소하나 관절운동시 극심한 통증을 호소할 수 있기 때문에 능동적 운동수준에서 약간 passive하게 운동을 실시하며 전기마사지치료(M.E.R.T)를 실시해야 한다. 이 단계에서는 가능한 통증을 억제하되 관절의 구축진행을 지연, 혹은 멈추게 하는 것이 목적이다.

마지막 세 번째 단계에서는 굳었던 관절이 풀리는 시기이기 때문에 Mobility 전기마사지치료(M.E.R.T)를 보다 적극적으로 실시해야 한다. 강도 또한 환자가 참을 수 있는 만큼에서 조금 더 강한 정도로 실시해야 하며 치료 전류도 조금 강한 수준으로 조절하여 적용한다.

NOTICE 편의상 저주파치료기를 부착하지 않고 촬영하였음

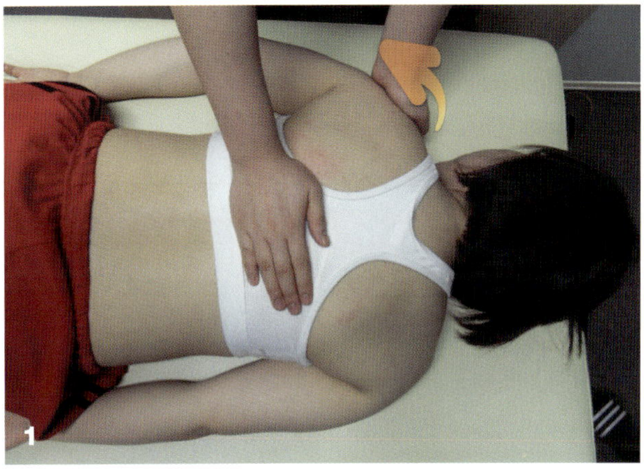

1 ● 이번 장의 ERT는 회전근개근육인 SUPRASPINATUS, INFRASPINATUS, TERES MINOR, SUBSCAPULAR 중 SUBSCAPULAR를 위한 방법이다.

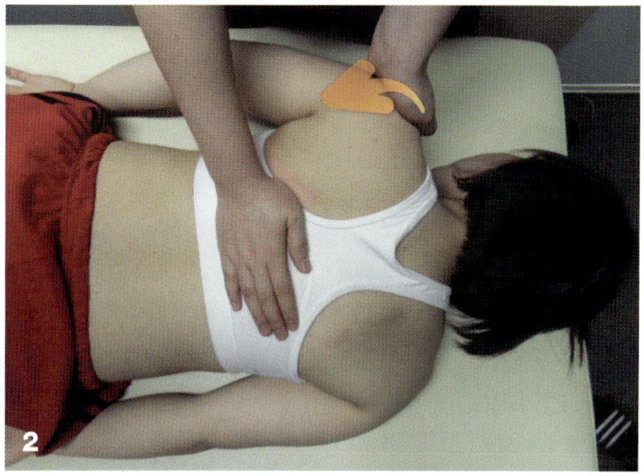

2 ● 환자가 완전히 이완된 상태로 엎드려 누운상태에서 ASSIST HAND(POLY GLOVE를 착용하여 전류가 통하지 않게 해야함)는 환측의 견관절 전면을 감아쥔다. 감아쥔 상태에서 견관절을 자연스럽게 위로 들어 올린다.

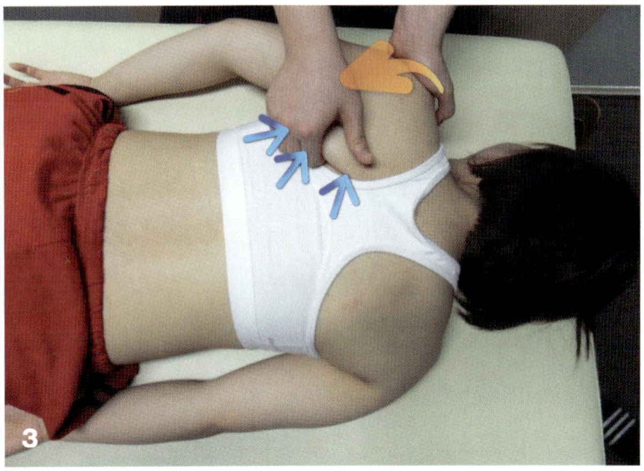

3 ● 견관절을 들어 올리면서 MAIN HAND는 견관절 내측면이 거상되어 공간이 확보되었을때 엄지를 제외한 네 손가락을 견갑골과 흉곽 사이의 공간으로 집어넣는다. 환자의 관절상태가 가능하다면 환부의 견관절을 뒤로 열중쉬어 자세를 유지하며 실시하면 공간확보가 더욱더 용이하다.

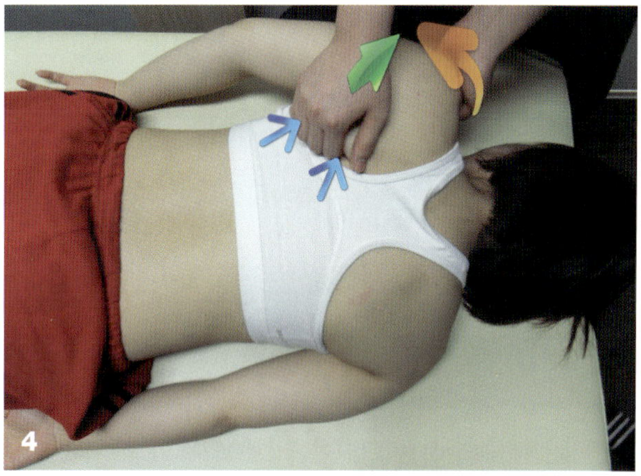

4 ● 완전히 견갑골 내측으로 손가락이 들어갔다고 판단되었을때 MAIN HAND와 ASSIST HAND를 잘 유지한 채 위로 들어 올리는데 바로 수직으로 올리는 것이 아닌 약 45도 방향인 대각선 방향으로 잡아당겨 준다.

5 ● 치료 강도는 환자가 쾌적하다고 판단되는 강도보다 조금 강한 강도로 세팅 후 실시하며 ERT를 적용하면서 조금씩 강도를 높여 주며 실시한다.

Shoulder Joint 견관절(어깨관절)

NOTICE 편의상 저주파치료기를 부착하지 않고 촬영하였음

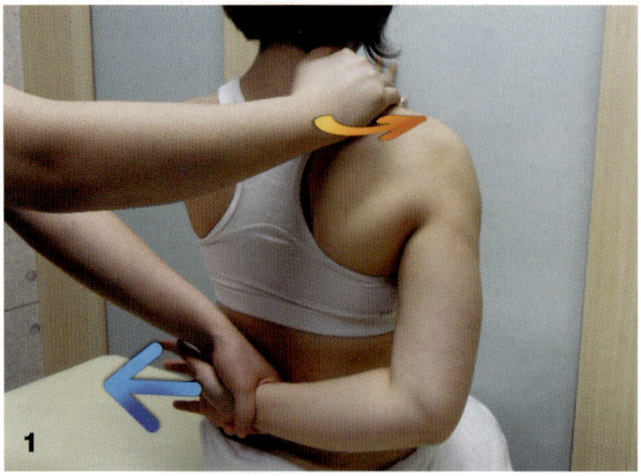

1 ● 이번 장의 ERT는 회전근개근육인 SUPRASPINATUS, INFRASPINATUS, TERES MINOR, SUBSCAPULAR 중 SUPRASPINATUS를 위한 방법이다.

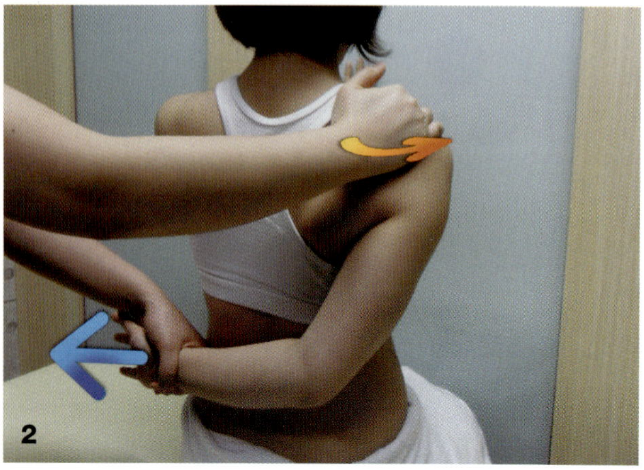

2 ● 환자의 견관절상태를 고려하며 열중쉬어자세를 취한 뒤 MAIN HAND는 SUPRASPINATUS를 감아쥐고 ASSIST HAND는 손목을 붙잡는다.

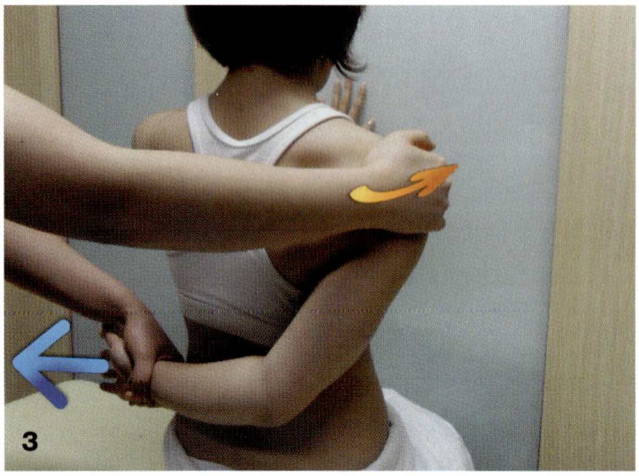

3 ● 손목을 붙잡고 있는 ASSIST HAND로 팔을 조심스럽게 잡아당기며 MAIN HAND는 SUPRASPINATUS의 방향을 따라 ERT를 적용한다.

4 ● 이번 장의 ERT는 MAIN HAND는 감아쥐고 있는 SUPRASPINATUS를 강하게 압착하고 실시하며 전류 강도는 적정한 강도보다 조금 약하게 실시한다. 그 이유는 AC JT부위를 지나갈때 통증이 나타날 수 있는데 부위가 작아서 별도로 손을 이용한 전류강도 조절을 하기 어렵기 때문이다.

NOTICE 편의상 저주파치료기를 부착하지 않고 촬영하였음

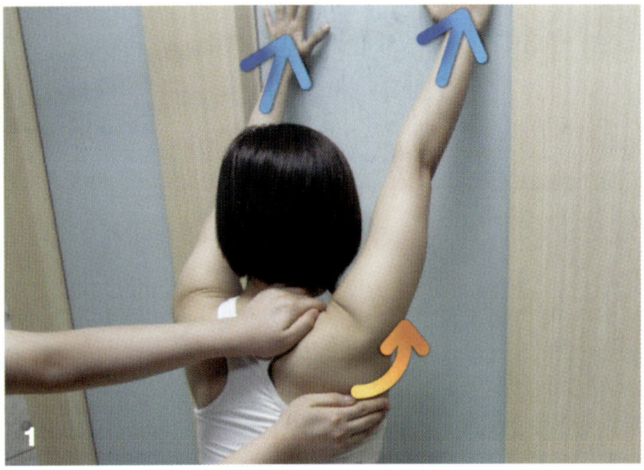

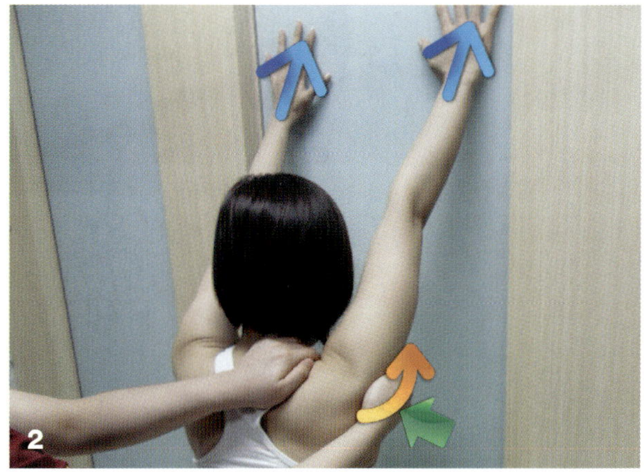

1 ● 이번 장의 ERT는 회전근개근육인 SUPRASPINATUS, INFRASPINATUS, TERES MINOR, SUBSCAPULAR 중 TERESMINOR를 위한 방법이다.

2 ● 환자는 견관절의 상태를 고려하여 사진에서 처럼 벽에 손을 대고 최대한 위로 올린다.

3 ● 치료자의 한 손은 환측 견관절을 고정하고, MAIN HAND는 견갑골 하극 외측부에서 견갑골 외측면을 따라 ERT를 실시하여 견관절 후면의 TERES MINOR 기시점까지 적용한다.

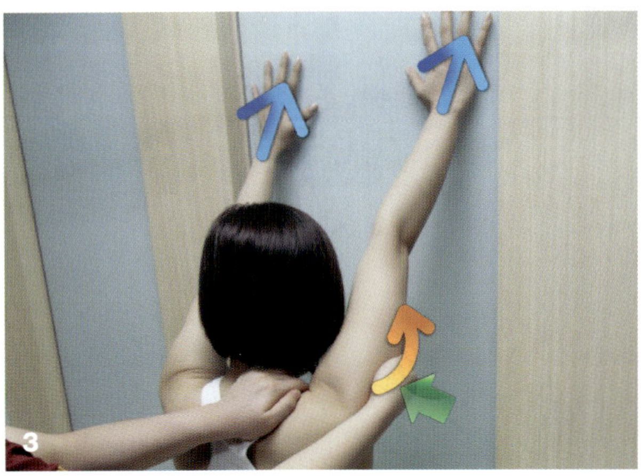

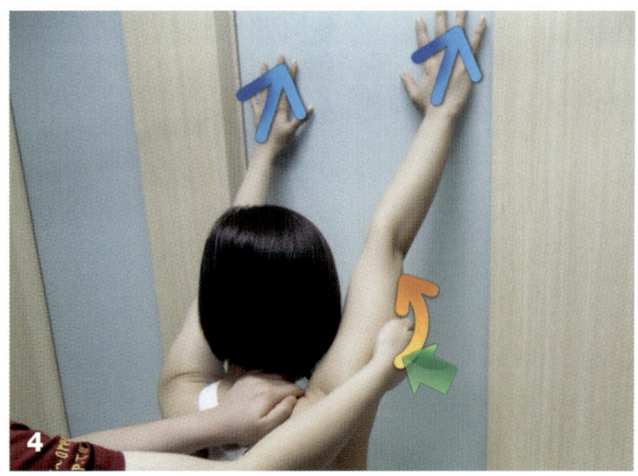

4 ● 이때 치료자의 MAIN HAND는 피부가 1cm 정도 들어갈 정도의 압력으로 환부를 압착하여 적용해야 한다. ERT의 효과와 함께 TERES MINOR의 스트레칭을 함께 유도해야 하기 때문이다.

5 ● 반복적인 ERT를 실시하면서 치료자는 FLEXION상태에서 환자의 팔이 환자의 귀에 닿을 수 있는지 확인한 뒤 그렇지 않을 경우 압착강도를 조금씩 높여가며 귀에 닿을수 있도록 시도한다.

6 ● 즉, 이번 장의 ERT는 마찰마사지와 스트레칭 그리고 압착을 이용한 견관절의 FLEXION과 ADDUCTION의 향상을 유도하는 데 목적이 있다.

NOTICE 편의상 저주파치료기를 부착하지 않고 촬영하였음

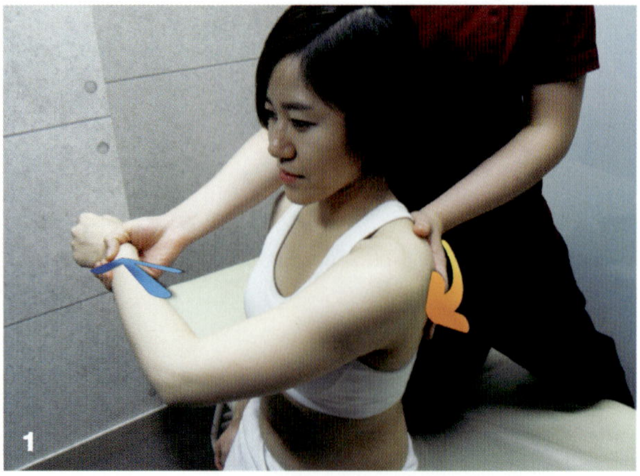

1

1 ● 이번 장의 ERT는 회전근개근육인 SUPRASPINATUS, INFRASPINATUS, TERES MINOR, SUBSCAPULAR 중 INFRASPINATUS를 위한 방법이다.

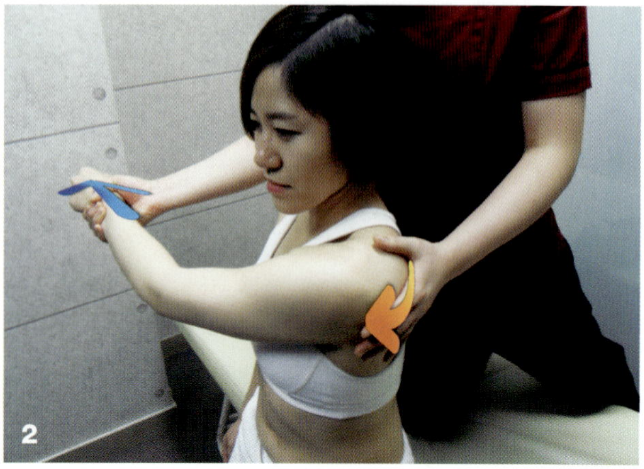

2

2 ● 환자는 견관절의 상태를 고려하여 사진에서처럼 팔을 들어주면 치료자는 ASSIST HAND로 환부의 팔을 잡고 MAIN HAND는 견갑골 전반을 덮고 밀착한다.

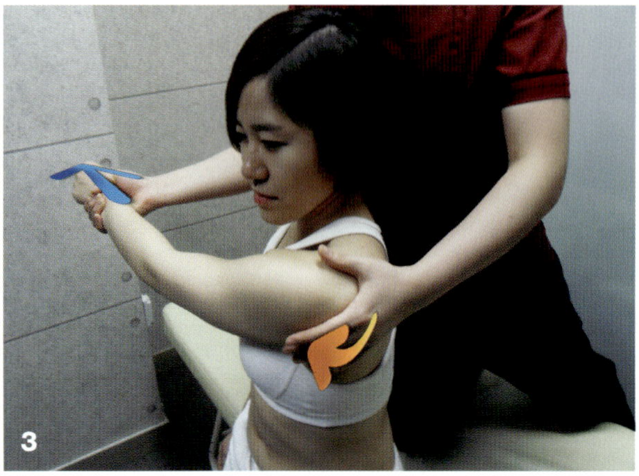

3

3 ● 환자는 시작함과 동시에 들고 있는 팔을 자신의 힘으로 반대쪽 어깨를 잡듯이 ADDUCTION하며 이때 치료자의 ASSIST HAND는 환부의 팔을 잡아 당겨준다.

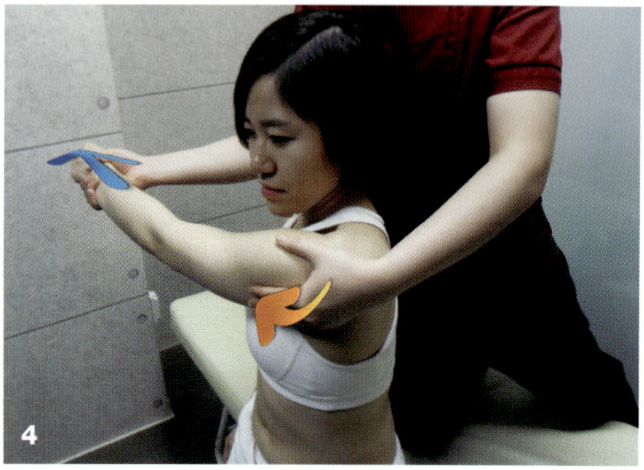

4

4 ● ASSIST HAND로 팔을 잡아 당겨줌과 동시에 견갑골에 밀착한 MAIN HAND는 밀착압력을 유지한 채 사진에서처럼 견관절 방향으로 쓸어 내리며 ERT를 실시한다.

5 ● 밀착압력은 피부가 1cm 정도 눌릴 정도의 압력을 유지한다.

6 ● 중요한 것은 단순히 마사지를 해주는 것만 하는 것이 아니고 근육의 스트레칭을 함께 유도해야 더 좋은 ERT 효과를 기대할 수 있다.

Around of Scapulae Bone 견갑대

A. Base 전기마사지치료(E.R.T)

견갑대 통증에 관여하는 요인들은 다양하고 복잡하다. 이는 통증부위의 원인이 중복되는 경우가 많아 어떤 원인이 진짜인지, 혹은 여러 가지가 원인인지 구별하기가 어렵다는 뜻이다. 본 책에서는 특별히 견갑대통증중 견갑골 하방 회전이 되어 발생되는 통증에 집중하여 기술하였다. 견갑대의 하방회전에 작용하는 근육들은 승모근, 극하근, 전거근, 견갑거근 등이 될 수 있다.

특이한 것은 흉부의 소흉근도 체형의 변화를 일으켜 견갑대 통증을 유발시킬 수 있다는 것이다. 상기에 기술한 근육들이 비정상적으로 수축 혹은 긴장이 유도되면 견갑골의 해부학적 위치를 이탈하게 되어 통증이 유도되기 때문에 이 근육들에 대한 집중치료가 필요하다. 이 외에도 일반적인 방법으로는 접근이 불가한 견갑하근에 대한 치료도 견갑대 통증을 해결하는 데 반드시 필요한 과정이기도 하다.

1

NOTICE 편의상 저주파치료기를 부착하지 않고 촬영하였음

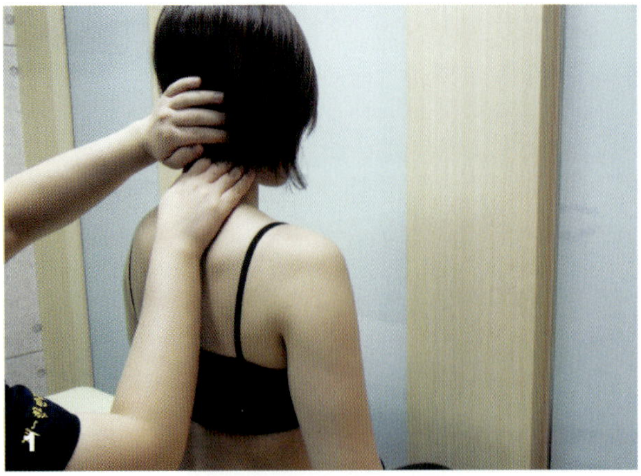

1 ● 이 마시지는 UPPER TRAPEZIUS와 SUPRASPINATUS MUSCLE을 중심으로 실시한다. 건측 손은 후두에 적당히 대고 환측 손은 UPPER TRAPEZIUS MUSCLE의 기시점을 감싼 채 시작한다.

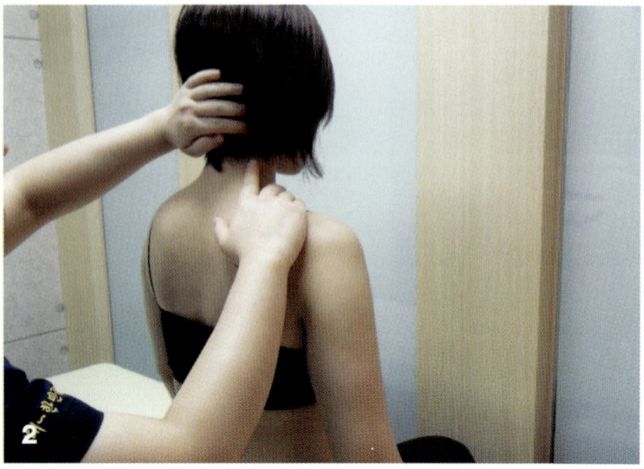

2 ● 적당한 압력을 유지한 채 TRAPEZIUS MUSCLE을 따라 천천히 내려가 견관절의 기시점을 지나 삼각근까지 적용한다. 다음 장에 소개할 마사지의 쇄골 위 3cm 부위는 가능한 건드리지 않으며 오직 UPPER TRAPEZIUS MUSCLE만을 자극한다. 이때 TRAPEZIUS MUSCLE의 수축이 일어나는데 수축을 그대로 두지 말고 환부에 적용하는 환측의 손으로 수축되는 근육을 적절히 늘려주어 근육이 수축되지 않도록 유지하면서 적용한다. 즉, 수축되려고 하는 근육을 환측 손의 누르며 당기는 힘으로 수축되지 못하도록 하면서 실시한다.

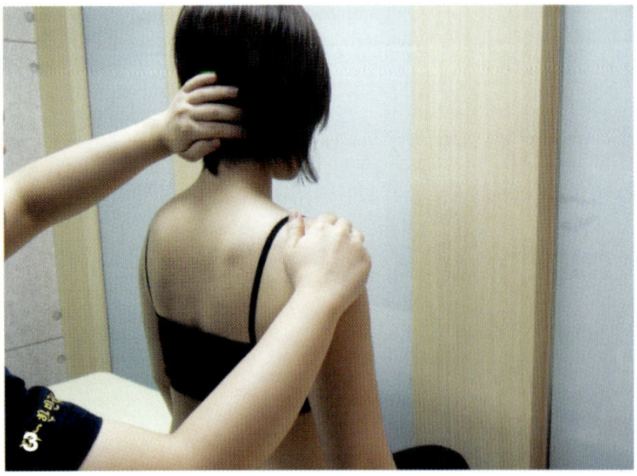

3 ● 이때 환자의 적용부위에 작용하는 환측 손은 환자에게 강하게 밀착하지 않는 대신 적절한 힘을 유지하여 피부를 당겨주며 실시한다.

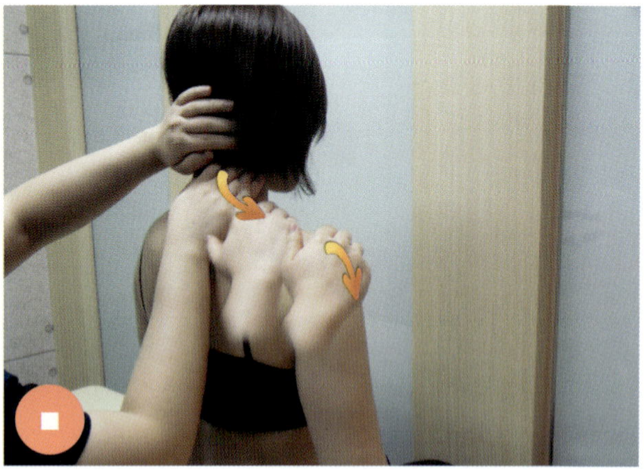

4 ● 환측 손은 환자의 환부에 최대한 밀착시켜야 하며 그러지 않을 경우 환자는 따가운 느낌을 호소할 수 있으니 주의하기 바란다. 또한 한 부위에서 정지상태를 오래 유지하지 않는다. 한 부위에 정지해 있으면 전류에 의해서 근육이 강하게 수축된다.

NOTICE 편의상 저주파치료기를 부착하지 않고 촬영하였음

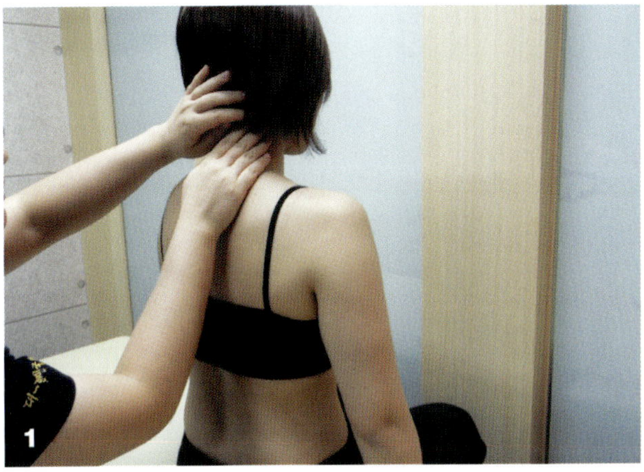

1 ● 이 마시지는 SPLENIUS CAPITIS MUSCLE을 중심으로 실시한다. 건측 손은 후두에 적당히 대고 환측 손은 후두부 바로 밑에서 시작한다.

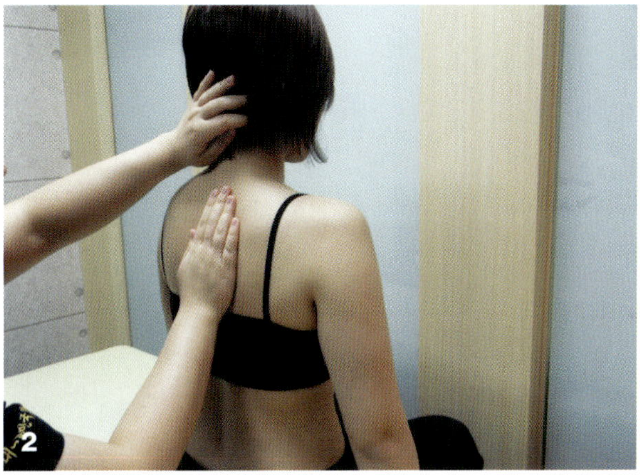

2 ● 전기가 흐르고 있는 상태이기 때문에 굳이 환측 손으로 환자의 치료 부위를 강하게 밀착하지 않아도 된다. 적당한 압력을 유지한 채 경추부 측돌기를 따라 천천히 견갑골 INTER UPPER ANGLE과 흉추 5번 사이까지 내려간다.

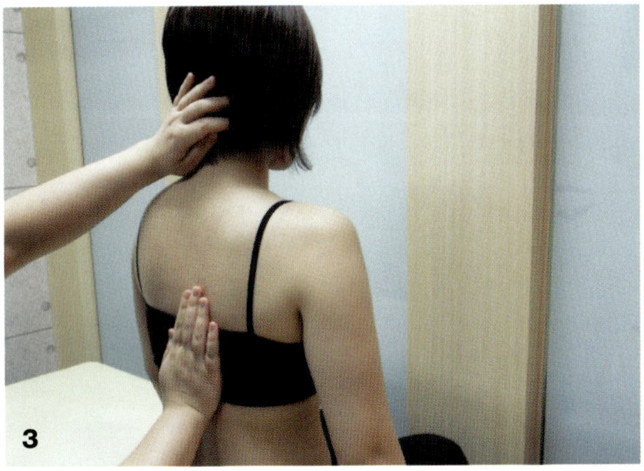

3 ● 이때 환자의 적용부위에 작용하는 환측 손은 환자에게 강하게 밀착하지 않는 대신 적절한 힘을 유지하며 피부를 당겨주며 실시한다.

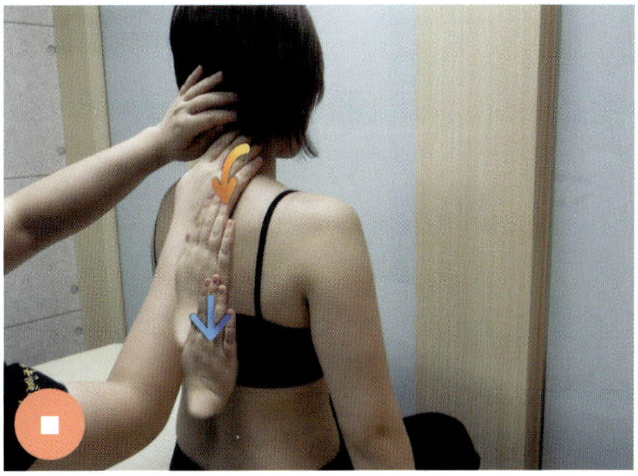

4 ● 환측 손은 환자의 환부에 최대한 밀착시켜야 하며 그러지 않을 경우 환자는 따가운 느낌을 호소할 수 있으니 주의하기 바란다. 또한 한 부위에서 정지상태를 오래 유지하지 않는다. 한 부위에 정지해 있으면 전류에 의해서 근육이 강하게 수축된다.

Around of Scapulae Bone 견갑대

NOTICE 편의상 저주파치료기를 부착하지 않고 촬영하였음

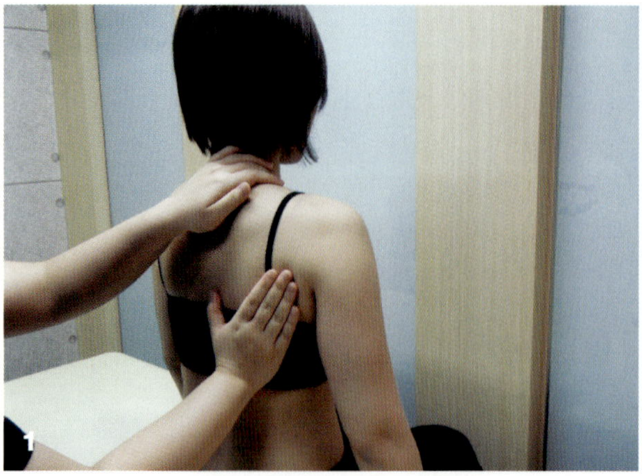

1 ● 이 마사지는 TERES MAJOR, MINOR를 중심으로 실시한다. 건측 손은 후두에 적당히 대고 환측 손은 견갑골내측에 압착한 뒤 적용한다.

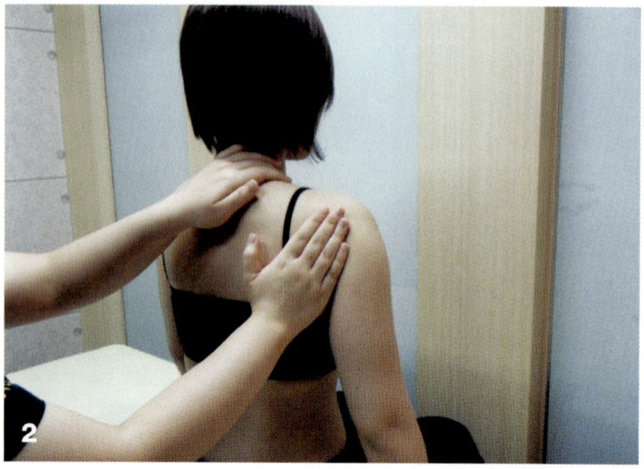

2 ● 적당한 압력을 유지한 채 INFRASPINATUS를 따라 천천히 이동하여 견관절의 기시점을 지나 견관절 및 상완골두까지 적용한다.

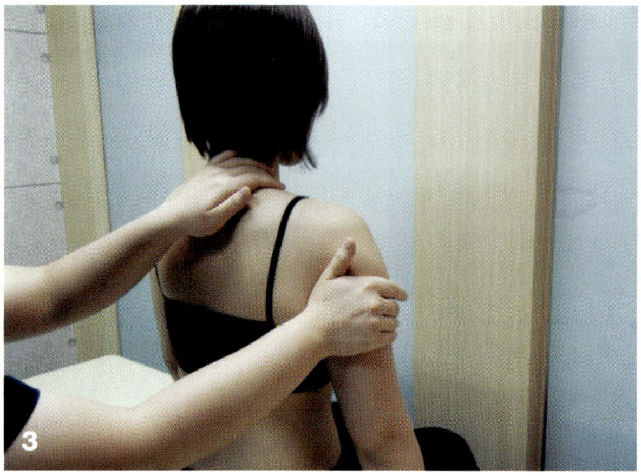

3 ● 이때 환자의 적용부위에 작용하는 환측 손은 환자에게 강한 압력으로 밀착하지 않는 대신 적절한 힘을 유지하여 피부를 당겨주며 실시한다.

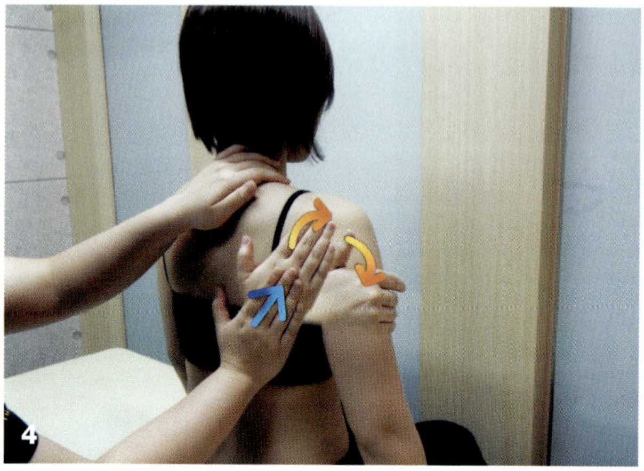

4 ● 환측 손은 환자의 환부에 강하지는 않지만 손바닥 표면을 최대한 밀착시켜야 하며 그러지 않을 경우 환자는 따가운 느낌을 호소할 수 있으니 주의하기 바란다. 또한 한 부위에서 정지상태를 오래 유지하지 않는다. 한 부위에 정지해 있으면 전류에 의해서 근육이 강하게 수축된다.

그 외에도 다양한 방법으로 응용할 수 있다.

1. 적당한 압력을 유지한 채 손에 진동을 주며 실시한다.
2. 다음으로 적당한 압력을 유지한 채 손가락을 이용해 주무르며 실시한다.
3. 다음으로 적당한 압력을 유지한 채 손바닥을 중심에 두고 손을 회전하며 실시한다.
4. 다음으로 가볍게 근육을 쥐어 잡고 흔들어 준다. 물론 잡고 있는 위치는 계속 이동하여야 한다.
5. 마지막으로 전류 강도를 비교적 강하게 세팅 후 손바닥을 모아 진공상태를 만들며 HAMSTRING을 타진한다. 이때 잘못하면 때리는 것과 동일하게 되니 충분한 연습이 필요하다.
6. 그 외에도 BOWEN, MFR 등을 다양하게 응용하여 ERT 치료를 적용하여도 좋은 효과를 기대할 수 있다.

▶ 이러한 방법은 다른 부위 모두에 적용할 수 있으며 가능하다면 다양한 방법으로 ERT치료를 숙련해야 한다.

NOTICE

(전기치료장비의 VOLUME CONTROL을 만지지 않고 치료자의 손을 이용해 전류의 강도를 조절하려면...)

ERT를 실시할 때에는 각각의 부위마다 전류에 대한 역치의 차이로 인하여 어떤 부위는 전류 강도를 약하게 느끼고 어떤 부위는 강하게 느끼게 된다. 그래서 강도 조절하는 연습이 필요하다. 마사지 기술은 매우 단순하지만 바로 부위별 전류 강도조절을 잘하는 것이 이번 장의 ERT를 잘 적용할 수 있는 열쇠가 된다.
그래서 전류 강도를 고정시킨 상태에서 전기치료기의 VOLUME을 조절하지 않고 손을 이용하여 강도 조절을 할 수 있어야 한다. ERT의 전류 강도는 환자의 환부에 밀착시키는 치료자의 손의 넓이와 압착 강도에 의하여 조절할 수 있다.

ERT를 실시할 때를 예를 들자면

1. 한 손만을 환부에 대고 전류 강도를 맞춘다.
2. 적정한 강도를 맞춘 후 조금 더 강하게 최종 VOLUME CONTROL을 한다.
3. 양손이 사용되는 ERT의 경우 MAIN HAND와 ASSIST HAND를 정한다.
4. THRESHOLD가 높은 부위의 경우 MAIN HAND는 강하게 밀착하고, ASSIST HAND는 그냥 대고 있는 정도로 실시한다.
5. 반대로 THRESHOLD가 낮은 부위는 ASSIST HAND의 밀착 강도를 조금 높여 준다. 그렇게 되면 환자는 전류 강도를 강하게 느끼지 않게 된다.
6. 정리하자면 ASSIST HAND를 환부에 접촉시키느냐 안 시키느냐 하는 것과 환부에 접촉시키더라도 그 밀착 강도를 높이고 낮춤으로 인하여 환자의 THERESHOLD CONDITION에 맞출 수 있다.
7. 이 방법은 ERT를 실시할 때 매우 다양하게 사용되며 충분히 숙지해야 하는 중요한 기술이다.

B. Mobility 전기마사지치료(M.E.R.T)

견갑대 통증에 대한 Mobility 전기마사지치료(M.E.R.T)는 주로 만성적인 통증을 호소하는 경우에 사용된다.

이 경우 척추후만증이거나 경추의 경직등의 척추변형이 함께 있는 경우가 대부분인데 체형교정과 관련한 언급은 자제하고 단순히 견갑대의 통증에 유익할 수 있는 Mobility 전기마사지치료(M.E.R.T)에 대해서만 언급하였다. 하지만 Mobility 전기마사지치료(M.E.R.T)와 함께 적절한 체형교정도 필요하다.

1

NOTICE 편의상 저주파치료기를 부착하지 않고 촬영하였음

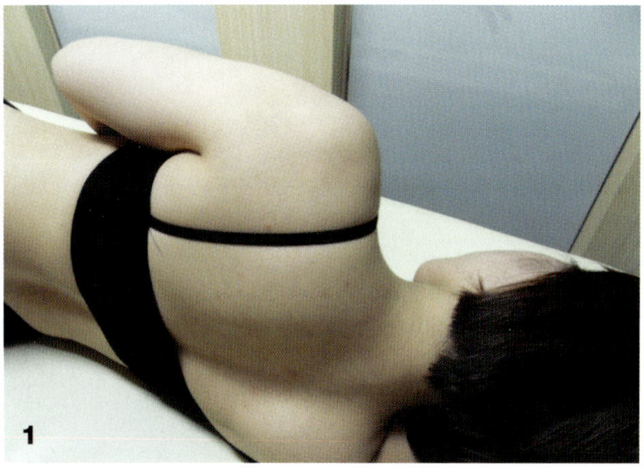

1 ● 이번 장의 ERT는 견갑골 고유의 운동성을 위한 방법으로서 사진에서처럼 ASSIST HAND는 환자의 견관절을 깊게 감아 쥔다.

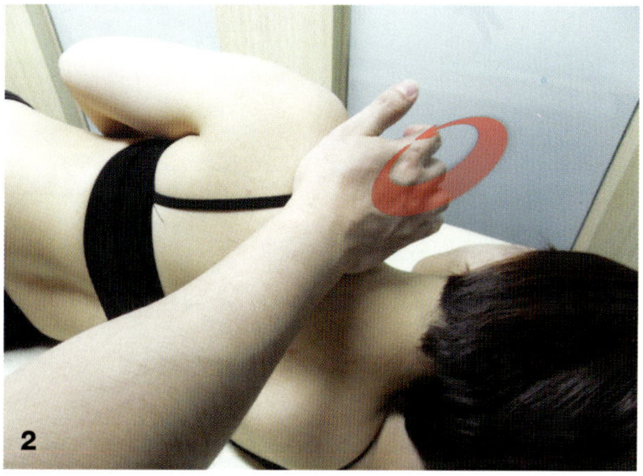

2 ● MAIN HAND는 견갑골 하각을 엄지와 검지 사이로 고정한 뒤 약간 강한 압력으로 밀착한다.

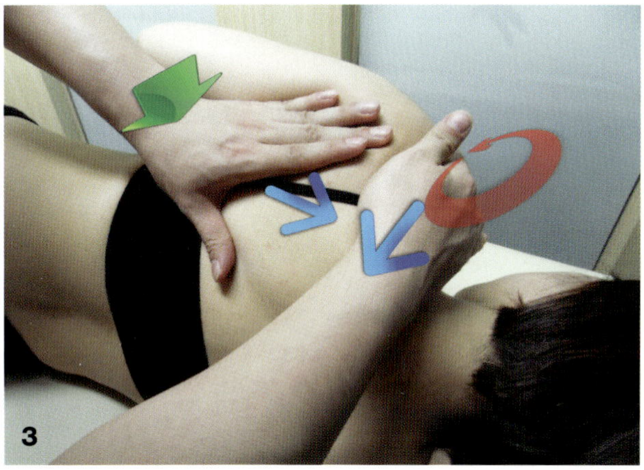

3 ● 밀착강도는 피부가 2cm 정도 들어갈 정도로 유지하며 ASSIST HAND는 붙잡고 있는 견관절을 뒤로 잡아당긴다.

4 ● 이때 MAIN HAND는 압착 강도를 유지한 채 견갑골 자체를 뒤로 천천히 거상시켜준다. 이때 유의할 것은 이런 운동시에 환자가 느낄 수 있는 통증부위에 대한 관찰이다. 통증을 호소하는 부분은 대부분 견관절 전면부와 견갑골 외측각, 즉 TERES MINOR가 있는 부위일 가능성이 많다. 그래서 치료자는 ASSIST HAND로 견관절을 잡아 당길때 당기기만 하지말고 손과 손가락을 이용하여 통증이 나타나는 부위를 더 강한 압력으로 압착하고 주무르며 적용해 주어야 하며 MAIN HAND의 경우에도 손가락에 더 강한 압착을 유지하여 TERES MINOR 주변의 통증부위를 유동적으로 주무르며 적용한다.

Around of Scapulae Bone 견갑대

NOTICE 편의상 저주파치료기를 부착하지 않고 촬영하였음

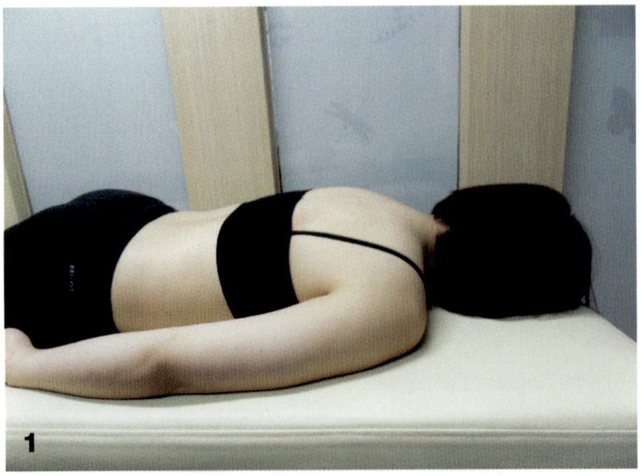

1

1 ● 이번 장의 ERT는 회전근개근육인 SUPRASPINATUS, INFRASPINATUS, TERES MINOR, SUBSCAPULAR 중 SUBSCAPULAR를 위한 방법이다.

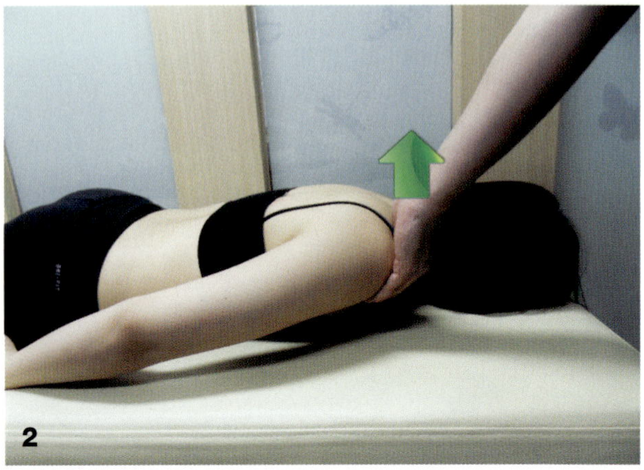

2

2 ● 환자가 완전히 이완된 상태로 엎드려 누운상태에서 ASSIST HAND는 환측의 견관절 전면을 감아쥔다. 감아쥔 상태에서 견관절을 자연스럽게 위로 들어올린다.

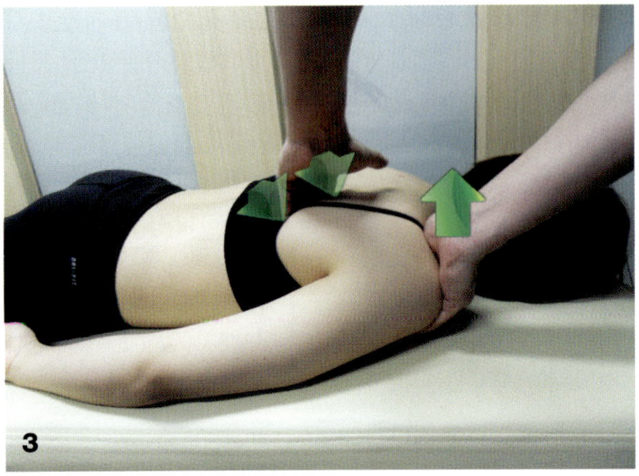

3

3 ● 견관절을 들어 올리면서 MAIN HAND는 견관절 내측면이 거상되어 공간이 확보되었을 때 엄지를 제외한 네 손가락을 견갑골과 흉곽사이의 공간으로 집어넣는다. 환자의 관절상태가 가능하다면 환부의 견관절을 뒤로 열중쉬어 자세를 유지하며 실시하면 공간확보가 더욱 더 용이하다.

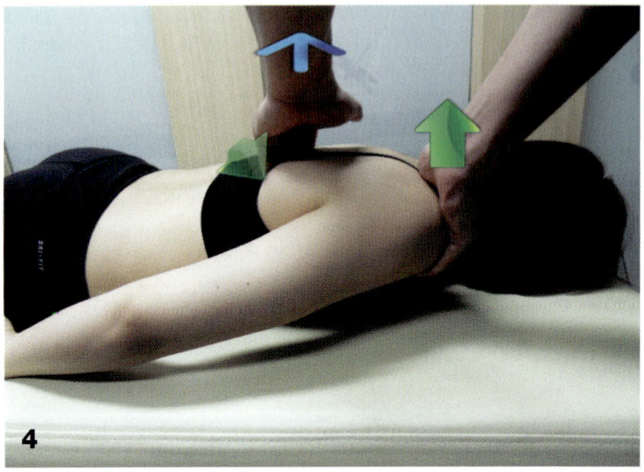

4

4 ● 견간골 내측으로 손가락이 완전히 들어갔다고 판단되었을 때 MAIN HAND와 ASSIST HAND를 잘 유지한 채 위로 들어 올리는데 바로 수직으로 올리는 것이 아닌 약 45도 방향인 대각선 방향으로 잡아당겨 준다.

NOTICE 편의상 저주파치료기를 부착하지 않고 촬영하였음

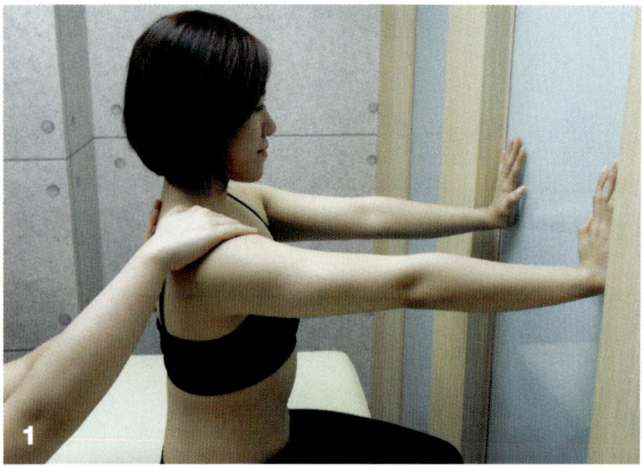

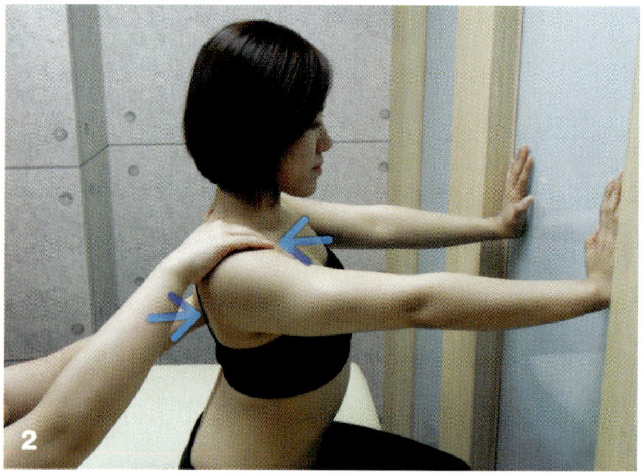

3

1. 이번 장의 ERT는 유착된 견관절의 공간을 확보하여 견관절낭의 유리를 위하고 견관절 내의 압력을 떨어뜨려 통증을 완화하는데 목적이 있으며 무엇보다 견관절이 FLEXION할때 견갑골이 함께 거상되는 경우를 위한 방법이다.

2. 환자는 견관절의 상태를 고려하여 벽에 90도 전후의 FLEXION에 가깝게 한 뒤 손을 벽에 댄다.

3. 치료자의 ASSIST HAND는 사진에서처럼 견관절을 가볍게 감아쥐고 MAIN HAND는 견갑골 내측부의 RHOMBOID가 있는 부위에 밀착한다.

4. 치료자는 팔굽혀펴기를 하는 것처럼 몸을 앞으로 이동하여 주어 견갑골 내전을 유도하며 이때 치료자는 MAIN HAND로 함께 몸을 밀어주어 더 좋은 견갑골 내전을 유도한다. 이때 치료자의 ASSIST HAND는 감아쥔 견관절을 뒤로 잡아당겨 주어야 한다.

5. 이때 중요한 것은 MAIN HAND로 몸을 밀때 견갑골이 전면으로 함께 밀려서는 안된다. 정확하게 적용이 된다면 몸을 밀때 견관절은 후방으로 이동하며 견갑골은 내전이 될 것이다.

6. 이번 장에서 ERT를 적용할때 MAIN HAND는 관절의 가동성을 도와주는 것이고, ASSIST HAND는 견관절을 잡아당겨 주는 것과 동시에 운동 시 발생하는 견관절자체의 통증을 손가락과 손바닥을 이용해 리드미컬하게 마사지해 주어 통증을 경감시키며 운동을 유도하는데 있다.

7. 치료 강도는 근육이 약간 수축되는 정도이거나 환자가 쾌적하다고 판단되는 강도로 세팅한다.

Around of Scapulae Bone 견갑대

NOTICE 편의상 저주파치료기를 부착하지 않고 촬영하였음

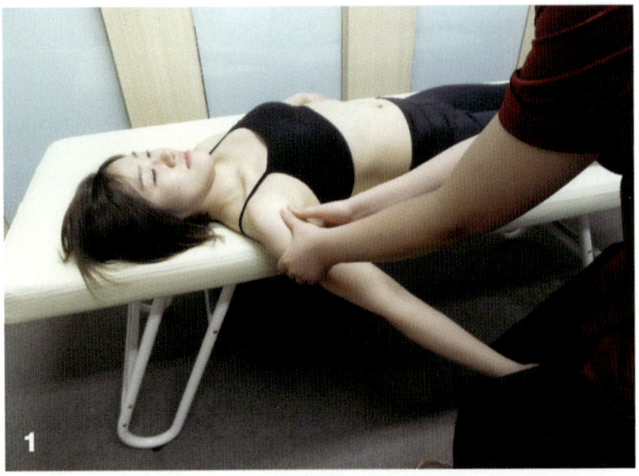

1 ● 이번 장의 ERT는 유착된 견관절의 공간을 확보하여 견관절낭의 유리를 위하고 견관절 내의 압력을 떨어뜨려 통증을 완화하는데 목적이 있으며 무엇보다 견관절이 FLEXION할때 견갑골이 함께 거상되는 경우를 위한 방법이다.

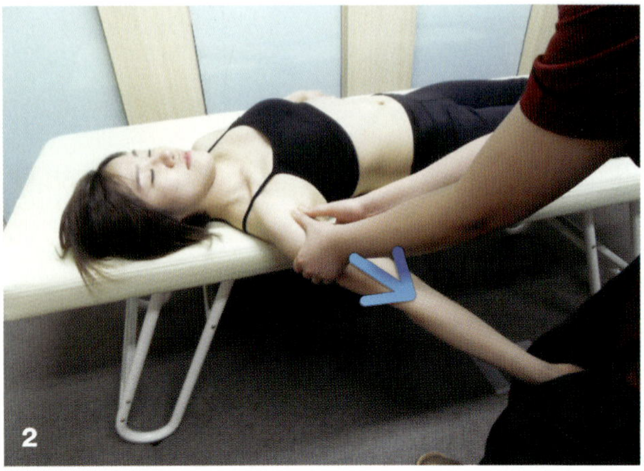

2 ● 치료자는 환자의 견관절을 감아쥐고 무릎사이에 환자의 손을 집어넣어 안정성을 유도한다.

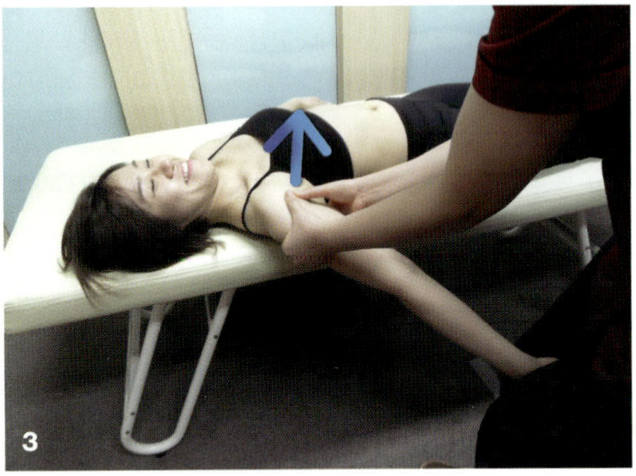

3 ● 치료자는 감아쥔 두손으로 환자의 상태를 고려하여 상완을 잡아 당긴다. 즉, 견관 내에서 상완골을 약간 잡아당겨 마치 팔이 빠진 듯한 정도를 유지한다.

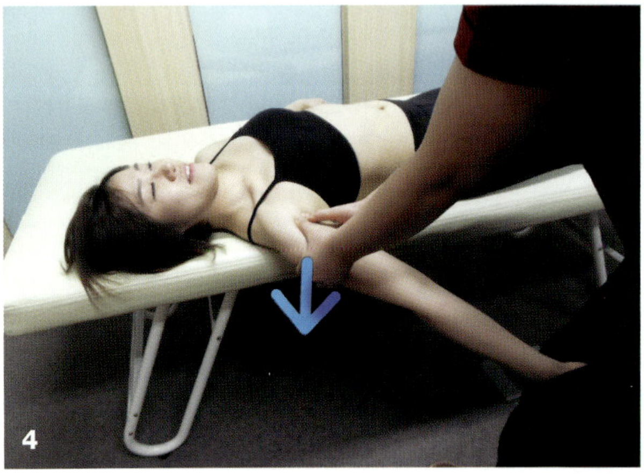

4 ● 이런 경미한 탈구상태를 유지한 채 치료자는 사진에서처럼 위, 아래, 양옆으로 여러 번 움직여 준다. 사진에는 없지만 시계방향과 반시계방향으로 회전시켜준다.

NOTICE 편의상 저주파치료기를 부착하지 않고 촬영하였음

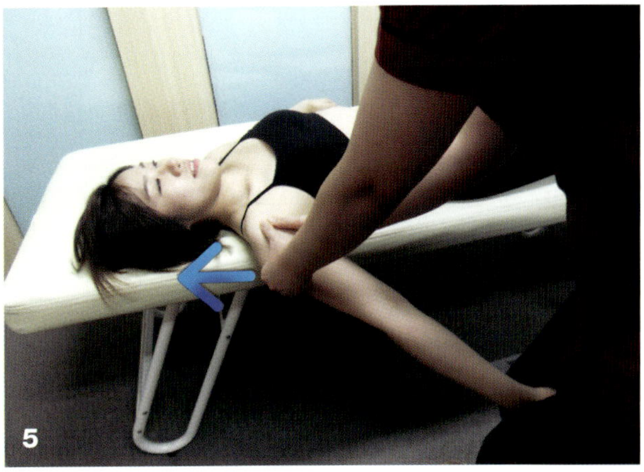

5 ● 회전은 팔 전체를 움직이며 회전한다는 것이 아니고 마치 절구에 마늘을 다지듯이 견관절 내 상완골두만의 회전운동을 의미한다.

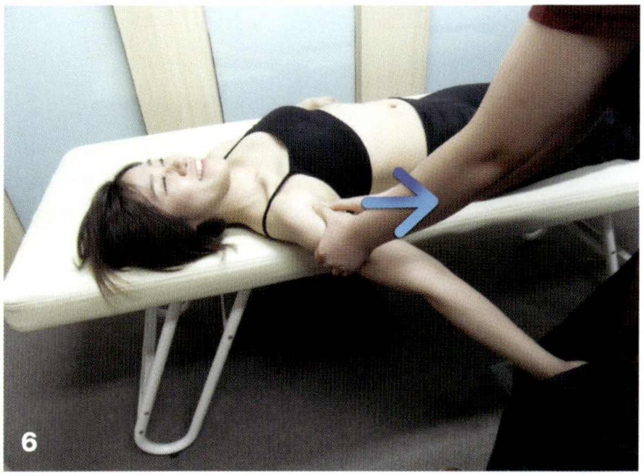

6 ● 이 운동 시 발생하는 통증을 ERT를 통해 발생하는 전류로 인하여 어느 정도 경감시킬 수 있어 보다 높은 운동효과를 기대할 수 있다.

A. Base 전기마사지치료(E.R.T)

주관절 통증 중 본책에서는 빈도가 잦은 tennis, golf elbow에 대한 전기마사지치료(E.R.T) 방법만을 언급하였다. 임상에서 가장 많이 볼 수 있는 질환인데 정확한 명칭은 상과염(Epicondylitis)이며 발생부위가 외측, 내측에 따라 세부적으로 구별되는데 외측 상과염을 '테니스 엘보'라고 하며 내측 상과염을 '골퍼엘보'라고 부른다.

상과염은 팔꿈치 관절의 상과 기시부(손목을 굴곡 또는 신전하는 근육이 시작되는 지점인 내, 외측 상과부)에 동통이나 국소 압통이 생기는 증후군을 말하며, 팔꿈치 관절 통증의 가장 흔한 원인 중 하나이다. 테니스, 골프 등 팔을 쓰는 운동을 지나치게 하거나 직업상 팔을 많이 쓰는 사람에게서 발생한다. 테니스와 골프 이외의 다른 운동으로도 많이 발생하고 컴퓨터 사용자, 주부, 목수, 요리사 등 팔을 많이 사용하는 직업 군에서도 호발한다.

상과염은 손목에 과도한 부하가 가해지거나 혹은 무리한 사용을 반복적으로 하는 경우에 발생한다. 내측 상과염은 손목의 굴곡근에 문제가 발생했을 때 나타나며 외측 상과염은 손목의 신전근에 문제가 발생하였을 때 나타난다. 과도한 근육의 수축현상이 반복되면 해당 근육의 건에 매우 미세한 찢김(Tearing)현상이 발생하게 되며 이로 인해 치료 과정 중에도 지속적이고 반복적인 부하나 혹은 무리한 사용으로 인하여 불완전하고 비정상적인 상태로 치료가 되어 만성적 통증에 시달릴 수 있는 것으로 보고되고 있다.

상과염이 생기면 팔꿈치의 안쪽 또는 바깥쪽 상과에서 통증이 시작되어 외측상과는 엄지방향으로, 내측상과는 새끼손가락방향을 중심으로 두껍게 진행하는 양상을 보인다. 이 질환은 급성으로 나타나기 보다는 서서히 진행하여 언제 발병하였는지 정확히 모르는 경우가 많지만, 급성으로 시작하여 비교적 정확한 손상 병력을 밝힐 수 있는 경우도 간혹 있다.

NOTICE 편의상 저주파치료기를 부착하지 않고 촬영하였음

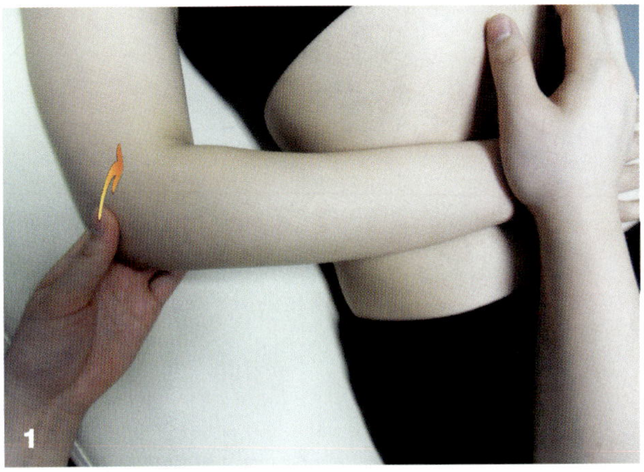

1 ● 이번 장의 ERT는 TENNIS ELBOW등으로 인하여 외측상과 주변에 통증이 있을 때 적용한다.

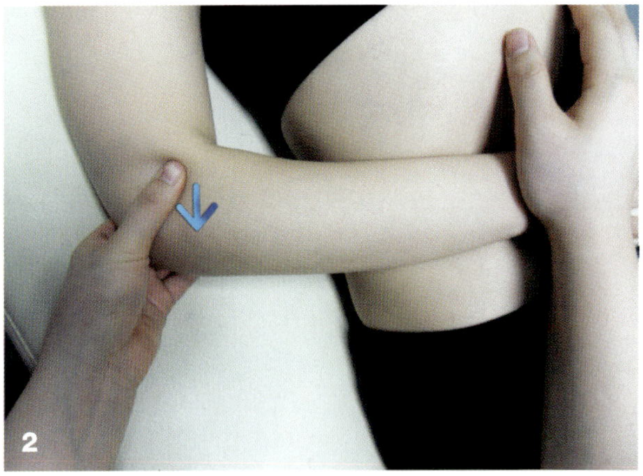

2 ● 치료자는 환자의 외측상과 위에서부터 시작하여 주관절 아래 4~5cm 정도까지 WRIST EXTENSOR를 위주로 엄지를 이용하여 위아래로 움직여가며 ERT를 실시한다.

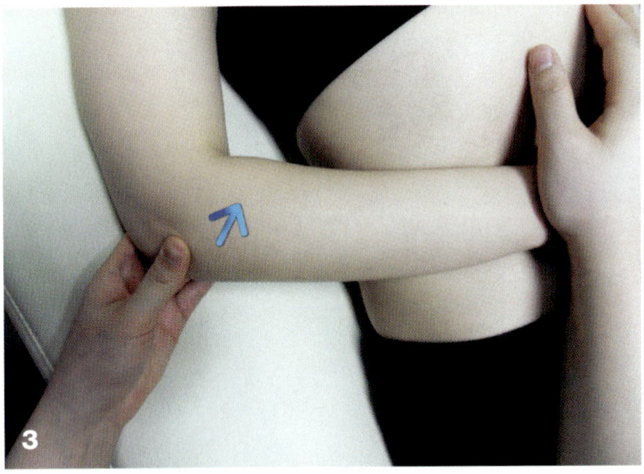

3 ● 이때 압착 강도는 피부가 1cm 정도 들어갈수 있는 정도의 압력을 유지한다.

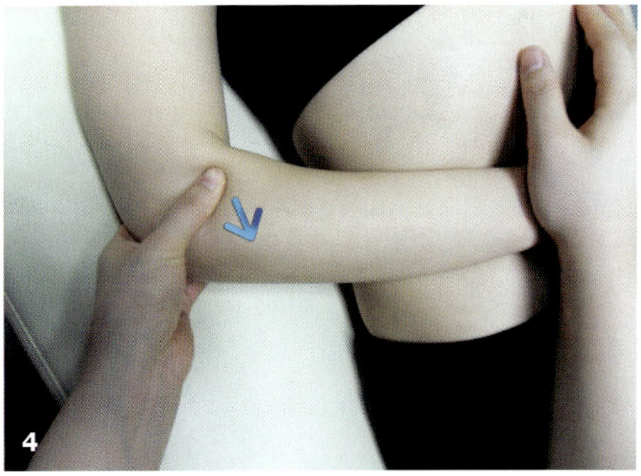

4 ● 굳이 엄지를 이용하지 않고 다른 손가락을 이용하여 할 수도 있으니 모든 것을 시도해보고 자신에게 가장 좋은 방법을 선택하여 실시한다.

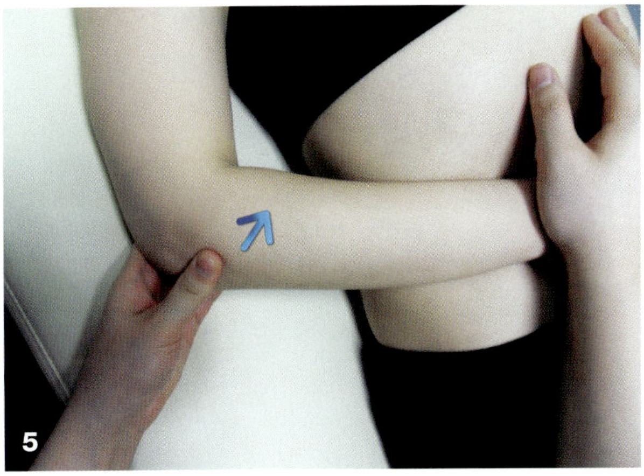

5 ● 응용할 수도 있는데 ASSIST HAND로 환자의 WRIST를 잡고 사진의 자세에서 주관절을 조금씩 FLEXION, EXTENSION시키며 실시할 수도 있다.

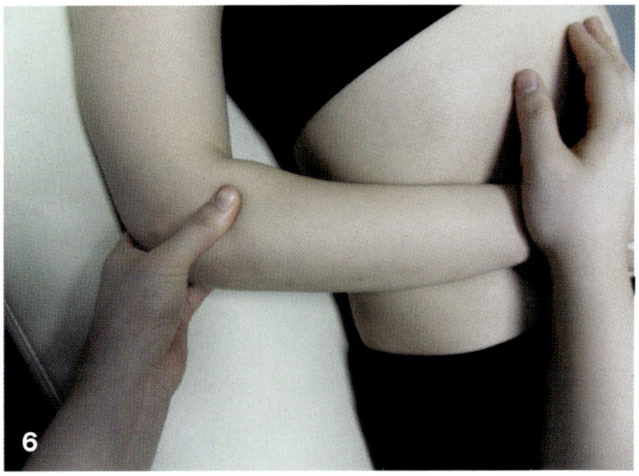

6 ● 다른 방법은 환자의 주먹을 일정한 속도로 쥐었다 풀었다를 반복하게 하면서 실시해도 좋은 효과를 기대할 수 있다.

Elbow Joint 주관절(팔꿉관절)

NOTICE 편의상 저주파치료기를 부착하지 않고 촬영하였음

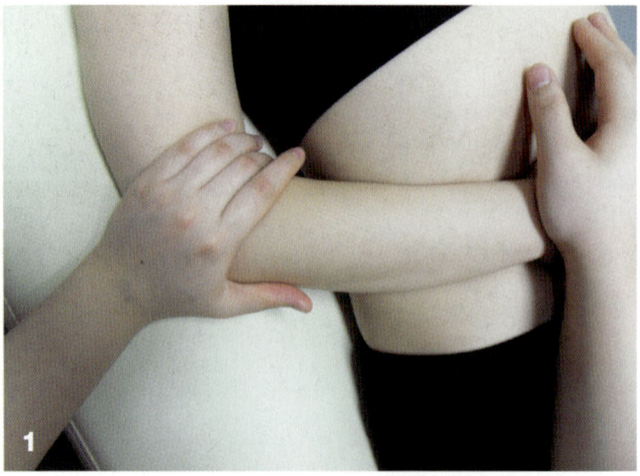

1 ● 이번 장의 ERT는 TENNIS ELBOW등으로 인하여 외측상과 주변에 통증이 있을 때와 전완부 통증이 있을 때 적용한다.

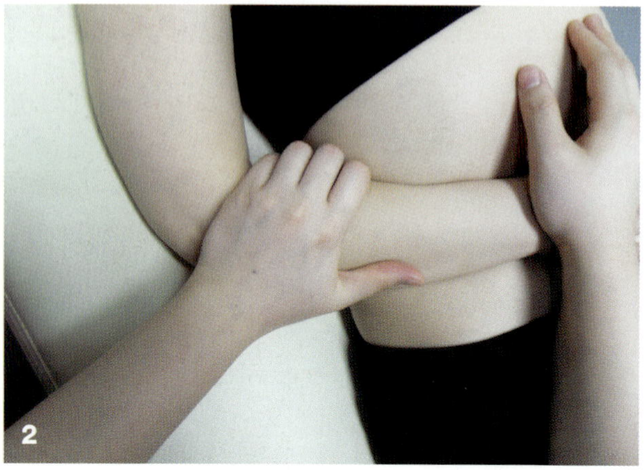

2 ● MAIN HAND로 외측상과 주변을 감아쥔다. 환자의 환부와 치료자의 손 사이에 공간이 뜨지 않도록 잘 밀착해야 한다. 강하게 압착하는 것과는 구별된다.

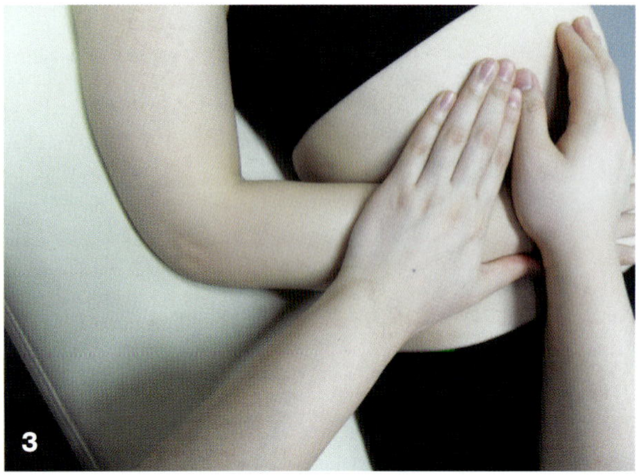

3 ● WRIST EXTENSOR MUSCLE을 위주로 천천히 쓸어 내리듯이 ERT를 실시한다.

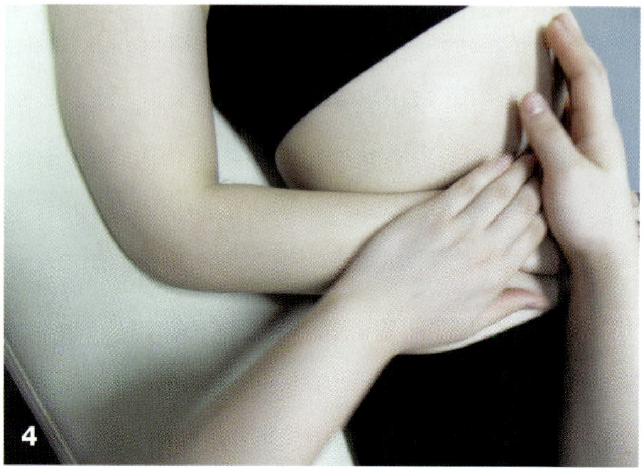

4 ● 섬세한 기술이지만 ELBOW JT. PARTS와 WRIST JT. PARTS.주변은 각각의 THRESHOLD차이가 나므로 MAIN HAND의 압착 정도를 섬세하게 조절하며 ERT를 실시하면 더욱 좋은 결과를 기대할 수 있다.

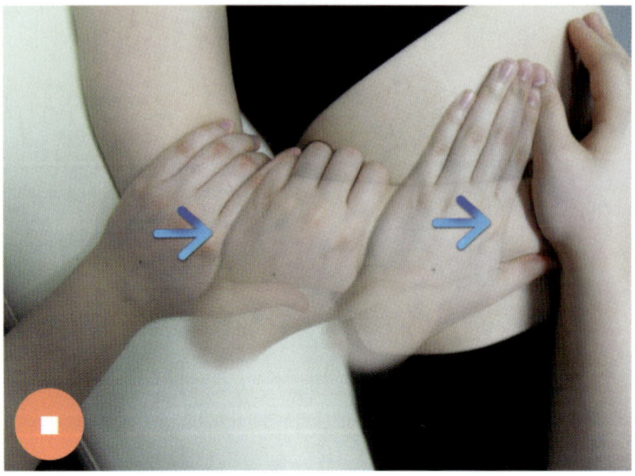

그 외에도 다양한 방법으로 응용할 수 있다.

1. 적당한 압력을 유지한 채 손에 진동을 주며 실시한다.
2. 다음으로 적당한 압력을 유지한 채 손가락을 이용해 주무르며 실시한다.
3. 다음으로 적당한 압력을 유지한 채 손바닥을 중심에 두고 손을 회전하며 실시한다.
4. 다음으로 가볍게 근육을 쥐어 잡고 흔들어 준다. 물론 잡고 있는 위치는 계속 이동하여야 한다.
5. 마지막으로 전류 강도를 비교적 강하게 세팅 후 손바닥을 모아 진공상태를 만들며 HAMSTRING을 타진한다. 이때 잘못하면 때리는 것과 동일하게 되니 충분한 연습이 필요하다.
6. 그 외에도 BOWEN, MFR 등을 다양하게 응용하여 ERT 치료를 적용하여도 좋은 효과를 기대할 수 있다.

▶ 이러한 방법은 다른 부위 모두에 적용할 수 있으며 가능하다면 다양한 방법으로 ERT치료를 숙련해야 한다.

NOTICE

(전기치료장비의 VOLUME CONTROL을 만지지 않고 치료자의 손을 이용해 전류의 강도를 조절하려면...)

ERT를 실시할 때에는 각각의 부위마다 전류에 대한 역치의 차이로 인하여 어떤 부위는 전류 강도를 약하게 느끼고 어떤 부위는 강하게 느끼게 된다. 그래서 강도 조절하는 연습이 필요하다. 마사지 기술은 매우 단순하지만 바로 부위별 전류 강도조절을 잘하는 것이 이번 장의 ERT를 잘 적용할 수 있는 열쇠가 된다.
그래서 전류 강도를 고정시킨 상태에서 전기치료기의 VOLUME을 조절하지 않고 손을 이용하여 강도 조절을 할 수 있어야 한다. ERT의 전류 강도는 환자의 환부에 밀착시키는 치료자의 손의 넓이와 압착 강도에 의하여 조절할 수 있다.

ERT를 실시할 때를 예를 들자면

1. 한 손만을 환부에 대고 전류 강도를 맞춘다.
2. 적정한 강도를 맞춘 후 조금 더 강하게 최종 VOLUME CONTROL을 한다.
3. 양손이 사용되는 ERT의 경우 MAIN HAND와 ASSIST HAND를 정한다.
4. THRESHOLD가 높은 부위의 경우 MAIN HAND는 강하게 밀착하고, ASSIST HAND는 그냥 대고 있는 정도로 실시한다.
5. 반대로 THRESHOLD가 낮은 부위는 ASSIST HAND의 밀착 강도를 조금 높여 준다. 그렇게 되면 환자는 전류 강도를 강하게 느끼지 않게 된다.
6. 정리하자면 ASSIST HAND를 환부에 접촉시키느냐 안 시키느냐 하는 것과 환부에 접촉시키더라도 그 밀착 강도를 높이고 낮춤으로 인하여 환자의 THERESHOLD CONDITION에 맞출 수 있다.
7. 이 방법은 ERT를 실시할 때 매우 다양하게 사용되며 충분히 숙지해야 하는 중요한 기술이다.

Elbow Joint 주관절(팔꿉관절)

NOTICE 편의상 저주파치료기를 부착하지 않고 촬영하였음

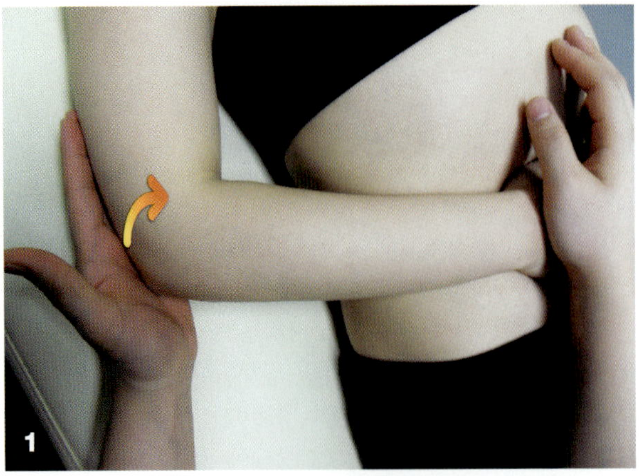

1

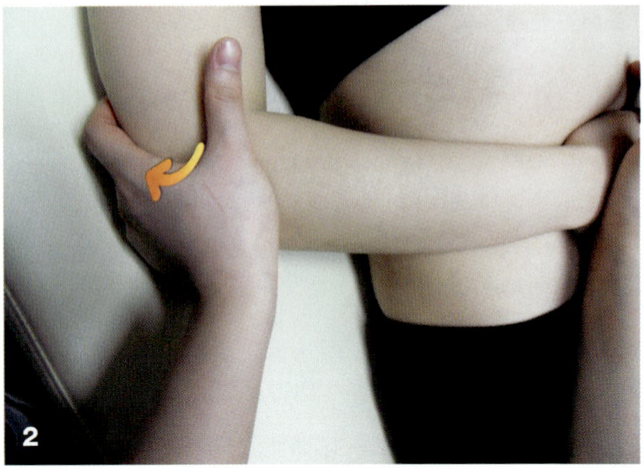

2

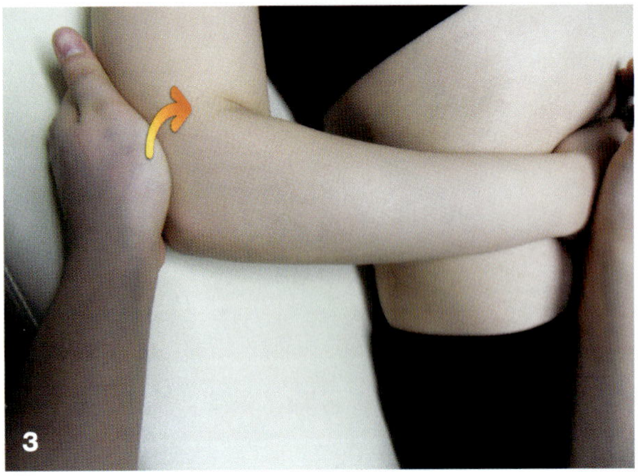

3

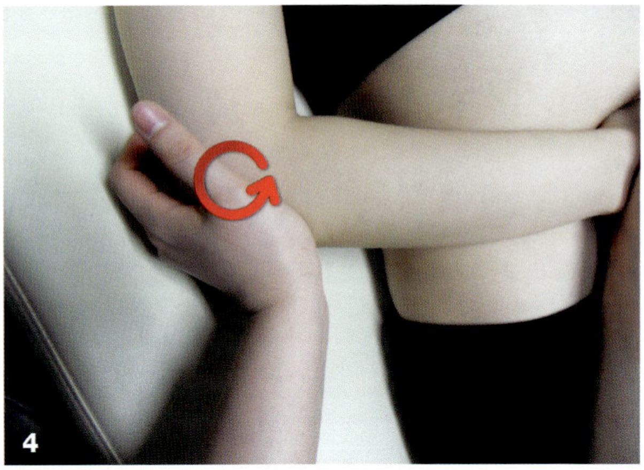

4

1. 이번 장의 ERT는 TENNIS ELBOW 주변에 통증이 있을 때 적용한다.
2. 사진으로 표현하기 어려웠지만 ELBOW 주변 통증에 마무리로 잘 사용되는 것이기 때문에 충분히 숙지하여야 한다.
3. 매우 단순한 방법으로서 우선 치료자는 MAIN HAND의 네 손가락을 환자의 상완 후면에 고정한다.
4. 다음으로 엄지로 상완의 전면을 거머쥐고 악력기를 이용하듯이 환부를 잡아준다.
5. 다음으로 엄지보다 엄지의 중수골부위(엄지쪽 손바닥)를 이용하여 악력기를 사용하듯이 꽉 잡아서 네 손가락 방향으로 눌러준다.
6. 여러번 실시하며 마무리 차원에서 엄지의 중수골부위를 이용하여 외측상과를 회전하며 ERT를 실시한다.

그 외에도 다양한 방법으로 응용할 수 있다.

1. 적당한 압력을 유지한 채 손에 진동을 주며 실시한다.
2. 다음으로 적당한 압력을 유지한 채 손가락을 이용해 주무르며 실시한다.
3. 다음으로 적당한 압력을 유지한 채 손바닥을 중심에 두고 손을 회전하며 실시한다.
4. 다음으로 가볍게 근육을 쥐어 잡고 흔들어 준다. 물론 잡고 있는 위치는 계속 이동하여야 한다.
5. 마지막으로 전류 강도를 비교적 강하게 세팅 후 손바닥을 모아 진공상태를 만들며 HAMSTRING을 타진한다. 이때 잘못하면 때리는 것과 동일하게 되니 충분한 연습이 필요하다.
6. 그 외에도 BOWEN, MFR 등을 다양하게 응용하여 ERT 치료를 적용하여도 좋은 효과를 기대할 수 있다.

▶ 이러한 방법은 다른 부위 모두에 적용할 수 있으며 가능하다면 다양한 방법으로 ERT치료를 숙련해야 한다.

NOTICE

(전기치료장비의 VOLUME CONTROL을 만지지 않고 치료자의 손을 이용해 전류의 강도를 조절하려면...)

ERT를 실시할 때에는 각각의 부위마다 전류에 대한 역치의 차이로 인하여 어떤 부위는 전류 강도를 약하게 느끼고 어떤 부위는 강하게 느끼게 된다. 그래서 강도 조절하는 연습이 필요하다. 마사지 기술은 매우 단순하지만 바로 부위별 전류 강도조절을 잘하는 것이 이번 장의 ERT를 잘 적용할 수 있는 열쇠가 된다.
그래서 전류 강도를 고정시킨 상태에서 전기치료기의 VOLUME을 조절하지 않고 손을 이용하여 강도 조절을 할 수 있어야 한다. ERT의 전류 강도는 환자의 환부에 밀착시키는 치료자의 손의 넓이와 압착 강도에 의하여 조절할 수 있다.

ERT를 실시할 때를 예를 들자면

1. 한 손만을 환부에 대고 전류 강도를 맞춘다.
2. 적정한 강도를 맞춘 후 조금 더 강하게 최종 VOLUME CONTROL을 한다.
3. 양손이 사용되는 ERT의 경우 MAIN HAND와 ASSIST HAND를 정한다.
4. THRESHOLD가 높은 부위의 경우 MAIN HAND는 강하게 밀착하고, ASSIST HAND는 그냥 대고 있는 정도로 실시한다.
5. 반대로 THRESHOLD가 낮은 부위는 ASSIST HAND의 밀착 강도를 조금 높여 준다. 그렇게 되면 환자는 전류 강도를 강하게 느끼지 않게 된다.
6. 정리하자면 ASSIST HAND를 환부에 접촉시키느냐 안 시키느냐 하는 것과 환부에 접촉시키더라도 그 밀착 강도를 높이고 낮춤으로 인하여 환자의 THERESHOLD CONDITION에 맞출 수 있다.
7. 이 방법은 ERT를 실시할 때 매우 다양하게 사용되며 충분히 숙지해야 하는 중요한 기술이다.

B. Ex. for after cast off

주관절 골절 후 재활운동은 물리치료사라면 모두가 전문적으로 실시할수 있을 것이다. 그러기에 본 책에서는 일반적인 재활운동법보다 전기마사지치료(E.R.T)를 이용하여 보다 더 쉽고, 안전하며 환자의 통증을 줄여주어 재활을 할 수 있는 방법을 제시하고자 한다. 통상적으로 골절 후 관절가동범위를 확보하기 위해 수동적, 능동적 운동을 선택하여 실시하게 된다. 그러나 대다수의 경우 구축되어 있는 관절의 가동성회복을 위하여 어쩔수 없이 환자의 고통을 감수하면서 수동적 운동을 실시하게 된다.

그러나 그 통증을 좋아할 환자는 아무도 없을 것이다. 재활을 위해서 어쩔 수 없는 선택이긴 하지만 만약에 통증을 최소화하면서 성공적인 재활을 할 수만 있다면 환자의 삶의 질과 치료 만족도는 매우 높아질 것이다. 또한 운동 시 발생할 수 있는 조직의 팽윤과 손상을 줄여주어 2차 병변도 예방할 수 있을 것이다.

어떻게 하면 통증을 최소화하면서 재활도 만족할 수 있을까 하는 고민에서 시작된 것이 바로 골절 후 Mobility 전기마사지치료(M.E.R.T)이다. 관절구축의 Mobility 전기마사지치료(M.E.R.T)를 시작하기 전에 우선 기본적으로 알아야 할 사항은 반드시 초기에 빠른 회복을 유도해야 한다는 것이다.

필자의 경우 단순골절등으로 1개월 이상 고정 후 cast off한 환자일 때 내원 첫날 가능하면 관절 가동 범위를 최대한 끌어올린다. 가능하다면 Full ROM까지도 이루어 낼 수 있도록 유도한다. 예를 들어 수지 단순 골절 환자의 경우 내원 첫날 어느정도 Swelling이 있는 상태라고 하더라도 필자의 경험과 예민한 손끝의 느낌만을 이용하여 완전한 관절가동범위를 가질 수 있도록 유도한다. 조금 욕심을 내어 유착된 관절에 손상을 주지 않으면서 Passive Ex.를 실시하기도 하는데 이럴때는 유착된 부위가 '우드득' 하는 소리와 함께 유리되는 경험을 여러 차례 겪었다. 이처럼 필자는 구축된 환자의 경우 첫 내원일에 매우 집착하는 편이며 초기 일주일에 집중적으로 관절가동범위를 넓히기 위해 전쟁을 치른다. 그 이유는 바로 초기에 많은 회복이 되면 그만큼 재활기간을 현격히 줄일 수 있기 때문이다.

전반적으로 관절구축된 환자의 재활에 Mobility 전기마사지치료(M.E.R.T)는 통증을 최소화하면서 관절가동범위 또한 기존의 운동치료에 비하여 좋은 결과를 볼 수 있다. 다만, 관절 구축을 위한 Mobility 전기마사지치료(M.E.R.T)는 반드시 충분한 연습이 필요하며 많은 노하우를 축적하지 않고 무모하게 시도할 경우 의료사고 또한 쉽게 발생할 수 있으니 염두에 두기 바란다.

NOTICE 편의상 저주파치료기를 부착하지 않고 촬영하였음

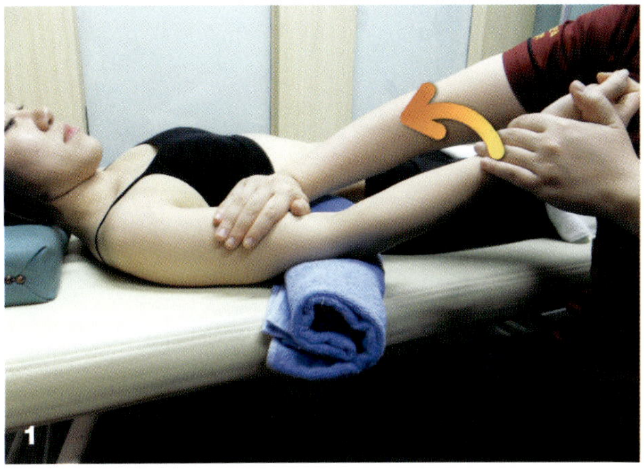

1

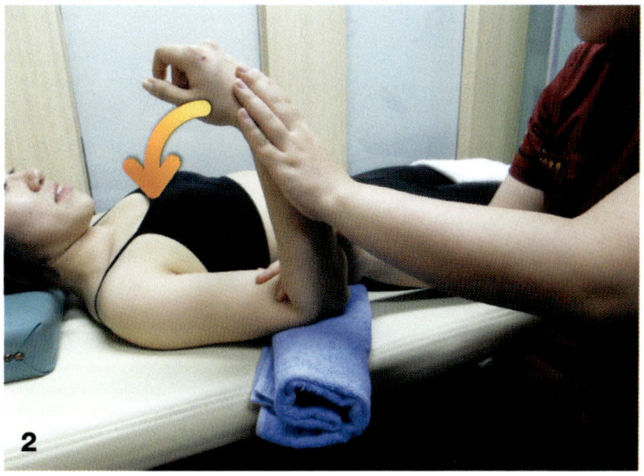

2

1. 이번 장의 ERT는 여러 가지 원인으로 인하여 ELBOW JT의 구축이 발생되었을 때 사용한다. 정형물리치료의 경우 자주 사용될 수 있는 방법이며 특히 물리치료 시 발생하는 통증을 상당히 감소시키면서도 관절의 ROM은 향상시킬 수 있는 좋은 방법이다.

2. 이 운동 시 ASSIST HAND의 역할이 굉장히 중요하다.

3. MAIN HAND는 환자의 BICEPS BRACHII, BRACHIALIS를 감아 쥐고 이번 장의 ERT에서 가장 중요한 전류 강도를 조절한다.

4. 전류 강도는 ELBOW JT.가 FLEXION될 정도로 조절한다. 일반 ERT에 비하여 조금 강한 전류가 필요하다.

5. 이번 장의 ASSIST HAND는 반드시 POLY GLOVE를 착용하여 환자와 전류가 통하지 않게 해야 한다. 이런 상태에서 손목을 사진에서처럼 고정한다.

6. ERT를 실시하게 되면 ELBOW가 FLEXION이 되는데 이때 ASSIST HAND는 굴곡이 되지 않게 저항을 준다.

7. 이 상태에서 환자는 자신 스스로의 힘으로 FLEXION이 될 수 있도록 ACTIVE하게 팔을 잡아당긴다. 이때 ASSIST HAND는 힘 조절을 잘하여 환자가 힘을 주고 구부릴 수 있도록 환자의 힘보다 조금 약하게 저항을 주어 조금씩 FLEXION이 일어날수 있도록 조절해야 한다. 절대로 팔이 움직이지 않게 강한 저항을 주면 관절손상이 오니 유의해야 한다.

8. 정리하자면 MAIN HAND로 ELBOW FLEXION을 유도한 상태에서 ASSIST HAND는 저항을 주어 FLEXION을 방해하고 이런 상태에서 환자는 자신의 힘으로 FLEXION EXERCISE를 시도하는 것이다.

9. 반대로 TRICEPS BRACHII에 MAIN HAND를 고정하여 ELBOW EXTENSION을 유도하며 동일한 방법으로 적용하여 준다.

10. 이때는 시작자세가 FLEXION상태에서 시작하여 ERT를 실시하면 바로 EXTENSION이 되는데 ASSIST HAND는 신전이 되지 않게 저항을 준다.

11. 이 상태에서 환자는 자신 스스로의 힘으로 EXTENSION이 될 수 있도록 ACTIVE하게 팔을 펴준다. 이때 ASSIST HAND는 힘 조절을 잘하여 환자가 힘을 주고 잘 펼수 있도록 환자의 힘보다 조금 약하게 저항을 주어 조금씩 EXTENSION이 일어날 수 있도록 조절해야 한다. 절대로 팔이 움직이지 않게 강한 저항을 주면 관절손상이 오니 유의해야 한다.

12. FLEXION과 달리 EXTENSION은 전류 강도를 약하게 해도 충분히 EXTENSION이 나타나기 때문에 전류강도조절에 유의해야 한다.

Wrist 수근관절(손목관절)

A. Base 전기마사지치료(E.R.T)

손목통증의 대표적인 것으로 건초염(Tenosynovitis)을 들 수 있다. 건초염이란 건을 감싸고 있는 활액막(synovial sheath)자체 또는 활액막 내부 공간이 염증성 변화로 충혈되고 부종이 발생하며, 염증 세포가 침윤되는 경우를 말한다. 건초염은 반복된 동작에 의한 건의 마찰이나 건막의 부분적 파열등이 있으며 류마티스성 질환에 의하여 발생되기도 한다.

건초염이 발생하면 관절 운동 시 염증이 생긴 힘줄 부위에 통증이 있으며, 부종이 발생한다. 심할 경우 사용하지 않아도 통증이 있을 수 있다. 주로 수지의 굴근건에서 문제가 발생하기 때문에 염증으로 인하여 근력이 약화될 수 있다. 그래서 건초염이 있을때는 운동을 많이 할수록 통증과 부종이 증가될 수 있다. 수근부에서 건초염이 가장 많이 발생되는 근육은 엄지와 중지, 약지의 굴곡근건이다.

NOTICE 편의상 저주파치료기를 부착하지 않고 촬영하였음

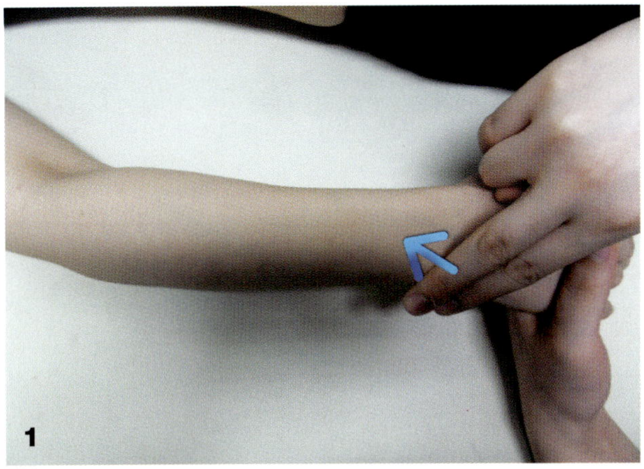

1

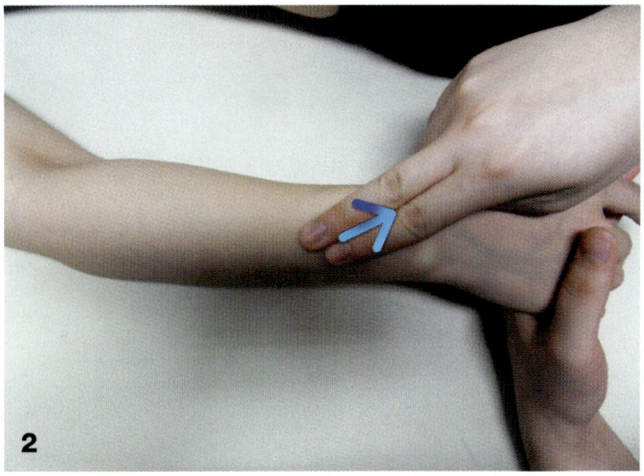

2

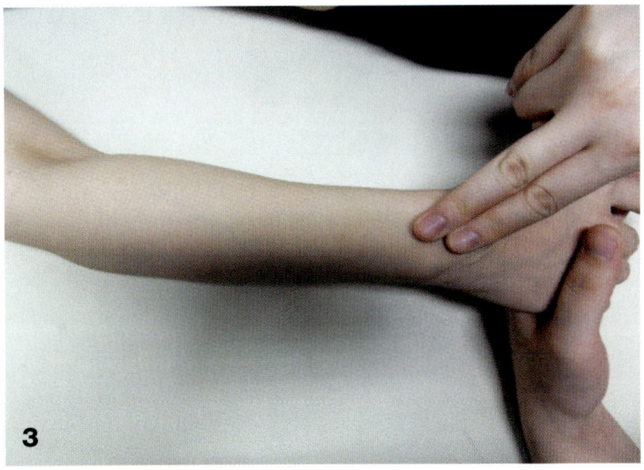

3

1. 이번 장의 ERT는 여러 가지 원인으로 인하여 WRIST JT.에 통증이 발생했을 때 사용한다.
2. ASSIST HAND는 전류가 통하지 않도록 반드시 POLY GLOVE를 착용한 뒤 ERT를 실시한다.
3. ASSIST HAND로 환자의 중수골부위를 잘 붙잡고 살짝 잡아 당겨준다.
4. 이 상태에서 MAIN HAND의 검지와 중지를 이용하여 WRIST 주변을 약을 바르듯이 골고루 마찰시켜 준다.
5. 이때 압착 강도는 초음파를 실시할 때처럼 부드럽게 압력을 유지한 채 적용한다.
6. EFFUSION이 있는 통증을 포함하여 대부분의 WRIST PAIN에 이 방법을 반복하여 5분 이상 적용해주면 대부분의 경우에 높은 통증완화효과를 기대할 수 있다.
7. 적용시간 : 1분 이내에서 통증이 사라질 때까지

그 외에도 다양한 방법으로 응용할 수 있다.

1. 적당한 압력을 유지한 채 손에 진동을 주며 실시한다.
2. 다음으로 적당한 압력을 유지한 채 손가락을 이용해 주무르며 실시한다.
3. 다음으로 적당한 압력을 유지한 채 손바닥을 중심에 두고 손을 회전하며 실시한다.
4. 다음으로 가볍게 근육을 쥐어 잡고 흔들어 준다. 물론 잡고 있는 위치는 계속 이동하여야 한다.
5. 마지막으로 전류 강도를 비교적 강하게 세팅 후 손바닥을 모아 진공상태를 만들며 HAMSTRING을 타진한다. 이때 잘못하면 때리는 것과 동일하게 되니 충분한 연습이 필요하다.
6. 그 외에도 BOWEN, MFR 등을 다양하게 응용하여 ERT 치료를 적용하여도 좋은 효과를 기대할 수 있다.

▶ 이러한 방법은 다른 부위 모두에 적용할 수 있으며 가능하다면 다양한 방법으로 ERT치료를 숙련해야 한다.

NOTICE

(전기치료장비의 VOLUME CONTROL을 만지지 않고 치료자의 손을 이용해 전류의 강도를 조절하려면...)

ERT를 실시할 때에는 각각의 부위마다 전류에 대한 역치의 차이로 인하여 어떤 부위는 전류 강도를 약하게 느끼고 어떤 부위는 강하게 느끼게 된다. 그래서 강도 조절하는 연습이 필요하다. 마사지 기술은 매우 단순하지만 바로 부위별 전류 강도조절을 잘하는 것이 이번 장의 ERT를 잘 적용할 수 있는 열쇠가 된다.
그래서 전류 강도를 고정시킨 상태에서 전기치료기의 VOLUME을 조절하지 않고 손을 이용하여 강도 조절을 할 수 있어야 한다. ERT의 전류 강도는 환자의 환부에 밀착시키는 치료자의 손의 넓이와 압착 강도에 의하여 조절할 수 있다.

ERT를 실시할 때를 예를 들자면

1. 한 손만을 환부에 대고 전류 강도를 맞춘다.
2. 적정한 강도를 맞춘 후 조금 더 강하게 최종 VOLUME CONTROL을 한다.
3. 양손이 사용되는 ERT의 경우 MAIN HAND와 ASSIST HAND를 정한다.
4. THRESHOLD가 높은 부위의 경우 MAIN HAND는 강하게 밀착하고, ASSIST HAND는 그냥 대고 있는 정도로 실시한다.
5. 반대로 THRESHOLD가 낮은 부위는 ASSIST HAND의 밀착 강도를 조금 높여 준다. 그렇게 되면 환자는 전류 강도를 강하게 느끼지 않게 된다.
6. 정리하자면 ASSIST HAND를 환부에 접촉시키느냐 안 시키느냐 하는 것과 환부에 접촉시키더라도 그 밀착 강도를 높이고 낮춤으로 인하여 환자의 THERESHOLD CONDITION에 맞출 수 있다.
7. 이 방법은 ERT를 실시할 때 매우 다양하게 사용되며 충분히 숙지해야 하는 중요한 기술이다.

NOTICE 편의상 저주파치료기를 부착하지 않고 촬영하였음

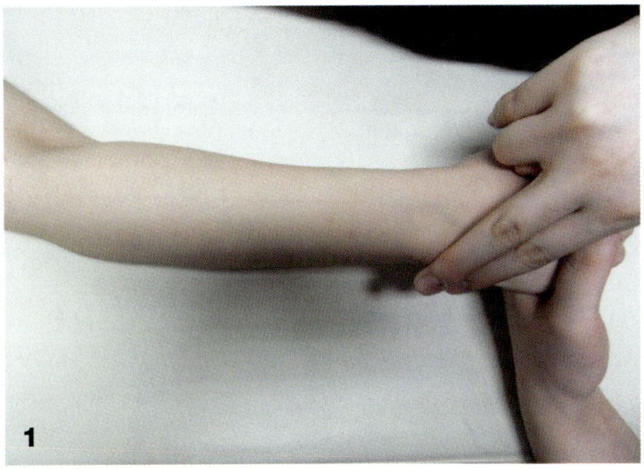

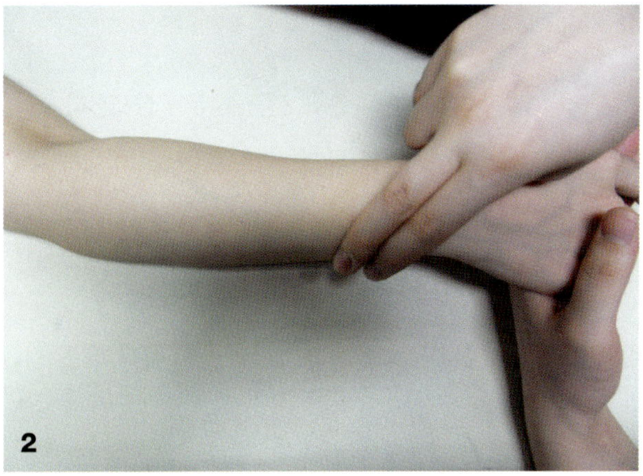

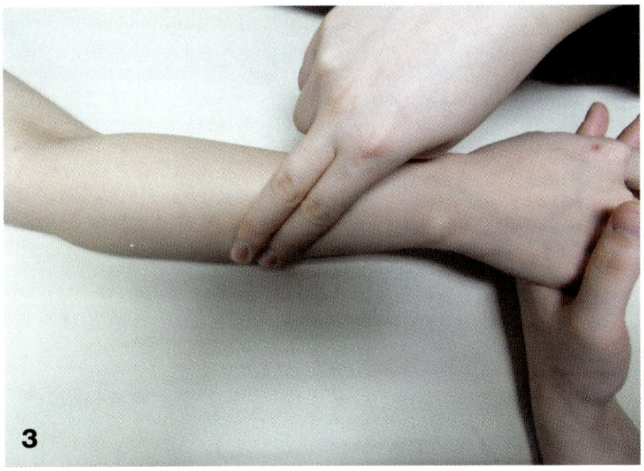

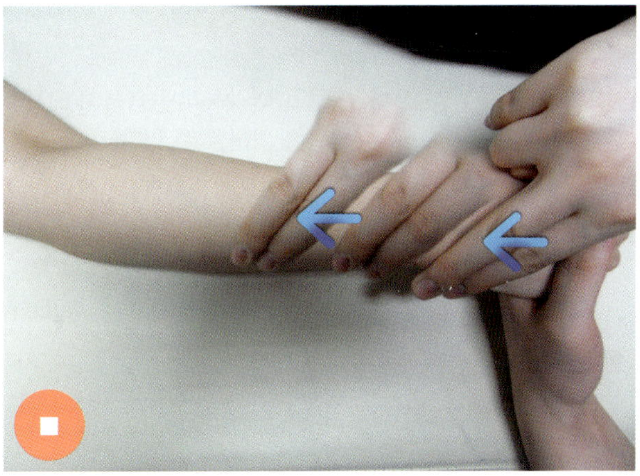

1. 이번 장의 ERT는 여러 가지 원인으로 인하여 WRIST JT.에 통증이 발생했을 때 사용하며 보다 섬세한 방법이다.
2. ASSIST HAND는 전류가 통하지 않도록 반드시 POLY GLOVE를 착용한 뒤 ERT를 실시한다.
3. ASSIST HAND로 환자의 중수골부위를 잘 붙잡고 살짝 잡아 당겨준다.
4. 이 상태에서 MAIN HAND의 검지와 중지를 이용하여 EXTENSOR CARPI ULNARIS를 중심으로 쓸어내리듯이 적용해준다.
5. 이때 압착 강도는 피부가 1cm 정도 눌리는 정도의 압력을 유지하며 ERT를 실시한다.
6. EFFUSION이 있는 통증을 포함하여 대부분의 WRIST PAIN에 이 방법을 반복하여 실시하면 매우 짧은 시간 내에도 높은 통증완화효과를 기대할 수 있다.
7. 적용시간 : 1분 이내에서 통증이 사라질 때까지

그 외에도 다양한 방법으로 응용할 수 있다.

1. 적당한 압력을 유지한 채 손에 진동을 주며 실시한다.
2. 다음으로 적당한 압력을 유지한 채 손가락을 이용해 주무르며 실시한다.
3. 다음으로 적당한 압력을 유지한 채 손바닥을 중심에 두고 손을 회전하며 실시한다.
4. 다음으로 가볍게 근육을 쥐어 잡고 흔들어 준다. 물론 잡고 있는 위치는 계속 이동하여야 한다.
5. 마지막으로 전류 강도를 비교적 강하게 세팅 후 손바닥을 모아 진공상태를 만들며 HAMSTRING을 타진한다. 이때 잘못하면 때리는 것과 동일하게 되니 충분한 연습이 필요하다.
6. 그 외에도 BOWEN, MFR 등을 다양하게 응용하여 ERT 치료를 적용하여도 좋은 효과를 기대할 수 있다.

▶ 이러한 방법은 다른 부위 모두에 적용할 수 있으며 가능하다면 다양한 방법으로 ERT치료를 숙련해야 한다.

NOTICE

(전기치료장비의 VOLUME CONTROL을 만지지 않고 치료자의 손을 이용해 전류의 강도를 조절하려면...)

ERT를 실시할 때에는 각각의 부위마다 전류에 대한 역치의 차이로 인하여 어떤 부위는 전류 강도를 약하게 느끼고 어떤 부위는 강하게 느끼게 된다. 그래서 강도 조절하는 연습이 필요하다. 마사지 기술은 매우 단순하지만 바로 부위별 전류 강도조절을 잘하는 것이 이번 장의 ERT를 잘 적용할 수 있는 열쇠가 된다.
그래서 전류 강도를 고정시킨 상태에서 전기치료기의 VOLUME을 조절하지 않고 손을 이용하여 강도 조절을 할 수 있어야 한다. ERT의 전류 강도는 환자의 환부에 밀착시키는 치료자의 손의 넓이와 압착 강도에 의하여 조절할 수 있다.

ERT를 실시할 때를 예를 들자면

1. 한 손만을 환부에 대고 전류 강도를 맞춘다.
2. 적정한 강도를 맞춘 후 조금 더 강하게 최종 VOLUME CONTROL을 한다.
3. 양손이 사용되는 ERT의 경우 MAIN HAND와 ASSIST HAND를 정한다.
4. THRESHOLD가 높은 부위의 경우 MAIN HAND는 강하게 밀착하고, ASSIST HAND는 그냥 대고 있는 정도로 실시한다.
5. 반대로 THRESHOLD가 낮은 부위는 ASSIST HAND의 밀착 강도를 조금 높여 준다. 그렇게 되면 환자는 전류 강도를 강하게 느끼지 않게 된다.
6. 정리하자면 ASSIST HAND를 환부에 접촉시키느냐 안 시키느냐 하는 것과 환부에 접촉시키더라도 그 밀착 강도를 높이고 낮춤으로 인하여 환자의 THERESHOLD CONDITION에 맞출 수 있다.
7. 이 방법은 ERT를 실시할 때 매우 다양하게 사용되며 충분히 숙지해야 하는 중요한 기술이다.

NOTICE 편의상 저주파치료기를 부착하지 않고 촬영하였음

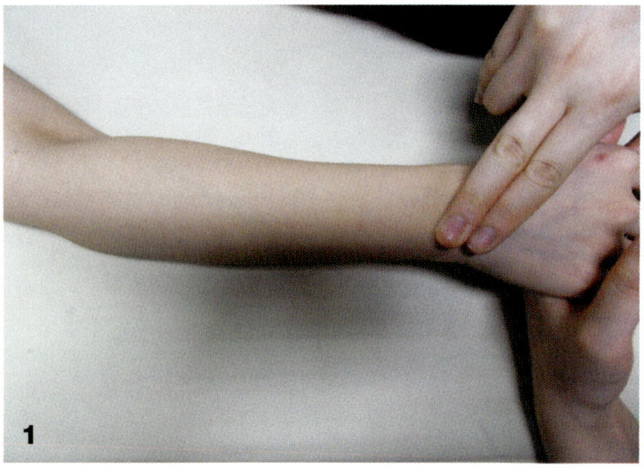

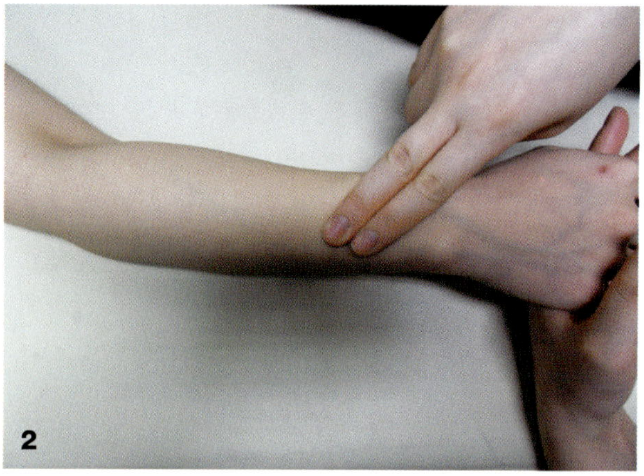

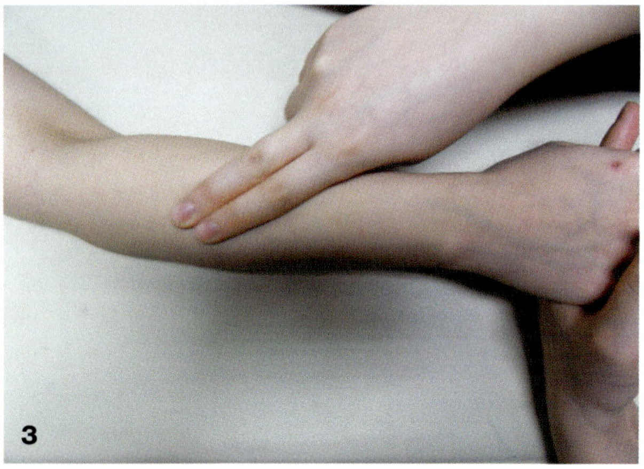

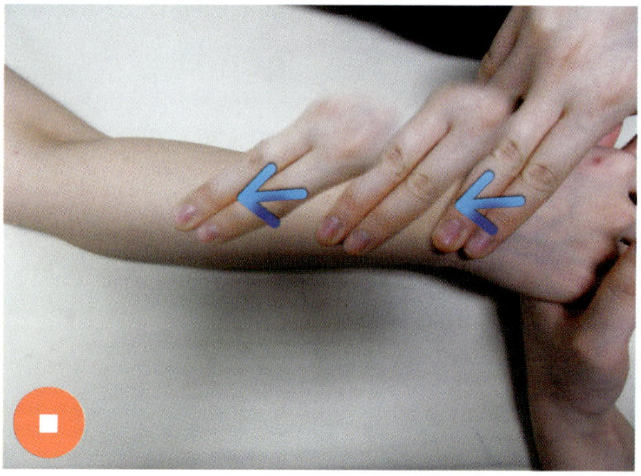

1. 이번 장의 ERT는 여러 가지 원인으로 인하여 WRIST JT.에 통증이 발생했을 때 사용하며 보다 섬세한 방법이다.
2. ASSIST HAND는 전류가 통하지 않도록 반드시 POLY GLOVE를 착용한 뒤 ERT를 실시한다.
3. ASSIST HAND로 환자의 중수골부위를 잘 붙잡고 살짝 잡아 당겨준다.
4. 이 상태에서 MAIN HAND의 검지와 중지를 이용하여 EXTENSOR CARPI MUSCLE을 중심으로 쓸어내리듯이 반복하여 적용해준다.
5. 이때 압착 강도는 피부가 1cm 정도 눌리는 정도의 압력을 유지하며 ERT를 실시한다.
6. EFFUSION이 있는 통증을 포함하여 대부분의 WRIST PAIN에 이 방법을 반복하여 실시하면 매우 짧은 시간 내에도 높은 통증완화효과를 기대할 수 있다.
7. 적용시간 : 1분 이내에서 통증이 사라질 때까지

그 외에도 다양한 방법으로 응용할 수 있다.

1. 적당한 압력을 유지한 채 손에 진동을 주며 실시한다.
2. 다음으로 적당한 압력을 유지한 채 손가락을 이용해 주무르며 실시한다.
3. 다음으로 적당한 압력을 유지한 채 손바닥을 중심에 두고 손을 회전하며 실시한다.
4. 다음으로 가볍게 근육을 쥐어 잡고 흔들어 준다. 물론 잡고 있는 위치는 계속 이동하여야 한다.
5. 마지막으로 전류 강도를 비교적 강하게 세팅 후 손바닥을 모아 진공상태를 만들며 HAMSTRING을 타진한다. 이때 잘못하면 때리는 것과 동일하게 되니 충분한 연습이 필요하다.
6. 그 외에도 BOWEN, MFR 등을 다양하게 응용하여 ERT 치료를 적용하여도 좋은 효과를 기대할 수 있다.

▶ 이러한 방법은 다른 부위 모두에 적용할 수 있으며 가능하다면 다양한 방법으로 ERT치료를 숙련해야 한다.

NOTICE

(전기치료장비의 VOLUME CONTROL을 만지지 않고 치료자의 손을 이용해 전류의 강도를 조절하려면...)

ERT를 실시할 때에는 각각의 부위마다 전류에 대한 역치의 차이로 인하여 어떤 부위는 전류 강도를 약하게 느끼고 어떤 부위는 강하게 느끼게 된다. 그래서 강도 조절하는 연습이 필요하다. 마사지 기술은 매우 단순하지만 바로 부위별 전류 강도조절을 잘하는 것이 이번 장의 ERT를 잘 적용할 수 있는 열쇠가 된다.
그래서 전류 강도를 고정시킨 상태에서 전기치료기의 VOLUME을 조절하지 않고 손을 이용하여 강도 조절을 할 수 있어야 한다. ERT의 전류 강도는 환자의 환부에 밀착시키는 치료자의 손의 넓이와 압착 강도에 의하여 조절할 수 있다.

ERT를 실시할 때를 예를 들자면

1. 한 손만을 환부에 대고 전류 강도를 맞춘다.
2. 적정한 강도를 맞춘 후 조금 더 강하게 최종 VOLUME CONTROL을 한다.
3. 양손이 사용되는 ERT의 경우 MAIN HAND와 ASSIST HAND를 정한다.
4. THRESHOLD가 높은 부위의 경우 MAIN HAND는 강하게 밀착하고, ASSIST HAND는 그냥 대고 있는 정도로 실시한다.
5. 반대로 THRESHOLD가 낮은 부위는 ASSIST HAND의 밀착 강도를 조금 높여 준다. 그렇게 되면 환자는 전류 강도를 강하게 느끼지 않게 된다.
6. 정리하자면 ASSIST HAND를 환부에 접촉시키느냐 안 시키느냐 하는 것과 환부에 접촉시키더라도 그 밀착 강도를 높이고 낮춤으로 인하여 환자의 THERESHOLD CONDITION에 맞출 수 있다.
7. 이 방법은 ERT를 실시할 때 매우 다양하게 사용되며 충분히 숙지해야 하는 중요한 기술이다.

NOTICE 편의상 저주파치료기를 부착하지 않고 촬영하였음

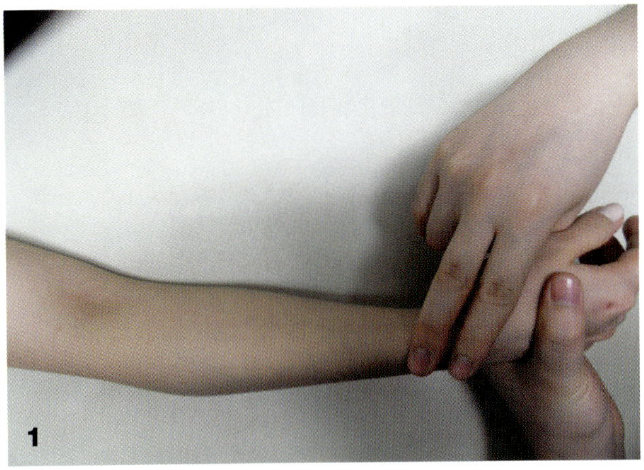

1

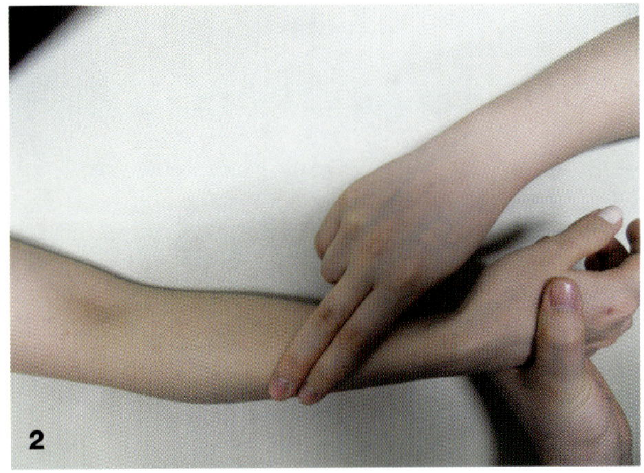

2

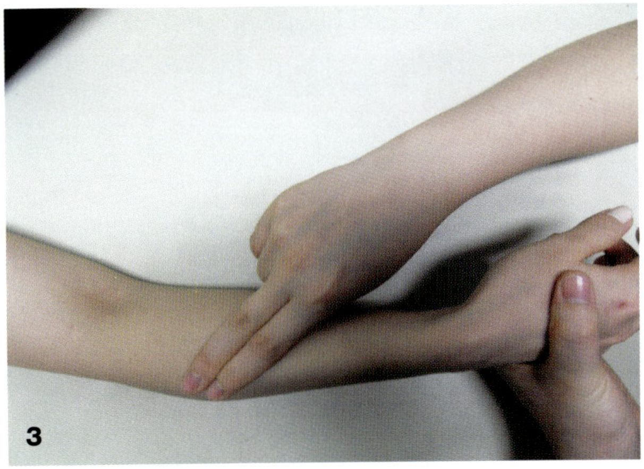

3

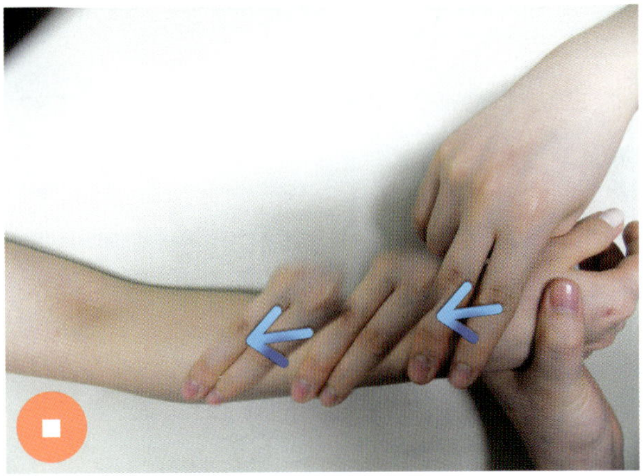

1. 이번 장의 ERT는 여러 가지 원인으로 인하여 WRIST JT.에 통증이 발생했을 때 사용하며 보다 섬세한 방법이다.
2. ASSIST HAND는 전류가 통하지 않도록 반드시 POLY GLOVE를 착용한 뒤 ERT를 실시한다.
3. ASSIST HAND로 환자의 중수골부위를 잘 붙잡고 살짝 잡아 당겨준다.
4. 이 상태에서 MAIN HAND의 검지와 중지를 이용하여 THUMB EXTENSOR MUSCLE을 중심으로 쓸어내리듯이 반복하여 적용해준다.
5. 이때 압착 강도는 피부가 1cm 정도 눌리는 정도의 압력을 유지하며 ERT를 실시한다.
6. EFFUSION이 있는 통증을 포함하여 대부분의 WRIST PAIN에 이 방법을 반복하여 실시하면 매우 짧은 시간 내에도 높은 통증완화효과를 기대할 수 있다.
7. 적용시간 : 1분 이내에서 통증이 사라질 때까지

4

그 외에도 다양한 방법으로 응용할 수 있다.

1. 적당한 압력을 유지한 채 손에 진동을 주며 실시한다.
2. 다음으로 적당한 압력을 유지한 채 손가락을 이용해 주무르며 실시한다.
3. 다음으로 적당한 압력을 유지한 채 손바닥을 중심에 두고 손을 회전하며 실시한다.
4. 다음으로 가볍게 근육을 쥐어 잡고 흔들어 준다. 물론 잡고 있는 위치는 계속 이동하여야 한다.
5. 마지막으로 전류 강도를 비교적 강하게 세팅 후 손바닥을 모아 진공상태를 만들며 HAMSTRING을 타진한다. 이때 잘못하면 때리는 것과 동일하게 되니 충분한 연습이 필요하다.
6. 그 외에도 BOWEN, MFR 등을 다양하게 응용하여 ERT 치료를 적용하여도 좋은 효과를 기대할 수 있다.

▶ 이러한 방법은 다른 부위 모두에 적용할 수 있으며 가능하다면 다양한 방법으로 ERT치료를 숙련해야 한다.

NOTICE

(전기치료장비의 VOLUME CONTROL을 만지지 않고 치료자의 손을 이용해 전류의 강도를 조절하려면...)

ERT를 실시할 때에는 각각의 부위마다 전류에 대한 역치의 차이로 인하여 어떤 부위는 전류 강도를 약하게 느끼고 어떤 부위는 강하게 느끼게 된다. 그래서 강도 조절하는 연습이 필요하다. 마사지 기술은 매우 단순하지만 바로 부위별 전류 강도조절을 잘하는 것이 이번 장의 ERT를 잘 적용할 수 있는 열쇠가 된다.
그래서 전류 강도를 고정시킨 상태에서 전기치료기의 VOLUME을 조절하지 않고 손을 이용하여 강도 조절을 할 수 있어야 한다. ERT의 전류 강도는 환자의 환부에 밀착시키는 치료자의 손의 넓이와 압착 강도에 의하여 조절할 수 있다.

ERT를 실시할 때를 예를 들자면

1. 한 손만을 환부에 대고 전류 강도를 맞춘다.
2. 적정한 강도를 맞춘 후 조금 더 강하게 최종 VOLUME CONTROL을 한다.
3. 양손이 사용되는 ERT의 경우 MAIN HAND와 ASSIST HAND를 정한다.
4. THRESHOLD가 높은 부위의 경우 MAIN HAND는 강하게 밀착하고, ASSIST HAND는 그냥 대고 있는 정도로 실시한다.
5. 반대로 THRESHOLD가 낮은 부위는 ASSIST HAND의 밀착 강도를 조금 높여 준다. 그렇게 되면 환자는 전류 강도를 강하게 느끼지 않게 된다.
6. 정리하자면 ASSIST HAND를 환부에 접촉시키느냐 안 시키느냐 하는 것과 환부에 접촉시키더라도 그 밀착 강도를 높이고 낮춤으로 인하여 환자의 THERESHOLD CONDITION에 맞출 수 있다.
7. 이 방법은 ERT를 실시할 때 매우 다양하게 사용되며 충분히 숙지해야 하는 중요한 기술이다.

B. Ex. for after cast off

수근관절의 골절은 Colles Fx.를 기준으로 본 장에서 서술해 보자. 요골의 근위부가 골절이 되는 것으로 주로 넘어지면서 바닥을 손으로 짚다가 잘 발생한다. Colles Fx.는 요골신경의 손상이 발생될 수 있지만 주로 임상에서 접할 수 있는 가장 큰 문제는 역시 Cast off 후 관절가동범위의 제한일 것이다.

가동범위의 제한은 모든 범위에서 제한되며 운동치료 또한 까다로운 편이다. 본 장에서는 수근부의 굴곡과 신전, 회전운동을 위한 Mobility 전기마사지치료(M.E.R.T)를 소개한다.

Wrist 수근관절(손목관절)

NOTICE 편의상 저주파치료기를 부착하지 않고 촬영하였음

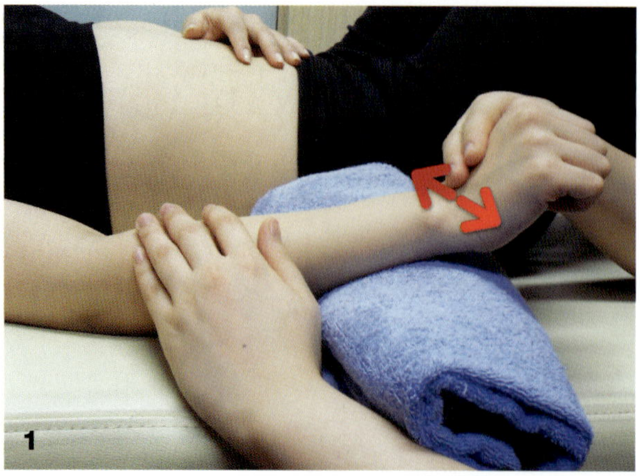

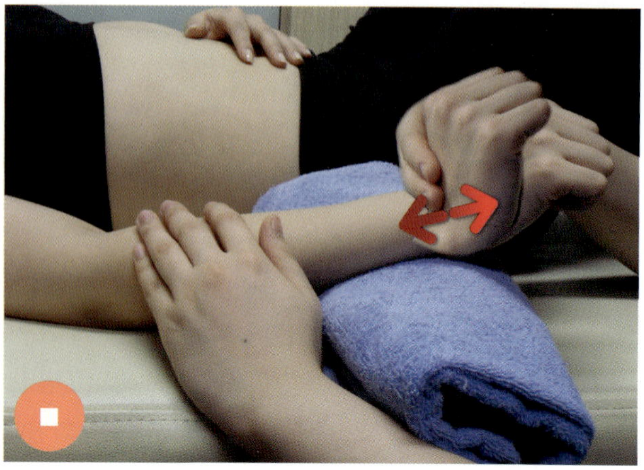

1. 이번 장의 ERT는 여러 가지 원인으로 인하여 WRIST JT.의 구축이 일어난 경우에 적용한다.
2. ASSIST HAND는 전류가 통하지 않도록 반드시 POLY GLOVE를 착용한 뒤 ERT를 실시한다.
3. ASSIST HAND로 환자의 중수골부위를 잘 붙잡고 살짝 잡아 당겨준다.
4. 이 상태에서 MAIN HAND의 네 손가락을 이용하여 수신근 MOTOR POINT를 찾아 지긋이 눌러주면 WRIST EXTENSION이 일어나게 된다. 이때 손을 고정하고 있는 ASSIST HAND는 거꾸로 WRIST FLEXION을 신중하게 실시한다. 이때 느낌은 EXTENSION방향으로 힘이 잔뜩 들어간 WRIST를 강제로 FLEXION시키는 느낌으로서 매우 신중하게 실시해야 한다. 지속적으로 FLEXION시키는 것이 아니고 ASSIST HAND에 힘을 빼 WRIST EXTENSION이 주기적으로 일어날수 있도록 하여야 관절에 무리가 없다.
5. 이때 MAIN HAND의 압착 강도는 피부가 1cm 정도 눌리는 정도의 압력을 유지하며 수신근의 수축상태를 살펴가며 강도를 조절하여 ERT를 실시한다.
6. EFFUSION이 있는 통증을 포함하여 대부분의 WRIST CONTRACTURE에 이 방법을 반복하여 실시하면 환자가 큰 고통 없이 매우 짧은 시간 내에도 높은 ROM증진효과를 기대할 수 있다.
7. 적용시간 : 1분 이내에서 통증이 사라질 때까지

NOTICE 편의상 저주파치료기를 부착하지 않고 촬영하였음

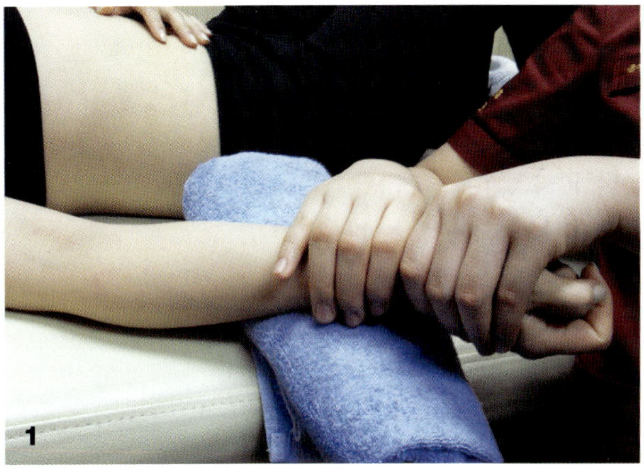
1

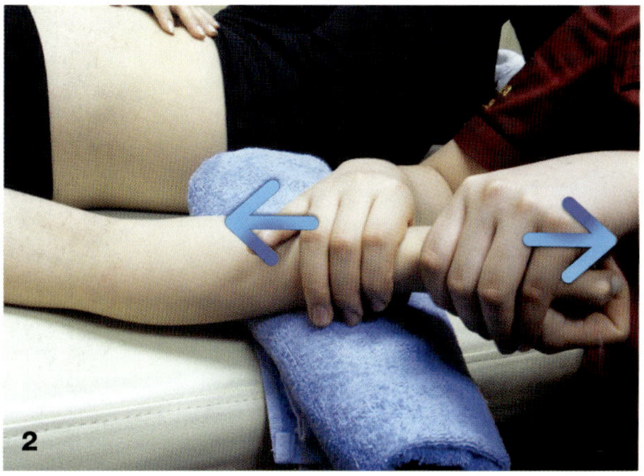
2

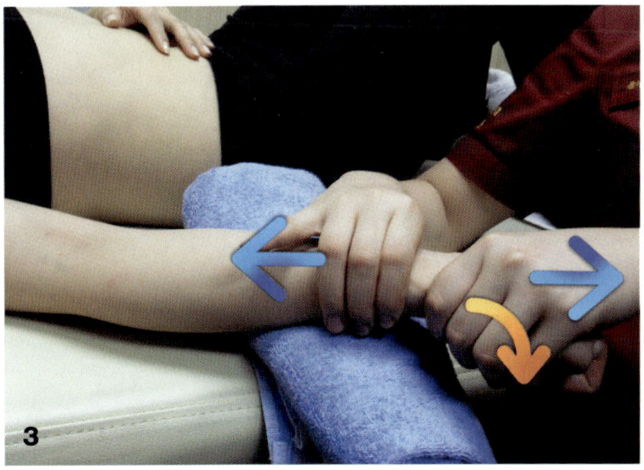
3

1. 이번 장의 ERT는 여러 가지 원인으로 인하여 WRIST JT.의 구축이 일어난 경우에 적용한다.
2. ASSIST HAND는 전류가 통하지 않도록 반드시 POLY GLOVE를 착용한 뒤 ERT를 실시한다.
3. ASSIST HAND로 환자의 중수골부위를 잘 붙잡고 살짝 잡아 당겨준다.
4. 이 상태에서 MAIN HAND는 WRIST의 전완부쪽을 감아쥐고 사진에서처럼 양쪽으로 잡아 당긴다.
5. WRIST JT.가 완전히 이완된 상태에서 ASSIST HAND를 사용하여 WRIST EXTENSION을 PASSIVE하게 적용한다. 이때 전완부로 잡아당기는 MAIN HAND는 잡아당기는 상태를 그대로 유지하여야 한다. 또한 PASSIVE하게 EXTENSION 시킬 때 환자가 통증을 호소한다면 이는 치료자의 운동강도가 너무 강하다는 것인데 이것은 잘못된 것이다. ERT를 이용하여 관절운동을 시키는 주된 목적은 보다 적은 통증으로 보다 향상된 ROM증진이 가능하게 하는 것이기 때문이다. 이럴 때에는 운동강도를 낮추고 전류 강도도 낮춘 다음 처음부터 다시 시작하는 것처럼 조금씩 전류 강도를 올려주며 환자가 전류 강도에 적응할 수 있도록 하면서 이와 동시에 운동강도도 서서히 강하게 하여 통증에 대해 둔감해지도록 유도하는 기술이 필요하다. 이 책을 통해 ERT를 공부하는 경우라면 통증을 경감시키고 관절가동범위를 향상시키는 것이 ERT의 목적이라는것을 항상 명심해야 한다.
6. 전류 강도는 양손으로 쥐었을때 WRIST의 FLEXION이 발생하는 정도로 세팅해야 한다.
7. 치료시간은 5분 이내로 제한하며 환자가 통증을 지속적으로 호소하거나 EFFUSION이 발생한다면 즉시로 멈추어야 한다.

5 Finger 수지부(손가락)

A. Base 전기마사지치료(E.R.T)

수지의 통증은 손을 자주 사용하는 경우나 특히 류마티즘에 의한 경우, 혹은 외상에 의한 관절의 염좌 시 임상에서 흔히 접할 수 있다. 수지통에 대한 전기마사지치료(E.R.T)를 실시할 때 가장 중점적으로 고려해야 할 대상은 우선 손가락 마디의 가동범위를 확인하는 것이다.

관절 자체가 구축되었을 가능성과 관절의 Swelling이 원인인지를 구별해야 한다. 수지의 경우 근육이나 조직 모두가 작기 때문에 너무 강한 전류나 강한 마사지는 오히려 통증을 더 유발하기 때문에 가장 환자가 통증을 느끼지 못하는 정도의 적당한 강도에서 반드시 실시해야 한다.

NOTICE 편의상 저주파치료기를 부착하지 않고 촬영하였음

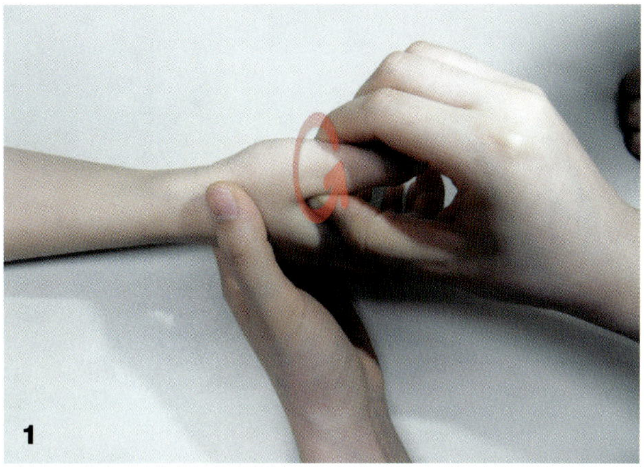

1

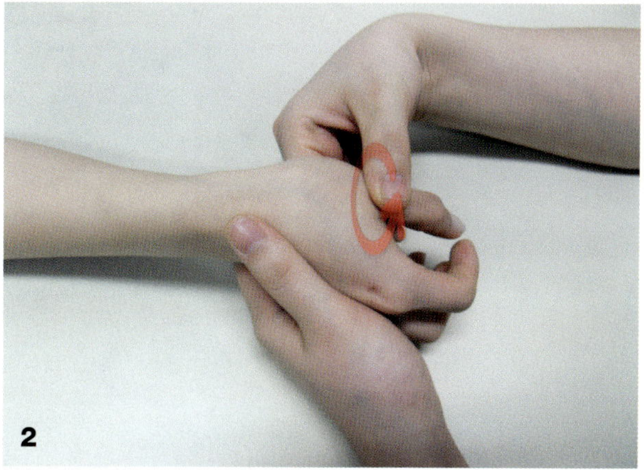

2

1. 이번 장의 ERT는 여러 가지 원인으로 인하여 수지관절에 통증이 발생되었을 때에 적용한다.

2. 이번 장에서는 모지근을 예를 들어 설명하며 다른 관절도 동일하게 적용한다. 수지관절에 대한 ERT 적용 시 가장 먼저 실시하는 방법으로서 구축된 관절을 좌우,상하로 교차로 잡고 사진에서처럼 원의 모양으로 돌려가며 ERT를 적용한다. 이때 환부는 경미한 회전이 발생하여야 하고 환부를 붙잡은 치료자의 손가락은 접촉면에서 떨어지지 않은 상태에서 원의 모양으로 ERT를 적용하는 것이다.

3. 통증이 조금이라도 이완이 되었다면 바로 다음 장의 ERT로 이동한다.

4. 치료시간은 1분이 내로 제한하며 환자가 통증을 지속적으로 호소하거나 EFFUSION이 발생한다면 즉시 멈추어야 한다.

Finger 수지부(손가락)

NOTICE 편의상 저주파치료기를 부착하지 않고 촬영하였음

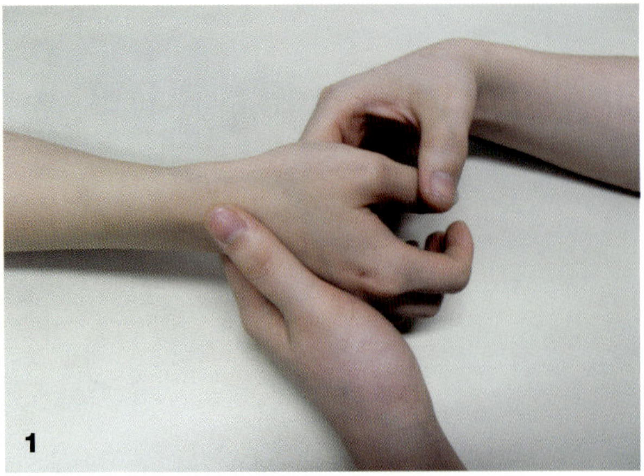

1

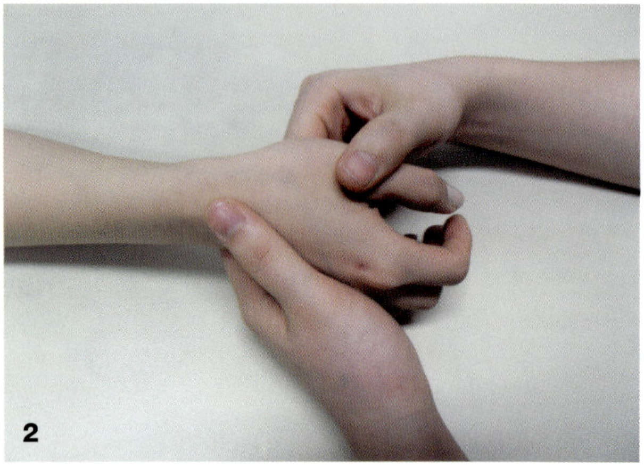

2

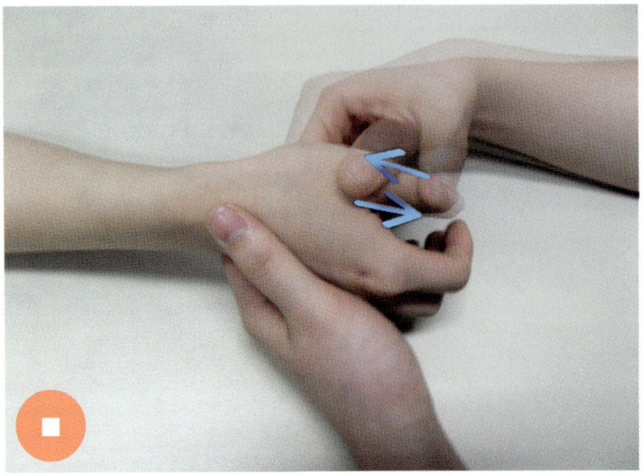

1. 이번 장의 ERT는 여러 가지 원인으로 인하여 수지관절에 통증이 발생되었을 때에 적용한다.

2. 이번 장에서는 모지를 예를 들어 설명하며 다른 관절도 동일하게 적용한다. 수지관절에 대한 ERT 적용 시 두 번째로 실시하는 방법으로서 사진에서처럼 통증이 발생한 관절 아래에서부터 통증이 발생된 관절까지 쓰다듬듯이 ERT를 적용해준다. 이때 통증이 발생된 관절면은 부드러운 압착 강도를 유지하되 수지를 살짝 눌러 FLEXION을 유도하며 FLEXION된 상태에서 통증이 있는 관절면까지 이동하여야 한다.

3. 이것을 반복적으로 실시하여 통증이 조금이라도 이완이 되었다면 바로 다음 장의 ERT로 이동한다.

4. 치료시간은 1분 이내로 제한하며 환자가 통증을 지속적으로 호소하거나 EFFUSION이 발생한다면 즉시 멈추어야 한다.

NOTICE 편의상 저주파치료기를 부착하지 않고 촬영하였음

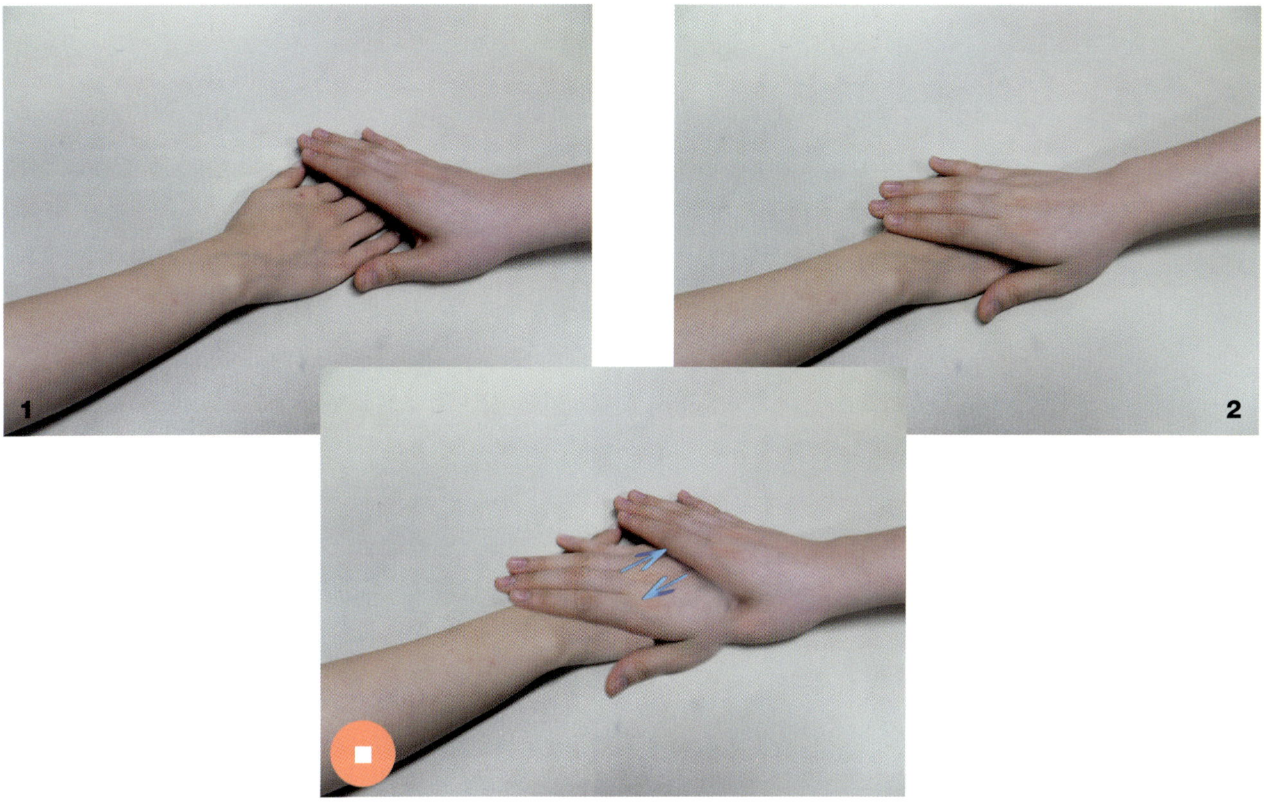

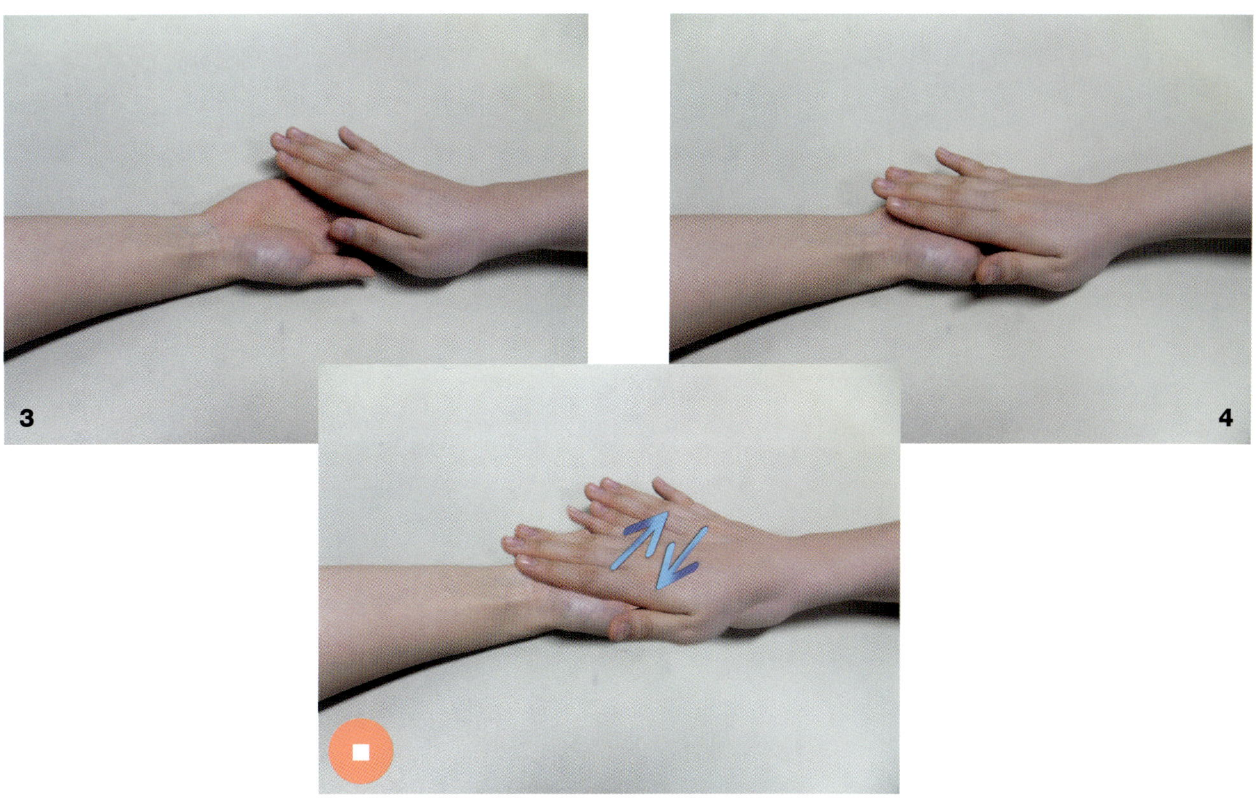

B. Ex. for after cast off

수지관절의 구축은 여러 가지 원인이 있을 수 있지만 우선 본 장에서는 외상에 의한 수지골절 후 관절구축된 환자의 경우에 국한해 설명한다. 보통 Cast off 후 수지관절은 굴곡, 신전 모두에서 거의 가동범위가 없는 경우가 많다. 이런 경우 현재 운동물리치료의 패턴은 아마도 뜨거운 열치료를 한 후 초음파를 실시하고 능동적인 운동을 실시하게 될 것이다. 혹은 열치료를 파라핀으로 적용하여 일시적인 관절의 유동성을 확보하고자 노력하기도 한다. 운동물리치료에 대해서도 잠시 거론하자면 시간이 흐르면서 수지의 Swelling이 감소되는 시점부터 서서히 구축된 관절을 대상으로 수동적 운동치료(Passive Ex.)를 실시할 것이다. 물리치료사의 성향에 따라 다르겠지만 아마 이 시점에서 상당수의 환자들은 운동치료 시 매우 많은 통증을 호소할 수도 있을 것이다. 그럼에도 불구하고 때로는 관절의 가동범위가 회복되지 않아 꽤 오랜 기간 구축된 상태로 살거나 혹은 영구적인 장애로 남는 경우도 접했을 것이다.

필자는 이런 현실에서 '어떻게 하면 운동치료 시 통증을 최소화하고 관절의 가동범위는 최대한 확보할 수 있을까' 하는 오랜 기간의 고민과 시행착오 끝에 본 장에서 수지의 운동치료법을 완성하게 되었다. 물론 다른 부위의 골절환자도 마찬가지이겠지만 수지 관절장애환자는 크게 두 가지 문제를 안고 있다. 그중 하나는 치료 시 통증이 심해 물리치료기간이 고통스럽다는 것이다. 물리치료사의 경험과 노련함, 그리고 뛰어난 감각이 있는가 없는가에 따라 환자는 고통을 많이 느끼거나 혹은 그렇지 않거나 할 수 있다. 또 다른 하나는 관절이 구축된 상태에서 오랜 기간을 지내야 한다는 것이다. 이러한 문제를 해결하기 위해서는 우선 운동물리치료 시 통증을 최소화할 수 있는 의료적 방법이 있어야 하고 관절구축을 최대한 빨리 해결하기 위해서는 Cast off 후 최대한 빨리 관절가동범위를 확보해 주어야 하는 것이다.

즉, 빠른기간 내에 관절가동범위를 확보해주는 것이 바로 관절구축환자를 위해 최선을 다하는 방법이라는 것이다. 필자가 골절 후 운동치료법을 강의할 때도 항상 강조하는 것이 바로 이 부분이다. 환자가 통증을 많이 느끼지 않는 운동치료를 할 수 있어야 하고 가능한 빨리 관절의 가동범위를 확보하여 초기 치료에 집중하라는 것이다. 필자가 Mobility 전기마사지치료(M.E.R.T)를 이용해 수많은 환자를 치료했지만 이 방법이 환자의 장애 발생률을 현격히 줄일 수 있다는 여러 번의 경험이 있다. 수지관절에 대한 Mobility 전기마사지치료(M.E.R.T)는 통증을 최소화하면서 수지관절가동범위를 최대한으로 확보할 수 있다. 본 장에서의 가장 큰 핵심은 통증을 최소화하는데 있으며 1회 치료시간을 10분 내외로 제한하고 있다.

NOTICE 편의상 저주파치료기를 부착하지 않고 촬영하였음

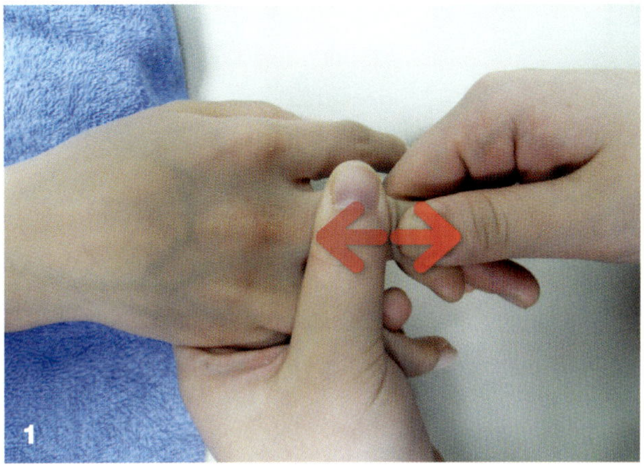
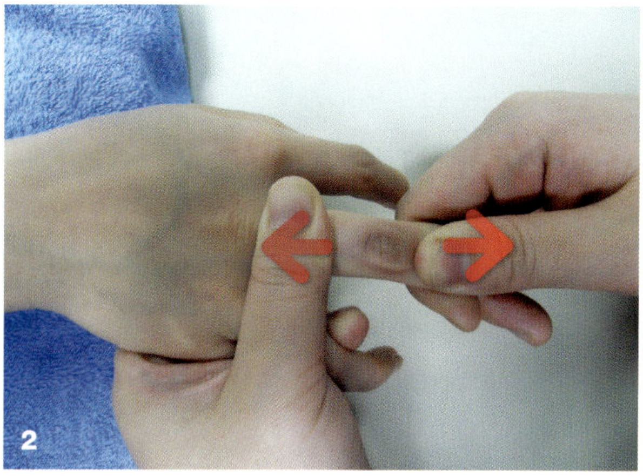
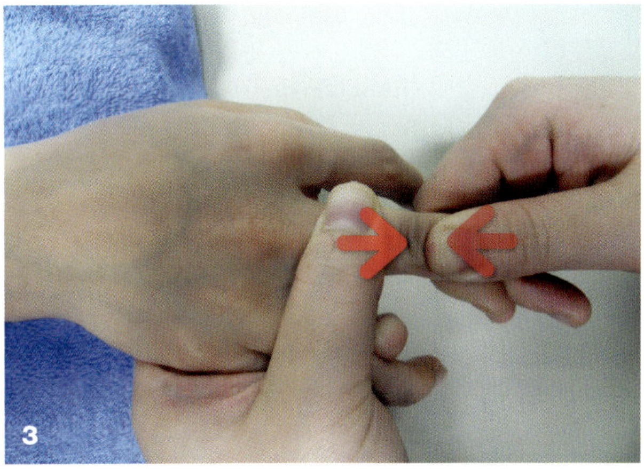
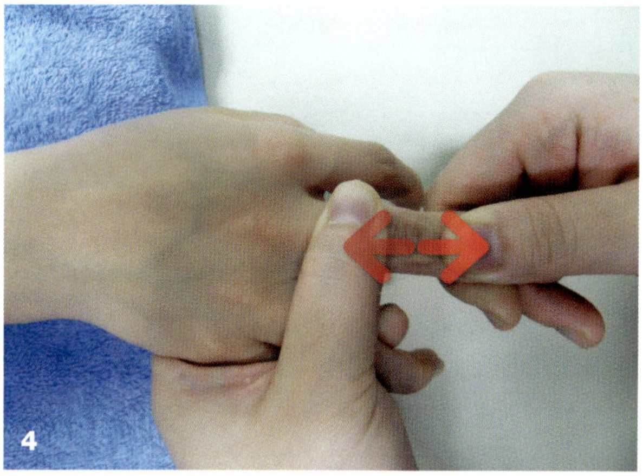
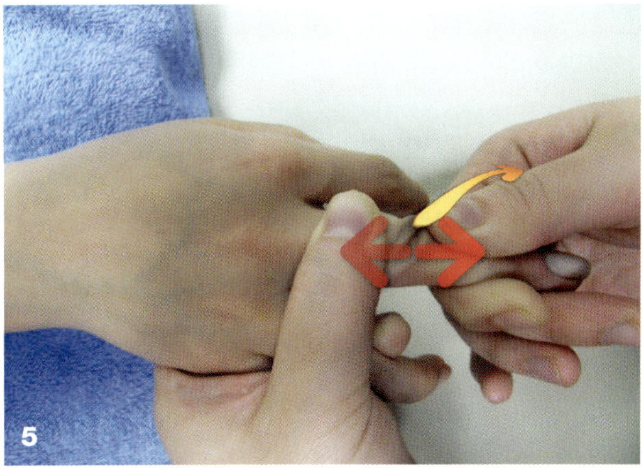
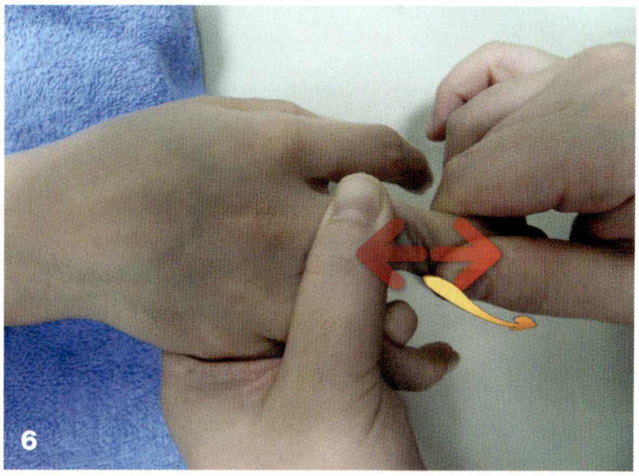

1. 이번 장의 ERT는 여러 가지 원인으로 인하여 수지관절에 구축이 발생되었을 때에 적용한다.

2. 이번 장에서는 중지를 예를 들어 설명하며 다른 관절도 동일하게 적용한다. 수지관절에 대한 기본적인 ERT를 실시 후에 적용하는 첫 번째 방법으로서 구축된 관절을 사진에서처럼 아래 위로 잡고 고정한 상태에서 관절을 신장시키고 비틀어 주는 방법을 수회 적용한다. 이때 주의할 것은 관절을 비틀 때 너무 강하게 해서는 안되며 관절의 상태를 유의해서 감지하며 안전한 수준에서 실시해야 한다.

3. 이것을 반복적으로 실시하여 관절구축이 조금이라도 이완이 되었다면 바로 다음 장의 ERT로 이동한다.

4. 치료시간은 1분 이내로 제한하며 환자가 통증을 지속적으로 호소하거나 EFFUSION이 발생한다면 즉시 멈추어야 한다.

Finger 수지부(손가락)

NOTICE 편의상 저주파치료기를 부착하지 않고 촬영하였음

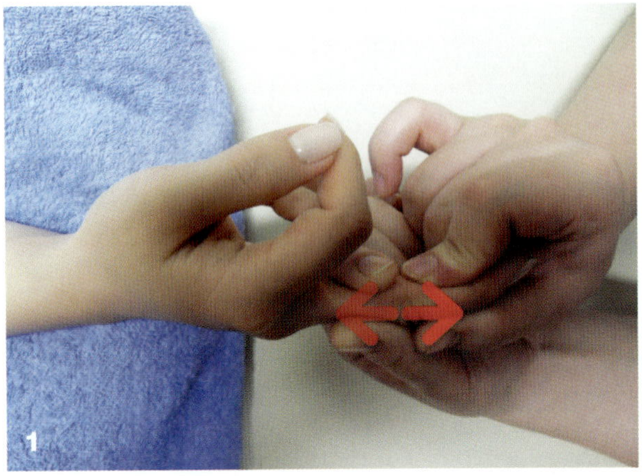

1

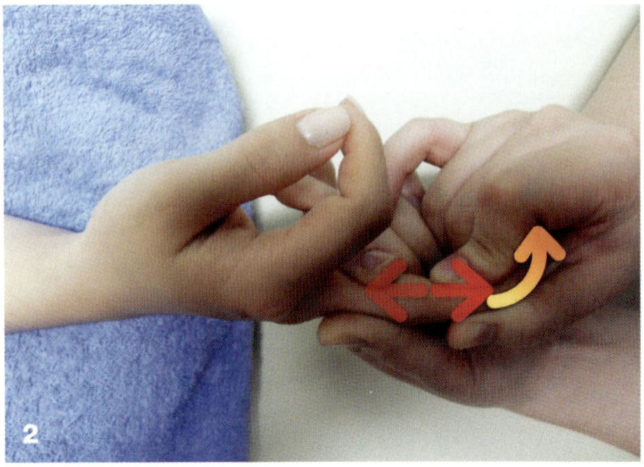

2

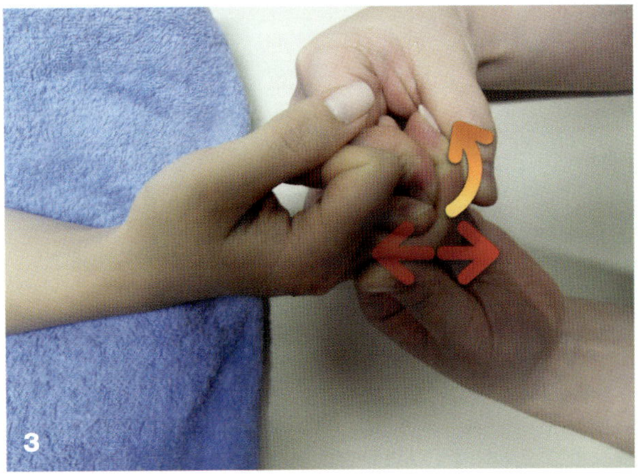

3

1. 이번 장의 ERT는 여러 가지 원인으로 인하여 수지관절에 구축이 발생되었을 때에 적용한다.

2. 이번 장에서는 중지를 예를 들어 설명하며 다른 관절도 동일하게 적용한다. 수지관절에 대한 기본적인 ERT를 실시 후에 적용하는 두 번째 방법으로서 구축된 관절을 사진에서처럼 아래 위로 잡고 고정한 상태에서 관절을 신장시킨다.

3. 충분히 신장이 되었다면 구축된 관절을 안정적으로 고정한 뒤 매우 천천히 PASSIVE EXERCISE를 실시한다. 이때 주의할 것은 관절운동 시 강한 PASSIVE FLEXION시키지 않는다는 것이다. 환자의 의사와 상관없이 PASSIVE FLEXION시킨다면 통증이 발생하고 삼출액이 발생하여 추후에 통증을 더 호소하고 EFFUSION도 발생하기 때문이다. 가장 적절한 PASSIVE EXERCISE 강도는 환자가 구부릴 수 있는 한계를 조금 넘어서는 정도이다. 이렇게 ERT를 실시하다 보면 환자는 약간의 치료 통증에 적응되며 또한 환자 스스로 FLEXION 혹은 EXTENSION하는 관절가동범위가 점점 향상되는 것을 확인할 수 있다. 이러한 과정을 거친다면 환자는 기존의 PASSIVE EXERCISE시 발생하는 통증에 비하여 현격히 낮은 치료 통증을 느끼며 또한 EFFUSION이 많이 발생하지 않아 재활기간도 상당히 단축된다.

4. 이것을 반복적으로 실시하여 관절구축이 조금이라도 이완이 되었다면 바로 다음 장의 ERT로 이동한다.

5. 치료시간은 1분 이내로 제한하며 환자가 통증을 지속적으로 호소하거나 EFFUSION이 발생한다면 즉시 멈추어야 한다.

NOTICE 편의상 저주파치료기를 부착하지 않고 촬영하였음

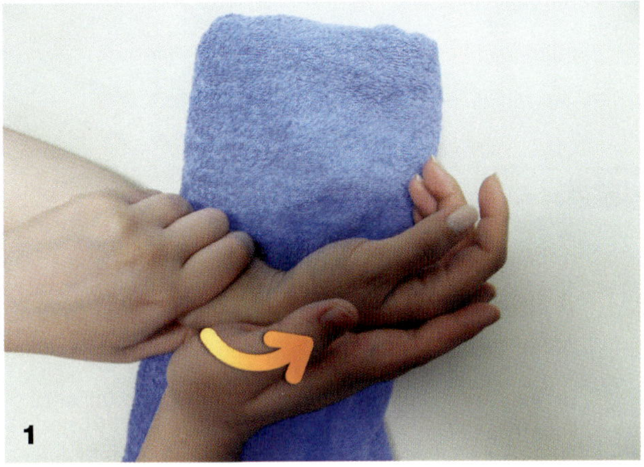

1

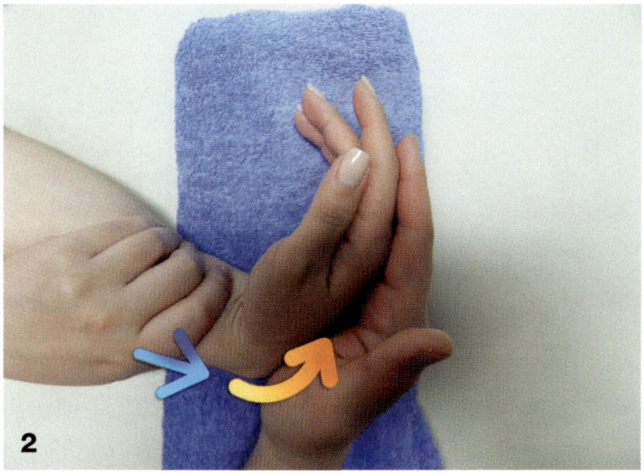

2

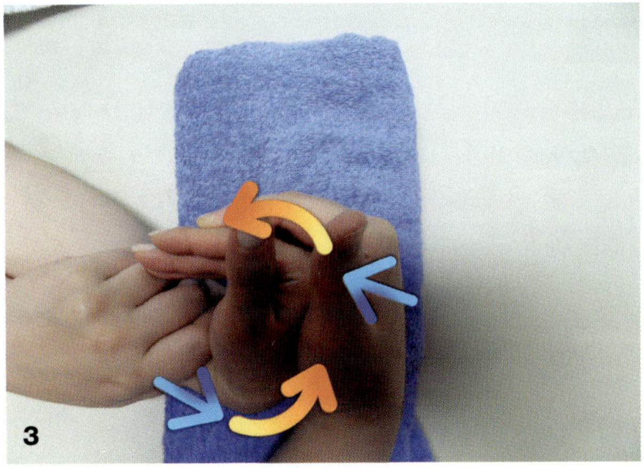

3

1. 이번 장의 ERT는 여러 가지 원인으로 인하여 수지관절에 구축이 발생되었을 때에 적용한다.

2. 이번 장에서는 중지를 예를 들어 설명하며 다른 관절도 동일하게 적용한다. 수지관절에 대한 기본적인 ERT를 실시 후에 적용하는 마지막 방법으로서 구축된 관절에 사진에서처럼 환자의 손을 감아 쥔다. 이때 WRIST는 약간의 FLEXION된 상태여야 한다.

3. 가장 먼저 WRIST를 FLEXION시킨 뒤 중수지절관절(MP JT), PIP, DIP 순으로 신중하게 FLEXION을 실시한다. 즉, 천천히 주먹을 쥐는 순서대로 FLEXION시키는 것이다. 이때 주의할 것은 관절운동 시 강한 PASSIVE FLEXION시키지 않는다는 것이다. 환자의 의사와 상관없이 PASSIVE FLEXION시킨다면 통증이 발생하고 삼출액이 발생하여 추후에 통증을 더 호소하고 EFFUSION도 발생하기 때문이다. 가장 적절한 PASSIVE EXERCISE 강도는 환자가 구부릴 수 있는 한계를 조금 넘어서는 정도이다. 이렇게 ERT를 실시하다 보면 환자는 약간의 치료 통증에 적응되며 또한 환자 스스로 FLEXION 혹은 EXTENSION하는 관절가동범위가 점점 향상되는 것을 확인할 수 있다. 이러한 과정을 거친다면 환자는 기존의 PASSIVE EXERCISE시 발생하는 통증에 비하여 현격히 낮은 치료 통증을 느끼며 또한 EFFUSION이 많이 발생하지 않아 재활기간도 상당히 단축된다.

4. 이것을 반복적으로 실시하여 관절구축이 조금이라도 이완이 되었다면 바로 다음 장의 ERT로 이동한다.

5. 치료시간은 5분 이내로 제한하며 환자가 통증을 지속적으로 호소하거나 EFFUSION이 발생한다면 즉시 멈추어야 한다.

Gluteus 둔부(볼기)

A. Base 전기마사지치료(E.R.T)

Gluteus Maximus 대둔근(큰볼기근)

대둔근에 통증이 발생하면 등산을 하는 것처럼 경사진 곳을 올라가는 자세 즉, 전굴자세에서 통증이 나타나거나 심해질 수 있다. 혹은 근육이 수축된 상태를 유지하며 힘을 주게 되는 예를 들어 수영에서 발차기 등을 할 때 통증이 나타날 수도 있다. 둔부는 요통의 방사통부위이기도 하고 특히 오래 앉아 있는 경우 좌골조면과 대둔근 사이의 점액낭에 염증이 발생되어 통증이 발생되기도 하는데 전기마사지치료(E.R.T)는 아주 좋은 예후를 기대할 수 있다.

Gluteus Medius 중둔근(중간볼기근)

중둔근의 손상은 주로 한쪽 다리를 꼬고 앉는 습관이 있는 경우나 한쪽 다리에 중심이 이동된 즉, 짝다리를 집는 습관이 있는 경우와 외상에 의한 경우로 볼 수 있다. 대부분의 중둔근에 문제가 발생되면 이는 몸의 밸런스가 틀어진 경우라고 보면 쉽게 이해할 수 있을 것이다. 특히 이 근육은 마치 좌골신경통인 양 허리와 대퇴후면까지 방사통이 발생하기도 한다.

Gluteus Minimus 소둔근(작은볼기근)

소둔근의 손상은 단독으로 잘 일어나지 않는다. 중둔근이나 혹은 다른 연부조직과 함께 병변이 발생되는데 예를 들자면 소둔근의 역할이 무릎을 구부린 채 고관절을 내회전시켜 주는 것인데 이것으로 보아 다리를 오랫동안 습관적으로 꼬고 있는 경우 근육의 수축상태가 지속적으로 유지되어 병변으로 발생되는 것이다.

그러나 위에서 언급한 대로 단독으로는 잘 발생되지 않으므로 통증이 나타난 부위와 그 범위를 검사한 뒤 판단하는 것이 옳다. 특히 소둔근에 문제가 있으면 Sciatica처럼 증상이 나타나며 때로는 고관절이상에 의한 서혜인대부통증과 동일한 증상이 나타나 진단에 혼란을 줄 수도 있다.

NOTICE 편의상 저주파치료기를 부착하지 않고 촬영하였음

Gluteus Maximus 대둔근

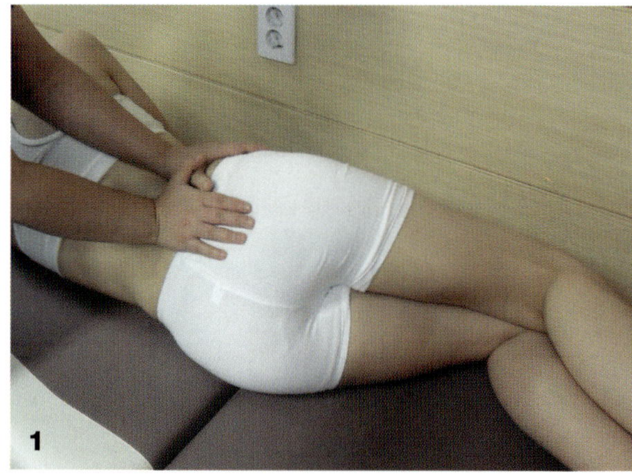

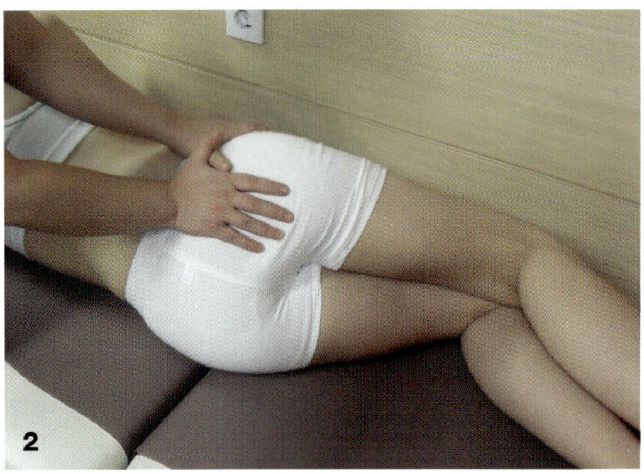

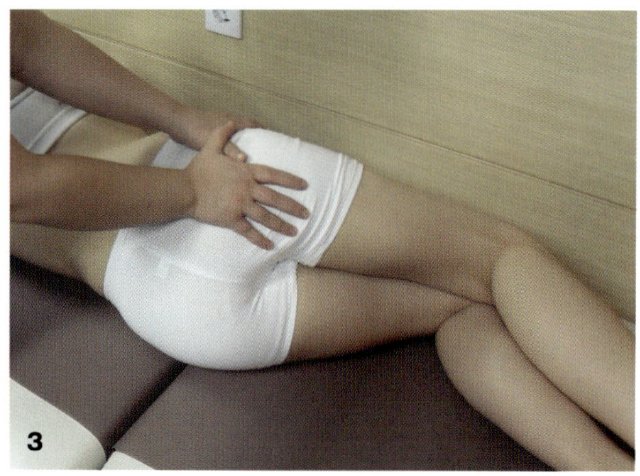

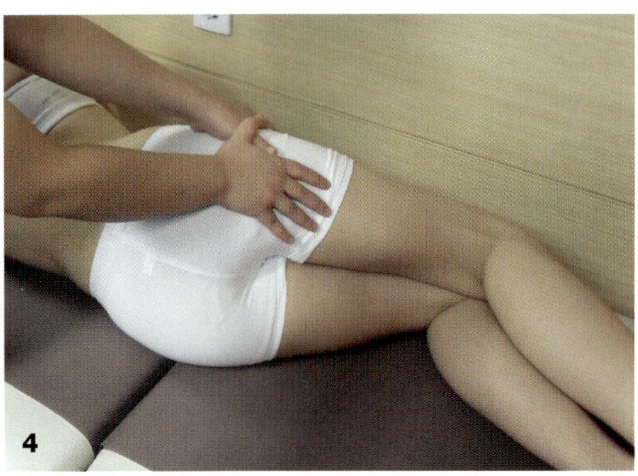

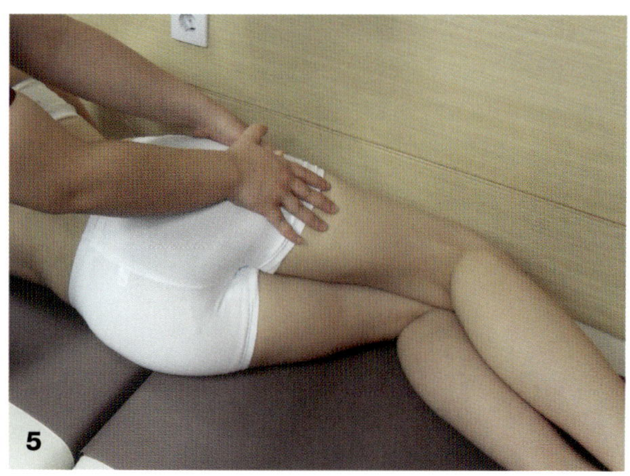

1. 이번 장의 ERT는 여러 가지 원인으로 인하여 GLUTEUS MAXIMUS에 통증이 발생한 경우를 위한 방법이다.
2. 사진에서처럼 환자는 옆으로 누운 자세에서 치료자는 SI JT와 ILIAC CREST에 고정 후 고관절 외측부를 향해 ERT를 실시한다.
3. 전류의 강도는 두 손을 환자에게 밀착한 상태에서 근육의 수축이 일어나는 정도로 세팅한다.
4. 압착 강도는 피부가 2cm 정도 들어갈 정도의 압력을 유지한다.
5. 이번 장의 ERT는 기본적인 방법이며 이를 응용하여 다양한 ERT를 적용할 수 있다.
6. 적용시간 : 5분 이내에서 통증이 사라질 때까지

Gluteus 둔부(볼기)

NOTICE 편의상 저주파치료기를 부착하지 않고 촬영하였음

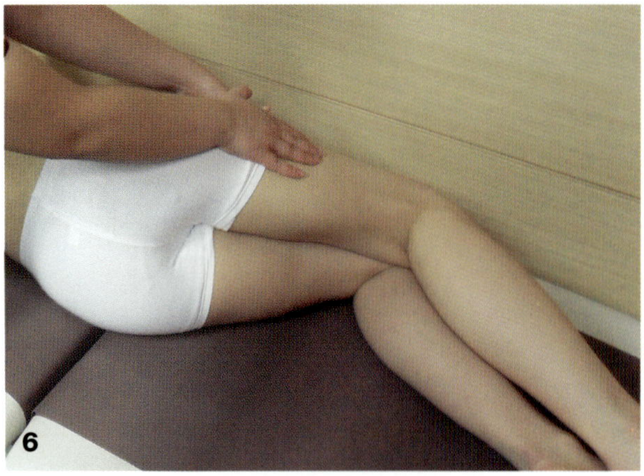

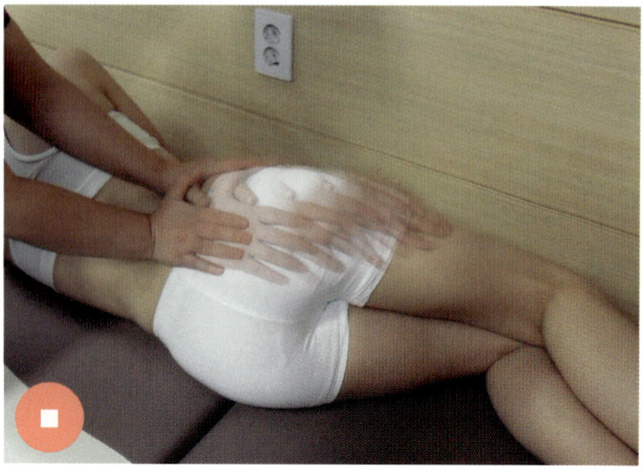

그 외에도 다양한 방법으로 응용할 수 있다.

1. 적당한 압력을 유지한 채 손에 진동을 주며 실시한다.
2. 다음으로 적당한 압력을 유지한 채 손가락을 이용해 주무르며 실시한다.
3. 다음으로 적당한 압력을 유지한 채 손바닥을 중심에 두고 손을 회전하며 실시한다.
4. 다음으로 가볍게 근육을 쥐어 잡고 흔들어 준다. 물론 잡고 있는 위치는 계속 이동하여야 한다.
5. 마지막으로 전류 강도를 비교적 강하게 세팅 후 손바닥을 모아 진공상태를 만들며 HAMSTRING을 타진한다. 이때 잘못하면 때리는 것과 동일하게 되니 충분한 연습이 필요하다.
6. 그 외에도 BOWEN, MFR 등을 다양하게 응용하여 ERT 치료를 적용하여도 좋은 효과를 기대할 수 있다.

▶ 이러한 방법은 다른 부위 모두에 적용할 수 있으며 가능하다면 다양한 방법으로 ERT치료를 숙련해야 한다.

NOTICE
(전기치료장비의 VOLUME CONTROL을 만지지 않고 치료자의 손을 이용해 전류의 강도를 조절하려면...)

ERT를 실시할 때에는 각각의 부위마다 전류에 대한 역치의 차이로 인하여 어떤 부위는 전류 강도를 약하게 느끼고 어떤 부위는 강하게 느끼게 된다. 그래서 강도 조절하는 연습이 필요하다. 마사지 기술은 매우 단순하지만 바로 부위별 전류 강도조절을 잘하는 것이 이번 장의 ERT를 잘 적용할 수 있는 열쇠가 된다.
그래서 전류 강도를 고정시킨 상태에서 전기치료기의 VOLUME을 조절하지 않고 손을 이용하여 강도 조절을 할 수 있어야 한다. ERT의 전류 강도는 환자의 환부에 밀착시키는 치료자의 손의 넓이와 압착 강도에 의하여 조절할 수 있다.

ERT를 실시할 때를 예를 들자면

1. 한 손만을 환부에 대고 전류 강도를 맞춘다.
2. 적정한 강도를 맞춘 후 조금 더 강하게 최종 VOLUME CONTROL을 한다.
3. 양손이 사용되는 ERT의 경우 MAIN HAND와 ASSIST HAND를 정한다.
4. THRESHOLD가 높은 부위의 경우 MAIN HAND는 강하게 밀착하고, ASSIST HAND는 그냥 대고 있는 정도로 실시한다.
5. 반대로 THRESHOLD가 낮은 부위는 ASSIST HAND의 밀착 강도를 조금 높여 준다. 그렇게 되면 환자는 전류 강도를 강하게 느끼지 않게 된다.
6. 정리하자면 ASSIST HAND를 환부에 접촉시키느냐 안 시키느냐 하는 것과 환부에 접촉시키더라도 그 밀착 강도를 높이고 낮춤으로 인하여 환자의 THERESHOLD CONDITION에 맞출 수 있다.
7. 이 방법은 ERT를 실시할 때 매우 다양하게 사용되며 충분히 숙지해야 하는 중요한 기술이다.

NOTICE 편의상 저주파치료기를 부착하지 않고 촬영하였음

Gluteus Medius 중둔근

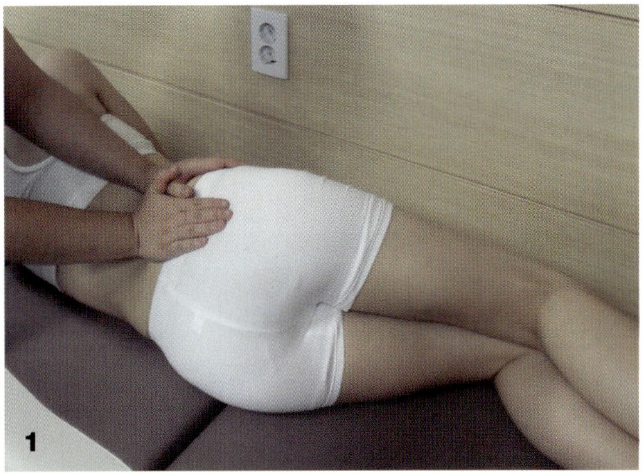

1

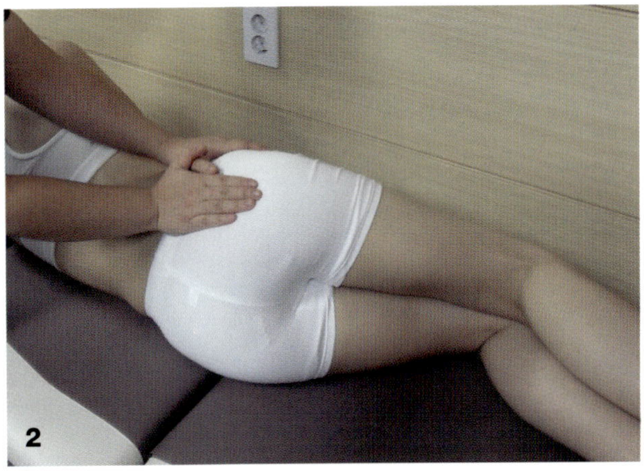

2

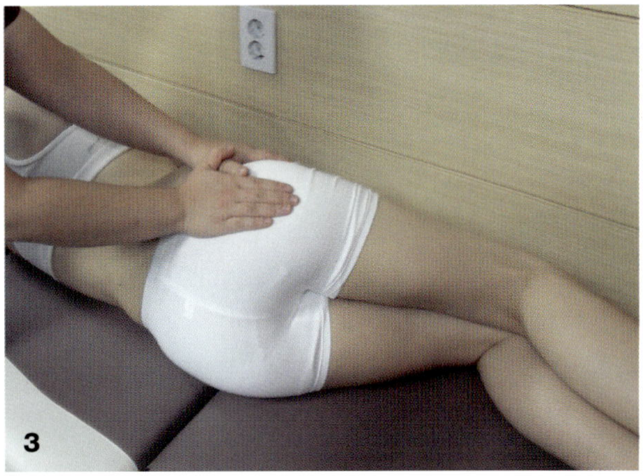

3

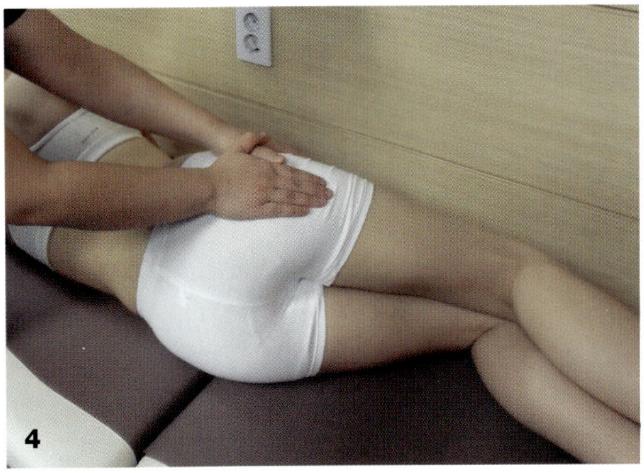

4

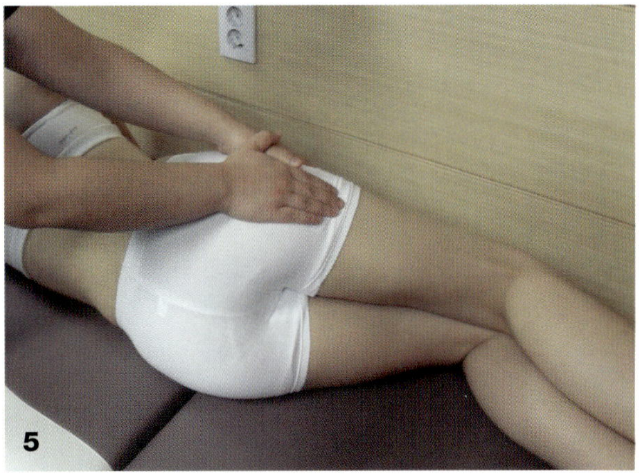

5

1. 이번 장의 ERT는 여러 가지 원인으로 인하여 GLUTEUS MEDIUS에 통증이 발생한 경우를 위한 방법이다.
2. 사진에서처럼 환자는 옆으로 누운자세에서 치료자는 SI JT와 ILIAC CREST에 고정 후 고관절 외측부를 향해 ERT를 실시한다. GLUTEUS MUSCLE GROUP은 사실 ERT를 할 때 특별히 구별하여 실시하지는 않는다. 전반적으로 어느 부위에 통증이 발현된다 하더라도 중복될 가능성이 많기 때문이다. 그래서 전반적으로 GLUTEUS MUSCLE GROUP전부에 ERT를 실시하며 다만 특별히 통증이 더 발현되는 부위를 별도로 적용해준다.
3. 전류의 강도는 두 손을 환자에게 밀착한 상태에서 근육의 수축이 일어나는 정도로 세팅한다.
4. 압착 강도는 피부가 2cm 정도 들어갈 정도의 압력을 유지한다.
5. 이번 장의 ERT는 기본적인 방법이며 이를 응용하여 다양한 ERT를 적용할 수 있다.
6. 적용시간 : 5분 이내에서 통증이 사라질 때까지

Gluteus 둔부(볼기)

NOTICE 편의상 저주파치료기를 부착하지 않고 촬영하였음

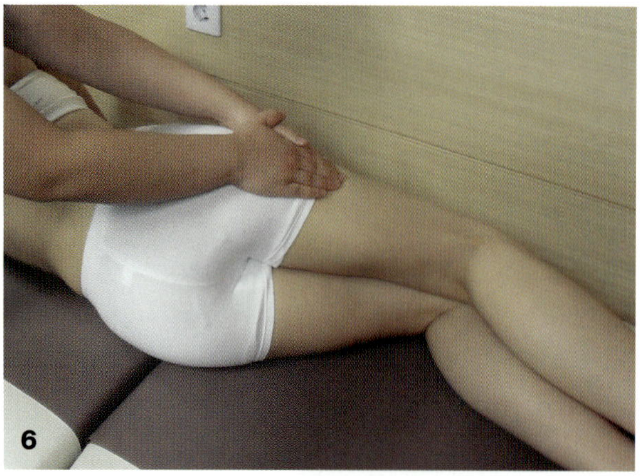
6

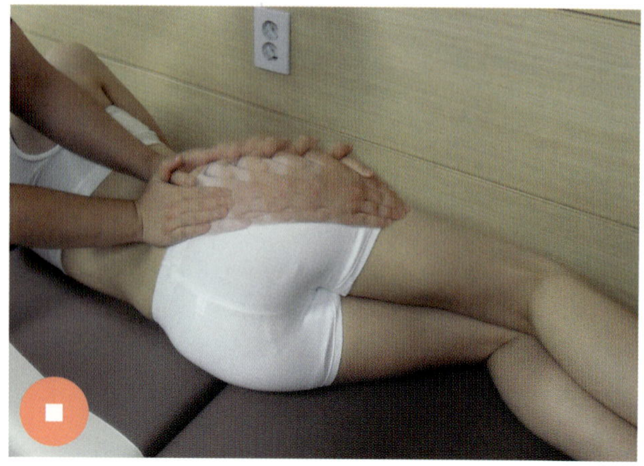

그 외에도 다양한 방법으로 응용할 수 있다.

1. 적당한 압력을 유지한 채 손에 진동을 주며 실시한다.
2. 다음으로 적당한 압력을 유지한 채 손가락을 이용해 주무르며 실시한다.
3. 다음으로 적당한 압력을 유지한 채 손바닥을 중심에 두고 손을 회전하며 실시한다.
4. 다음으로 가볍게 근육을 쥐어 잡고 흔들어 준다. 물론 잡고 있는 위치는 계속 이동하여야 한다.
5. 마지막으로 전류 강도를 비교적 강하게 세팅 후 손바닥을 모아 진공상태를 만들며 HAMSTRING을 타진한다. 이때 잘못하면 때리는 것과 동일하게 되니 충분한 연습이 필요하다.
6. 그 외에도 BOWEN, MFR 등을 다양하게 응용하여 ERT 치료를 적용하여도 좋은 효과를 기대할 수 있다.

▶ 이러한 방법은 다른 부위 모두에 적용할 수 있으며 가능하다면 다양한 방법으로 ERT치료를 숙련해야 한다.

NOTICE
(전기치료장비의 VOLUME CONTROL을 만지지 않고 치료자의 손을 이용해 전류의 강도를 조절하려면...)

ERT를 실시할 때에는 각각의 부위마다 전류에 대한 역치의 차이로 인하여 어떤 부위는 전류 강도를 약하게 느끼고 어떤 부위는 강하게 느끼게 된다. 그래서 강도 조절하는 연습이 필요하다. 마사지 기술은 매우 단순하지만 바로 부위별 전류 강도조절을 잘하는 것이 이번 장의 ERT를 잘 적용할 수 있는 열쇠가 된다.
그래서 전류 강도를 고정시킨 상태에서 전기치료기의 VOLUME을 조절하지 않고 손을 이용하여 강도 조절을 할 수 있어야 한다. ERT의 전류 강도는 환자의 환부에 밀착시키는 치료자의 손의 넓이와 압착 강도에 의하여 조절할 수 있다.

ERT를 실시할 때를 예를 들자면

1. 한 손만을 환부에 대고 전류 강도를 맞춘다.
2. 적정한 강도를 맞춘 후 조금 더 강하게 최종 VOLUME CONTROL을 한다.
3. 양손이 사용되는 ERT의 경우 MAIN HAND와 ASSIST HAND를 정한다.
4. THRESHOLD가 높은 부위의 경우 MAIN HAND는 강하게 밀착하고, ASSIST HAND는 그냥 대고 있는 정도로 실시한다.
5. 반대로 THRESHOLD가 낮은 부위는 ASSIST HAND의 밀착 강도를 조금 높여 준다. 그렇게 되면 환자는 전류 강도를 강하게 느끼지 않게 된다.
6. 정리하자면 ASSIST HAND를 환부에 접촉시키느냐 안 시키느냐 하는 것과 환부에 접촉시키더라도 그 밀착 강도를 높이고 낮춤으로 인하여 환자의 THERESHOLD CONDITION에 맞출 수 있다.
7. 이 방법은 ERT를 실시할 때 매우 다양하게 사용되며 충분히 숙지해야 하는 중요한 기술이다.

NOTICE 편의상 저주파치료기를 부착하지 않고 촬영하였음

3

Gluteus Minimus 소둔근

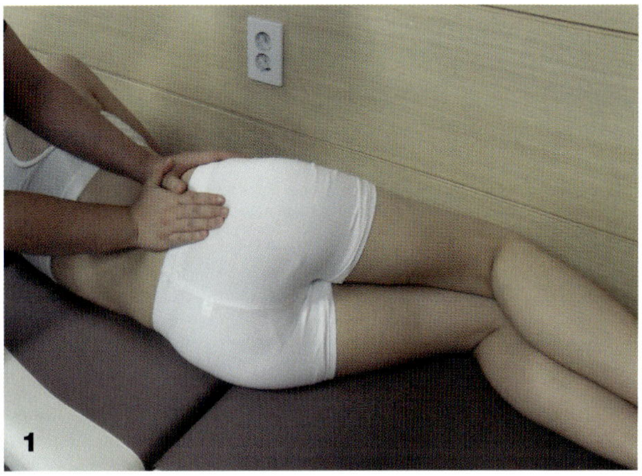

1

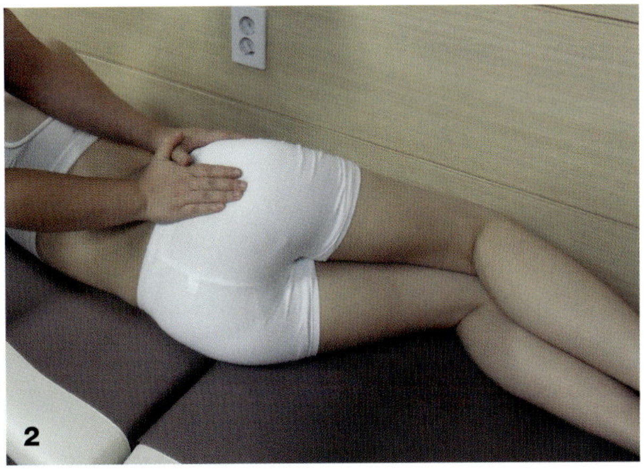

2

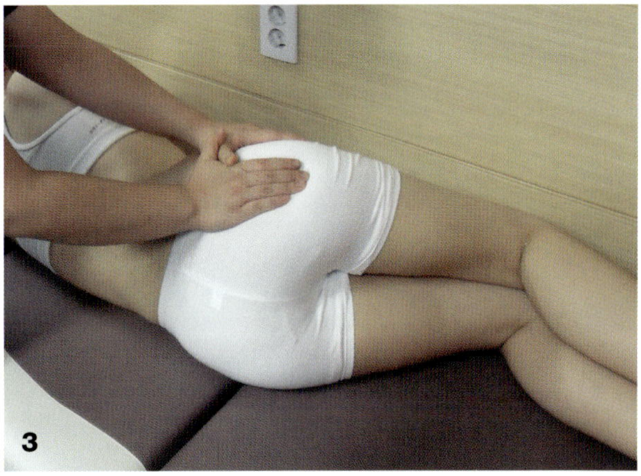

3

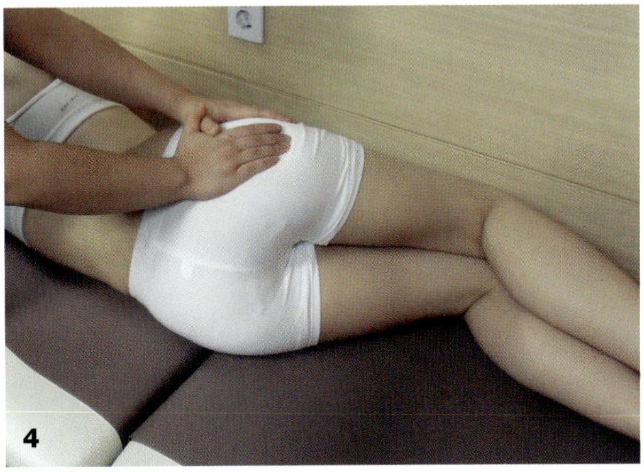

4

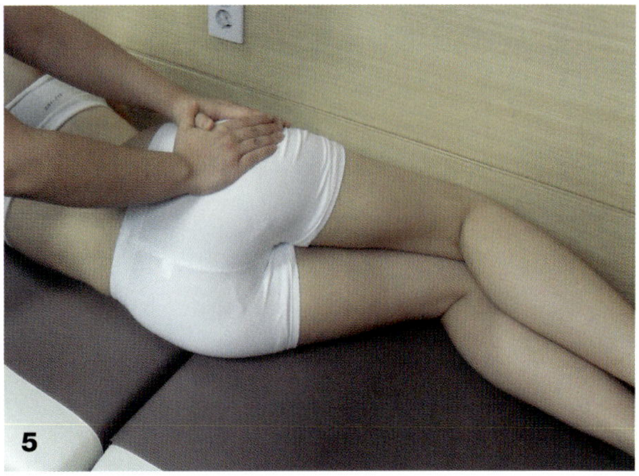

5

1. 이번 장의 ERT는 여러 가지 원인으로 인하여 GLUTEUS MINIMUS에 통증이 발생한 경우를 위한 방법이다.

2. 사진에서처럼 환자는 옆으로 누운자세에서 치료자는 SI JT와 ILIAC CREST에 고정 후 고관절 외측부를 향해 ERT를 실시한다. GLUTEUS MUSCLE GROUP은 사실 ERT를 할 때 특별히 구별하여 실시하지는 않는다. 전반적으로 어느 부위에 통증이 발현된다 하더라도 중복될 가능성이 많기 때문이다. 그래서 전반적으로 GLUTEUS MUSCLE GROUP전부에 ERT를 실시하며 다만 특별히 통증이 더 발현되는 부위를 별도로 적용해준다.

3. 전류의 강도는 두 손을 환자에게 밀착한 상태에서 근육의 수축이 일어나는 정도로 세팅한다.

4. 압착 강도는 피부가 2cm 정도 들어갈 정도의 압력을 유지한다.

5. 이번 장의 ERT는 기본적인 방법이며 이를 응용하여 다양한 ERT를 적용할 수 있다.

6. 적용시간 : 5분 이내에서 통증이 사라질 때까지

NOTICE 편의상 저주파치료기를 부착하지 않고 촬영하였음

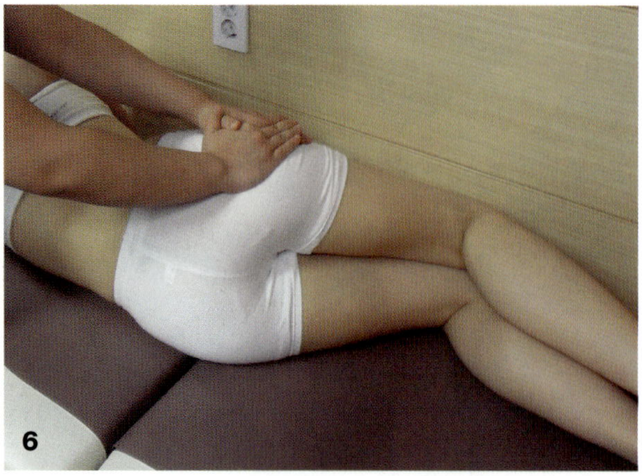

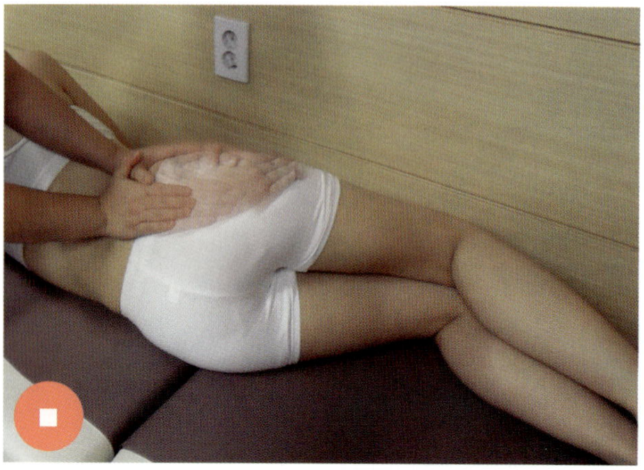

그 외에도 다양한 방법으로 응용할 수 있다.

1. 적당한 압력을 유지한 채 손에 진동을 주며 실시한다.
2. 다음으로 적당한 압력을 유지한 채 손가락을 이용해 주무르며 실시한다.
3. 다음으로 적당한 압력을 유지한 채 손바닥을 중심에 두고 손을 회전하며 실시한다.
4. 다음으로 가볍게 근육을 쥐어 잡고 흔들어 준다. 물론 잡고 있는 위치는 계속 이동하여야 한다.
5. 마지막으로 전류 강도를 비교적 강하게 세팅 후 손바닥을 모아 진공상태를 만들며 HAMSTRING을 타진한다. 이때 잘못하면 때리는 것과 동일하게 되니 충분한 연습이 필요하다.
6. 그 외에도 BOWEN, MFR 등을 다양하게 응용하여 ERT 치료를 적용하여도 좋은 효과를 기대할 수 있다.

▶ 이러한 방법은 다른 부위 모두에 적용할 수 있으며 가능하다면 다양한 방법으로 ERT치료를 숙련해야 한다.

NOTICE
(전기치료장비의 VOLUME CONTROL을 만지지 않고 치료자의 손을 이용해 전류의 강도를 조절하려면...)

ERT를 실시할 때에는 각각의 부위마다 전류에 대한 역치의 차이로 인하여 어떤 부위는 전류 강도를 약하게 느끼고 어떤 부위는 강하게 느끼게 된다. 그래서 강도 조절하는 연습이 필요하다. 마사지 기술은 매우 단순하지만 바로 부위별 전류 강도조절을 잘하는 것이 이번 장의 ERT를 잘 적용할 수 있는 열쇠가 된다.
그래서 전류 강도를 고정시킨 상태에서 전기치료기의 VOLUME을 조절하지 않고 손을 이용하여 강도 조절을 할 수 있어야 한다. ERT의 전류 강도는 환자의 환부에 밀착시키는 치료자의 손의 넓이와 압착 강도에 의하여 조절할 수 있다.

ERT를 실시할 때를 예를 들자면

1. 한 손만을 환부에 대고 전류 강도를 맞춘다.
2. 적정한 강도를 맞춘 후 조금 더 강하게 최종 VOLUME CONTROL을 한다.
3. 양손이 사용되는 ERT의 경우 MAIN HAND와 ASSIST HAND를 정한다.
4. THRESHOLD가 높은 부위의 경우 MAIN HAND는 강하게 밀착하고, ASSIST HAND는 그냥 대고 있는 정도로 실시한다.
5. 반대로 THRESHOLD가 낮은 부위는 ASSIST HAND의 밀착 강도를 조금 높여 준다. 그렇게 되면 환자는 전류 강도를 강하게 느끼지 않게 된다.
6. 정리하자면 ASSIST HAND를 환부에 접촉시키느냐 안 시키느냐 하는 것과 환부에 접촉시키더라도 그 밀착 강도를 높이고 낮춤으로 인하여 환자의 THERESHOLD CONDITION에 맞출 수 있다.
7. 이 방법은 ERT를 실시할 때 매우 다양하게 사용되며 충분히 숙지해야 하는 중요한 기술이다.

A. Base 전기마사지치료(E.R.T)

고관절통은 고관절 자체의 통증과 주변 다른 이상에 의한 연관통으로 나뉘는데 이를 간단하게라도 구별한 뒤 치료에 임하는 것이 좋다. 이를 위해 간단한 기능적 검사방법이 있는데 그것이 바로 patric test이다.

그림과 같은 자세에서 무릎을 눌렀을 때 고관절에 통증이 발생한다면 이는 고관절 자체의 원인으로 볼 수 있다. 혹은 psoas muscle flexion test를 통해 통증이 고관절에 발생한다면 이는 고관절 자체의 통증이라기 보다 psoas m.의 문제, 혹은 bursa의 문제라고 이해해도 된다. 이것도 아니라면 아마도 중둔근과 소둔근이 원인일 가능성이 매우 높다.

Hip Joint 고관절(엉덩이관절)

NOTICE 편의상 저주파치료기를 부착하지 않고 촬영하였음

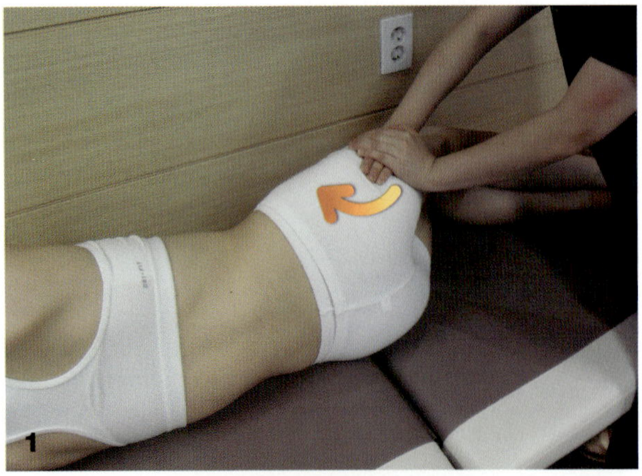

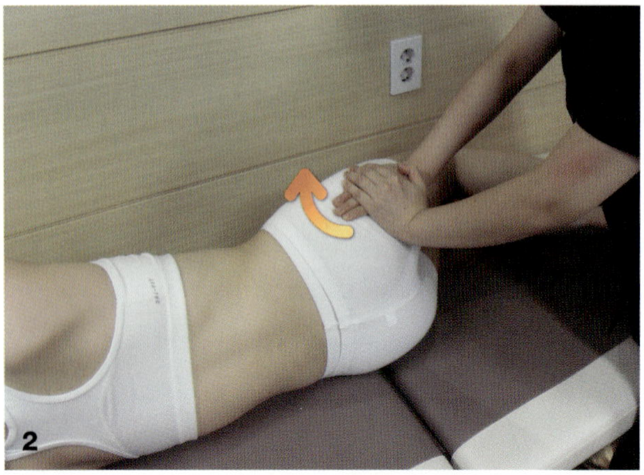

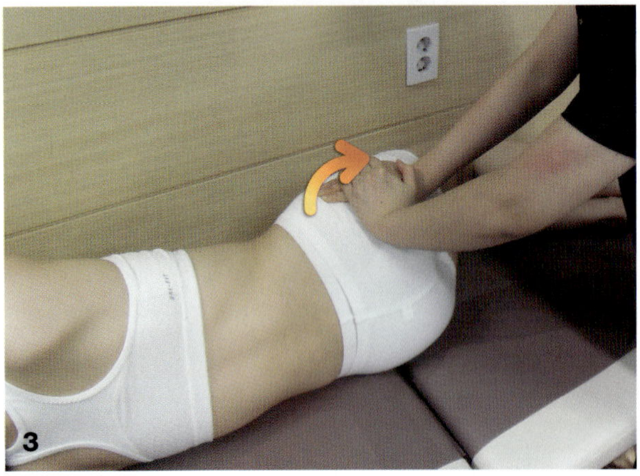

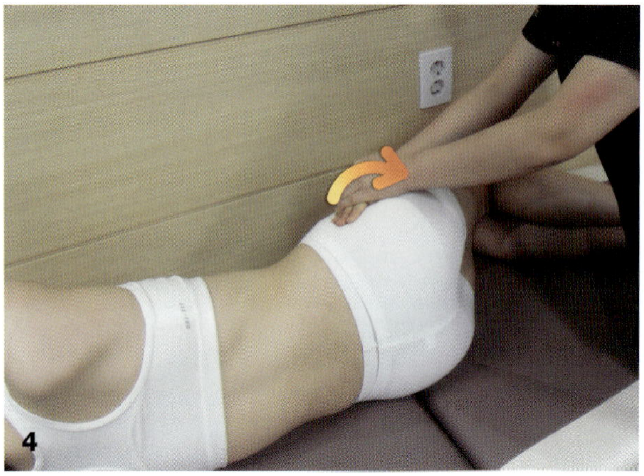

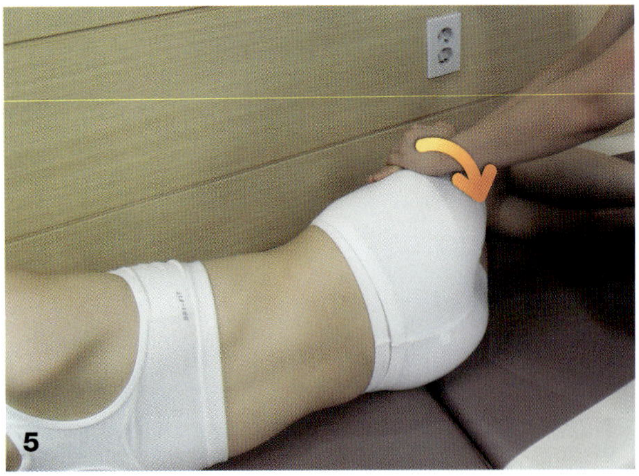

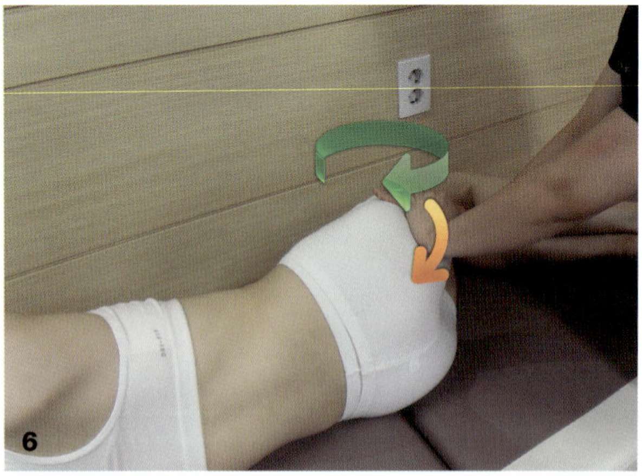

1. 이번 장의 ERT는 여러 가지 원인으로 인하여 고관절주변에 통증이 발생되었을 때 적용한다.
2. 사진에서처럼 고관절과 ISCHIAL TUBEROSITY(좌골결절)사이에서 시작하여 고관절을 중심으로 두고 회전하며 ERT를 실시한다.
3. 전류의 강도는 두 손을 환자에게 밀착한 상태에서 근육의 수축이 일어나는 정도로 세팅한다.
4. 압착 강도는 피부가 2cm 정도 들어갈 정도의 압력을 유지한다.
5. 이번 장의 ERT는 기본적인 방법이며 이를 응용하여 다양한 ERT를 적용할 수 있다.
6. 적용시간 : 5분 이내에서 통증이 사라질 때까지

그 외에도 다양한 방법으로 응용할 수 있다.

1. 적당한 압력을 유지한 채 손에 진동을 주며 실시한다.
2. 다음으로 적당한 압력을 유지한 채 손가락을 이용해 주무르며 실시한다.
3. 다음으로 적당한 압력을 유지한 채 손바닥을 중심에 두고 손을 회전하며 실시한다.
4. 다음으로 가볍게 근육을 쥐어 잡고 흔들어 준다. 물론 잡고 있는 위치는 계속 이동하여야 한다.
5. 마지막으로 전류 강도를 비교적 강하게 세팅 후 손바닥을 모아 진공상태를 만들며 HAMSTRING을 타진한다. 이때 잘못하면 때리는 것과 동일하게 되니 충분한 연습이 필요하다.
6. 그 외에도 BOWEN, MFR 등을 다양하게 응용하여 ERT 치료를 적용하여도 좋은 효과를 기대할 수 있다.

▶ 이러한 방법은 다른 부위 모두에 적용할 수 있으며 가능하다면 다양한 방법으로 ERT치료를 숙련해야 한다.

NOTICE

(전기치료장비의 VOLUME CONTROL을 만지지 않고 치료자의 손을 이용해 전류의 강도를 조절하려면...)

ERT를 실시할 때에는 각각의 부위마다 전류에 대한 역치의 차이로 인하여 어떤 부위는 전류 강도를 약하게 느끼고 어떤 부위는 강하게 느끼게 된다. 그래서 강도 조절하는 연습이 필요하다. 마사지 기술은 매우 단순하지만 바로 부위별 전류 강도조절을 잘하는 것이 이번 장의 ERT를 잘 적용할 수 있는 열쇠가 된다.
그래서 전류 강도를 고정시킨 상태에서 전기치료기의 VOLUME을 조절하지 않고 손을 이용하여 강도 조절을 할 수 있어야 한다. ERT의 전류 강도는 환자의 환부에 밀착시키는 치료자의 손의 넓이와 압착 강도에 의하여 조절할 수 있다.

ERT를 실시할 때를 예를 들자면

1. 한 손만을 환부에 대고 전류 강도를 맞춘다.
2. 적정한 강도를 맞춘 후 조금 더 강하게 최종 VOLUME CONTROL을 한다.
3. 양손이 사용되는 ERT의 경우 MAIN HAND와 ASSIST HAND를 정한다.
4. THRESHOLD가 높은 부위의 경우 MAIN HAND는 강하게 밀착하고, ASSIST HAND는 그냥 대고 있는 정도로 실시한다.
5. 반대로 THRESHOLD가 낮은 부위는 ASSIST HAND의 밀착 강도를 조금 높여 준다. 그렇게 되면 환자는 전류 강도를 강하게 느끼지 않게 된다.
6. 정리하자면 ASSIST HAND를 환부에 접촉시키느냐 안 시키느냐 하는 것과 환부에 접촉시키더라도 그 밀착 강도를 높이고 낮춤으로 인하여 환자의 THERESHOLD CONDITION에 맞출 수 있다.
7. 이 방법은 ERT를 실시할 때 매우 다양하게 사용되며 충분히 숙지해야 하는 중요한 기술이다.

B. Mobility 전기마사지치료(M.E.R.T)

보다 만성적이고 통증이 깊다면 Mobility 전기마사지치료(M.E.R.T)를 실시한다. 단, 고관절 치환술을 실시한 환자의 경우 보다 더 신중하게 실시해야 한다.

NOTICE 편의상 저주파치료기를 부착하지 않고 촬영하였음

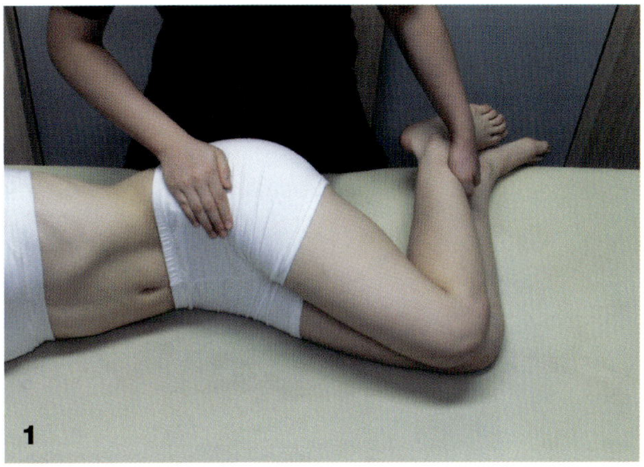

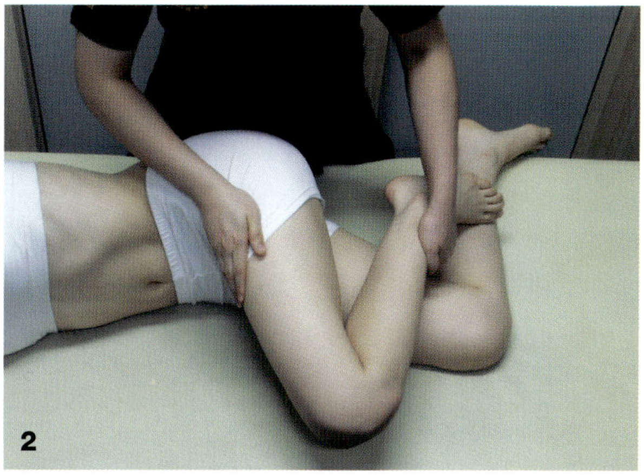

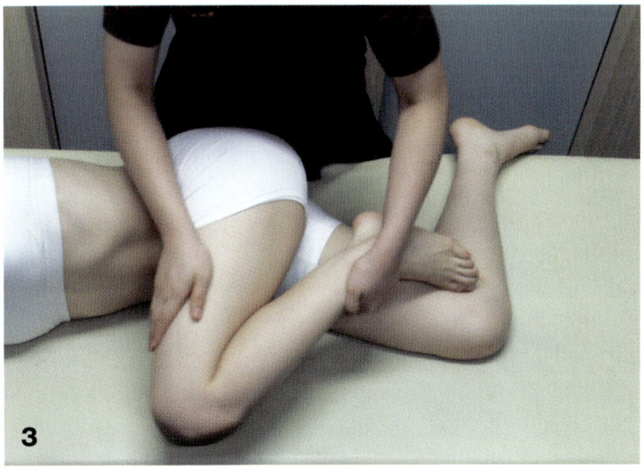

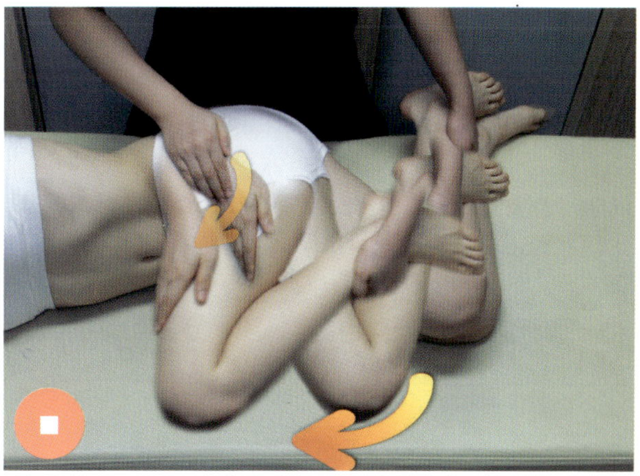

1. 이번 장의 ERT는 여러 가지 원인으로 인하여 고관절주변 통증이 발생되었을 때 적용한다.

2. 사진에서처럼 MAIN HAND는 전상장골극을 손으로 감아쥐고 ASSIST HAND는 발목을 잡는다. 이때 ASSIST HAND는 POLY GLOVE를 착용하여 환자에게 전류가 전달되지 않도록 한다. 다음으로 붙잡고 있는 발목을 이동하여 서서히 고관절의 FLEXION을 시킨다. 이와 함께 MAIN HAND는 대퇴의 전면과 측면의 중간부위, 즉 모서리 부분을 천천히 압착하며 ERT를 실시한다. 완전히 FLEXION을 하였다면 다시 고관절을 EXTENSION시키면서 대퇴부로 ERT를 반대로 실시하여 처음 고정했던 전상장골극까지 적용한다. 이것을 수회 반복하여 준다.

3. 전류의 강도는 두 손을 환자에게 밀착한 상태에서 근육의 수축이 일어나는 정도로 세팅한다.

4. 압착 강도는 피부가 2cm 정도 들어갈 정도의 압력을 유지한다.

5. 이번 장의 ERT는 기본적인 방법이며 이를 응용하여 다양한 ERT를 적용할 수 있다.

6. 적용시간 : 5분 이내에서 통증이 사라질 때까지

그 외에도 다양한 방법으로 응용할 수 있다.

1. 적당한 압력을 유지한 채 손에 진동을 주며 실시한다.
2. 다음으로 적당한 압력을 유지한 채 손가락을 이용해 주무르며 실시한다.
3. 다음으로 적당한 압력을 유지한 채 손바닥을 중심에 두고 손을 회전하며 실시한다.
4. 다음으로 가볍게 근육을 쥐어 잡고 흔들어 준다. 물론 잡고 있는 위치는 계속 이동하여야 한다.
5. 마지막으로 전류 강도를 비교적 강하게 세팅 후 손바닥을 모아 진공상태를 만들며 HAMSTRING을 타진한다. 이때 잘못하면 때리는 것과 동일하게 되니 충분한 연습이 필요하다.
6. 그 외에도 BOWEN, MFR 등을 다양하게 응용하여 ERT 치료를 적용하여도 좋은 효과를 기대할 수 있다.

▶ 이러한 방법은 다른 부위 모두에 적용할 수 있으며 가능하다면 다양한 방법으로 ERT치료를 숙련해야 한다.

NOTICE
(전기치료장비의 VOLUME CONTROL을 만지지 않고 치료자의 손을 이용해 전류의 강도를 조절하려면...)

ERT를 실시할 때에는 각각의 부위마다 전류에 대한 역치의 차이로 인하여 어떤 부위는 전류 강도를 약하게 느끼고 어떤 부위는 강하게 느끼게 된다. 그래서 강도 조절하는 연습이 필요하다. 마사지 기술은 매우 단순하지만 바로 부위별 전류 강도조절을 잘하는 것이 이번 장의 ERT를 잘 적용할 수 있는 열쇠가 된다.
그래서 전류 강도를 고정시킨 상태에서 전기치료기의 VOLUME을 조절하지 않고 손을 이용하여 강도 조절을 할 수 있어야 한다. ERT의 전류 강도는 환자의 환부에 밀착시키는 치료자의 손의 넓이와 압착 강도에 의하여 조절할 수 있다.

ERT를 실시할 때를 예를 들자면

1. 한 손만을 환부에 대고 전류 강도를 맞춘다.
2. 적정한 강도를 맞춘 후 조금 더 강하게 최종 VOLUME CONTROL을 한다.
3. 양손이 사용되는 ERT의 경우 MAIN HAND와 ASSIST HAND를 정한다.
4. THRESHOLD가 높은 부위의 경우 MAIN HAND는 강하게 밀착하고, ASSIST HAND는 그냥 대고 있는 정도로 실시한다.
5. 반대로 THRESHOLD가 낮은 부위는 ASSIST HAND의 밀착 강도를 조금 높여 준다. 그렇게 되면 환자는 전류 강도를 강하게 느끼지 않게 된다.
6. 정리하자면 ASSIST HAND를 환부에 접촉시키느냐 안 시키느냐 하는 것과 환부에 접촉시키더라도 그 밀착 강도를 높이고 낮춤으로 인하여 환자의 THERESHOLD CONDITION에 맞출 수 있다.
7. 이 방법은 ERT를 실시할 때 매우 다양하게 사용되며 충분히 숙지해야 하는 중요한 기술이다.

NOTICE 편의상 저주파치료기를 부착하지 않고 촬영하였음

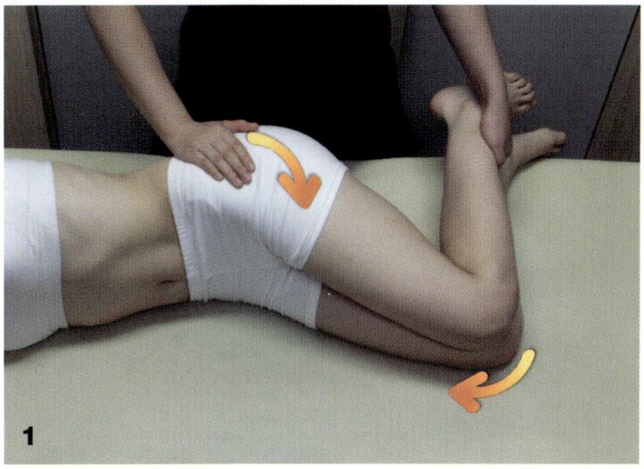

1

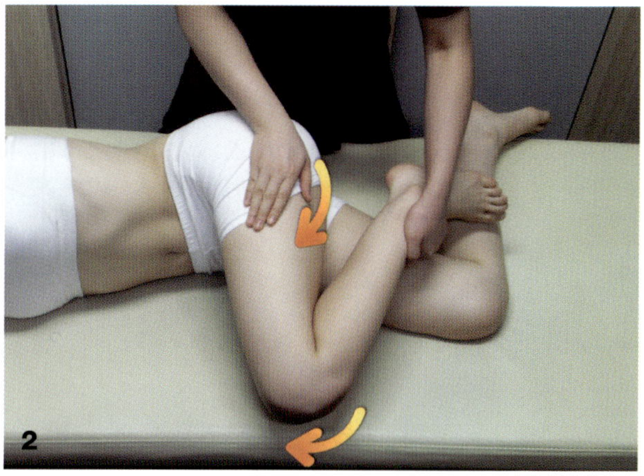

2

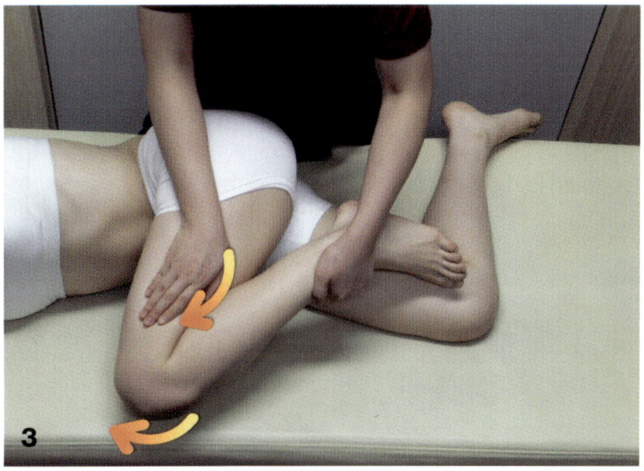

3

1. 이번 장의 ERT는 여러 가지 원인으로 인하여 고관절주변 통증이 발생되었을 때 적용한다.

2. 사진에서처럼 MAIN HAND는 전상장골극을 손으로 감아쥐고 ASSIST HAND는 발목을 잡는다. 이때 ASSIST HAND는 POLY GLOVE를 착용하여 환자에게 전류가 전달되지 않도록 한다. 다음으로 붙잡고 있는 발목을 이동하여 서서히 고관절의 FLEXION을 시킨다. 이와 함께 MAIN HAND는 이전 장과 달리 대퇴측면부(대퇴근막장근부)를 압착하여 ERT를 실시한다. 완전히 FLEXION을 하였다면 다시 고관절을 EXTENSION시키면서 대퇴부로 ERT를 반대로 실시하여 처음 고정했던 전상장골극까지 적용한다. 이것을 수회 반복하여 준다.

3. 전류의 강도는 두 손을 환자에게 밀착한 상태에서 근육의 수축이 일어나는 정도로 세팅한다.

4. 압착 강도는 피부가 2cm 정도 들어갈 정도의 압력을 유지한다.

5. 이번 장의 ERT는 기본적인 방법이며 이를 응용하여 다양한 ERT를 적용할 수 있다.

6. 적용시간 : 5분 이내에서 통증이 사라질 때까지

그 외에도 다양한 방법으로 응용할 수 있다.

1. 적당한 압력을 유지한 채 손에 진동을 주며 실시한다.
2. 다음으로 적당한 압력을 유지한 채 손가락을 이용해 주무르며 실시한다.
3. 다음으로 적당한 압력을 유지한 채 손바닥을 중심에 두고 손을 회전하며 실시한다.
4. 다음으로 가볍게 근육을 쥐어 잡고 흔들어 준다. 물론 잡고 있는 위치는 계속 이동하여야 한다.
5. 마지막으로 전류 강도를 비교적 강하게 세팅 후 손바닥을 모아 진공상태를 만들며 HAMSTRING을 타진한다. 이때 잘못하면 때리는 것과 동일하게 되니 충분한 연습이 필요하다.
6. 그 외에도 BOWEN, MFR 등을 다양하게 응용하여 ERT 치료를 적용하여도 좋은 효과를 기대할 수 있다.

▶ 이러한 방법은 다른 부위 모두에 적용할 수 있으며 가능하다면 다양한 방법으로 ERT치료를 숙련해야 한다.

NOTICE
(전기치료장비의 VOLUME CONTROL을 만지지 않고 치료자의 손을 이용해 전류의 강도를 조절하려면...)

ERT를 실시할 때에는 각각의 부위마다 전류에 대한 역치의 차이로 인하여 어떤 부위는 전류 강도를 약하게 느끼고 어떤 부위는 강하게 느끼게 된다. 그래서 강도 조절하는 연습이 필요하다. 마사지 기술은 매우 단순하지만 바로 부위별 전류 강도조절을 잘하는 것이 이번 장의 ERT를 잘 적용할 수 있는 열쇠가 된다.
그래서 전류 강도를 고정시킨 상태에서 전기치료기의 VOLUME을 조절하지 않고 손을 이용하여 강도 조절을 할 수 있어야 한다. ERT의 전류 강도는 환자의 환부에 밀착시키는 치료자의 손의 넓이와 압착 강도에 의하여 조절할 수 있다.

ERT를 실시할 때를 예를 들자면

1. 한 손만을 환부에 대고 전류 강도를 맞춘다.
2. 적정한 강도를 맞춘 후 조금 더 강하게 최종 VOLUME CONTROL을 한다.
3. 양손이 사용되는 ERT의 경우 MAIN HAND와 ASSIST HAND를 정한다.
4. THRESHOLD가 높은 부위의 경우 MAIN HAND는 강하게 밀착하고, ASSIST HAND는 그냥 대고 있는 정도로 실시한다.
5. 반대로 THRESHOLD가 낮은 부위는 ASSIST HAND의 밀착 강도를 조금 높여 준다. 그렇게 되면 환자는 전류 강도를 강하게 느끼지 않게 된다.
6. 정리하자면 ASSIST HAND를 환부에 접촉시키느냐 안 시키느냐 하는 것과 환부에 접촉시키더라도 그 밀착 강도를 높이고 낮춤으로 인하여 환자의 THERESHOLD CONDITION에 맞출 수 있다.
7. 이 방법은 ERT를 실시할 때 매우 다양하게 사용되며 충분히 숙지해야 하는 중요한 기술이다.

NOTICE 편의상 저주파치료기를 부착하지 않고 촬영하였음

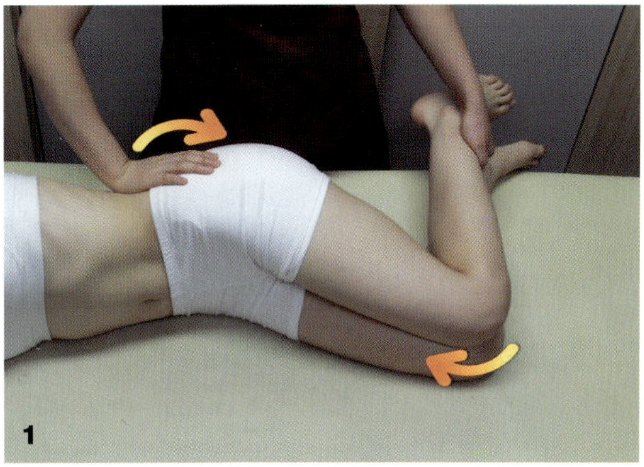

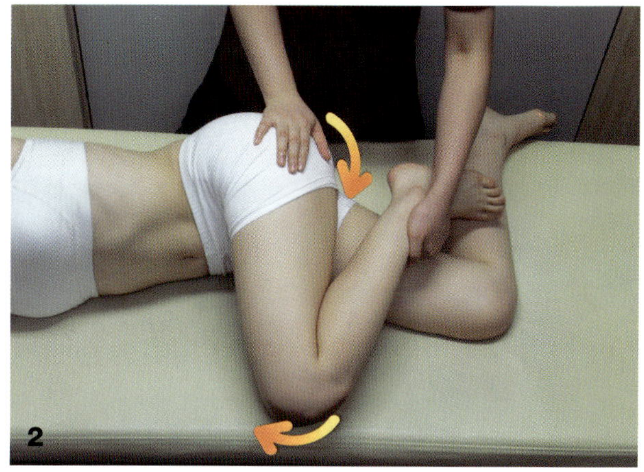

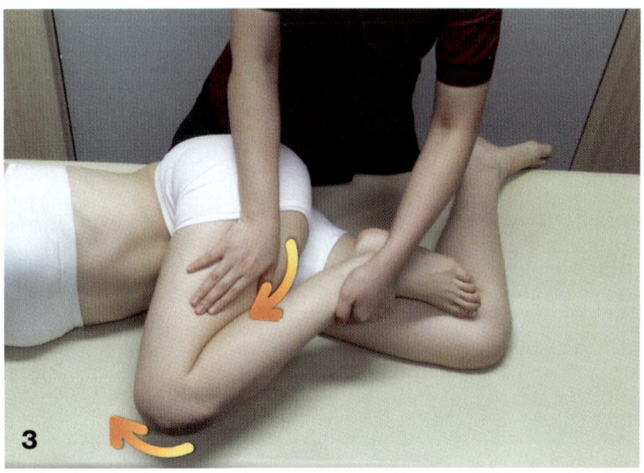

1. 이번 장의 ERT는 여러 가지 원인으로 인하여 고관절주변 통증이 발생되었을 때 적용한다.

2. 사진에서처럼 MAIN HAND는 전상장골극을 손으로 감아쥐고 ASSIST HAND는 발목을 잡는다. 이때 ASSIST HAND는 POLY GLOVE를 착용하여 환자에게 전류가 전달되지 않도록 한다 . 다음으로 붙잡고 있는 발목을 이동하여 서서히 고관절의 FLEXION을 시킨다. 이와 함께 MAIN HAND는 이전 장과 달리 대퇴의 측면부와 HAMSTRING부의 중간부위인 즉, 모서리 부분을 압착하여 ERT를 실시한다. 완전히 FLEXION을 하였다면 다시 고관절을 EXTENSION 시키면서 대퇴부로 ERT를 반대로 실시하여 처음 고정했던 전상장골극까지 적용한다. 이것을 수회 반복하여 준다.

3. 전류의 강도는 두 손을 환자에게 밀착한 상태에서 근육의 수축이 일어나는 정도로 세팅한다.

4. 압착 강도는 피부가 2cm 정도 들어갈 정도의 압력을 유지한다.

5. 이번 장의 ERT는 기본적인 방법이며 이를 응용하여 다양한 ERT를 적용할 수 있다.

6. 적용시간 : 5분 이내에서 통증이 사라질 때까지

그 외에도 다양한 방법으로 응용할 수 있다.

1. 적당한 압력을 유지한 채 손에 진동을 주며 실시한다.
2. 다음으로 적당한 압력을 유지한 채 손가락을 이용해 주무르며 실시한다.
3. 다음으로 적당한 압력을 유지한 채 손바닥을 중심에 두고 손을 회전하며 실시한다.
4. 다음으로 가볍게 근육을 쥐어 잡고 흔들어 준다. 물론 잡고 있는 위치는 계속 이동하여야 한다.
5. 마지막으로 전류 강도를 비교적 강하게 세팅 후 손바닥을 모아 진공상태를 만들며 HAMSTRING을 타진한다. 이때 잘못하면 때리는 것과 동일하게 되니 충분한 연습이 필요하다.
6. 그 외에도 BOWEN, MFR 등을 다양하게 응용하여 ERT 치료를 적용하여도 좋은 효과를 기대할 수 있다.

▶ 이러한 방법은 다른 부위 모두에 적용할 수 있으며 가능하다면 다양한 방법으로 ERT치료를 숙련해야 한다.

NOTICE

(전기치료장비의 VOLUME CONTROL을 만지지 않고 치료자의 손을 이용해 전류의 강도를 조절하려면...)

ERT를 실시할 때에는 각각의 부위마다 전류에 대한 역치의 차이로 인하여 어떤 부위는 전류 강도를 약하게 느끼고 어떤 부위는 강하게 느끼게 된다. 그래서 강도 조절하는 연습이 필요하다. 마사지 기술은 매우 단순하지만 바로 부위별 전류 강도조절을 잘하는 것이 이번 장의 ERT를 잘 적용할 수 있는 열쇠가 된다.
그래서 전류 강도를 고정시킨 상태에서 전기치료기의 VOLUME을 조절하지 않고 손을 이용하여 강도 조절을 할 수 있어야 한다. ERT의 전류 강도는 환자의 환부에 밀착시키는 치료자의 손의 넓이와 압착 강도에 의하여 조절할 수 있다.

ERT를 실시할 때를 예를 들자면

1. 한 손만을 환부에 대고 전류 강도를 맞춘다.
2. 적정한 강도를 맞춘 후 조금 더 강하게 최종 VOLUME CONTROL을 한다.
3. 양손이 사용되는 ERT의 경우 MAIN HAND와 ASSIST HAND를 정한다.
4. THRESHOLD가 높은 부위의 경우 MAIN HAND는 강하게 밀착하고, ASSIST HAND는 그냥 대고 있는 정도로 실시한다.
5. 반대로 THRESHOLD가 낮은 부위는 ASSIST HAND의 밀착 강도를 조금 높여 준다. 그렇게 되면 환자는 전류 강도를 강하게 느끼지 않게 된다.
6. 정리하자면 ASSIST HAND를 환부에 접촉시키느냐 안 시키느냐 하는 것과 환부에 접촉시키더라도 그 밀착 강도를 높이고 낮춤으로 인하여 환자의 THERESHOLD CONDITION에 맞출 수 있다.
7. 이 방법은 ERT를 실시할 때 매우 다양하게 사용되며 충분히 숙지해야 하는 중요한 기술이다.

A. Base 전기마사지치료(E.R.T)

슬관절통증은 임상에서 가장 흔하게 볼 수 있는 질환 중 하나인데 본 장에서는 슬관절 연골연화증을 중심으로 관절염, meniscus tearing을 포함한 전기마사지치료(E.R.T)를 소개하고자 한다. 슬관절 연골연화증(Chondromalacia of the Patella)이란 무릎뼈의 관절 연골이 물렁해지는 즉 연화현상이 발생하는 질환으로서 주로 젊은층에서 장년층이 주 대상이며 특히 여성에서 많이 발생한다. 연골연화증은 단순한 부종만 있는 단계에서 시작하여 서서히 연골 두께 전체에 균열이 가며 증상이 심해진다.

슬관절 탈구나 골절 후에 무릎 자체의 통증을 호소할 때가 있는데 이런 경우 무릎뼈가 제자리에서 벗어난 상태를 유지한 채로 치유가 됐을 때 내부 손상이 가해져 연골연화현상이 발생하기 때문에 통증이 생기는 것이다. 혹은 무릎을 강하게 부딪친 후 슬개골 연골의 외상에 의해 손상을 입은 경우에도 동일하게 연골연화현상이 일어난다. 그러나 이러한 외상성 손상이 없이도 연골연화증이 발생하는데 이런 경우가 무외상성 연골연화현상이라고 한다. 오래동안 앉아 있는 경우 대퇴사두근의 약화에 의하여 잘 발생한다.

그 외에도 정형외과적인 슬관절의 구조적 문제, 'O' 다리, 슬개골고위증, 반월상연골손상으로 관절가동과 안정성에 문제가 생긴 경우처럼 슬관절에 무리한 힘이 반복적으로 가해지는 것도 주된 원인이 된다. 연골연화증에서 가장 흔한 증상은 무릎 안쪽이 뻐근하게 아픈 것이다. 장시간 오래 앉아 있은 후에 통증이 많이 나타난다. 대부분은 조금만 안정을 취하게 되면 통증은 사라지지만 무릎을 꿇거나 쪼그려 앉으면 다시 통증이 발생한다.

연골연화증은 특히 경사진면을 올라가거나 내려갈 때, 특히 계단을 오르내릴때 통증이 심하다. 연골연화증에 대한 전기마사지치료(E.R.T)는 단순히 통증이 재현되는 슬관절만 하는 것이 아니고 대퇴사두근을 반드시 포함한다. 그 이유는 대퇴사두근의 약화 혹은 경직, 경련이 연골연화증의 통증을 지속시키는 원인이기 때문이다. 이처럼 연골연화증은 전기마사지치료(E.R.T)를 하고 난 뒤에도 대퇴사두근의 강화 운동을 시켜 근력강화에도 노력을 해야 한다.

하지 3

Knee Joint 슬관절(무릎관절)

1

NOTICE 편의상 저주파치료기를 부착하지 않고 촬영하였음

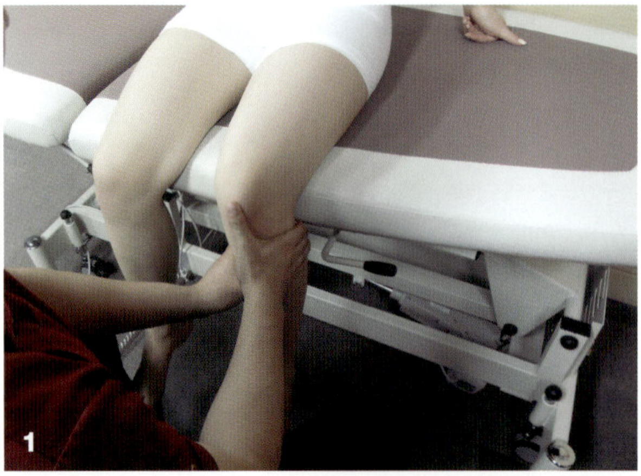

1

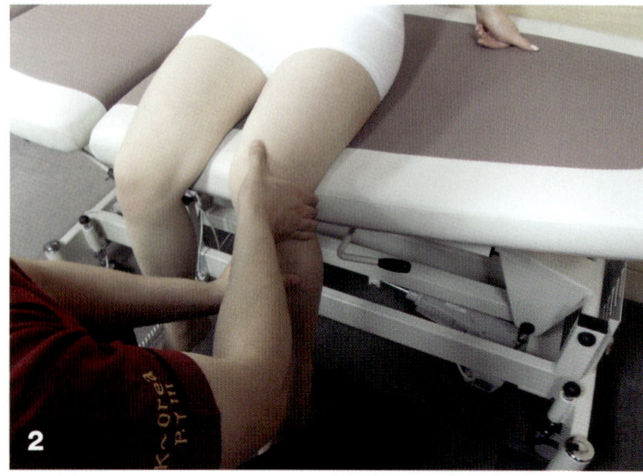

2

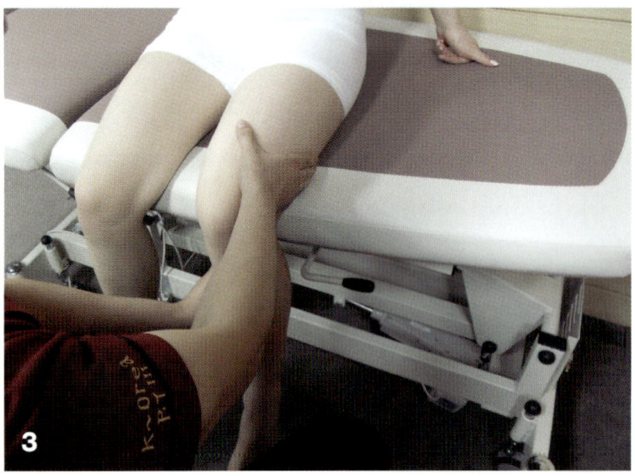

3

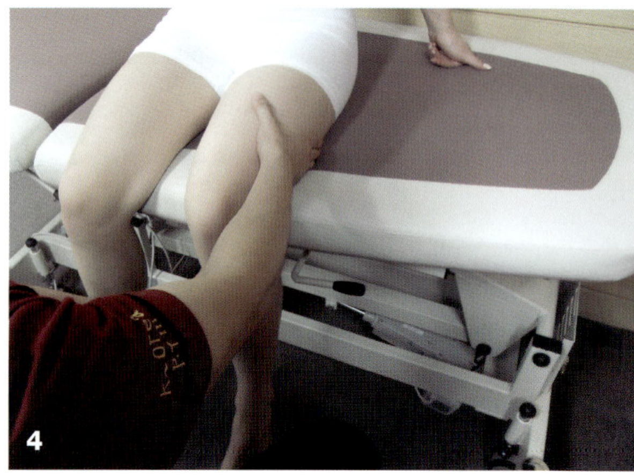

4

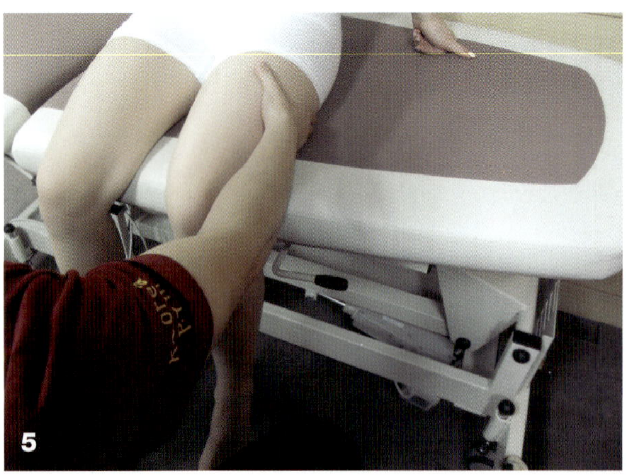

5

1. 이번 장의 ERT는 여러 가지 원인으로 인하여 슬관절 통증이 발생되었을 때 적용한다.

2. 슬관절통이 발생하면 통증을 제어하기 위하여 슬관절을 감싸고 있는 대퇴사두근에 대한 치료를 필수로 실시해야 한다. 이는 슬관절의 안정성을 유지하는데 대퇴사두근이 중요한 역할을 하기 때문이며 통증의 발생에도 중요한 요인이기 때문이다. 그래서 이번 장에서는 대퇴사두근을 중심으로 ERT를 적용한다. 무릎 하단에 손바닥 전부를 밀착시키고 대퇴사두근의 근육별 구조에 따라 ERT를 실시한다.

3. 전류의 강도는 두 손을 환자에게 밀착한 상태에서 근육의 수축이 일어나는 정도로 세팅한다.

4. 압착 강도는 피부가 2cm 정도 들어갈 정도의 압력을 유지한다.

5. 이번 장의 ERT는 기본적인 방법이며 이를 응용하여 다양한 ERT를 적용할 수 있다.

6. 적용시간 : 5분 이내에서 통증이 사라질 때까지

NOTICE 편의상 저주파치료기를 부착하지 않고 촬영하였음

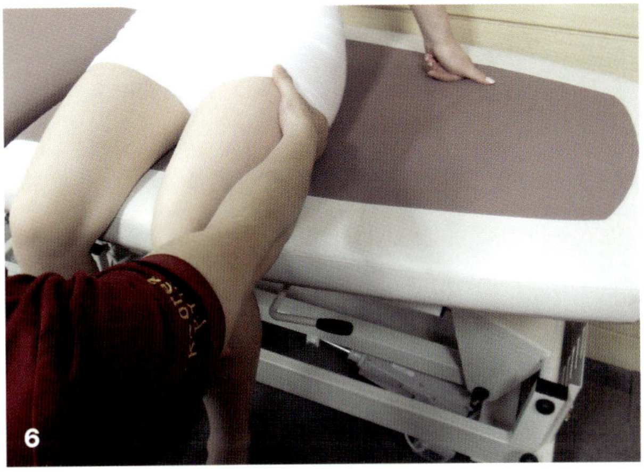

6

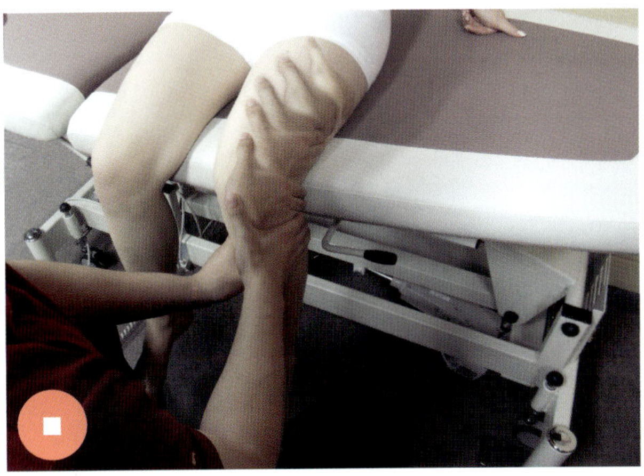

그 외에도 다양한 방법으로 응용할 수 있다.

1. 적당한 압력을 유지한 채 손에 진동을 주며 실시한다.
2. 다음으로 적당한 압력을 유지한 채 손가락을 이용해 주무르며 실시한다.
3. 다음으로 적당한 압력을 유지한 채 손바닥을 중심에 두고 손을 회전하며 실시한다.
4. 다음으로 가볍게 근육을 쥐어 잡고 흔들어 준다. 물론 잡고 있는 위치는 계속 이동하여야 한다.
5. 마지막으로 전류 강도를 비교적 강하게 세팅 후 손바닥을 모아 진공상태를 만들며 HAMSTRING을 타진한다. 이때 잘못하면 때리는 것과 동일하게 되니 충분한 연습이 필요하다.
6. 그 외에도 BOWEN, MFR 등을 다양하게 응용하여 ERT 치료를 적용하여도 좋은 효과를 기대할 수 있다.

▶ 이러한 방법은 다른 부위 모두에 적용할 수 있으며 가능하다면 다양한 방법으로 ERT치료를 숙련해야 한다.

NOTICE
(전기치료장비의 VOLUME CONTROL을 만지지 않고 치료자의 손을 이용해 전류의 강도를 조절하려면...)

ERT를 실시할 때에는 각각의 부위마다 전류에 대한 역치의 차이로 인하여 어떤 부위는 전류 강도를 약하게 느끼고 어떤 부위는 강하게 느끼게 된다. 그래서 강도 조절하는 연습이 필요하다. 마사지 기술은 매우 단순하지만 바로 부위별 전류 강도조절을 잘하는 것이 이번 장의 ERT를 잘 적용할 수 있는 열쇠가 된다.
그래서 전류 강도를 고정시킨 상태에서 전기치료기의 VOLUME을 조절하지 않고 손을 이용하여 강도 조절을 할 수 있어야 한다. ERT의 전류 강도는 환자의 환부에 밀착시키는 치료자의 손의 넓이와 압착 강도에 의하여 조절할 수 있다.

ERT를 실시할 때를 예를 들자면

1. 한 손만을 환부에 대고 전류 강도를 맞춘다.
2. 적정한 강도를 맞춘 후 조금 더 강하게 최종 VOLUME CONTROL을 한다.
3. 양손이 사용되는 ERT의 경우 MAIN HAND와 ASSIST HAND를 정한다.
4. THRESHOLD가 높은 부위의 경우 MAIN HAND는 강하게 밀착하고, ASSIST HAND는 그냥 대고 있는 정도로 실시한다.
5. 반대로 THRESHOLD가 낮은 부위는 ASSIST HAND의 밀착 강도를 조금 높여 준다. 그렇게 되면 환자는 전류 강도를 강하게 느끼지 않게 된다.
6. 정리하자면 ASSIST HAND를 환부에 접촉시키느냐 안 시키느냐 하는 것과 환부에 접촉시키더라도 그 밀착 강도를 높이고 낮춤으로 인하여 환자의 THERESHOLD CONDITION에 맞출 수 있다.
7. 이 방법은 ERT를 실시할 때 매우 다양하게 사용되며 충분히 숙지해야 하는 중요한 기술이다.

Knee Joint 슬관절(무릎관절)

NOTICE 편의상 저주파치료기를 부착하지 않고 촬영하였음

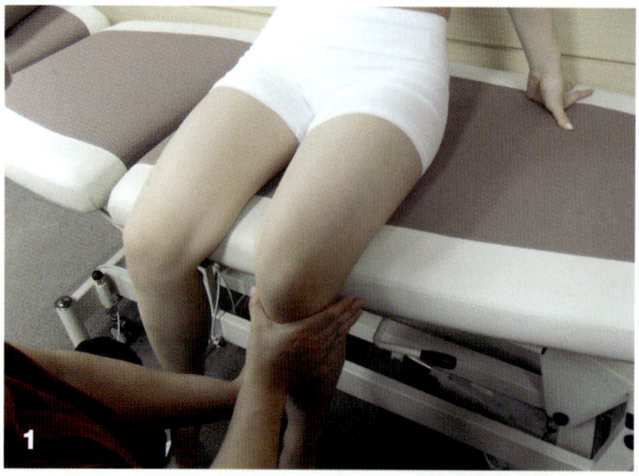

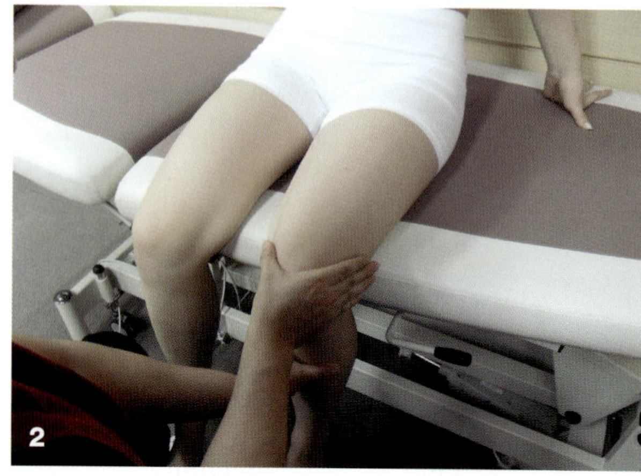

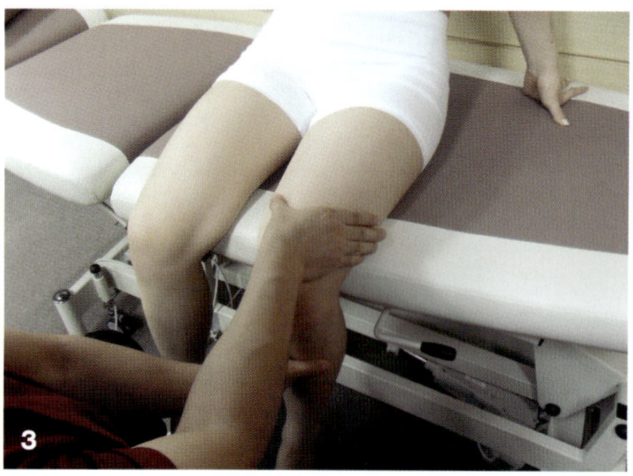

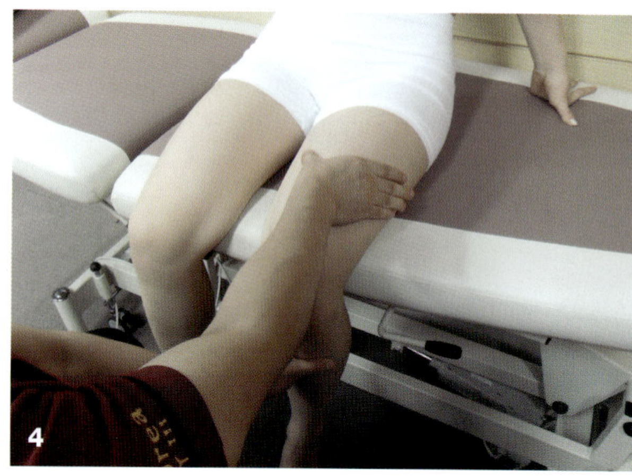

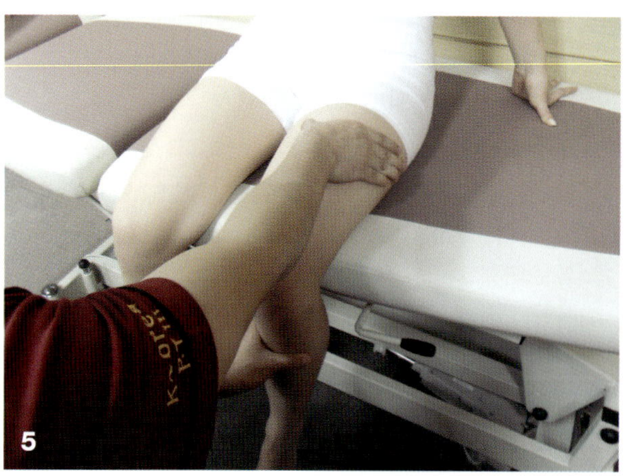

1. 이번 장의 ERT는 여러 가지 원인으로 인하여 슬관절 통증이 발생되었을 때 적용한다.
2. 슬관절통이 발생하면 통증을 제어하기 위하여 슬관절을 감싸고 있는 대퇴사두근에 대한 치료를 필수로 실시해야 한다. 이는 슬관절의 안정성을 유지하는데 대퇴사두근이 중요한 역할을 하기 때문이며 통증의 발생에도 중요한 요인이기 때문이다. 그래서 이번 장에서는 대퇴사두근을 중심으로 ERT를 적용한다. 무릎 하단에 손바닥 전부를 밀착시키고 대퇴사두근의 근육별 구조에 따라 ERT를 실시한다.
3. 전류의 강도는 두 손을 환자에게 밀착한 상태에서 근육의 수축이 일어나는 정도로 세팅한다.
4. 압착 강도는 피부가 2cm 정도 들어갈 정도의 압력을 유지한다.
5. 이번 장의 ERT는 기본적인 방법이며 이를 응용하여 다양한 ERT를 적용할 수 있다.
6. 적용시간 : 5분 이내에서 통증이 사라질 때까지

NOTICE 편의상 저주파치료기를 부착하지 않고 촬영하였음

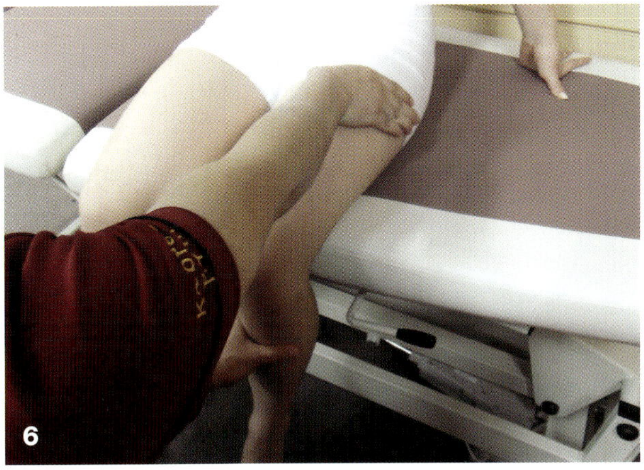

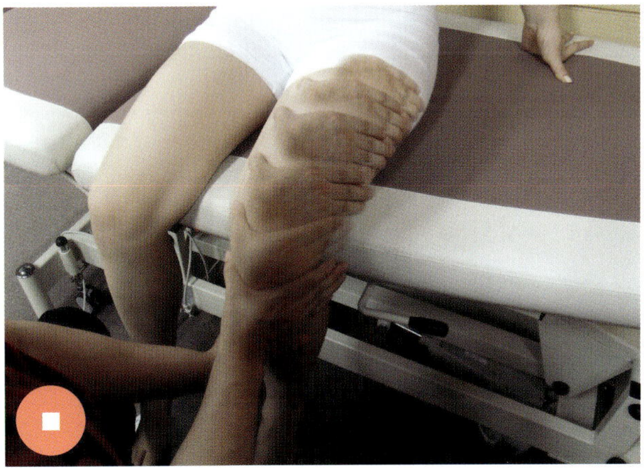

그 외에도 다양한 방법으로 응용할 수 있다.

1. 적당한 압력을 유지한 채 손에 진동을 주며 실시한다.
2. 다음으로 적당한 압력을 유지한 채 손가락을 이용해 주무르며 실시한다.
3. 다음으로 적당한 압력을 유지한 채 손바닥을 중심에 두고 손을 회전하며 실시한다.
4. 다음으로 가볍게 근육을 쥐어 잡고 흔들어 준다. 물론 잡고 있는 위치는 계속 이동하여야 한다.
5. 마지막으로 전류 강도를 비교적 강하게 세팅 후 손바닥을 모아 진공상태를 만들며 HAMSTRING을 타진한다. 이때 잘못하면 때리는 것과 동일하게 되니 충분한 연습이 필요하다.
6. 그 외에도 BOWEN, MFR 등을 다양하게 응용하여 ERT 치료를 적용하여도 좋은 효과를 기대할 수 있다.

▶ 이러한 방법은 다른 부위 모두에 적용할 수 있으며 가능하다면 다양한 방법으로 ERT치료를 숙련해야 한다.

NOTICE
(전기치료장비의 VOLUME CONTROL을 만지지 않고 치료자의 손을 이용해 전류의 강도를 조절하려면...)

ERT를 실시할 때에는 각각의 부위마다 전류에 대한 역치의 차이로 인하여 어떤 부위는 전류 강도를 약하게 느끼고 어떤 부위는 강하게 느끼게 된다. 그래서 강도 조절하는 연습이 필요하다. 마사지 기술은 매우 단순하지만 바로 부위별 전류 강도조절을 잘하는 것이 이번 장의 ERT를 잘 적용할 수 있는 열쇠가 된다.
그래서 전류 강도를 고정시킨 상태에서 전기치료기의 VOLUME을 조절하지 않고 손을 이용하여 강도 조절을 할 수 있어야 한다. ERT의 전류 강도는 환자의 환부에 밀착시키는 치료자의 손의 넓이와 압착 강도에 의하여 조절할 수 있다.

ERT를 실시할 때를 예를 들자면

1. 한 손만을 환부에 대고 전류 강도를 맞춘다.
2. 적정한 강도를 맞춘 후 조금 더 강하게 최종 VOLUME CONTROL을 한다.
3. 양손이 사용되는 ERT의 경우 MAIN HAND와 ASSIST HAND를 정한다.
4. THRESHOLD가 높은 부위의 경우 MAIN HAND는 강하게 밀착하고, ASSIST HAND는 그냥 대고 있는 정도로 실시한다.
5. 반대로 THRESHOLD가 낮은 부위는 ASSIST HAND의 밀착 강도를 조금 높여 준다. 그렇게 되면 환자는 전류 강도를 강하게 느끼지 않게 된다.
6. 정리하자면 ASSIST HAND를 환부에 접촉시키느냐 안 시키느냐 하는 것과 환부에 접촉시키더라도 그 밀착 강도를 높이고 낮춤으로 인하여 환자의 THERESHOLD CONDITION에 맞출 수 있다.
7. 이 방법은 ERT를 실시할 때 매우 다양하게 사용되며 충분히 숙지해야 하는 중요한 기술이다.

Knee Joint 슬관절(무릎관절)

NOTICE 편의상 저주파치료기를 부착하지 않고 촬영하였음

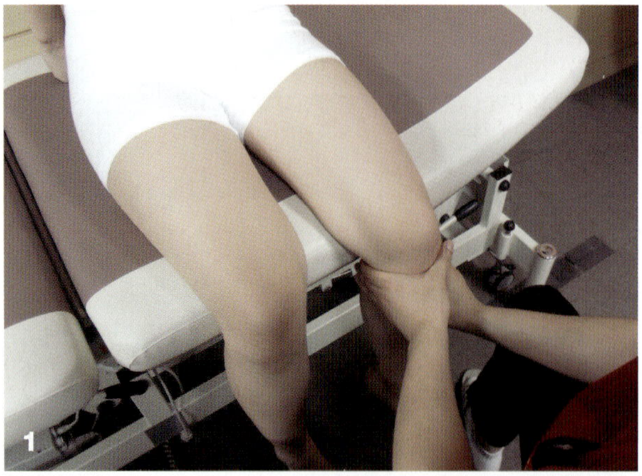

1

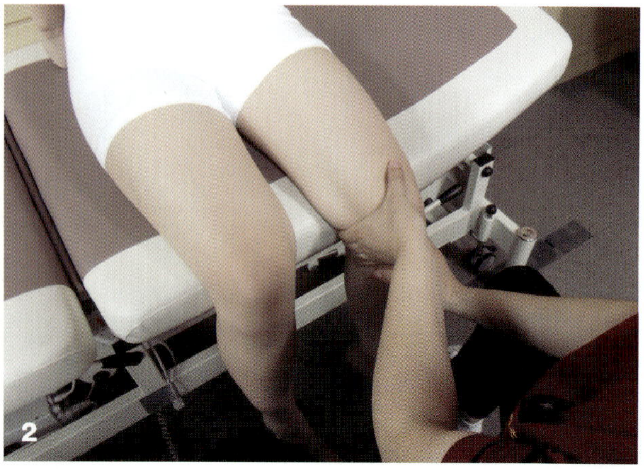

2

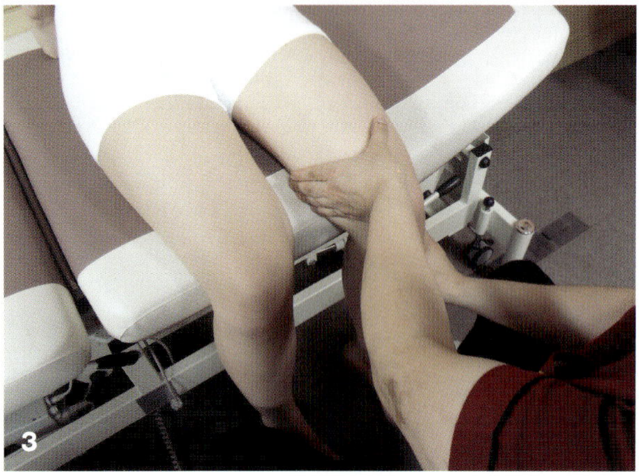

3

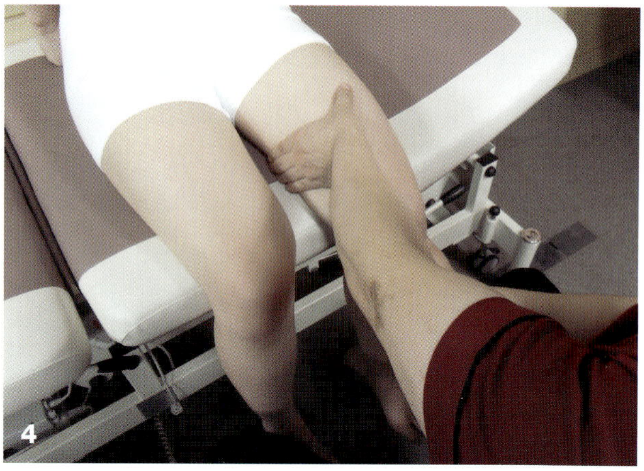

4

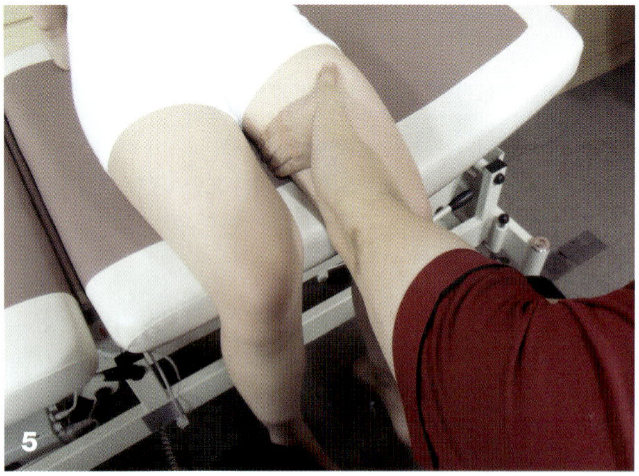

5

1. 이번 장의 ERT는 여러 가지 원인으로 인하여 슬관절 통증이 발생되었을 때 적용한다.
2. 슬관절통이 발생하면 통증을 제어하기 위하여 슬관절을 감싸고 있는 대퇴사두근에 대한 치료를 필수로 실시해야 한다. 이는 슬관절의 안정성을 유지하는데 대퇴사두근이 중요한 역할을 하기 때문이며 통증의 발생에도 중요한 요인이기 때문이다. 그래서 이번 장에서는 대퇴사두근을 중심으로 ERT를 적용한다. 무릎 하단에 손바닥 전부를 밀착시키고 대퇴사두근의 근육별 구조에 따라 ERT를 실시한다.
3. 전류의 강도는 두 손을 환자에게 밀착한 상태에서 근육의 수축이 일어나는 정도로 세팅한다.
4. 압착 강도는 피부가 2cm 정도 들어갈 정도의 압력을 유지한다.
5. 이번 장의 ERT는 기본적인 방법이며 이를 응용하여 다양한 ERT를 적용할 수 있다.
6. 적용시간 : 5분 이내에서 통증이 사라질 때까지

NOTICE 편의상 저주파치료기를 부착하지 않고 촬영하였음

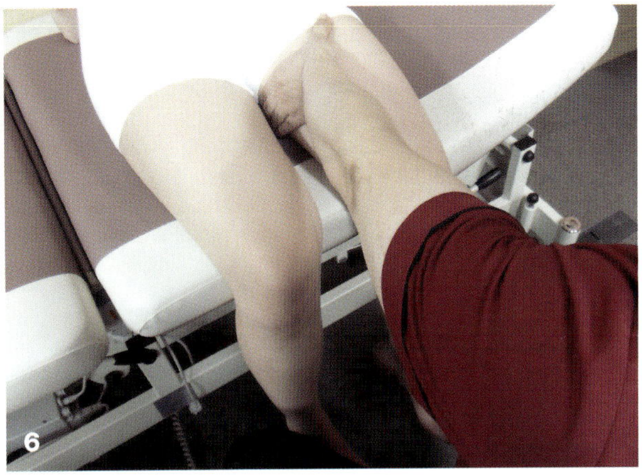

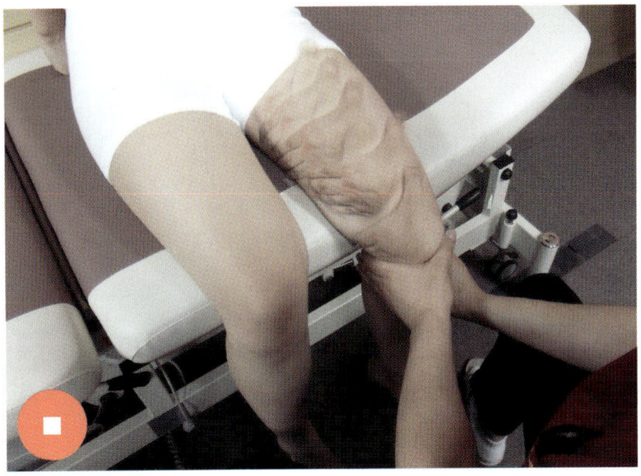

그 외에도 다양한 방법으로 응용할 수 있다.

1. 적당한 압력을 유지한 채 손에 진동을 주며 실시한다.
2. 다음으로 적당한 압력을 유지한 채 손가락을 이용해 주무르며 실시한다.
3. 다음으로 적당한 압력을 유지한 채 손바닥을 중심에 두고 손을 회전하며 실시한다.
4. 다음으로 가볍게 근육을 쥐어 잡고 흔들어 준다. 물론 잡고 있는 위치는 계속 이동하여야 한다.
5. 마지막으로 전류 강도를 비교적 강하게 세팅 후 손바닥을 모아 진공상태를 만들며 HAMSTRING을 타진한다. 이때 잘못하면 때리는 것과 동일하게 되니 충분한 연습이 필요하다.
6. 그 외에도 BOWEN, MFR 등을 다양하게 응용하여 ERT 치료를 적용하여도 좋은 효과를 기대할 수 있다.

▶ 이러한 방법은 다른 부위 모두에 적용할 수 있으며 가능하다면 다양한 방법으로 ERT치료를 숙련해야 한다.

NOTICE
(전기치료장비의 VOLUME CONTROL을 만지지 않고 치료자의 손을 이용해 전류의 강도를 조절하려면...)

ERT를 실시할 때에는 각각의 부위마다 전류에 대한 역치의 차이로 인하여 어떤 부위는 전류 강도를 약하게 느끼고 어떤 부위는 강하게 느끼게 된다. 그래서 강도 조절하는 연습이 필요하다. 마사지 기술은 매우 단순하지만 바로 부위별 전류 강도조절을 잘하는 것이 이번 장의 ERT를 잘 적용할 수 있는 열쇠가 된다.
그래서 전류 강도를 고정시킨 상태에서 전기치료기의 VOLUME을 조절하지 않고 손을 이용하여 강도 조절을 할 수 있어야 한다. ERT의 전류 강도는 환자의 환부에 밀착시키는 치료자의 손의 넓이와 압착 강도에 의하여 조절할 수 있다.

ERT를 실시할 때를 예를 들자면

1. 한 손만을 환부에 대고 전류 강도를 맞춘다.
2. 적정한 강도를 맞춘 후 조금 더 강하게 최종 VOLUME CONTROL을 한다.
3. 양손이 사용되는 ERT의 경우 MAIN HAND와 ASSIST HAND를 정한다.
4. THRESHOLD가 높은 부위의 경우 MAIN HAND는 강하게 밀착하고, ASSIST HAND는 그냥 대고 있는 정도로 실시한다.
5. 반대로 THRESHOLD가 낮은 부위는 ASSIST HAND의 밀착 강도를 조금 높여 준다. 그렇게 되면 환자는 전류 강도를 강하게 느끼지 않게 된다.
6. 정리하자면 ASSIST HAND를 환부에 접촉시키느냐 안 시키느냐 하는 것과 환부에 접촉시키더라도 그 밀착 강도를 높이고 낮춤으로 인하여 환자의 THERESHOLD CONDITION에 맞출 수 있다.
7. 이 방법은 ERT를 실시할 때 매우 다양하게 사용되며 충분히 숙지해야 하는 중요한 기술이다.

3 Knee Joint 슬관절(무릎관절)

NOTICE 편의상 저주파치료기를 부착하지 않고 촬영하였음

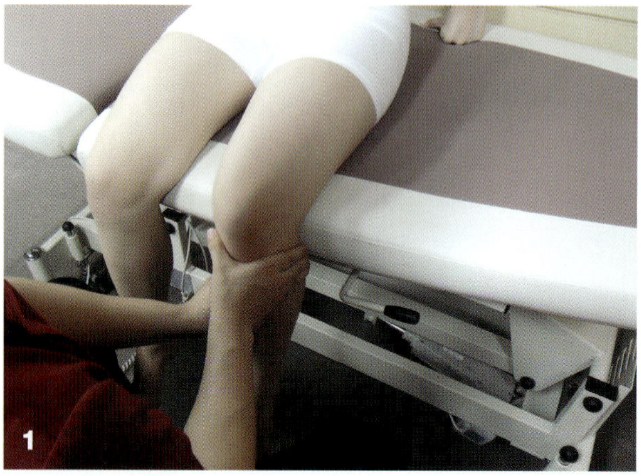

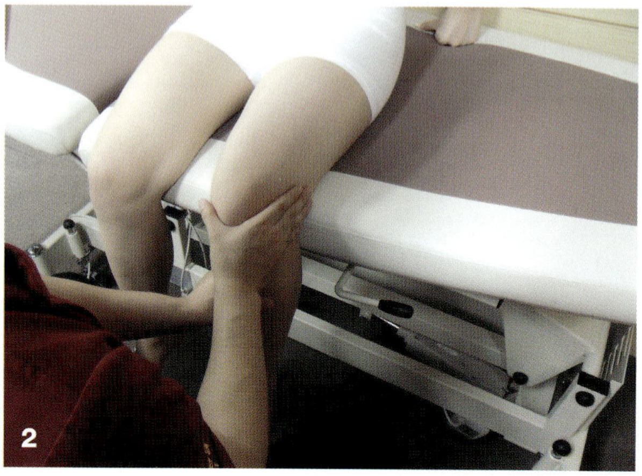

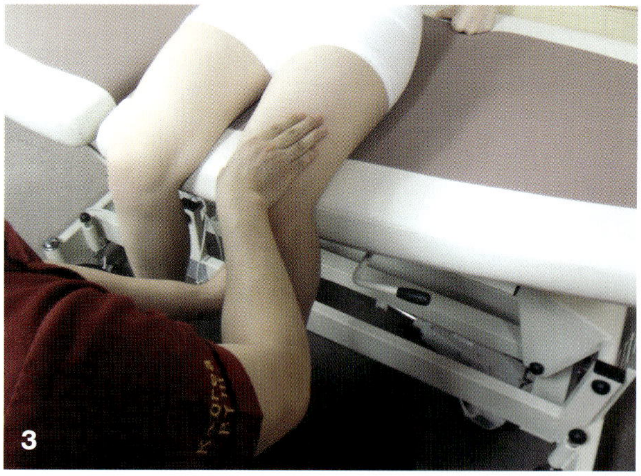

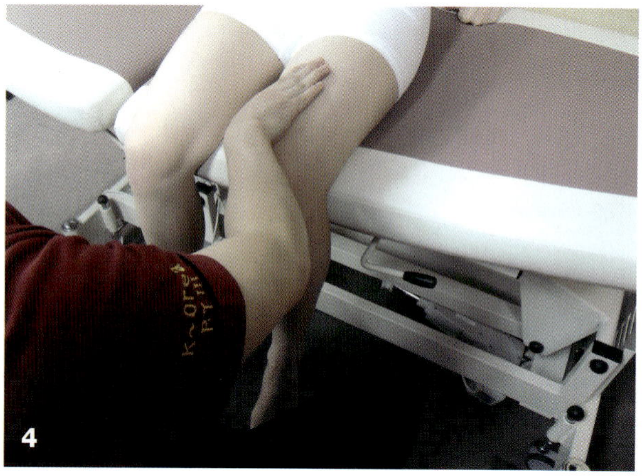

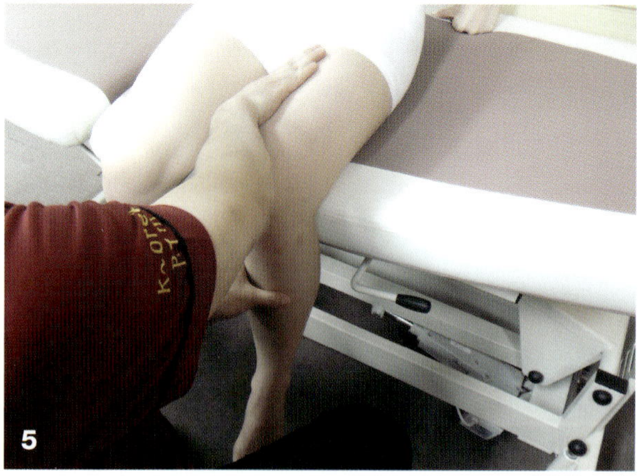

1. 이번 장의 ERT는 여러 가지 원인으로 인하여 슬관절 통증이 발생되었을 때 적용한다.

2. 슬관절통이 발생하면 통증을 제어하기 위하여 슬관절을 감싸고 있는 대퇴사두근에 대한 치료를 필수로 실시해야 한다. 이는 슬관절의 안정성을 유지하는데 대퇴사두근이 중요한 역할을 하기 때문이며 통증의 발생에도 중요한 요인이기 때문이다. 그래서 이번 장에서는 대퇴사두근을 중심으로 ERT를 적용한다. 무릎 하단에 손바닥 전부를 밀착시키고 대퇴사두근의 근육별 구조에 따라 ERT를 실시한다.

3. 전류의 강도는 두 손을 환자에게 밀착한 상태에서 근육의 수축이 일어나는 정도로 세팅한다.

4. 압착 강도는 피부가 2cm 정도 들어갈 정도의 압력을 유지한다.

5. 이번 장의 ERT는 기본적인 방법이며 이를 응용하여 다양한 ERT를 적용할 수 있다.

6. 적용시간 : 5분 이내에서 통증이 사라질 때까지

NOTICE 편의상 저주파치료기를 부착하지 않고 촬영하였음

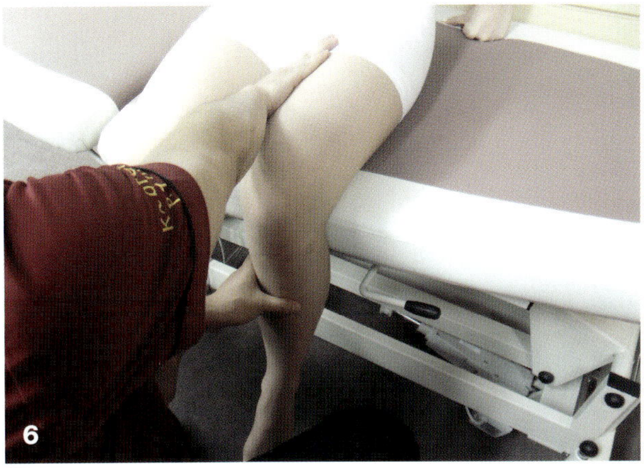

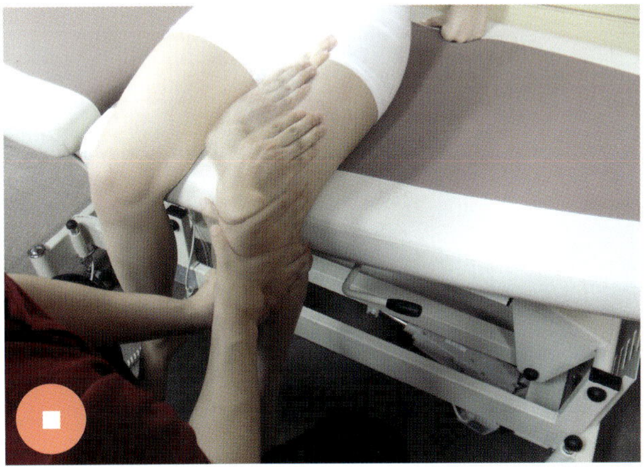

그 외에도 다양한 방법으로 응용할 수 있다.

1. 적당한 압력을 유지한 채 손에 진동을 주며 실시한다.
2. 다음으로 적당한 압력을 유지한 채 손가락을 이용해 주무르며 실시한다.
3. 다음으로 적당한 압력을 유지한 채 손바닥을 중심에 두고 손을 회전하며 실시한다.
4. 다음으로 가볍게 근육을 쥐어 잡고 흔들어 준다. 물론 잡고 있는 위치는 계속 이동하여야 한다.
5. 마지막으로 전류 강도를 비교적 강하게 세팅 후 손바닥을 모아 진공상태를 만들며 HAMSTRING을 타진한다. 이때 잘못하면 때리는 것과 동일하게 되니 충분한 연습이 필요하다.
6. 그 외에도 BOWEN, MFR 등을 다양하게 응용하여 ERT 치료를 적용하여도 좋은 효과를 기대할 수 있다.

▶ 이러한 방법은 다른 부위 모두에 적용할 수 있으며 가능하다면 다양한 방법으로 ERT치료를 숙련해야 한다.

NOTICE
(전기치료장비의 VOLUME CONTROL을 만지지 않고 치료자의 손을 이용해 전류의 강도를 조절하려면...)

ERT를 실시할 때에는 각각의 부위마다 전류에 대한 역치의 차이로 인하여 어떤 부위는 전류 강도를 약하게 느끼고 어떤 부위는 강하게 느끼게 된다. 그래서 강도 조절하는 연습이 필요하다. 마사지 기술은 매우 단순하지만 바로 부위별 전류 강도조절을 잘하는 것이 이번 장의 ERT를 잘 적용할 수 있는 열쇠가 된다.
그래서 전류 강도를 고정시킨 상태에서 전기치료기의 VOLUME을 조절하지 않고 손을 이용하여 강도 조절을 할 수 있어야 한다. ERT의 전류 강도는 환자의 환부에 밀착시키는 치료자의 손의 넓이와 압착 강도에 의하여 조절할 수 있다.

ERT를 실시할 때를 예를 들자면

1. 한 손만을 환부에 대고 전류 강도를 맞춘다.
2. 적정한 강도를 맞춘 후 조금 더 강하게 최종 VOLUME CONTROL을 한다.
3. 양손이 사용되는 ERT의 경우 MAIN HAND와 ASSIST HAND를 정한다.
4. THRESHOLD가 높은 부위의 경우 MAIN HAND는 강하게 밀착하고, ASSIST HAND는 그냥 대고 있는 정도로 실시한다.
5. 반대로 THRESHOLD가 낮은 부위는 ASSIST HAND의 밀착 강도를 조금 높여 준다. 그렇게 되면 환자는 전류 강도를 강하게 느끼지 않게 된다.
6. 정리하자면 ASSIST HAND를 환부에 접촉시키느냐 안 시키느냐 하는 것과 환부에 접촉시키더라도 그 밀착 강도를 높이고 낮춤으로 인하여 환자의 THERESHOLD CONDITION에 맞출 수 있다.
7. 이 방법은 ERT를 실시할 때 매우 다양하게 사용되며 충분히 숙지해야 하는 중요한 기술이다.

Knee Joint 슬관절(무릎관절)

NOTICE 편의상 저주파치료기를 부착하지 않고 촬영하였음

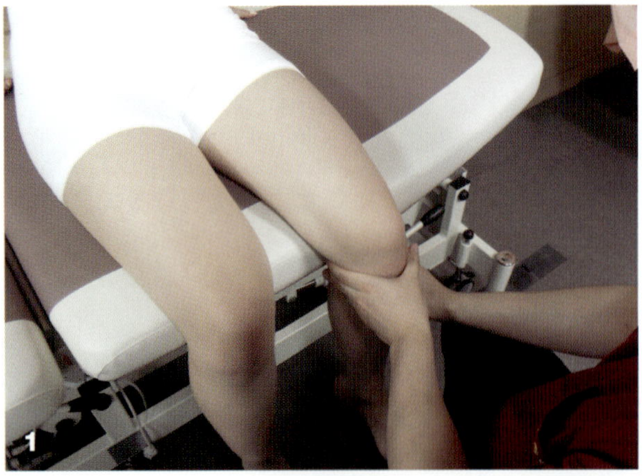

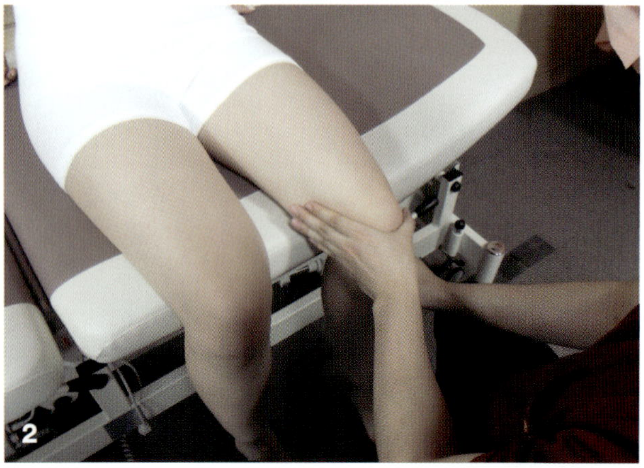

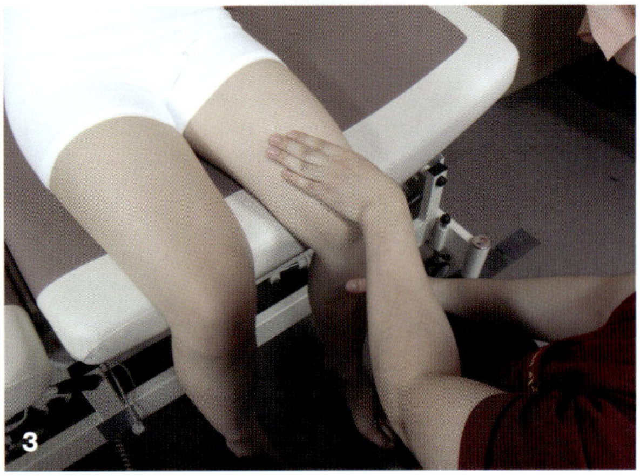

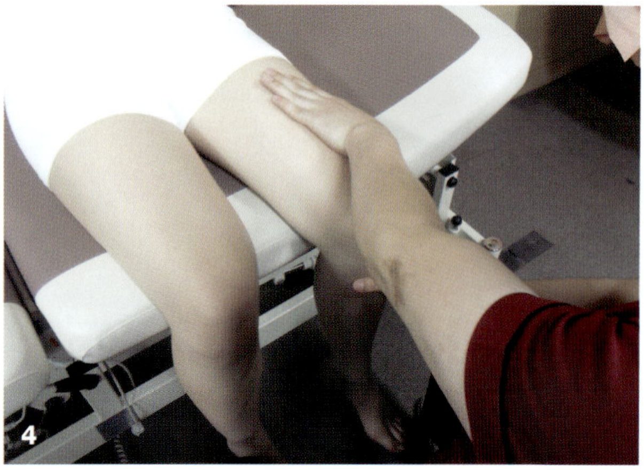

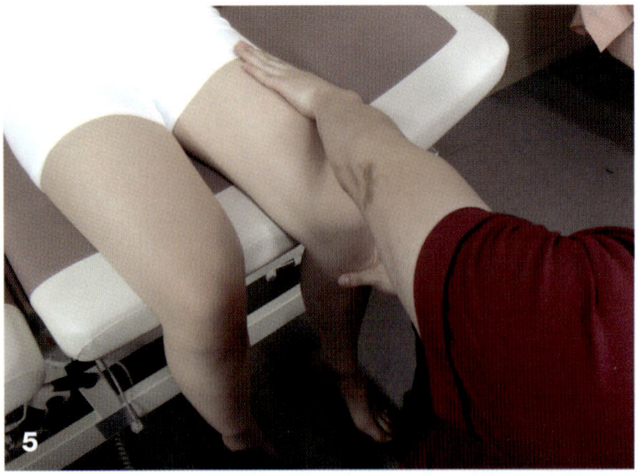

1. 이번 장의 ERT는 여러 가지 원인으로 인하여 슬관절 통증이 발생되었을 때 적용한다.
2. 슬관절통이 발생하면 통증을 제어하기 위하여 슬관절을 감싸고 있는 대퇴사두근에 대한 치료를 필수로 실시해야 한다. 이는 슬관절의 안정성을 유지하는데 대퇴사두근이 중요한 역할을 하기 때문이며 통증의 발생에도 중요한 요인이기 때문이다. 그래서 이번 장에서는 대퇴사두근을 중심으로 ERT를 적용한다. 무릎 하단에 손바닥 전부를 밀착시키고 대퇴사두근의 근육별 구조에 따라 ERT를 실시한다.
3. 전류의 강도는 두 손을 환자에게 밀착한 상태에서 근육의 수축이 일어나는 정도로 세팅한다.
4. 압착 강도는 피부가 2cm 정도 들어갈 정도의 압력을 유지한다.
5. 이번 장의 ERT는 기본적인 방법이며 이를 응용하여 다양한 ERT를 적용할 수 있다.
6. 적용시간 : 5분 이내에서 통증이 사라질 때까지

NOTICE 편의상 저주파치료기를 부착하지 않고 촬영하였음

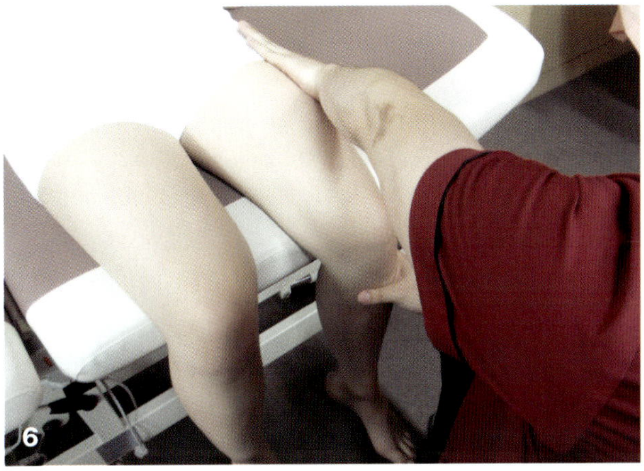

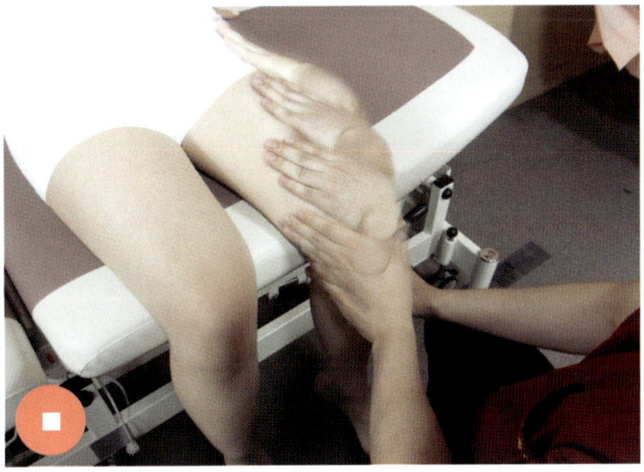

그 외에도 다양한 방법으로 응용할 수 있다.

1. 적당한 압력을 유지한 채 손에 진동을 주며 실시한다.
2. 다음으로 적당한 압력을 유지한 채 손가락을 이용해 주무르며 실시한다.
3. 다음으로 적당한 압력을 유지한 채 손바닥을 중심에 두고 손을 회전하며 실시한다.
4. 다음으로 가볍게 근육을 쥐어 잡고 흔들어 준다. 물론 잡고 있는 위치는 계속 이동하여야 한다.
5. 마지막으로 전류 강도를 비교적 강하게 세팅 후 손바닥을 모아 진공상태를 만들며 HAMSTRING을 타진한다. 이때 잘못하면 때리는 것과 동일하게 되니 충분한 연습이 필요하다.
6. 그 외에도 BOWEN, MFR 등을 다양하게 응용하여 ERT 치료를 적용하여도 좋은 효과를 기대할 수 있다.

▶ 이러한 방법은 다른 부위 모두에 적용할 수 있으며 가능하다면 다양한 방법으로 ERT치료를 숙련해야 한다.

NOTICE

(전기치료장비의 VOLUME CONTROL을 만지지 않고 치료자의 손을 이용해 전류의 강도를 조절하려면...)

ERT를 실시할 때에는 각각의 부위마다 전류에 대한 역치의 차이로 인하여 어떤 부위는 전류 강도를 약하게 느끼고 어떤 부위는 강하게 느끼게 된다. 그래서 강도 조절하는 연습이 필요하다. 마사지 기술은 매우 단순하지만 바로 부위별 전류 강도조절을 잘하는 것이 이번 장의 ERT를 잘 적용할 수 있는 열쇠가 된다.

그래서 전류 강도를 고정시킨 상태에서 전기치료기의 VOLUME을 조절하지 않고 손을 이용하여 강도 조절을 할 수 있어야 한다. ERT의 전류 강도는 환자의 환부에 밀착시키는 치료자의 손의 넓이와 압착 강도에 의하여 조절할 수 있다.

ERT를 실시할 때를 예를 들자면

1. 한 손만을 환부에 대고 전류 강도를 맞춘다.
2. 적정한 강도를 맞춘 후 조금 더 강하게 최종 VOLUME CONTROL을 한다.
3. 양손이 사용되는 ERT의 경우 MAIN HAND와 ASSIST HAND를 정한다.
4. THRESHOLD가 높은 부위의 경우 MAIN HAND는 강하게 밀착하고, ASSIST HAND는 그냥 대고 있는 정도로 실시한다.
5. 반대로 THRESHOLD가 낮은 부위는 ASSIST HAND의 밀착 강도를 조금 높여 준다. 그렇게 되면 환자는 전류 강도를 강하게 느끼지 않게 된다.
6. 정리하자면 ASSIST HAND를 환부에 접촉시키느냐 안 시키느냐 하는 것과 환부에 접촉시키더라도 그 밀착 강도를 높이고 낮춤으로 인하여 환자의 THERESHOLD CONDITION에 맞출 수 있다.
7. 이 방법은 ERT를 실시할 때 매우 다양하게 사용되며 충분히 숙지해야 하는 중요한 기술이다.

Knee Joint 슬관절(무릎관절)

NOTICE 편의상 저주파치료기를 부착하지 않고 촬영하였음

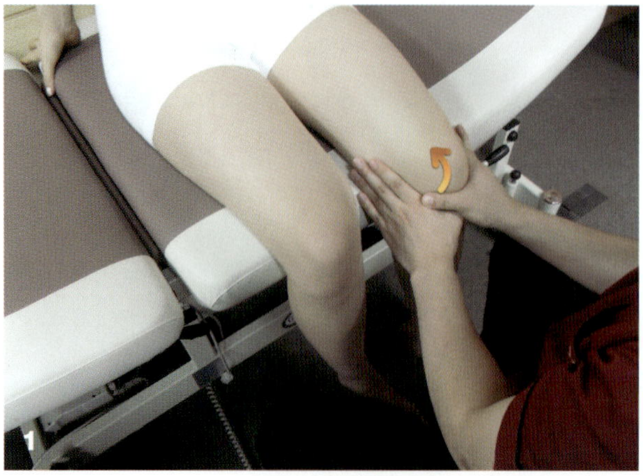

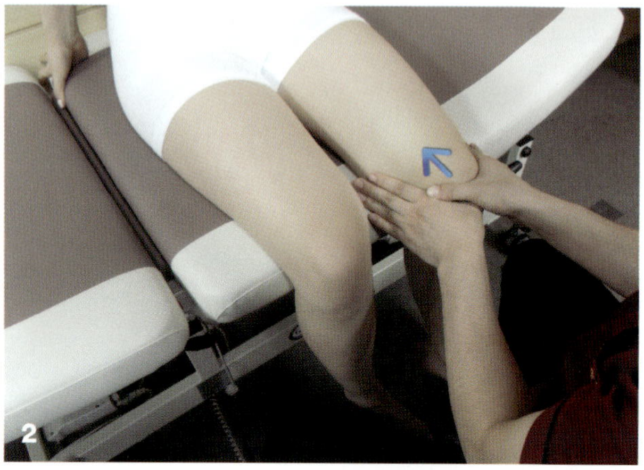

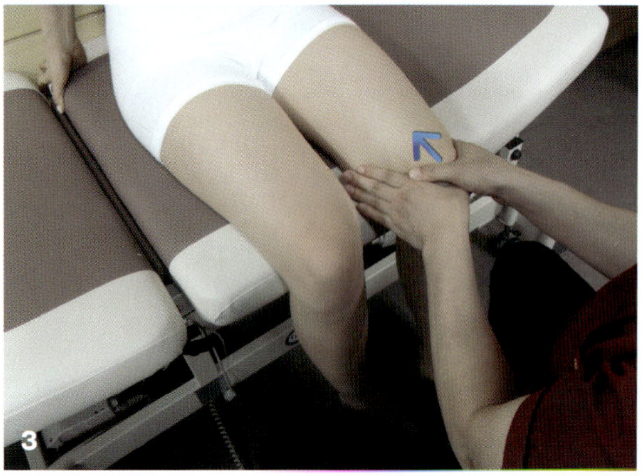

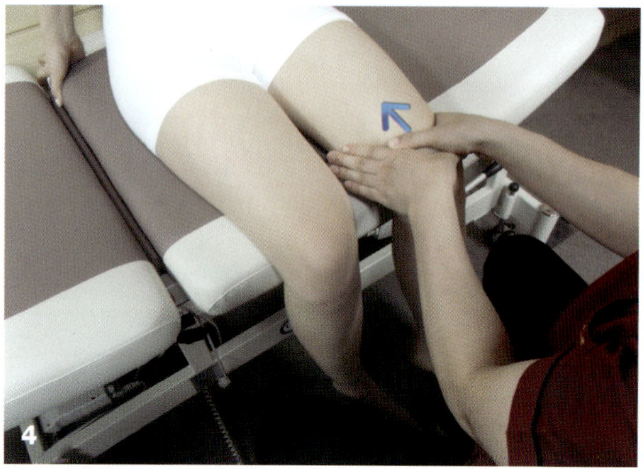

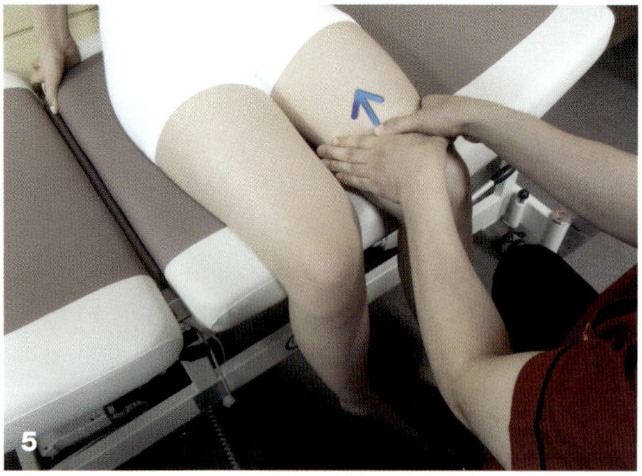

1. 이번 장의 ERT는 여러 가지 원인으로 인하여 슬관절 통증이 발생되었을 때 적용한다.
2. 슬관절통이 발생하면 통증을 제어하기 위하여 슬관절을 감싸고 있는 대퇴사두근에 대한 치료를 필수로 실시해야 한다. 이는 슬관절의 안정성을 유지하는데 대퇴사두근이 중요한 역할을 하기 때문이며 통증의 발생에도 중요한 요인이기 때문이다. 그래서 이번 장에서는 대퇴사두근을 중심으로 ERT를 적용한다. 무릎 하단에 손바닥 전부를 밀착시키고 대퇴사두근의 근육별 구조에 따라 ERT를 실시한다.
3. 전류의 강도는 두 손을 환자에게 밀착한 상태에서 근육의 수축이 일어나는 정도로 세팅한다.
4. 압착 강도는 피부가 2cm 정도 들어갈 정도의 압력을 유지한다.
5. 이번 장의 ERT는 기본적인 방법이며 이를 응용하여 다양한 ERT를 적용할 수 있다.
6. 적용시간 : 5분 이내에서 통증이 사라질 때까지

NOTICE 편의상 저주파치료기를 부착하지 않고 촬영하였음

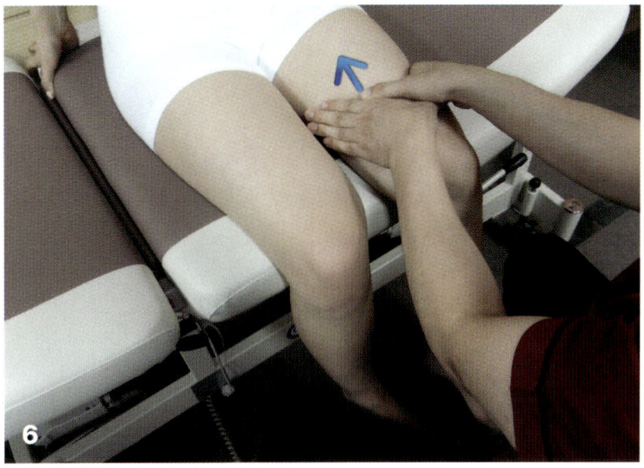

그 외에도 다양한 방법으로 응용할 수 있다.

1. 적당한 압력을 유지한 채 손에 진동을 주며 실시한다.
2. 다음으로 적당한 압력을 유지한 채 손가락을 이용해 주무르며 실시한다.
3. 다음으로 적당한 압력을 유지한 채 손바닥을 중심에 두고 손을 회전하며 실시한다.
4. 다음으로 가볍게 근육을 쥐어 잡고 흔들어 준다. 물론 잡고 있는 위치는 계속 이동하여야 한다.
5. 마지막으로 전류 강도를 비교적 강하게 세팅 후 손바닥을 모아 진공상태를 만들며 HAMSTRING을 타진한다. 이때 잘못하면 때리는 것과 동일하게 되니 충분한 연습이 필요하다.
6. 그 외에도 BOWEN, MFR 등을 다양하게 응용하여 ERT 치료를 적용하여도 좋은 효과를 기대할 수 있다.

▶ 이러한 방법은 다른 부위 모두에 적용할 수 있으며 가능하다면 다양한 방법으로 ERT치료를 숙련해야 한다.

NOTICE
(전기치료장비의 VOLUME CONTROL을 만지지 않고 치료자의 손을 이용해 전류의 강도를 조절하려면...)

ERT를 실시할 때에는 각각의 부위마다 전류에 대한 역치의 차이로 인하여 어떤 부위는 전류 강도를 약하게 느끼고 어떤 부위는 강하게 느끼게 된다. 그래서 강도 조절하는 연습이 필요하다. 마사지 기술은 매우 단순하지만 바로 부위별 전류 강도조절을 잘하는 것이 이번 장의 ERT를 잘 적용할 수 있는 열쇠가 된다.
그래서 전류 강도를 고정시킨 상태에서 전기치료기의 VOLUME을 조절하지 않고 손을 이용하여 강도 조절을 할 수 있어야 한다. ERT의 전류 강도는 환자의 환부에 밀착시키는 치료자의 손의 넓이와 압착 강도에 의하여 조절할 수 있다.

ERT를 실시할 때를 예를 들자면

1. 한 손만을 환부에 대고 전류 강도를 맞춘다.
2. 적정한 강도를 맞춘 후 조금 더 강하게 최종 VOLUME CONTROL을 한다.
3. 양손이 사용되는 ERT의 경우 MAIN HAND와 ASSIST HAND를 정한다.
4. THRESHOLD가 높은 부위의 경우 MAIN HAND는 강하게 밀착하고, ASSIST HAND는 그냥 대고 있는 정도로 실시한다.
5. 반대로 THRESHOLD가 낮은 부위는 ASSIST HAND의 밀착 강도를 조금 높여 준다. 그렇게 되면 환자는 전류 강도를 강하게 느끼지 않게 된다.
6. 정리하자면 ASSIST HAND를 환부에 접촉시키느냐 안 시키느냐 하는 것과 환부에 접촉시키더라도 그 밀착 강도를 높이고 낮춤으로 인하여 환자의 THERESHOLD CONDITION에 맞출 수 있다.
7. 이 방법은 ERT를 실시할 때 매우 다양하게 사용되며 충분히 숙지해야 하는 중요한 기술이다.

Knee Joint 슬관절(무릎관절)

NOTICE 편의상 저주파치료기를 부착하지 않고 촬영하였음

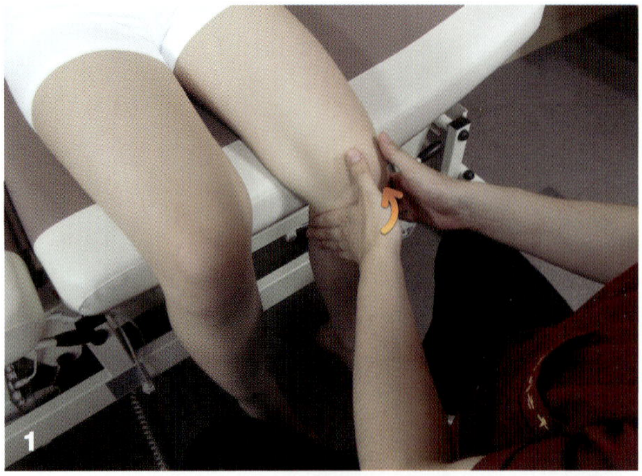
1

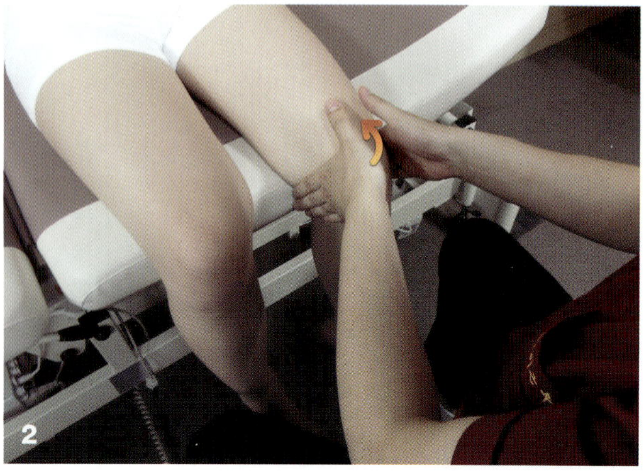
2

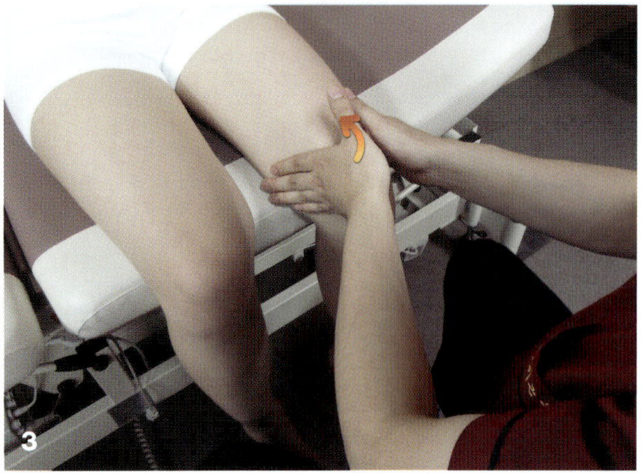
3

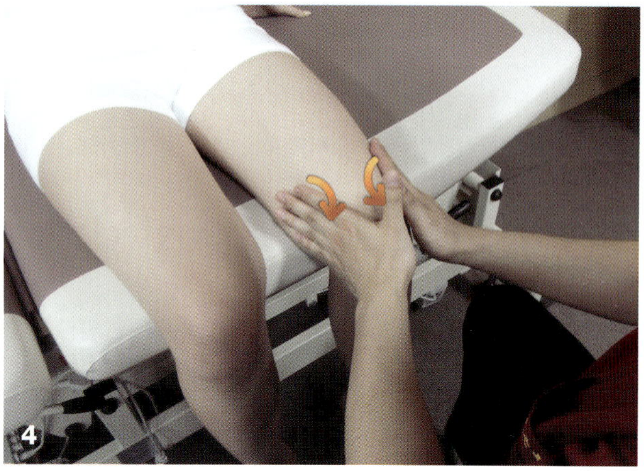
4

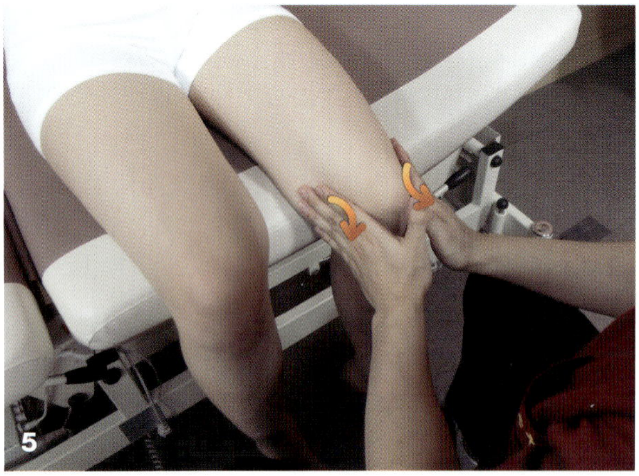
5

1. 이번 장의 ERT는 여러 가지 원인으로 인하여 슬관절 통증이 발생되었을 때 적용한다.

2. 슬관절통이 발생하면 통증을 제어하기 위하여 슬관절을 감싸고 있는 대퇴사두근에 대한 치료를 필수로 실시해야 한다. 이는 슬관절의 안정성을 유지하는데 대퇴사두근이 중요한 역할을 하기 때문이며 통증의 발생에도 중요한 요인이기 때문이다. 그래서 이번 장에서는 대퇴사두근을 중심으로 ERT를 적용한다. 무릎 하단에 손바닥 전부를 밀착시키고 대퇴사두근의 근육별 구조에 따라 ERT를 실시한다.

3. 전류의 강도는 두 손을 환자에게 밀착한 상태에서 근육의 수축이 일어나는 정도로 세팅한다.

4. 압착 강도는 피부가 2cm 정도 들어갈 정도의 압력을 유지한다.

5. 이번 장의 ERT는 기본적인 방법이며 이를 응용하여 다양한 ERT를 적용할 수 있다.

6. 적용시간 : 5분 이내에서 통증이 사라질 때까지

NOTICE 편의상 저주파치료기를 부착하지 않고 촬영하였음

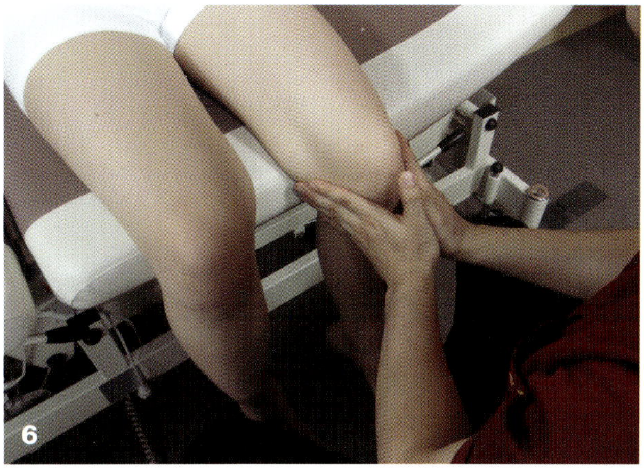

6

그 외에도 다양한 방법으로 응용할 수 있다.

1. 적당한 압력을 유지한 채 손에 진동을 주며 실시한다.
2. 다음으로 적당한 압력을 유지한 채 손가락을 이용해 주무르며 실시한다.
3. 다음으로 적당한 압력을 유지한 채 손바닥을 중심에 두고 손을 회전하며 실시한다.
4. 다음으로 가볍게 근육을 쥐어 잡고 흔들어 준다. 물론 잡고 있는 위치는 계속 이동하여야 한다.
5. 마지막으로 전류 강도를 비교적 강하게 세팅 후 손바닥을 모아 진공상태를 만들며 HAMSTRING을 타진한다. 이때 잘못하면 때리는 것과 동일하게 되니 충분한 연습이 필요하다.
6. 그 외에도 BOWEN, MFR 등을 다양하게 응용하여 ERT 치료를 적용하여도 좋은 효과를 기대할 수 있다.

▶ 이러한 방법은 다른 부위 모두에 적용할 수 있으며 가능하다면 다양한 방법으로 ERT치료를 숙련해야 한다.

NOTICE

(전기치료장비의 VOLUME CONTROL을 만지지 않고 치료자의 손을 이용해 전류의 강도를 조절하려면...)

ERT를 실시할 때에는 각각의 부위마다 전류에 대한 역치의 차이로 인하여 어떤 부위는 전류 강도를 약하게 느끼고 어떤 부위는 강하게 느끼게 된다. 그래서 강도 조절하는 연습이 필요하다. 마사지 기술은 매우 단순하지만 바로 부위별 전류 강도조절을 잘하는 것이 이번 장의 ERT를 잘 적용할 수 있는 열쇠가 된다.
그래서 전류 강도를 고정시킨 상태에서 전기치료기의 VOLUME을 조절하지 않고 손을 이용하여 강도 조절을 할 수 있어야 한다. ERT의 전류 강도는 환자의 환부에 밀착시키는 치료자의 손의 넓이와 압착 강도에 의하여 조절할 수 있다.

ERT를 실시할 때를 예를 들자면

1. 한 손만을 환부에 대고 전류 강도를 맞춘다.
2. 적정한 강도를 맞춘 후 조금 더 강하게 최종 VOLUME CONTROL을 한다.
3. 양손이 사용되는 ERT의 경우 MAIN HAND와 ASSIST HAND를 정한다.
4. THRESHOLD가 높은 부위의 경우 MAIN HAND는 강하게 밀착하고, ASSIST HAND는 그냥 대고 있는 정도로 실시한다.
5. 반대로 THRESHOLD가 낮은 부위는 ASSIST HAND의 밀착 강도를 조금 높여 준다. 그렇게 되면 환자는 전류 강도를 강하게 느끼지 않게 된다.
6. 정리하자면 ASSIST HAND를 환부에 접촉시키느냐 안 시키느냐 하는 것과 환부에 접촉시키더라도 그 밀착 강도를 높이고 낮춤으로 인하여 환자의 THERESHOLD CONDITION에 맞출 수 있다.
7. 이 방법은 ERT를 실시할 때 매우 다양하게 사용되며 충분히 숙지해야 하는 중요한 기술이다.

B. Mobility 전기마사지치료(M.E.R.T)

슬관절통에 대한 Mobility 전기마사지치료(M.E.R.T)는 만성적 통증인 경우와 대퇴사두근 및 슬관절 주변 근육의 약화, 통증으로 인한 관절가동범위의 제한이 있는 경우에 사용한다.

이때 주의할 것은 매우 부드럽게 환자 스스로 움직이게 하여야 한다는 것이다. 연골연화증을 오랫동안 앓게 되면 슬관절 자체의 통증뿐만이 아니고 주변 근육의 약화현상이 일어난다. 또한 심할 경우 근육의 위축현상으로 관절이 완전히 신전되지 않는 경우도 발생한다.

즉, 역기능의 순환현상이 발생하는데 이런 경우 Mobility 전기마사지치료(M.E.R.T)를 통하여 환자 스스로 관절가동범위를 확보해 나갈 수 있도록 유도해주는 방법이 좋다. 절대 근력강화훈련이 아니고 관절가동범위를 넓히는 치료법이다.

NOTICE 편의상 저주파치료기를 부착하지 않고 촬영하였음

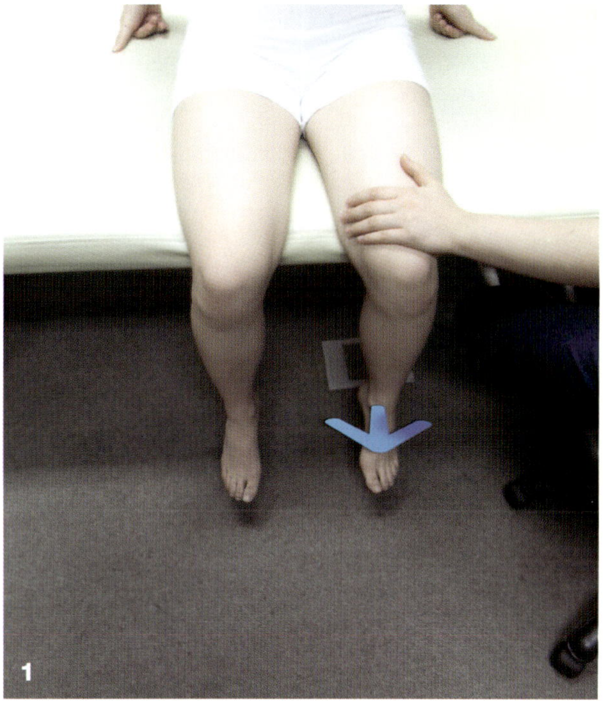

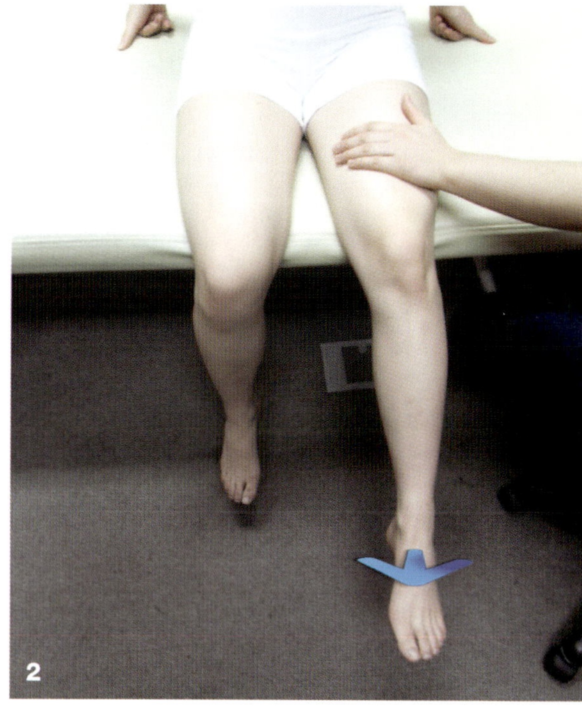

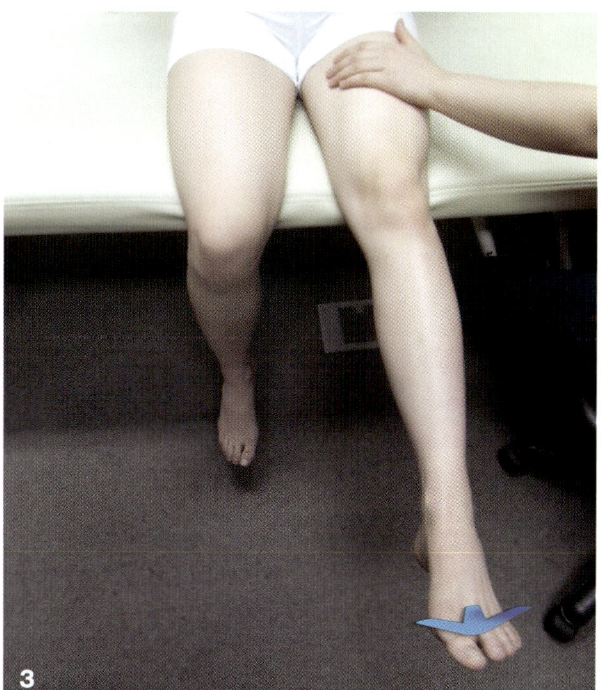

1. 이번 장의 ERT는 여러 가지 원인으로 인하여 슬관절 통증이 발생되었을 때 적용한다.

2. 슬관절통환자의 대다수는 근육의 수축도 및 이완도가 떨어진다. 이를 위해 운동을 권하기도 하지만 실제 운동을 통해서 근육의 완벽한 수축과 이완을 하기가 어렵다. 필자는 실제 임상에서 수많은 슬관절통을 접하면서 슬관절통을 감소시키며 근력 또한 빠르게 재생시키는데 단순하지만 이번장의 ERT로 많은 환자들이 호전되는 것을 접했다.
대퇴사두근의 MOTOR POINT를 여러 군데 찾아서 MAIN HAND(혹은 패드를 직접 적용하여도 된다)로 압착시킨 상태에서 전류 강도를 조절한다. 근육이 수축되어 슬관절의 완전한 신전이 나타나면 환자는 자신의 힘으로 슬관절 굴곡운동을 실시한다. 이번 장의 ERT를 적용할 때 환자는 첫 번째 굴곡운동을 가장 힘들어 하며 두 번째부터는 힘은 들지만 비교적 쉽게 굴곡시킬 수 있다. 수회 반복하여 쉽게 굴곡운동을 할 수 있게 되면 전류 강도를 조금 더 높인 상태에서 다시 수회 적용한다.
주의할 것은 과도하게 많은 운동을 실시하게 되면 오히려 통증이 발생할 수 있으니 통상적으로 10회 이내로만 적용한다. 만약 이 방법이 환자에게 효과가 있는가를 확인해볼 수 있는 방법은 ERT후 즉시 계단을 오르고 내리게 해보는 것이며 앉았다 일어나는 것을 해보는 것도 좋다. 슬관절이 가벼워지고 통증이 줄었다는 말을 할 것이다.

NOTICE 편의상 저주파치료기를 부착하지 않고 촬영하였음

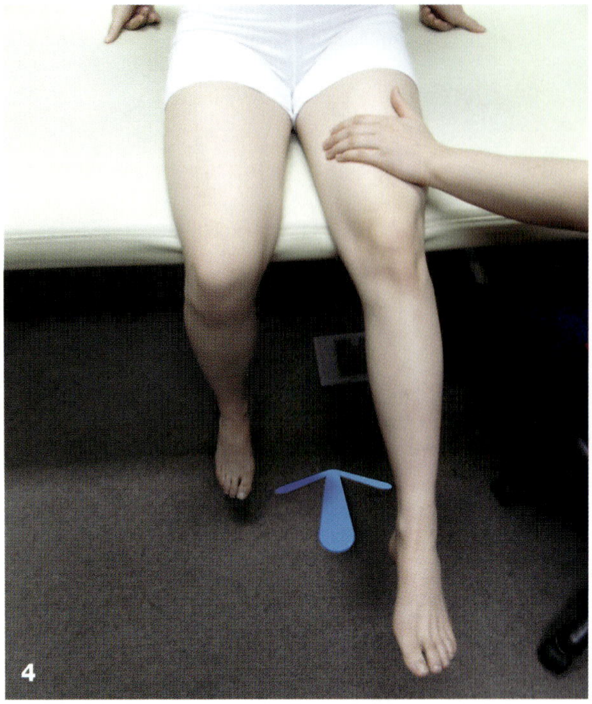

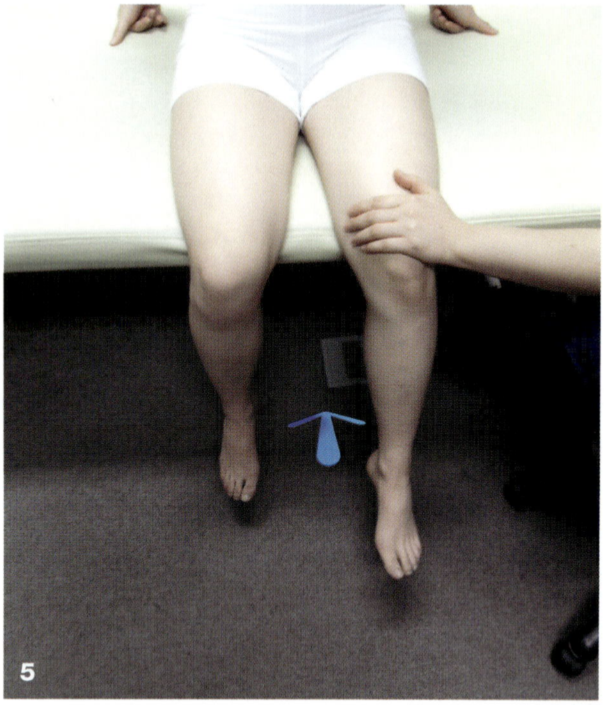

3. 전류의 강도는 환자에게 밀착한 상태에서 근육이 완전히 신전되는 강도로 세팅한다.

4. 압착 강도는 피부가 2cm 정도 들어갈 정도의 압력을 유지한다.

5. 이번 장의 ERT는 기본적인 방법이며 이를 응용하여 다양한 ERT를 적용할 수 있다.

6. 적용시간 : 5분 이내에서 통증이 사라질 때까지

C. Ex. for after cast off

슬관절의 고정이 필요한 경우는 여러 가지지만 본 장에서는 인대 손상과 골절에 국한하여 제한적인 설명을 하기로 한다. (슬관절 치환술 제외) 슬관절 운동치료를 위한 Mobility 전기마사지치료(M.E.R.T)를 하기 전에 반드시 확인해야 할 사항이 있다. 수술 집도의로부터 슬관절 장애가 있을 가능성이 있는지를 확인하는 것이다. 인대 파열 수술 시 인대가 짧아져 관절가동범위가 제한될 가능성이 있고 골절 후 환자는 수술 후 관절면이 제자리를 이탈할 가능성이 있기 때문이다.

혹은 감염으로 슬관절 주변 건의 손상이 발생할 수도 있다. 그래서 슬관절 운동치료를 위한 Mobility 전기마사지치료(M.E.R.T)를 할 때에는 바로 관절가동범위에 제한이 있을 수 있는 가능성을 반드시 확인해야 한다.

또한 슬관절 관절의 운동치료를 위해서는 신전과 굴곡 중 우선적으로 신전범위를 최대한 확보해야 한다. 이는 완전한 신전이 되지 않으면 완전한 굴곡이 될 가능성이 적으며 혹은 신전이 완전하지 않은 상태에서 완전한 굴곡을 위해 운동치료를 한다면 환자의 통증은 매우 심해진다. 그래서 신전범위를 최대한 빨리 그리고 가능한 완전한 신전을 유도하는 운동치료를 실시해야 한다.

Knee Joint 슬관절(무릎관절)

NOTICE 편의상 저주파치료기를 부착하지 않고 촬영하였음

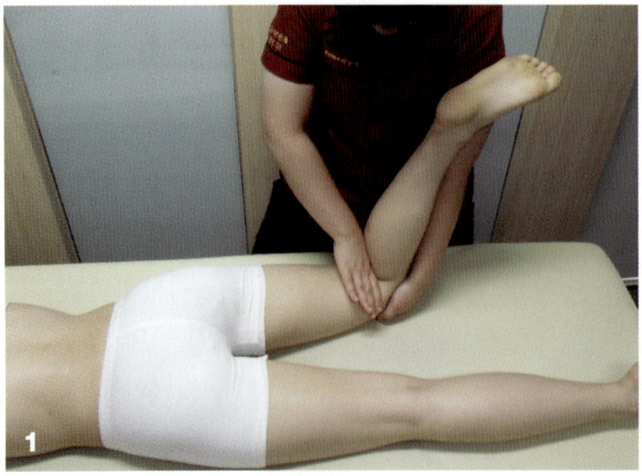

1

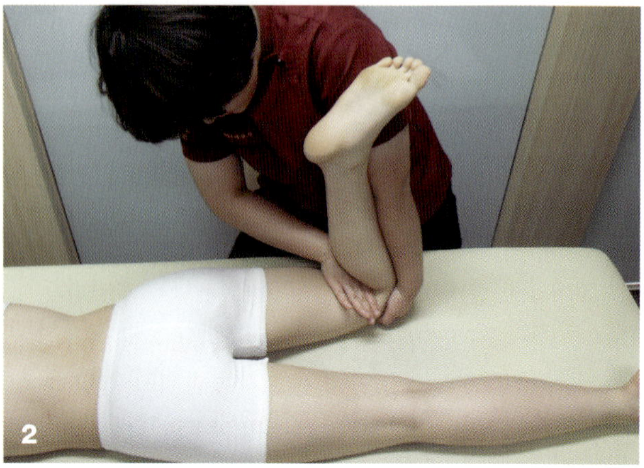

2

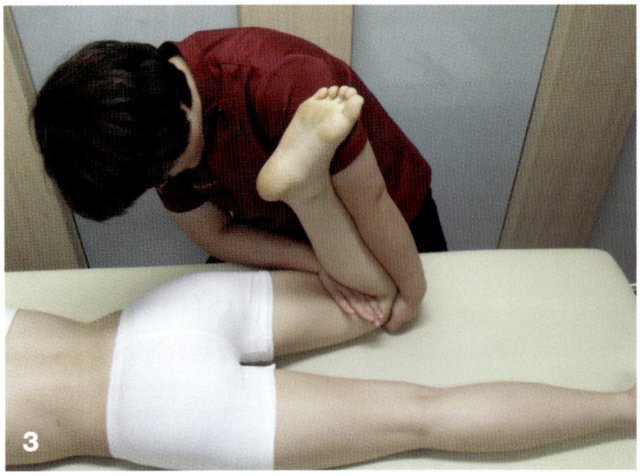

3

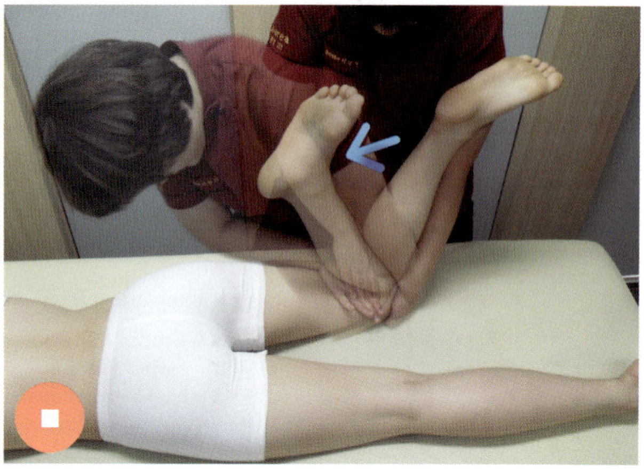

1. 이번 장의 ERT는 여러 가지 원인으로 인하여 슬관절 구축이 발생되었을 때 적용한다.

2. 슬관절 구축에 대한 PASSIVE EXERCISE는 잘 알고 있을 것이고 EXERCISE를 실시할 때 ERT를 동시에 적용한다. 다만, 사진에서처럼 적용하면 보다 더 좋은 ERT효과를 기대할 수 있다. 또한, 슬관절 안정성을 위해 슬관절의 접히는 부분(POST KNEE)을 고정시키는 ASSIST HAND는 POLY GLOVE를 착용하여 전류가 환자에게 통하지 않도록 해야 하며 슬관절 운동을 시키는 MAIN HAND의 경우에도 반드시 무릎에만 전류가 통할 수 있도록 치료자의 전완부를 마른 수건등으로 제어한 뒤 적용한다. ERT를 적용 시 슬관절의 제한이 있는 경우 너무 무리하게 PASSIVE EXERCISE를 실시하지 않으며 환자 스스로 굴곡시킬 수 있는 정도에서 시작하여 조금 더 눌러주는 정도로 수회 반복하여 점차적으로 관절가동범위를 넓혀 나가는 방식으로 적용한다.

3. 전류의 강도는 환자가 쾌적하다고 느끼는 정도보다 조금 더 강한 강도로 세팅한다.

4. 압착 강도는 피부가 2cm 정도 들어갈 정도의 압력을 유지한다.

5. 이번 장의 ERT는 기본적인 방법이며 이를 응용하여 다양한 ERT를 적용할 수 있다.

6. 적용시간 : 5분 이내에서 통증이 사라질 때까지

NOTICE 편의상 저주파치료기를 부착하지 않고 촬영하였음

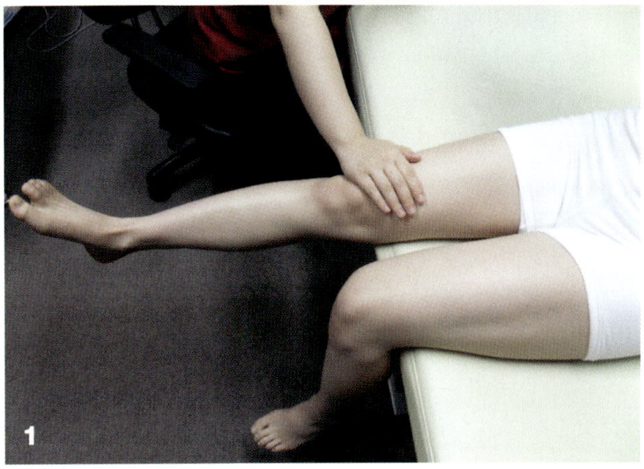
1

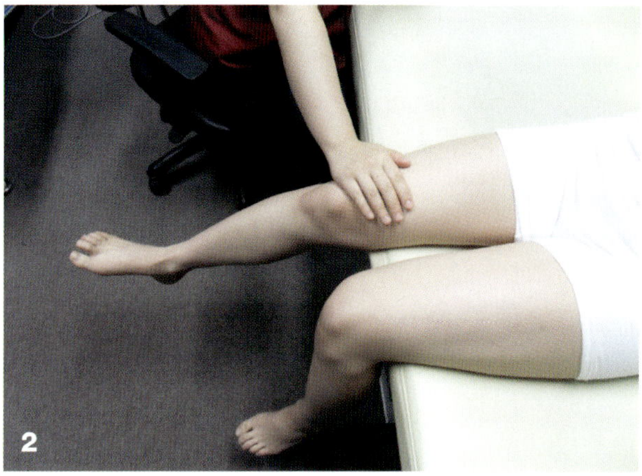
2

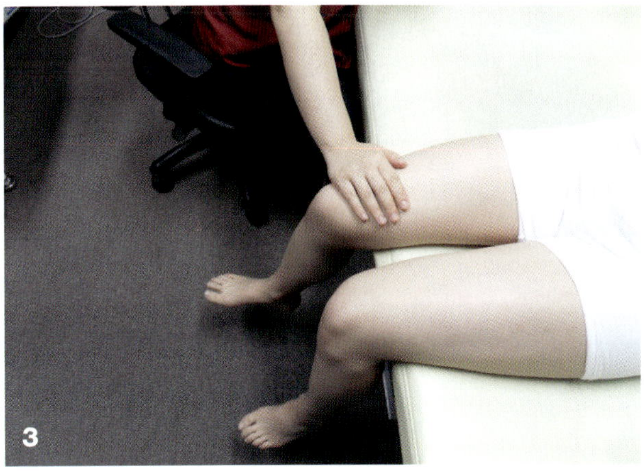
3

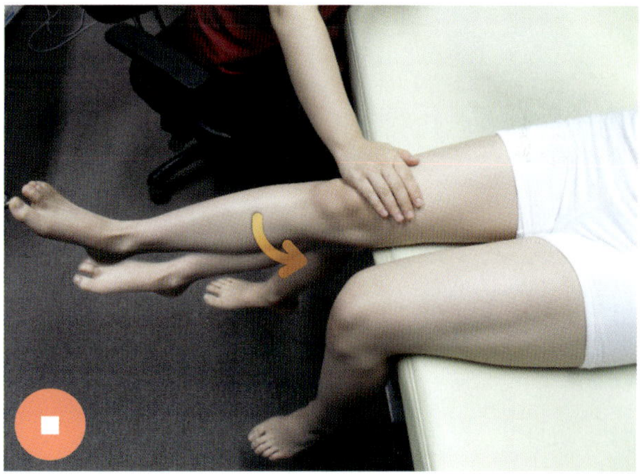
■

1. 이번 장의 ERT는 여러 가지 원인으로 인하여 슬관절 통증이 발생되었을 때 적용한다.

2. 슬관절통 환자의 대다수는 근육의 수축도 및 이완도가 떨어진다. 이를 위해 운동을 권하기도 하지만 실제 운동을 통해서 근육의 완벽한 수축과 이완을 하기가 어렵다. 필자는 실제 임상에서 수많은 슬관절통을 접하면서 슬관절통을 감소시키며 근력 또한 빠르게 재생시키는데 단순하지만 이번장의 ERT로 많은 환자들이 호전되는 것을 접했다.
대퇴사두근의 MOTOR POINT를 여러 군데 찾아서 MAIN HAND(혹은 패드를 직접 적용하여도 된다)로 압착시킨 상태에서 전류 강도를 조절한다. 근육이 수축되어 슬관절의 완전한 신전이 나타나면 환자는 자신의 힘으로 슬관절 굴곡운동을 실시한다.
이번장의 ERT를 적용할 때 환자는 첫 번째 굴곡운동을 가장 힘들어하며 두 번째부터는 힘은 들지만 비교적 쉽게 굴곡시킬 수 있다. 수회 반복하여 쉽게 굴곡운동을 할 수 있게 되면 전류 강도를 조금 더 높인 상태에서 다시 수회 적용한다.
주의할 것은 과도하게 많은 운동을 실시하게 되면 오히려 통증이 발생할 수 있으니 통상적으로 10회 이내로만 적용한다. 만약 이 방법이 환자에게 효과가 있는가를 확인해볼 수 있는 방법은 ERT후 즉시 계단을 오르고 내리게 해보는 것이며 앉았다 일어나는것을 해보는 것도 좋다. 슬관절이 가벼워지고 통증이 줄었다는 말을 할 것이다.

3. 전류의 강도는 환자에게 밀착한 상태에서 근육이 완전히 신전되는 강도로 세팅한다.

4. 압착강도는 피부가 2cm 정도 들어갈 정도의 압력을 유지한다.

5. 이번 장의 ERT는 기본적인 방법이며 이를 응용하여 다양한 ERT를 적용할 수 있다.

6. 적용시간 : 5분 이내에서 통증이 사라질 때까지

NOTICE 편의상 저주파치료기를 부착하지 않고 촬영하였음

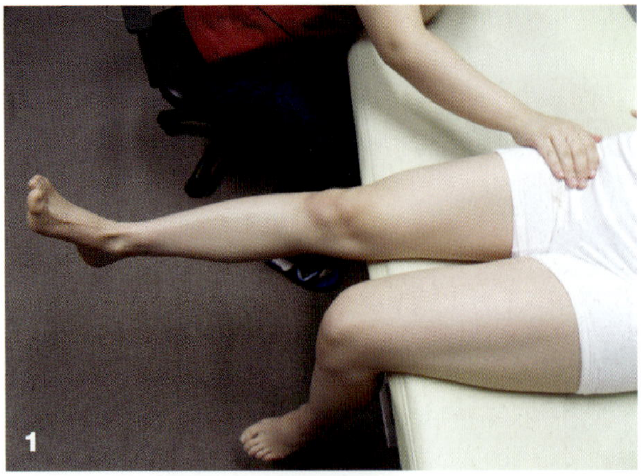

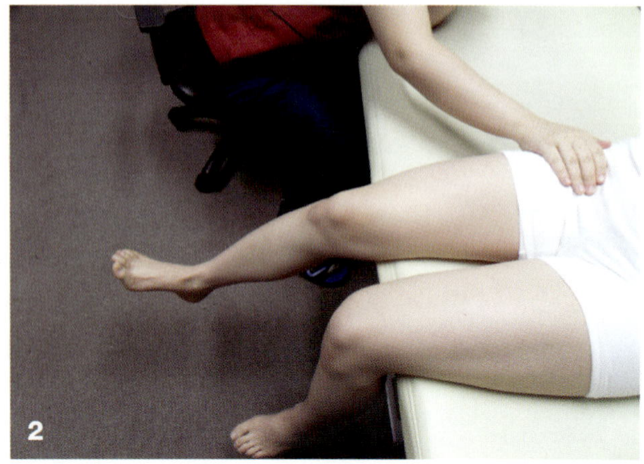

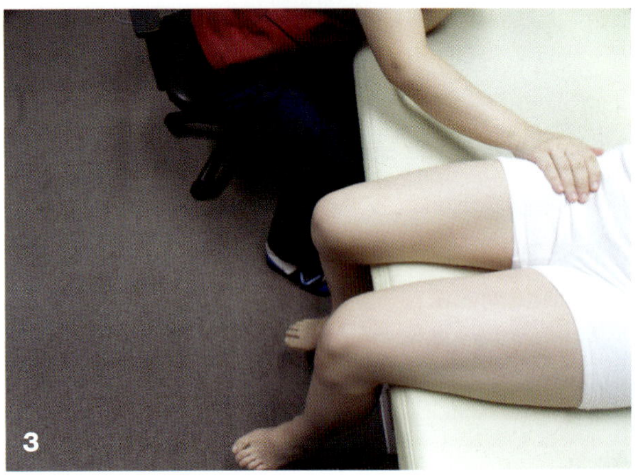

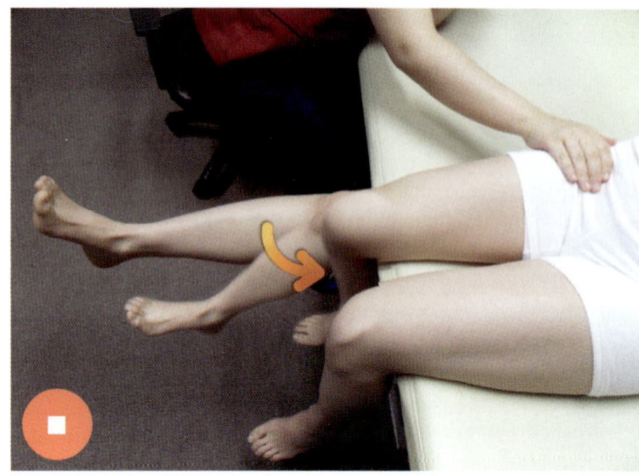

1. 이번 장의 ERT는 여러 가지 원인으로 인하여 슬관절 통증이 발생되었을 때 적용한다.

2. 슬관절통환자의 대다수는 근육의 수축도 및 이완도가 떨어진다. 이를 위해 운동을 권하기도 하지만 실제 운동을 통해서 근육의 완벽한 수축과 이완을 하기가 어렵다. 필자는 실제 임상에서 수많은 슬관절통을 접하면서 슬관절통을 감소시키며 근력 또한 빠르게 재생시키는데 단순하지만 이번장의 ERT로 많은 환자들이 호전되는 것을 접했다.
   대퇴사두근의 MOTOR POINT를 여러 군데 찾아서 MAIN HAND(혹은 패드를 직접 적용하여도 된다)로 압착시킨 상태에서 전류 강도를 조절한다.
   근육이 수축되어 슬관절의 완전한 신전이 나타나면 환자는 자신의 힘으로 슬관절 굴곡운동을 실시한다.
   이번 장의 ERT를 적용할 때 환자는 첫 번째 굴곡운동을 가장 힘들어하며 두 번째부터는 힘은 들지만 비교적 쉽게 굴곡시킬 수 있다. 수회 반복하여 쉽게 굴곡운동을 할 수 있게 되면 전류 강도를 조금 더 높인상태에서 다시 수회 적용한다. 주의할 것은 과도하게 많은 운동을 실시하게 되면 오히려 통증이 발생할 수 있으니 통상적으로 10회 이내로만 적용한다. 만약 이 방법이 환자에게 효과가 있는가를 확인해볼 수 있는 방법은 ERT후 즉시 계단을 오르고 내리게 해보는 것이며 앉았다 일어나는 것을 해보는 것도 좋다. 슬관절이 가벼워지고 통증이 줄었다는 말을 할 것이다.

3. 전류의 강도는 환자에게 밀착한 상태에서 근육이 완전히 신전되는 강도로 세팅한다.

4. 압착강도는 피부가 2cm 정도 들어갈 정도의 압력을 유지한다.

5. 이번 장의 ERT는 기본적인 방법이며 이를 응용하여 다양한 ERT를 적용할 수 있다.

6. 적용시간 : 5분 이내에서 통증이 사라질 때까지

4 Ankle Joint 족관절(발목관절)

A. Base 전기마사지치료(E.R.T)

족관절 관절인대는 안쪽에 있는 강한 내측인대와 상대적으로 약한 외측인대에 의하여 유지된다. 외측에는 외측 발목인대(lateral ligament of ankle joint)에 의하여 강화되어 있는데, 그 종류는 anterior talofibular ligament, posterior talofibular ligament, calcaneofibular ligament이다.

이 중에서 anterior talofibular ligament는 발목을 아래쪽으로 굽혔을 때 발에 체중이 실리면서 접질리는 경우에 발목관절에서 가장 손상이 잘 일어나는 인대이다. 내측에는 삼각인대[medial(deltoid) ligament of ankle]에 의하여 강화되어 있다.

전기마사지치료(E.R.T)는 ① Swelling을 진정시킬 수 있도록 하며 ② 종아리근육까지 치료하며 ③ 내, 외측인대 중심으로 집중적인 치료를 실시한다. 전기마사지치료(E.R.T)를 실시하면서 치료 도중에 환자로부터 Feed back을 실시하여(기립하게 하고 걸어보게 하는 등) 통증이 5이하(처음 통증을 10으로 볼때)로 감소되었다고 판단될 때 치료를 중단한다.

Ankle Joint 족관절(발목관절)

NOTICE 편의상 저주파치료기를 부착하지 않고 촬영하였음

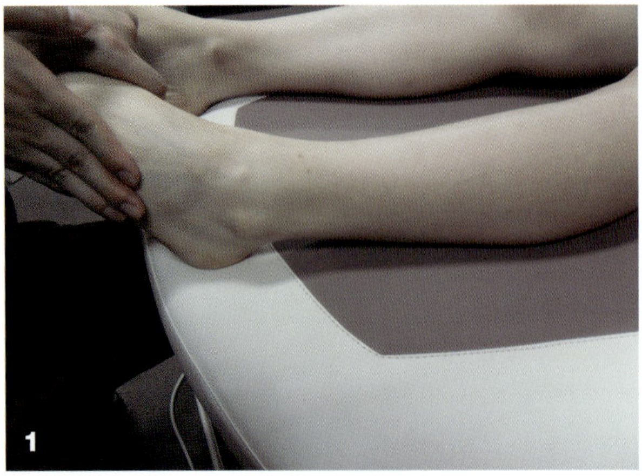

1

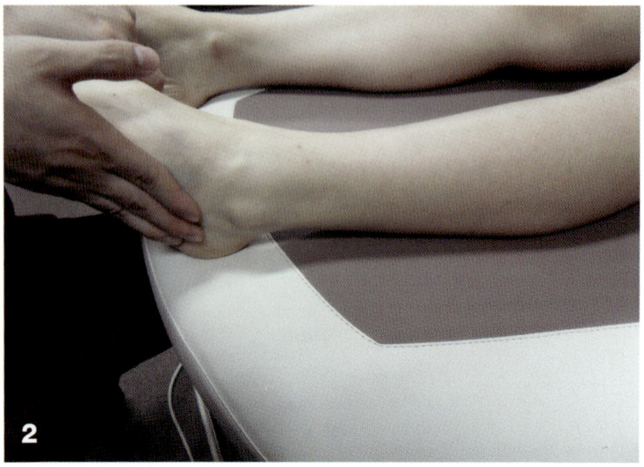

2

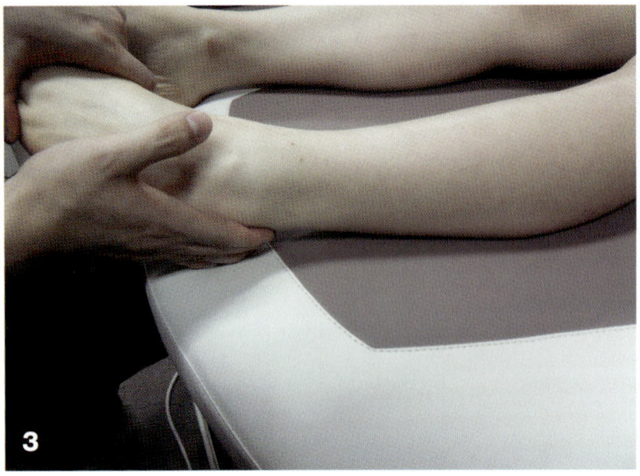

3

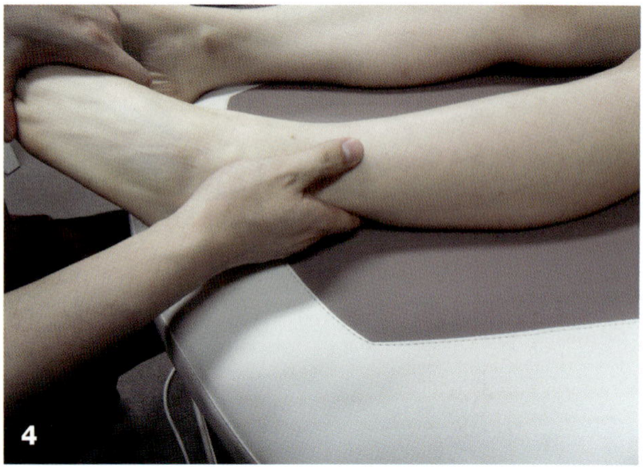

4

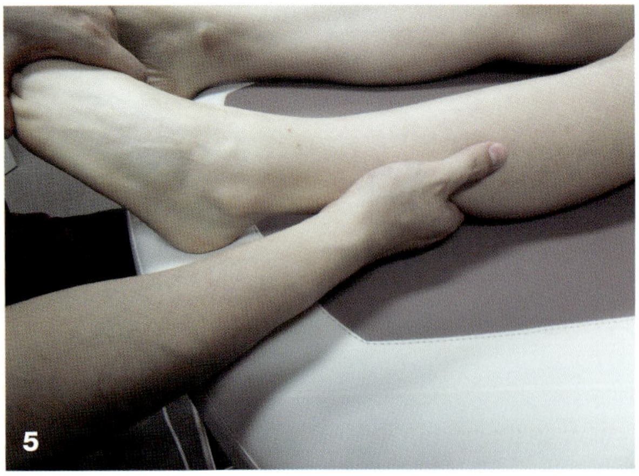

5

1. 이번 장의 ERT는 여러 가지 원인으로 인하여 족관절통이 발생했을 경우에 적용한다. 흔히 볼 수 있는 족관절 내반에 의한 염좌에 적합한 ERT방법이다.
2. 우선 환자의 발을 PLANTAFLEXION, INVERSION시킨 상태에서 ASSIST HAND로 고정하고 사진에서처럼 MAIN HAND로 발등에서부터 외측 복사뼈를 지나 하퇴의 측면을 따라 압착하며 ERT를 실시한다.
3. 전류의 강도는 환자가 쾌적하다고 판단하는 강도보다 조금 더 강한 강도로 세팅한다.
4. 압착 강도는 피부가 1cm 정도 들어갈 정도의 압력을 유지한다.
5. 이번 장의 ERT는 기본적인 방법이며 이를 응용하여 다양한 ERT를 적용할 수 있다.
6. 적용시간 : 5분 이내에서 통증이 사라질 때까지

NOTICE 편의상 저주파치료기를 부착하지 않고 촬영하였음

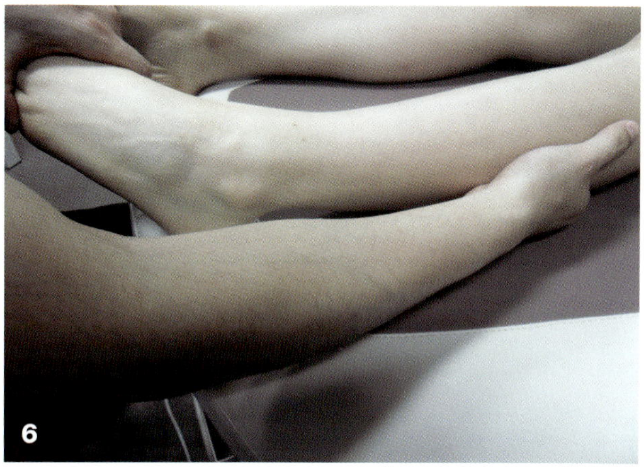

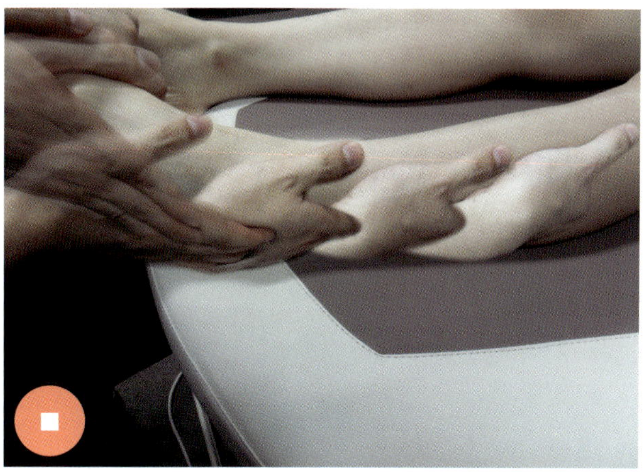

그 외에도 다양한 방법으로 응용할 수 있다.

1. 적당한 압력을 유지한 채 손에 진동을 주며 실시한다.
2. 다음으로 적당한 압력을 유지한 채 손가락을 이용해 주무르며 실시한다.
3. 다음으로 적당한 압력을 유지한 채 손바닥을 중심에 두고 손을 회전하며 실시한다.
4. 다음으로 가볍게 근육을 쥐어 잡고 흔들어 준다. 물론 잡고 있는 위치는 계속 이동하여야 한다.
5. 마지막으로 전류 강도를 비교적 강하게 세팅 후 손바닥을 모아 진공상태를 만들며 HAMSTRING을 타진한다. 이때 잘못하면 때리는 것과 동일하게 되니 충분한 연습이 필요하다.
6. 그 외에도 BOWEN, MFR 등을 다양하게 응용하여 ERT 치료를 적용하여도 좋은 효과를 기대할 수 있다.

▶ 이러한 방법은 다른 부위 모두에 적용할 수 있으며 가능하다면 다양한 방법으로 ERT치료를 숙련해야 한다.

NOTICE

(전기치료장비의 VOLUME CONTROL을 만지지 않고 치료자의 손을 이용해 전류의 강도를 조절하려면...)

ERT를 실시할 때에는 각각의 부위마다 전류에 대한 역치의 차이로 인하여 어떤 부위는 전류 강도를 약하게 느끼고 어떤 부위는 강하게 느끼게 된다. 그래서 강도 조절하는 연습이 필요하다. 마사지 기술은 매우 단순하지만 바로 부위별 전류 강도조절을 잘하는 것이 이번 장의 ERT를 잘 적용할 수 있는 열쇠가 된다.
그래서 전류 강도를 고정시킨 상태에서 전기치료기의 VOLUME을 조절하지 않고 손을 이용하여 강도 조절을 할 수 있어야 한다. ERT의 전류 강도는 환자의 환부에 밀착시키는 치료자의 손의 넓이와 압착 강도에 의하여 조절할 수 있다.

ERT를 실시할 때를 예를 들자면

1. 한 손만을 환부에 대고 전류 강도를 맞춘다.
2. 적정한 강도를 맞춘 후 조금 더 강하게 최종 VOLUME CONTROL을 한다.
3. 양손이 사용되는 ERT의 경우 MAIN HAND와 ASSIST HAND를 정한다.
4. THRESHOLD가 높은 부위의 경우 MAIN HAND는 강하게 밀착하고, ASSIST HAND는 그냥 대고 있는 정도로 실시한다.
5. 반대로 THRESHOLD가 낮은 부위는 ASSIST HAND의 밀착 강도를 조금 높여 준다. 그렇게 되면 환자는 전류 강도를 강하게 느끼지 않게 된다.
6. 정리하자면 ASSIST HAND를 환부에 접촉시키느냐 안 시키느냐 하는 것과 환부에 접촉시키더라도 그 밀착 강도를 높이고 낮춤으로 인하여 환자의 THERESHOLD CONDITION에 맞출 수 있다.
7. 이 방법은 ERT를 실시할 때 매우 다양하게 사용되며 충분히 숙지해야 하는 중요한 기술이다.

4 Ankle Joint 족관절(발목관절)

NOTICE 편의상 저주파치료기를 부착하지 않고 촬영하였음

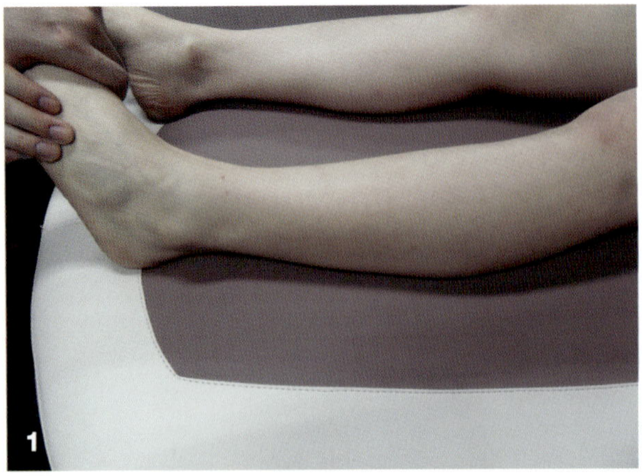

1

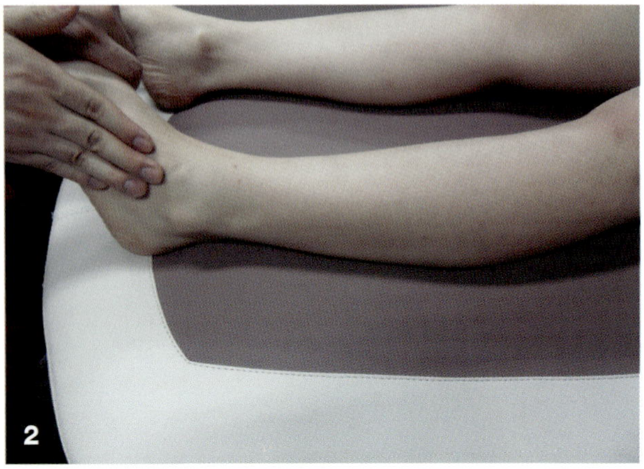

2

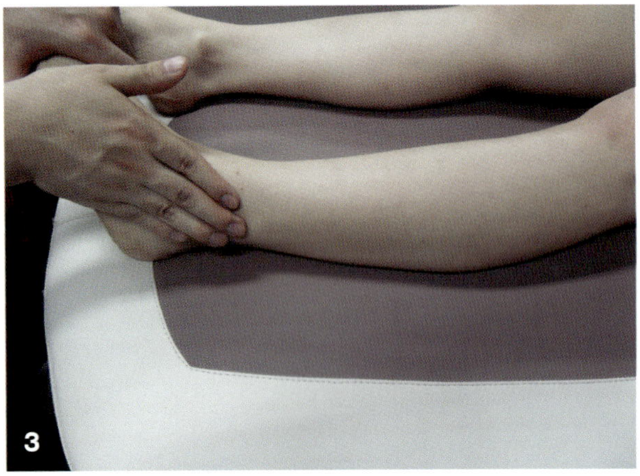

3

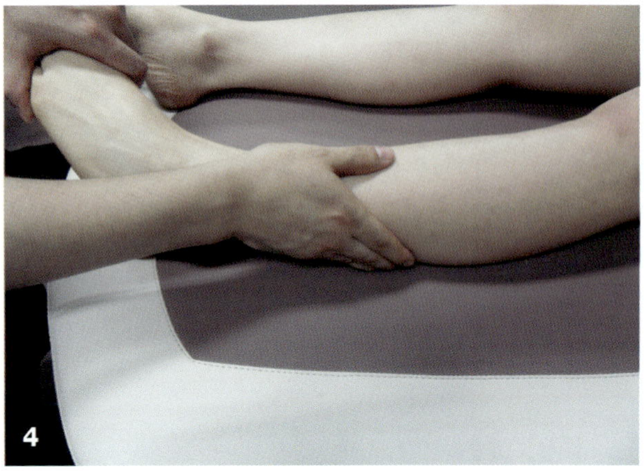

4

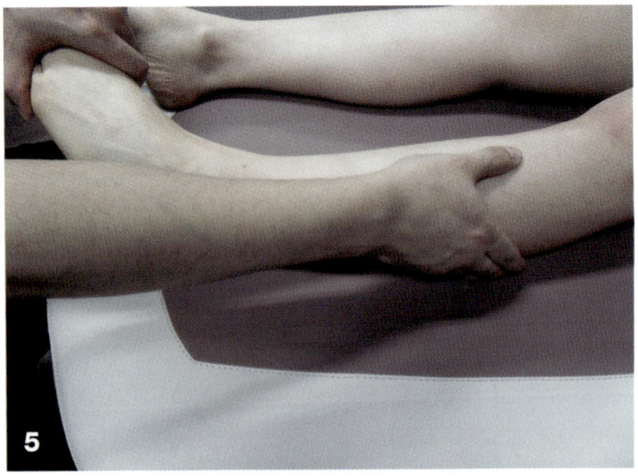

5

1. 이번 장의 ERT는 여러 가지 원인으로 인하여 족관절통이 발생했을 경우에 적용한다. 흔히 볼 수 있는 족관절 내반에 의한 염좌에 적합한 ERT방법이다.
2. 우선 환자의 발을 PLANTAFLEXION, INVERSION 시킨 상태에서 ASSIST HAND로 고정하고 사진에서처럼 MAIN HAND로 발등에서부터 외측 복사뼈를 지나 하퇴의 측면을 따라 압착하며 ERT를 실시한다.
3. 전류의 강도는 환자가 쾌적하다고 판단하는 강도보다 조금 더 강한 강도로 세팅한다.
4. 압착 강도는 피부가 1cm 정도 들어갈 정도의 압력을 유지한다.
5. 이번 장의 ERT는 기본적인 방법이며 이를 응용하여 다양한 ERT를 적용할 수 있다.
6. 적용시간 : 5분 이내에서 통증이 사라질 때까지

NOTICE 편의상 저주파치료기를 부착하지 않고 촬영하였음

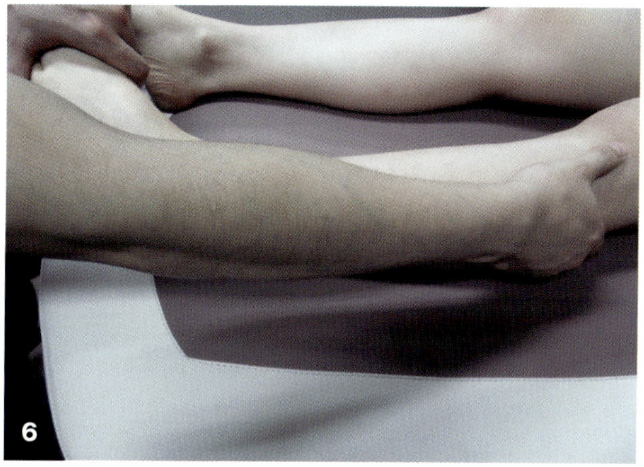

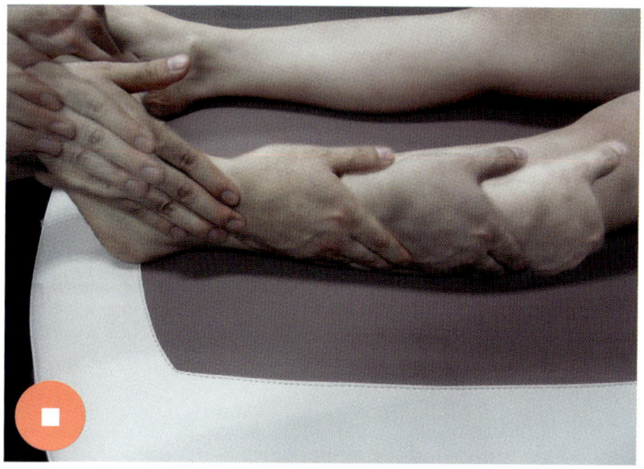

그 외에도 다양한 방법으로 응용할 수 있다.

1. 적당한 압력을 유지한 채 손에 진동을 주며 실시한다.
2. 다음으로 적당한 압력을 유지한 채 손가락을 이용해 주무르며 실시한다.
3. 다음으로 적당한 압력을 유지한 채 손바닥을 중심에 두고 손을 회전하며 실시한다.
4. 다음으로 가볍게 근육을 쥐어 잡고 흔들어 준다. 물론 잡고 있는 위치는 계속 이동하여야 한다.
5. 마지막으로 전류 강도를 비교적 강하게 세팅 후 손바닥을 모아 진공상태를 만들며 HAMSTRING을 타진한다. 이때 잘못하면 때리는 것과 동일하게 되니 충분한 연습이 필요하다.
6. 그 외에도 BOWEN, MFR 등을 다양하게 응용하여 ERT 치료를 적용하여도 좋은 효과를 기대할 수 있다.

▶ 이러한 방법은 다른 부위 모두에 적용할 수 있으며 가능하다면 다양한 방법으로 ERT치료를 숙련해야 한다.

NOTICE
(전기치료장비의 VOLUME CONTROL을 만지지 않고 치료자의 손을 이용해 전류의 강도를 조절하려면...)

ERT를 실시할 때에는 각각의 부위마다 전류에 대한 역치의 차이로 인하여 어떤 부위는 전류 강도를 약하게 느끼고 어떤 부위는 강하게 느끼게 된다. 그래서 강도 조절하는 연습이 필요하다. 마사지 기술은 매우 단순하지만 바로 부위별 전류 강도조절을 잘하는 것이 이번 장의 ERT를 잘 적용할 수 있는 열쇠가 된다.
그래서 전류 강도를 고정시킨 상태에서 전기치료기의 VOLUME을 조절하지 않고 손을 이용하여 강도 조절을 할 수 있어야 한다. ERT의 전류 강도는 환자의 환부에 밀착시키는 치료자의 손의 넓이와 압착 강도에 의하여 조절할 수 있다.

ERT를 실시할 때를 예를 들자면

1. 한 손만을 환부에 대고 전류 강도를 맞춘다.
2. 적정한 강도를 맞춘 후 조금 더 강하게 최종 VOLUME CONTROL을 한다.
3. 양손이 사용되는 ERT의 경우 MAIN HAND와 ASSIST HAND를 정한다.
4. THRESHOLD가 높은 부위의 경우 MAIN HAND는 강하게 밀착하고, ASSIST HAND는 그냥 대고 있는 정도로 실시한다.
5. 반대로 THRESHOLD가 낮은 부위는 ASSIST HAND의 밀착 강도를 조금 높여 준다. 그렇게 되면 환자는 전류 강도를 강하게 느끼지 않게 된다.
6. 정리하자면 ASSIST HAND를 환부에 접촉시키느냐 안 시키느냐 하는 것과 환부에 접촉시키더라도 그 밀착 강도를 높이고 낮춤으로 인하여 환자의 THERESHOLD CONDITION에 맞출 수 있다.
7. 이 방법은 ERT를 실시할 때 매우 다양하게 사용되며 충분히 숙지해야 하는 중요한 기술이다.

4 Ankle Joint 족관절(발목관절)

NOTICE 편의상 저주파치료기를 부착하지 않고 촬영하였음

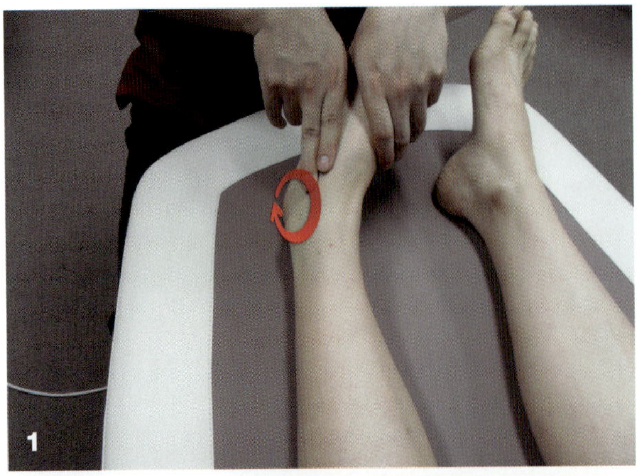

1

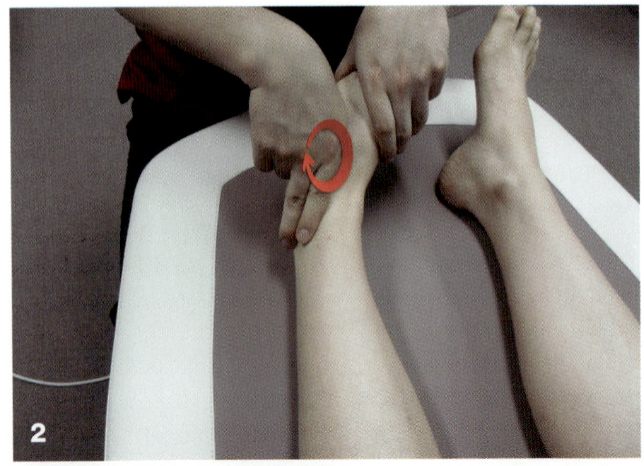

2

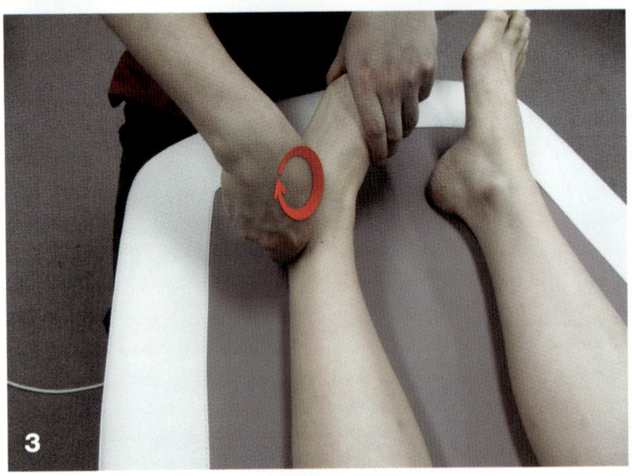

3

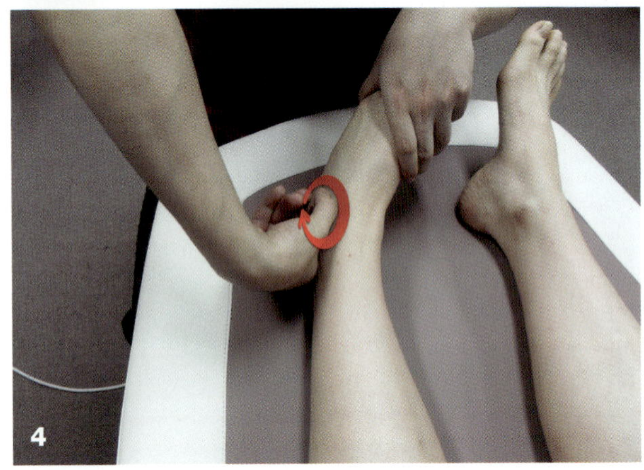

4

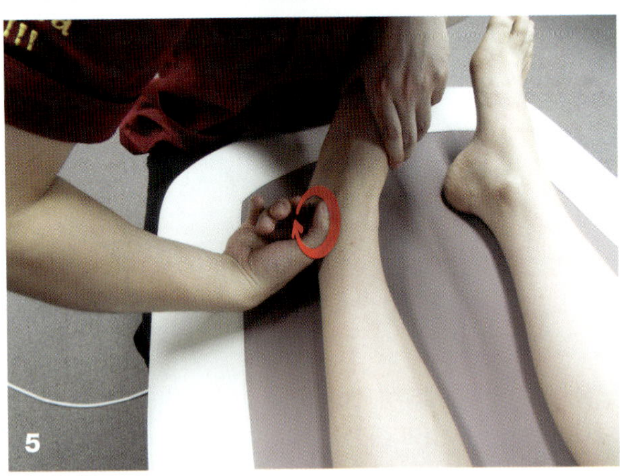

5

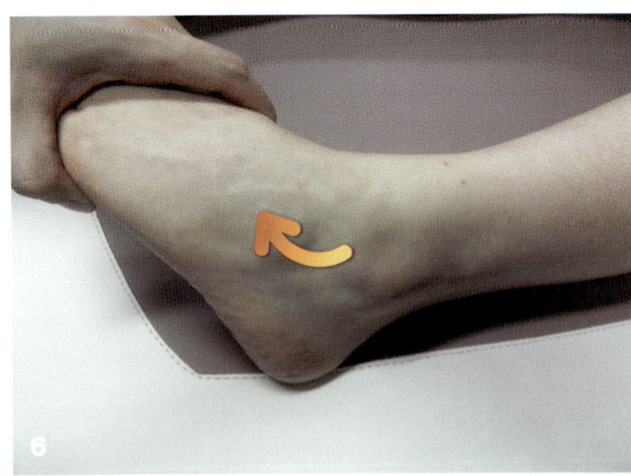

6

1. 이번 장의 ERT는 여러 가지 원인으로 인하여 족관절통이 발생했을 경우에 적용한다. 흔히 볼 수 있는 족관절 내반에 의한 염좌에 적합한 ERT방법이다.
2. 우선 환자의 발을 PLANTAFLEXION, INVERSION 시킨 상태에서 ASSIST HAND로 고정하고 사진에서처럼 MAIN HAND로 외측 복사뼈(LATERAL MALLEOLUS)주변을 원을 돌리며 압착하여 ERT를 수회 실시한다. 이때 PLANTAF-LEXION, INVERSION된 상태의 족관절을 조금씩 움직여 가며 실시하는 것도 좋은 방법이다.
3. 전류의 강도는 환자가 쾌적하다고 판단하는 강도보다 조금 더 강한 강도로 세팅한다.
4. 압착 강도는 피부가 1cm 정도 들어갈 정도의 압력을 유지한다.
5. 이번 장의 ERT는 기본적인 방법이며 이를 응용하여 다양한 ERT를 적용할 수 있다.
6. 적용시간 : 1분 이내에서 통증이 사라질 때까지

NOTICE 편의상 저주파치료기를 부착하지 않고 촬영하였음

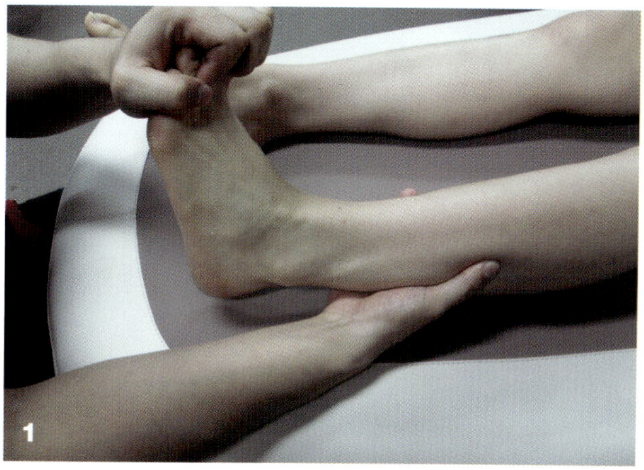

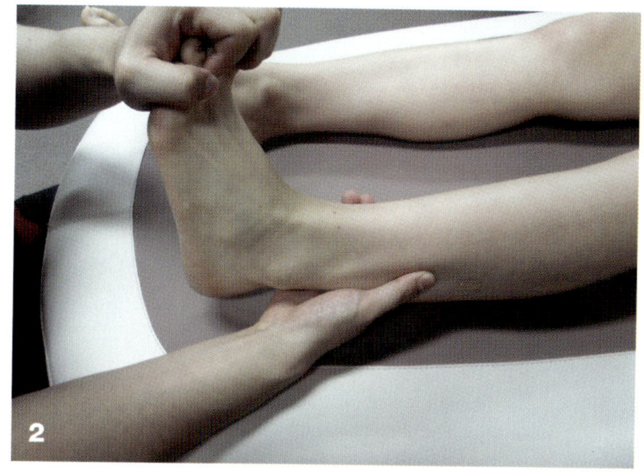

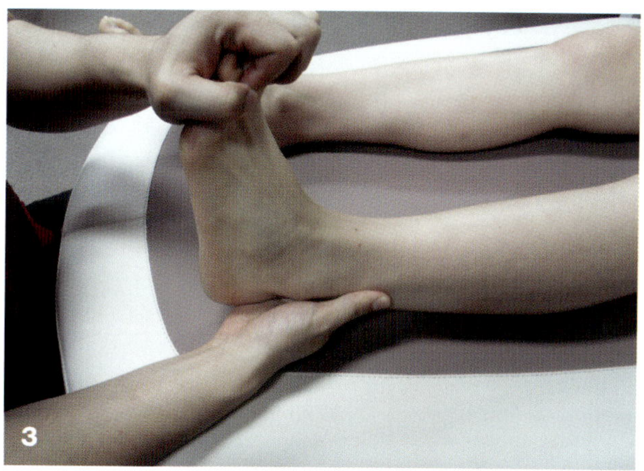

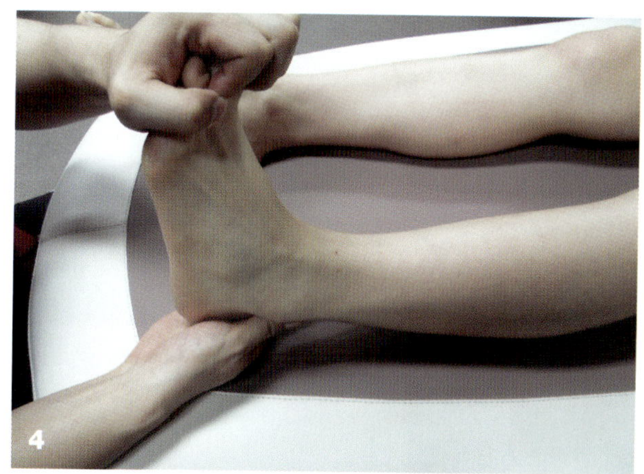

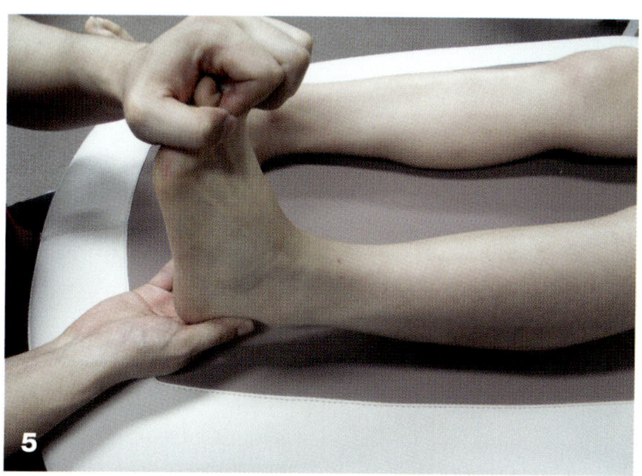

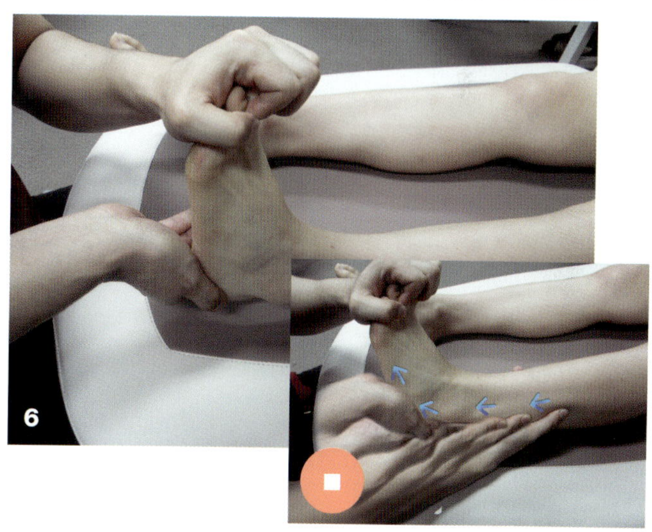

1. 이번 장의 ERT는 여러 가지 원인으로 인하여 족관절통이 발생했을 경우에 적용한다. 흔히 볼 수 있는 족관절 내반에 의한 염좌에 적합한 ERT방법이다.

2. 우선 환자의 발을 DORSIFLEXION시킨 뒤 MAIN HAND로 사진에서처럼 ACHILLES TENDON을 감아쥐고 CALCANEUS BONE까지 압착을 유지한 채 쓸어내리며 ERT를 실시한다.

3. 전류의 강도는 환자가 쾌적하다고 판단하는 강도보다 조금 더 강하게 세팅한다.

4. 압착 강도는 피부가 1cm 정도 들어갈 정도의 압력을 유지한다.

5. 이번 장의 ERT는 기본적인 방법이며 이를 응용하여 다양한 ERT를 적용할 수 있다.

6. 적용시간 : 1분 이내에서 통증이 사라질 때까지

Ankle Joint 족관절(발목관절)

NOTICE 편의상 저주파치료기를 부착하지 않고 촬영하였음

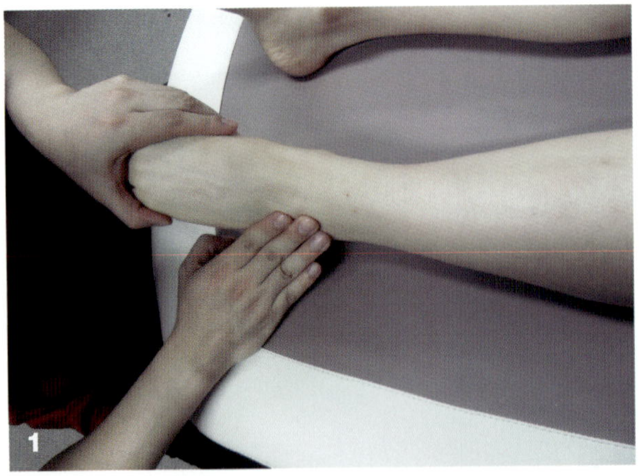

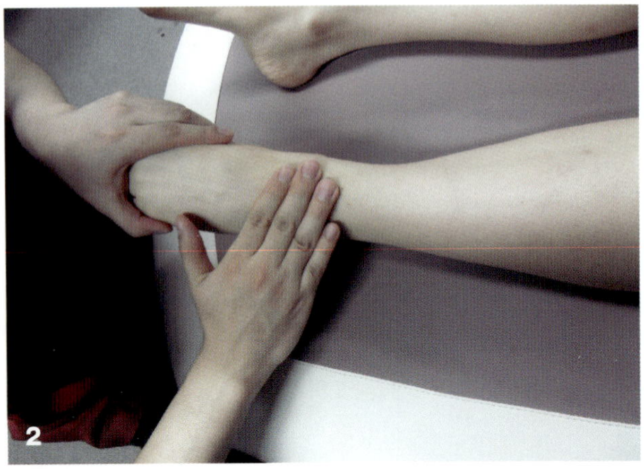

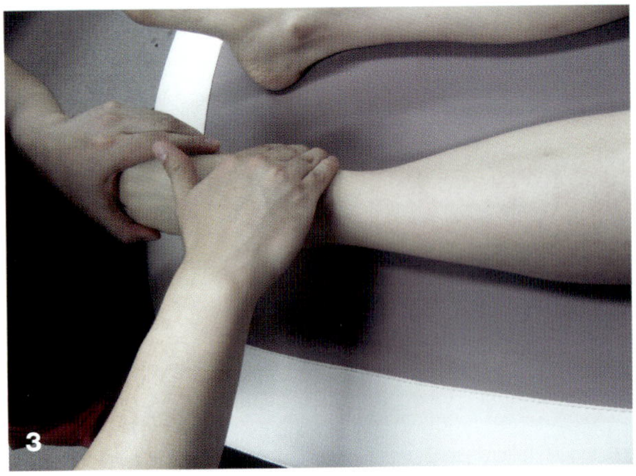

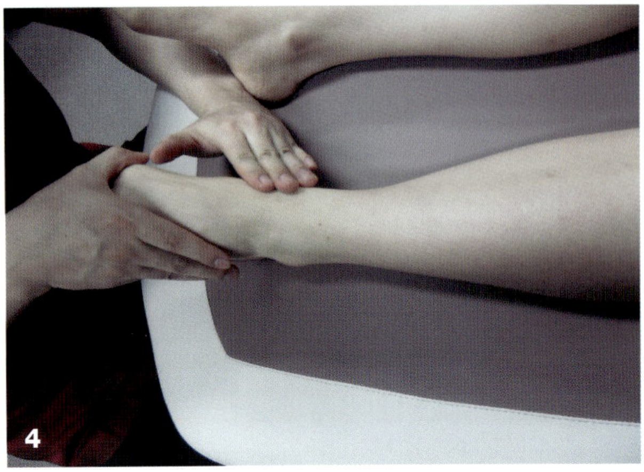

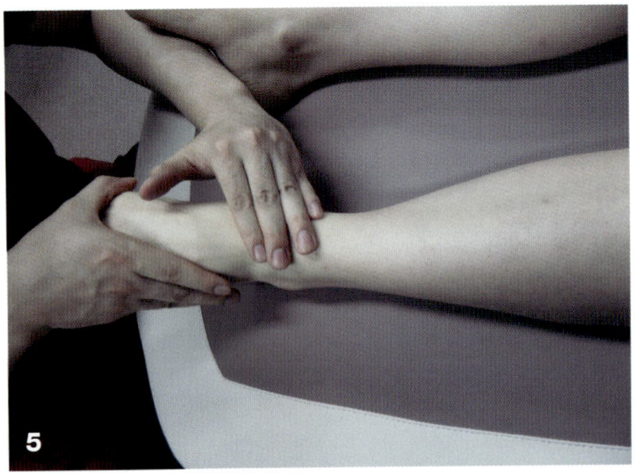

1. 이번 장의 ERT는 여러 가지 원인으로 인하여 족관절통이 발생했을 경우에 적용한다. 족관절에는 내,외측 복사뼈를 중심으로 중요한 인대 및 조직들이 구성되어 있는데 거기에 더욱 강한 지지를 위해 지지대(SUPERIOR, INFERIOR RETINACULUM)까지 구성되어있는 중요한 부위이다. 이번 장의 ERT는 바로 이런 족관절에 구성되어 있는 가능한 모든 조직들을 동시에 실시하기 위해 구성되었다.
2. 우선 환자의 발을 PLANTAFLEXION시킨 뒤 MAIN HAND로 사진에서처럼 LATERAL MALLEOLUS에서 시작하여 INTERNAL MALLEOLUS까지 압착을 유지한 채 쓸어내리며 ERT를 수회 실시한다.
3. 전류의 강도는 환자가 쾌적하다고 판단하는 강도보다 조금 더 강하게 세팅한다.
4. 압착 강도는 피부가 1cm 정도 들어갈 정도의 압력을 유지한다.
5. 이번 장의 ERT는 기본적인 방법이며 이를 응용하여 다양한 ERT를 적용할 수 있다.
6. 적용시간 : 1분 이내에서 통증이 사라질 때까지

NOTICE 편의상 저주파치료기를 부착하지 않고 촬영하였음

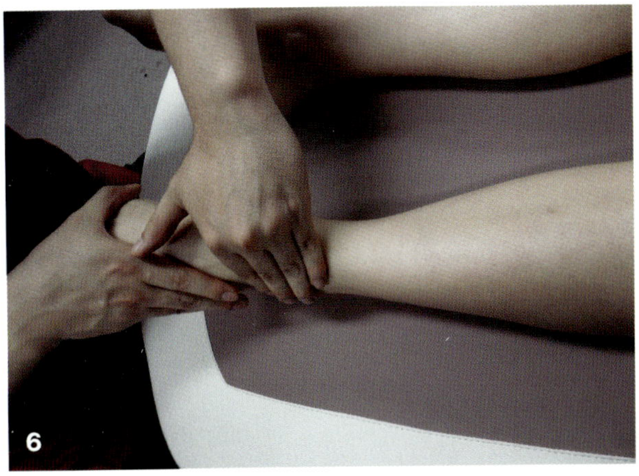

6

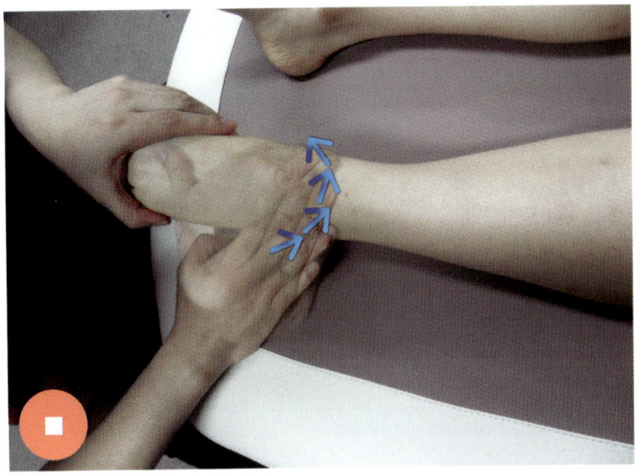

NOTICE
(전기치료장비의 VOLUME CONTROL을 만지지 않고 치료자의 손을 이용해 전류의 강도를 조절하려면...)

ERT를 실시할 때에는 각각의 부위마다 전류에 대한 역치의 차이로 인하여 어떤 부위는 전류 강도를 약하게 느끼고 어떤 부위는 강하게 느끼게 된다. 그래서 강도 조절하는 연습이 필요하다. 마사지 기술은 매우 단순하지만 바로 부위별 전류 강도조절을 잘하는 것이 이번 장의 ERT를 잘 적용할 수 있는 열쇠가 된다.
그래서 전류 강도를 고정시킨 상태에서 전기치료기의 VOLUME을 조절하지 않고 손을 이용하여 강도 조절을 할 수 있어야 한다. ERT의 전류 강도는 환자의 환부에 밀착시키는 치료자의 손의 넓이와 압착 강도에 의하여 조절할 수 있다.

ERT를 실시할 때를 예를 들자면

1. 한 손만을 환부에 대고 전류 강도를 맞춘다.
2. 적정한 강도를 맞춘 후 조금 더 강하게 최종 VOLUME CONTROL을 한다.
3. 양손이 사용되는 ERT의 경우 MAIN HAND와 ASSIST HAND를 정한다.
4. THRESHOLD가 높은 부위의 경우 MAIN HAND는 강하게 밀착하고, ASSIST HAND는 그냥 대고 있는 정도로 실시한다.
5. 반대로 THRESHOLD가 낮은 부위는 ASSIST HAND의 밀착 강도를 조금 높여 준다. 그렇게 되면 환자는 전류 강도를 강하게 느끼지 않게 된다.
6. 정리하자면 ASSIST HAND를 환부에 접촉시키느냐 안 시키느냐 하는 것과 환부에 접촉시키더라도 그 밀착 강도를 높이고 낮춤으로 인하여 환자의 THERESHOLD CONDITION에 맞출 수 있다.
7. 이 방법은 ERT를 실시할 때 매우 다양하게 사용되며 충분히 숙지해야 하는 중요한 기술이다.

그 외에도 다양한 방법으로 응용할 수 있다.

1. 적당한 압력을 유지한 채 손에 진동을 주며 실시한다.
2. 다음으로 적당한 압력을 유지한 채 손가락을 이용해 주무르며 실시한다.
3. 다음으로 적당한 압력을 유지한 채 손바닥을 중심에 두고 손을 회전하며 실시한다.
4. 다음으로 가볍게 근육을 쥐어 잡고 흔들어 준다. 물론 잡고 있는 위치는 계속 이동하여야 한다.
5. 마지막으로 전류 강도를 비교적 강하게 세팅 후 손바닥을 모아 진공상태를 만들며 HAMSTRING을 타진한다. 이때 잘못하면 때리는 것과 동일하게 되니 충분한 연습이 필요하다.
6. 그 외에도 BOWEN, MFR 등을 다양하게 응용하여 ERT 치료를 적용하여도 좋은 효과를 기대할 수 있다.

▶ 이러한 방법은 다른 부위 모두에 적용할 수 있으며 가능하다면 다양한 방법으로 ERT치료를 숙련해야 한다.

Ankle Joint 족관절(발목관절)

NOTICE 편의상 저주파치료기를 부착하지 않고 촬영하였음

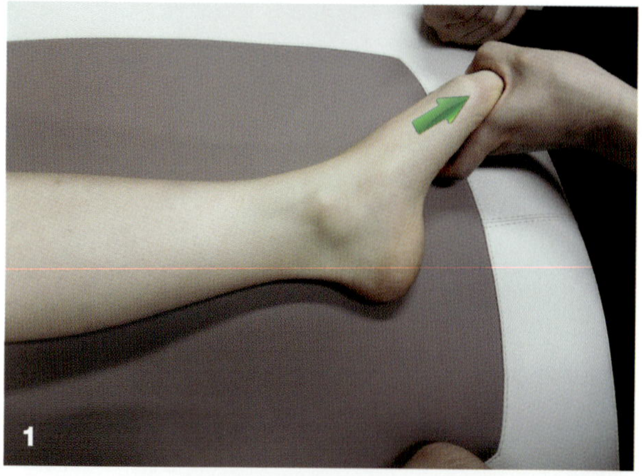
1

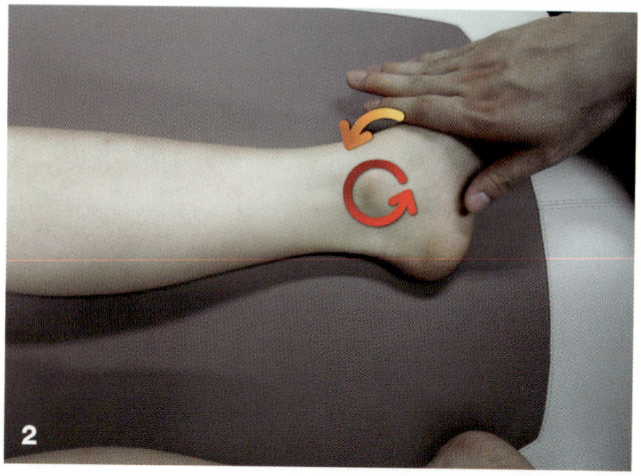
2

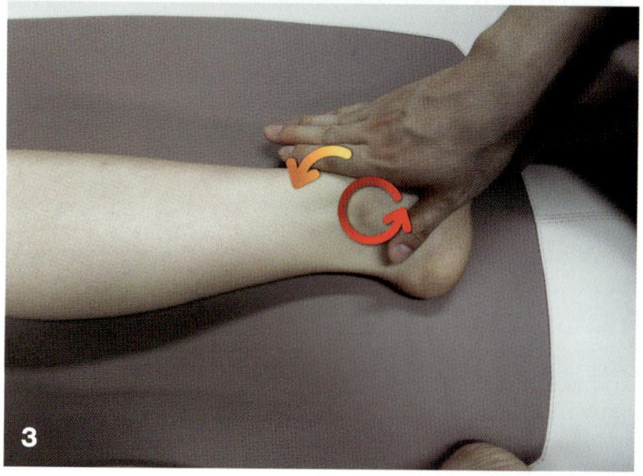
3

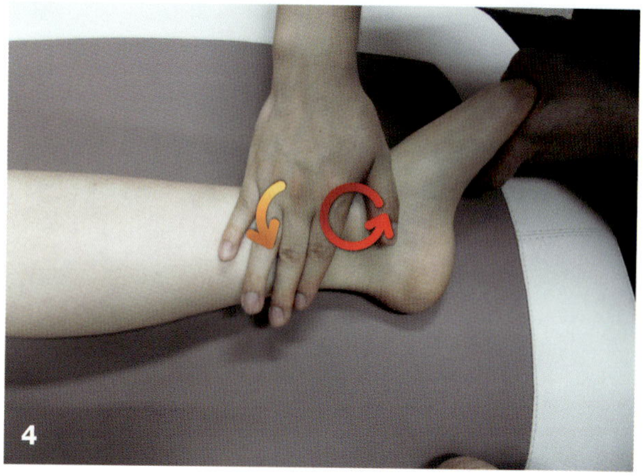
4

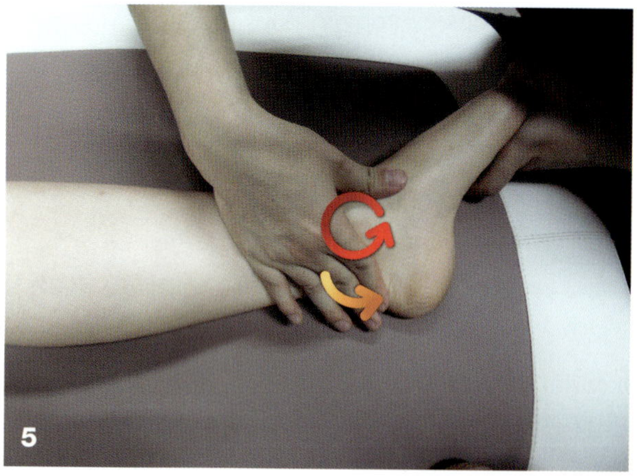
5

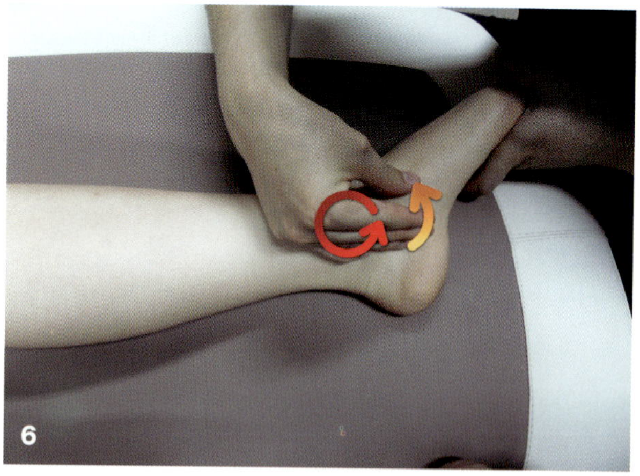
6

1. 이번 장의 ERT는 여러 가지 원인으로 인하여 족관절통이 발생했을 경우에 적용한다. 특히 내측 복사뼈를 중심으로 문제가 생겼을 경우에 적용할 수 있다.
2. 사진에서처럼 환자의 엄지발가락을 잡고 PLANTA-FLEXION, EVERSION시킨 뒤 고정하고 MAIN HAND로 내측 복사뼈를 중심으로 그 주변을 원을 돌리듯이 ERT를 적용한다. 이때 손은 가능한 손바닥까지 압착한 상태로 진행하여 보다 넓은 부위에 적용할 수 있도록 해야 한다.
3. 전류의 강도는 환자가 쾌적하다고 판단하는 강도보다 조금 더 강하게 세팅한다.
4. 압착 강도는 피부가 1cm 정도 들어갈 정도의 압력을 유지한다.
5. 이번 장의 ERT는 기본적인 방법이며 이를 응용하여 다양한 ERT를 적용할 수 있다.
6. 적용시간 : 1분 이내에서 통증이 사라질 때까지

NOTICE 편의상 저주파치료기를 부착하지 않고 촬영하였음

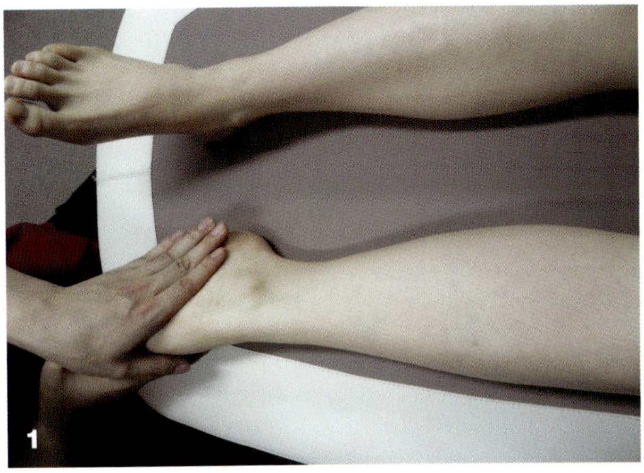

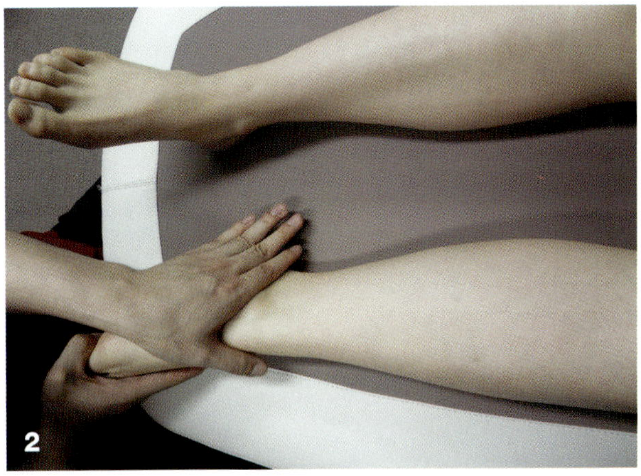

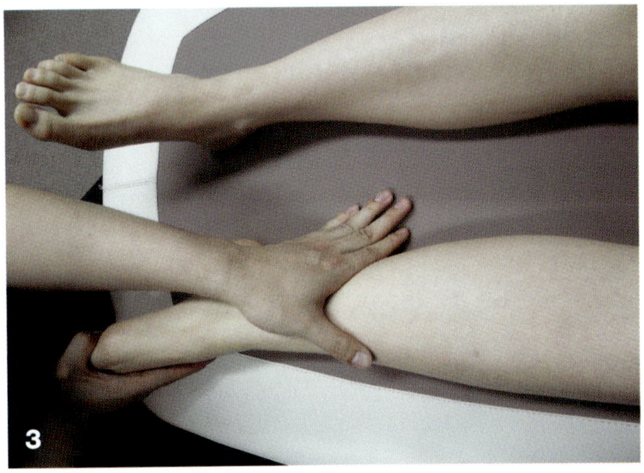

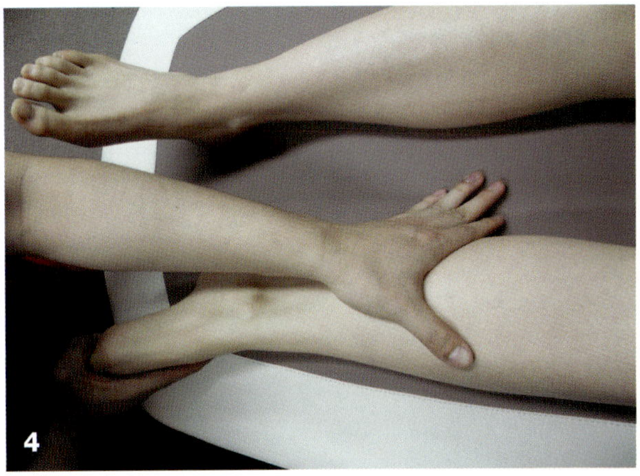

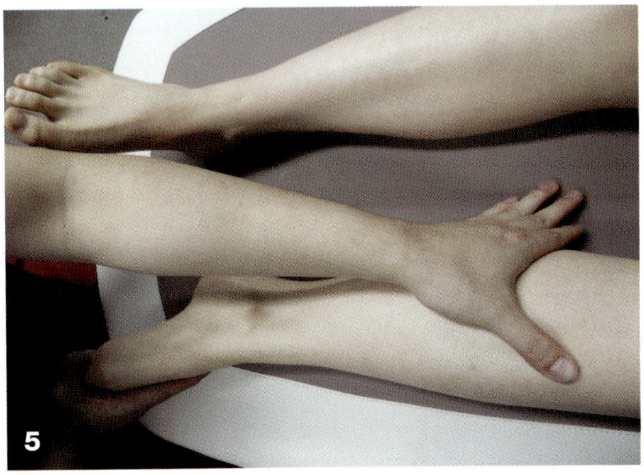

1. 이번 장의 ERT는 여러 가지 원인으로 인하여 족관절통이 발생했을 경우에 적용한다. 특히 내측 복사뼈를 중심으로 문제가 생겼을 경우에 적용할 수 있다.

2. 사진에서처럼 환자의 고관절을 외회전하여 족관절 내측이 위로 올라오게 한 뒤 발끝을 잡고 고정한다. MAIN HAND로 족부의 내측에서 시작하여 하퇴의 내측부 전부를 압착하고 쓸어올리듯이 ERT를 수회 실시한다.

3. 전류의 강도는 환자가 쾌적하다고 판단하는 강도보다 조금 더 강하게 세팅한다.

4. 압착 강도는 피부가 1cm 정도 들어갈 정도의 압력을 유지한다.

5. 이번 장의 ERT는 기본적인 방법이며 이를 응용하여 다양한 ERT를 적용할 수 있다.

6. 적용시간 : 1분 이내에서 통증이 사라질 때까지

NOTICE 편의상 저주파치료기를 부착하지 않고 촬영하였음

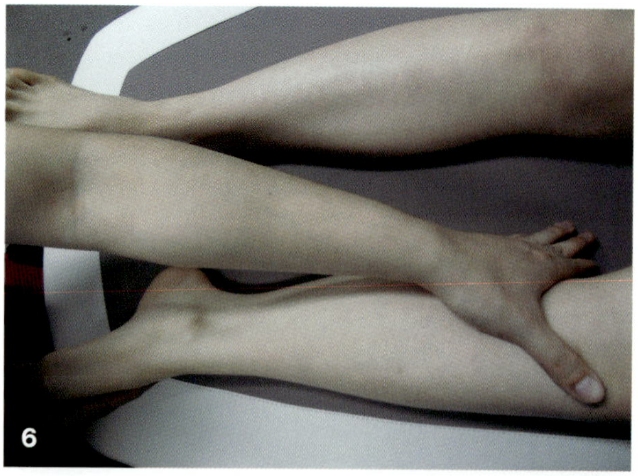
6

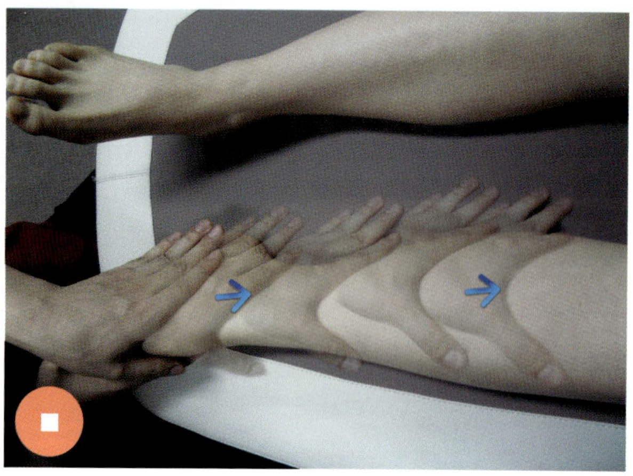

그 외에도 다양한 방법으로 응용할 수 있다.

1. 적당한 압력을 유지한 채 손에 진동을 주며 실시한다.
2. 다음으로 적당한 압력을 유지한 채 손가락을 이용해 주무르며 실시한다.
3. 다음으로 적당한 압력을 유지한 채 손바닥을 중심에 두고 손을 회전하며 실시한다.
4. 다음으로 가볍게 근육을 쥐어 잡고 흔들어 준다. 물론 잡고 있는 위치는 계속 이동하여야 한다.
5. 마지막으로 전류 강도를 비교적 강하게 세팅 후 손바닥을 모아 진공상태를 만들며 HAMSTRING을 타진한다. 이때 잘못하면 때리는 것과 동일하게 되니 충분한 연습이 필요하다.
6. 그 외에도 BOWEN, MFR 등을 다양하게 응용하여 ERT 치료를 적용하여도 좋은 효과를 기대할 수 있다.

▶ 이러한 방법은 다른 부위 모두에 적용할 수 있으며 가능하다면 다양한 방법으로 ERT치료를 숙련해야 한다.

NOTICE
(전기치료장비의 VOLUME CONTROL을 만지지 않고 치료자의 손을 이용해 전류의 강도를 조절하려면...)

ERT를 실시할 때에는 각각의 부위마다 전류에 대한 역치의 차이로 인하여 어떤 부위는 전류 강도를 약하게 느끼고 어떤 부위는 강하게 느끼게 된다. 그래서 강도 조절하는 연습이 필요하다. 마사지 기술은 매우 단순하지만 바로 부위별 전류 강도조절을 잘하는 것이 이번 장의 ERT를 잘 적용할 수 있는 열쇠가 된다.
그래서 전류 강도를 고정시킨 상태에서 전기치료기의 VOLUME을 조절하지 않고 손을 이용하여 강도 조절을 할 수 있어야 한다. ERT의 전류 강도는 환자의 환부에 밀착시키는 치료자의 손의 넓이와 압착 강도에 의하여 조절할 수 있다.

ERT를 실시할 때를 예를 들자면

1. 한 손만을 환부에 대고 전류 강도를 맞춘다.
2. 적정한 강도를 맞춘 후 조금 더 강하게 최종 VOLUME CONTROL을 한다.
3. 양손이 사용되는 ERT의 경우 MAIN HAND와 ASSIST HAND를 정한다.
4. THRESHOLD가 높은 부위의 경우 MAIN HAND는 강하게 밀착하고, ASSIST HAND는 그냥 대고 있는 정도로 실시한다.
5. 반대로 THRESHOLD가 낮은 부위는 ASSIST HAND의 밀착 강도를 조금 높여 준다. 그렇게 되면 환자는 전류 강도를 강하게 느끼지 않게 된다.
6. 정리하자면 ASSIST HAND를 환부에 접촉시키느냐 안 시키느냐 하는 것과 환부에 접촉시키더라도 그 밀착 강도를 높이고 낮춤으로 인하여 환자의 THERESHOLD CONDITION에 맞출 수 있다.
7. 이 방법은 ERT를 실시할 때 매우 다양하게 사용되며 충분히 숙지해야 하는 중요한 기술이다.

B. Mobility 전기마사지치료(M.E.R.T)

Mobility 전기마사지치료(M.E.R.T)는 골절이나 혹은 장기간 석고 고정을 한 뒤 관절 가동범위가 위축된 경우에 사용한다. 그러나 일반적으로 족관절 운동물리치료를 목적으로 하는 것이 아닌 운동물리치료를 위해 족관절을 부드럽게 해주는 정도로만 사용한다. 족관절의 골절에 대해 잠시 거론하자면 주로 가쪽 복사뼈(lateral malleolus)의 몸쪽 2~6cm 정도에서 흔하게 발생한다. 미끄러져서 발이 심하게 안쪽으로 꺾이면(inversion) 발목인대가 찢어지고, Talus가 외측 복사뼈를 향해 기울면서 외측 복사뼈에 골절을 일으킨다.

골절환자나 혹은 장기간 석고 고정을 하여 관절가동범위가 좁아진 경우 Mobility 전기마사지치료(M.E.R.T)를 실시하기가 매우 어렵다. 이는 Mobility 전기마사지치료(M.E.R.T)를 실시하면서 안전하게 관절을 보호하며 운동치료를 하기가 어렵기 때문이다.

그래서 족관절은 Mobility 전기마사지치료(M.E.R.T)로 능동적 움직임과 족관절 주변을 부드럽게 완화시키는데 목적을 두며 운동물리치료는 별도로 실시하는 것이 현재까지는 환자의 안전을 위해 유익하다. 본 책을 통해 공부하는 물리치료사 중 열심히 공부하여 족관절운동에 유익한 Mobility 전기마사지치료(M.E.R.T)법을 발견하는 사람이 있기를 바란다.

Ankle Joint 족관절(발목관절)

NOTICE 편의상 저주파치료기를 부착하지 않고 촬영하였음

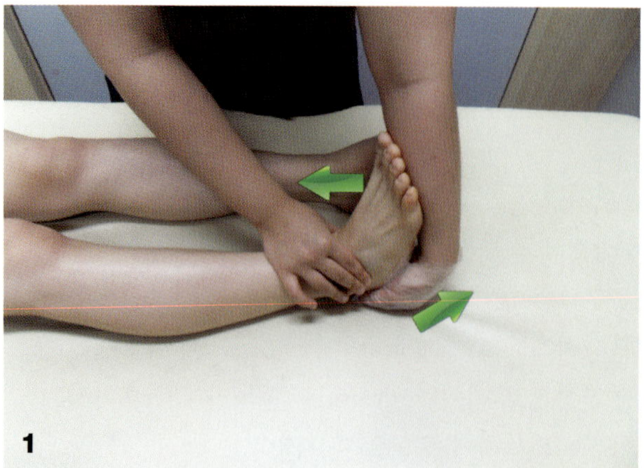

1

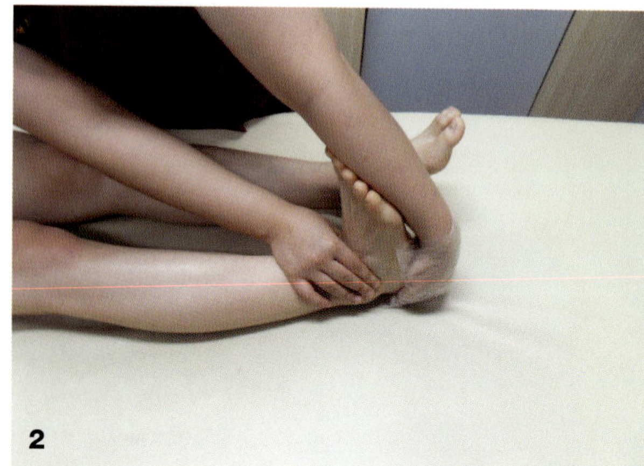

2

1. 이번 장의 ERT는 여러 가지 원인으로 인하여 족관절에 구축이 발생되었을 때 사용할 수 있다.
2. 일반적인 ANKLE PASSIVE DORSI FLEXION과 동일하게 실시하되 여기에 ERT를 동시에 적용하면 된다. 주의할 것은 족관절을 고정하는 ASSIST HAND는 POLY GLOVE를 착용하여 전류가 환자에게 전달되지 않게 해야 하며 운동을 유도하는 MAIN HAND 또한 고정하는 CALCANEUS에만 전류가 통하도록 마른 수건등으로 환자의 발바닥을 보완 후 적용한다.
   이번 장의 ERT는 어느 손에 전류를 통하게 하느냐에 따라 각각의 효과가 다르게 나타나는데 위의 방법으로 CALCANEUS에 전류를 통하게 한다면 족관절에 PLANTAFLEXION이 발생되어 운동 시 저항감을 느끼게 될 것이고, 족관절을 고정하는 손에 전류를 통하게 한다면 역시 약하지만 PLANTAFLEXION이 발생하고 운동 시 발생하는 족관절통을 제어할 수 있다.(참고: 사진은 두 번째 방법인 족관절을 고정하는 손에 전류가 통하게 하는 것임)
3. 전류의 강도는 환자가 쾌적하다고 판단하는 강도보다 조금 더 강하게 세팅한다.
4. 압착 강도는 피부가 1cm 정도 들어갈 정도의 압력을 유지한다.
5. 이번 장의 ERT는 기본적인 방법이며 이를 응용하여 다양한 ERT를 적용할 수 있다.
6. 적용시간 : 1분 이내

NOTICE 편의상 저주파치료기를 부착하지 않고 촬영하였음

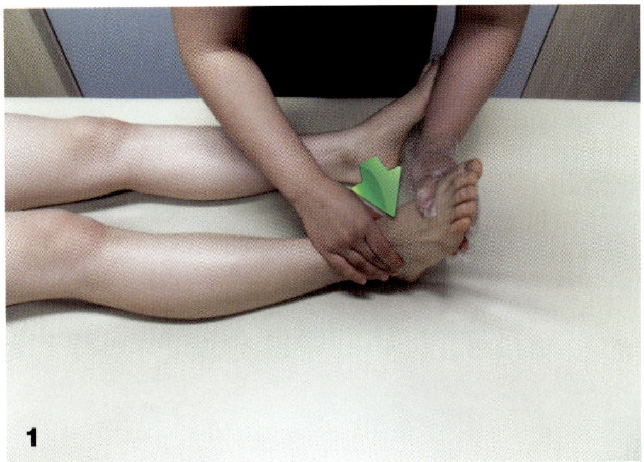

1

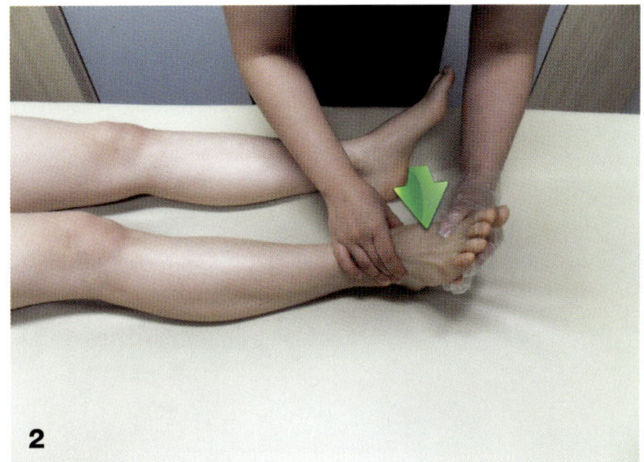

2

1. 이번 장의 ERT는 여러 가지 원인으로 인하여 족관절에 구축이 발생되었을 때 사용할 수 있다.
2. 일반적인 ANKLE PASSIVE EVERSION과 동일하게 실시하되 여기에 ERT를 동시에 적용하면 된다. 주의할 것은 족관절을 운동시키는 MAIN HAND에 POLY GLOVE를 착용하여 전류가 환자에게 전달되지 않게 해야 한다.
3. 전류의 강도는 환자가 쾌적하다고 판단하는 강도보다 조금 더 강하게 세팅한다.
4. 압착 강도는 피부가 1cm 정도 들어갈 정도의 압력을 유지한다.
5. 이번 장의 ERT는 기본적인 방법이며 이를 응용하여 다양한 ERT를 적용할 수 있다.
6. 적용시간 : 1분 이내

3

NOTICE 편의상 저주파치료기를 부착하지 않고 촬영하였음

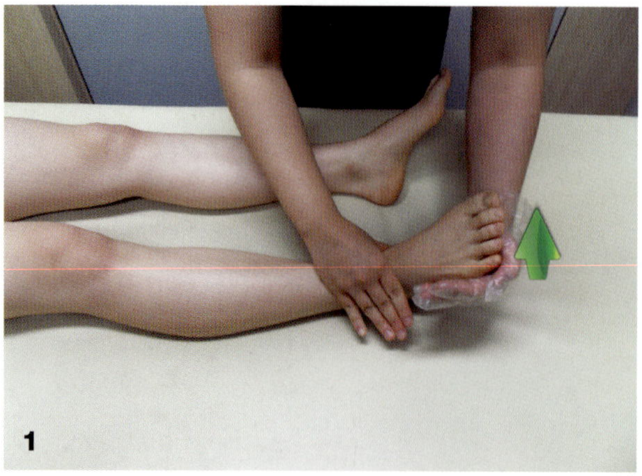

1

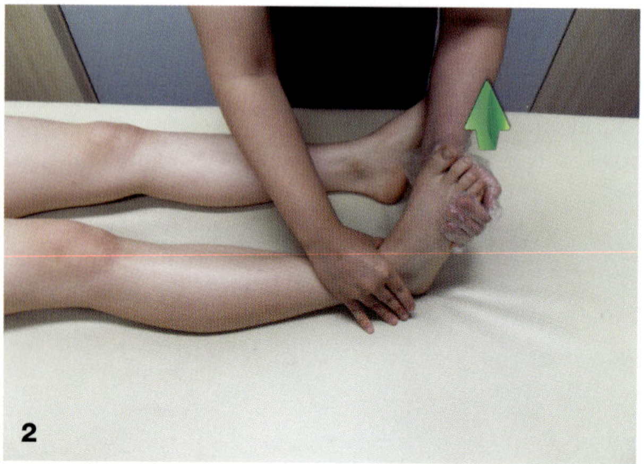

2

1. 이번 장의 ERT는 여러 가지 원인으로 인하여 족관절에 구축이 발생되었을 때 사용할 수 있다.
2. 일반적인 ANKLE PASSIVE INVERSION과 동일하게 실시하되 여기에 ERT를 동시에 적용하면 된다. 주의할 것은 족관절을 운동시키는 MAIN HAN에 POLY GLOVE를 착용하여 전류가 환자에게 전달되지 않게 해야 한다.
3. 전류의 강도는 환자가 쾌적하다고 판단하는 강도보다 조금 더 강하게 세팅한다.
4. 압착 강도는 피부가 1cm 정도 들어갈 정도의 압력을 유지한다.
5. 이번 장의 ERT는 기본적인 방법이며 이를 응용하여 다양한 ERT를 적용할 수 있다.
6. 적용시간 : 1분 이내

5 Plantar Fascitis 족저근막염(발바닥근막염)

A. Base 전기마사지치료(E.R.T)

족저근막은 종골(calcaneus)에서 시작하여 발바닥 앞쪽으로 5개로 나뉘어 발가락 기저 부위에 붙은 두껍고 강한 섬유띠를 말한다. 발의 아치를 유지하고 충격을 흡수하며 체중이 실린 상태에서 발을 들어 올리는데 도움을 주어 보행 시 발의 역학에 중요한 역할을 한다.

이러한 족저근막이 반복적인 미세 손상을 입어 근막을 구성하는 콜라겐의 변성이 유발되고 염증이 발생한 것을 족저근막염이라 한다. 성인의 발뒤꿈치 통증의 대표적 원인 질환으로 알려져 있다. 구조적으로 발바닥의 아치가 정상보다 낮아 흔히 평발로 불리는 편평족이나, 아치가 정상보다 높은 요족(cavus) 변형이 있는 경우 족저근막염의 발생 가능성이 높다.

또한 다리 길이의 차이, 발의 과도한 회내(발뒤꿈치의 바깥쪽 회전과 발목의 안쪽 회전의 복합 운동) 변형, 하퇴부 근육의 구축 또는 약화 등이 있는 경우에도 족저근막염을 유발할 수 있다. 족저근막의 발뒤꿈치뼈 부착 부위에 뼈조각이 튀어나온 사람들 중 일부에서 족저근막염이 발생하기도 한다.

그러나 이와 같은 해부학적 이상이 원인이 되는 경우보다는 발의 무리한 사용이 원인이 되어 발생하는 빈도가 훨씬 높다. 즉 평소 운동을 하지 않던 사람이 갑자기 많은 양의 운동을 하거나, 장거리의 마라톤 또는 조깅을 한 경우, 바닥이 딱딱한 장소에서 발바닥에 충격을 줄 수 있는 운동(배구, 에어로빅 등)을 한 경우, 과체중, 장시간 서 있기, 너무 딱딱하거나 쿠션이 없는 구두의 사용, 하이힐의 착용 등 족저근막에 비정상적인 부하가 가해지는 조건에서 염증이 발생하는 경우가 흔하다.

전형적인 증상은 아침에 일어나 처음 발을 디딜 때 느껴지는 심한 통증이 특징적이지만, 모두 같은 증상을 겪는 것은 아니다. 통증은 주로 발꿈치 안쪽에 발생하는 경우가 대부분이고 발뒤꿈치뼈 전내측 종골 결절 부위를 누르면 통증이 발생하기도 한다. 발가락을 발등 쪽으로 구부리면 통증이 심해지기도 한다. 주로 가만히 있을 때는 통증이 없다가 움직이기 시작하면 통증이 발생하고 일정 시간 움직이면 통증이 다시 줄어드는 양상이 많다. 진행된 족저근막염의 경우에는 서 있을 때 뻣뻣한 느낌이 지속되고 하루 일과가 끝나는 시간이 가까울수록 통증의 정도도 심해지는 경우가 있다.

신체 검진을 통한 증상의 확인이 주된 진단 방법이다. 발뒤꿈치뼈 전내측 종골 결절 부위의 명확한 압통점을 찾으면 진단이 가능하고, 족저근막의 방향을 따라 발바닥에 전반적인 통증을 보이는 것을 확인할 수도 있다. 발가락을 발등 쪽으로 구부리거나 환자가 발뒤꿈치를 들고 서 보게 하여 통증이 증가되는 것을 보는 것이 진단에 도움이 된다.

5 Plantar Fascitis 족저근막염(발바닥근막염)

족저근막염에 대한 전기마사지치료(E.R.T)는 주로 통증이 나타나는 종골부위를 포함한 발바닥 전부와 발목까지를 포함한다.

주의할 것은 전기마사지치료(E.R.T)에 족관절을 굴곡시킨 상태에서 한다는 것이며 치료 후 좋은 예후가 즉발적으로 나타나므로 반드시 치료와 동시에 환자에게서 피드백을 실시하여 통증의 유무를 확인하여야 한다. 통증이 거의 완벽하게 진정될 때까지 실시하며 1회 적용 시 진정된 통증은 통상적으로 1일 이상 지속된다.

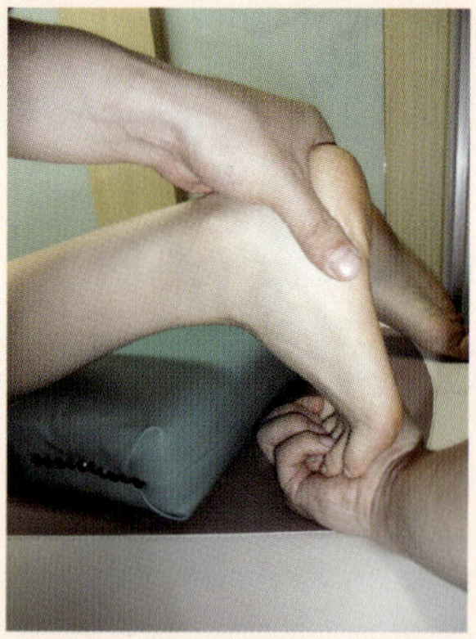

▶ 기본 자세

NOTICE 편의상 저주파치료기를 부착하지 않고 촬영하였음

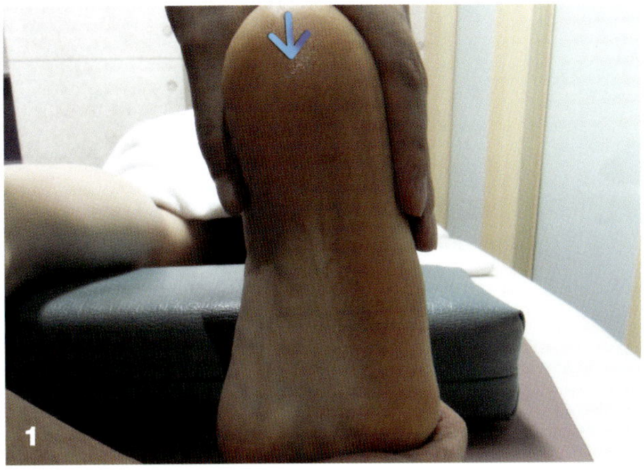

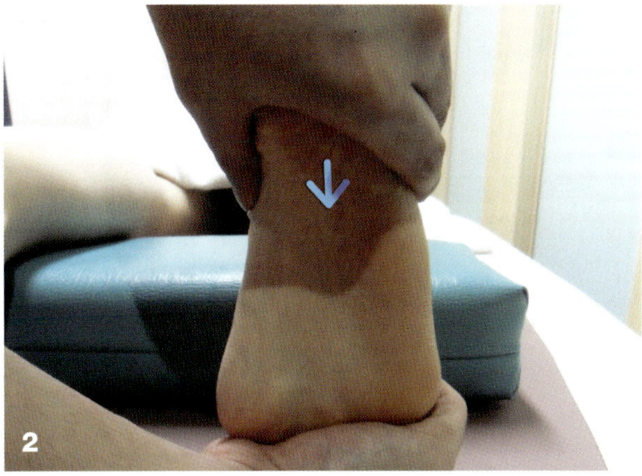

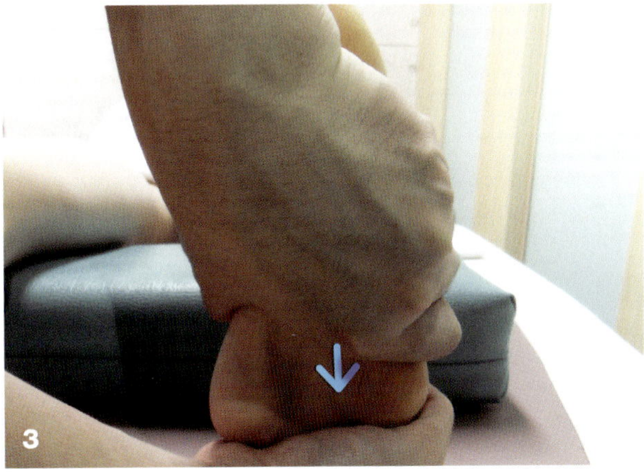

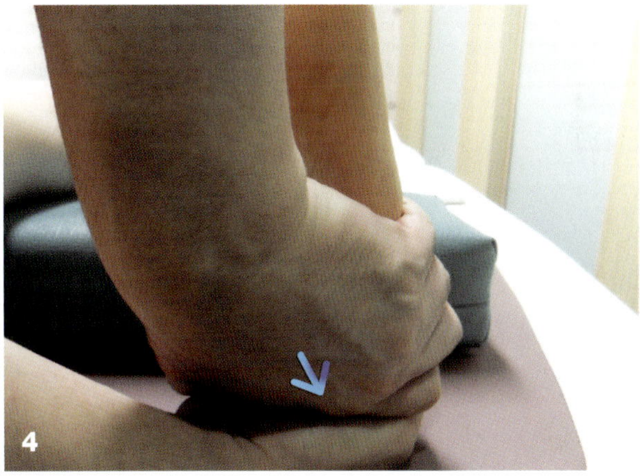

1. 이번 장의 ERT는 여러 가지 원인으로 족저근막염이 발생되었을 때 사용할 수 있다.
2. 족관절을 90도를 유지한 채 발가락을 ASSIST HAND로 잡고 고정한다. (이 손은 반드시 POLY GLOVE를 착용해야 함) MAIN HAND는 ACHILLES TENDON에서 시작하여 손바닥을 압착 후 발바닥을 쓸어내리듯이 ERT를 수회 실시한다.
3. 전류의 강도는 환자가 쾌적하다고 판단하는 강도보다 조금 더 강하게 세팅한다.
4. 압착 강도는 피부가 1cm 정도 들어갈 정도의 압력을 유지한다.
5. 이번 장의 ERT는 기본적인 방법이며 이를 응용하여 다양한 ERT를 적용할 수 있다.
6. 적용시간 : 1분 이내

5 Plantar Fascitis 족저근막염(발바닥근막염)

NOTICE 편의상 저주파치료기를 부착하지 않고 촬영하였음

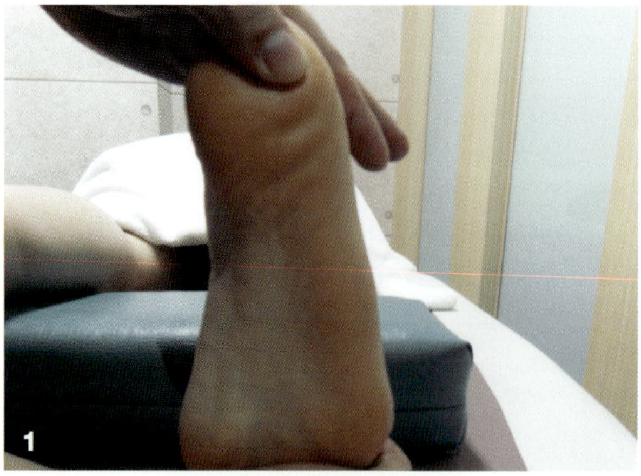

1

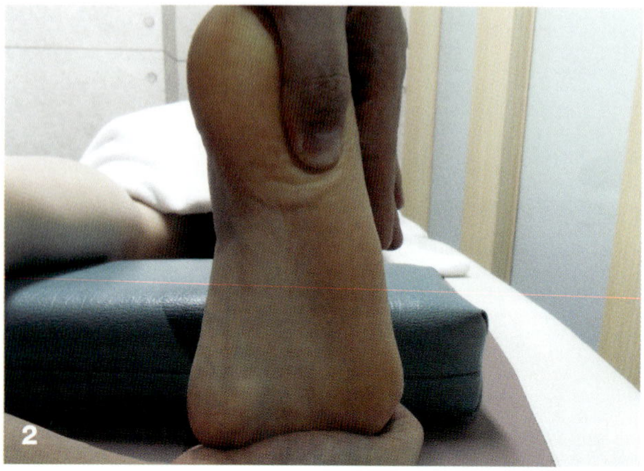

2

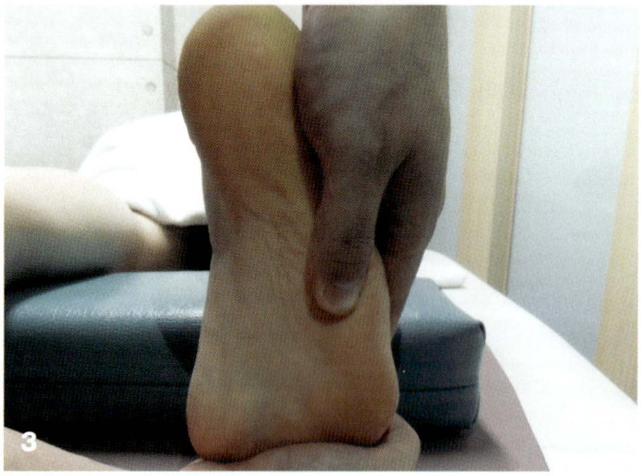

3

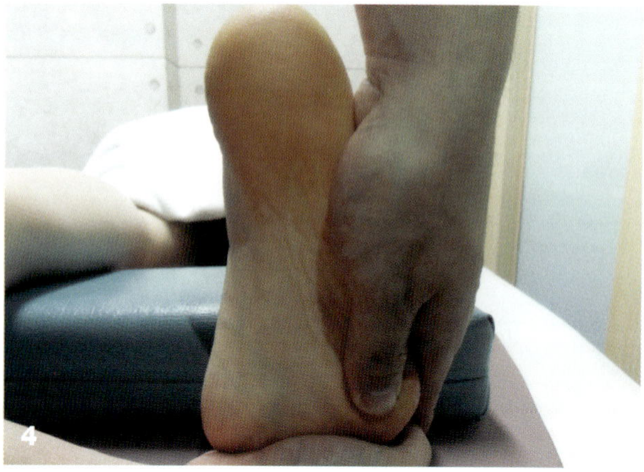

4

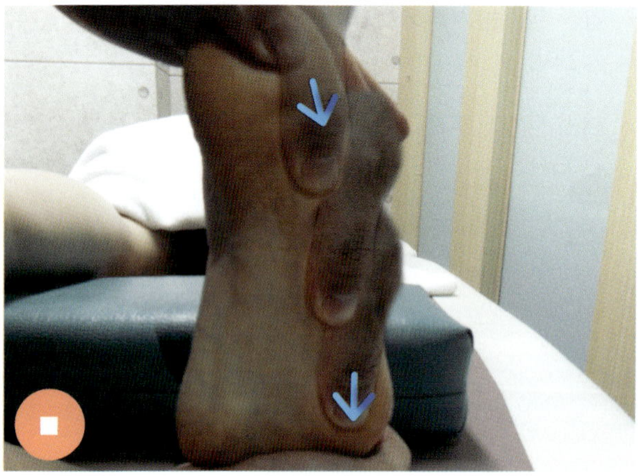

1. 이번 장의 ERT는 여러 가지 원인으로 족저근막염이 발생되었을 때 사용할 수 있다.
2. 족관절을 90도를 유지한 채 발가락을 ASSIST HAND로 잡고 고정한다. (이 손은 반드시 POLY GLOVE를 착용해야 함) MAIN HAND는 ACHILLES TENDON에서 시작하여 손바닥을 압착 후 발바닥을 쓸어내리듯이 ERT를 수회 실시한다.
3. 전류의 강도는 환자가 쾌적하다고 판단하는 강도보다 조금 더 강하게 세팅한다.
4. 압착 강도는 피부가 1cm 정도 들어갈 정도의 압력을 유지한다.
5. 이번 장의 ERT는 기본적인 방법이며 이를 응용하여 다양한 ERT를 적용할 수 있다.
6. 적용시간 : 1분 이내

NOTICE 편의상 저주파치료기를 부착하지 않고 촬영하였음

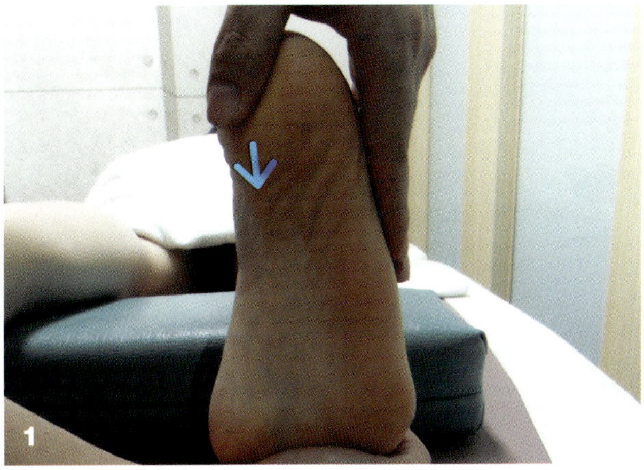

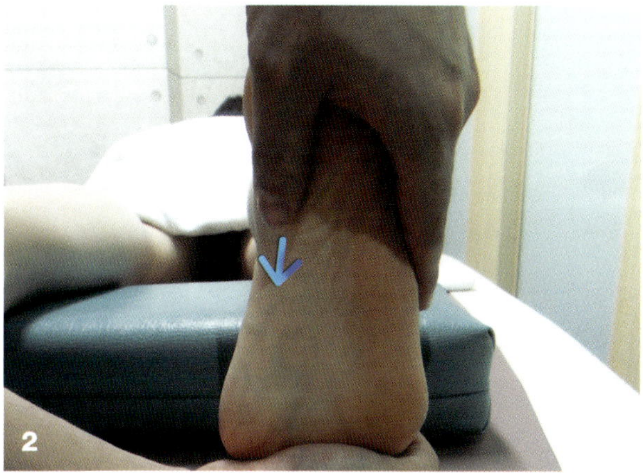

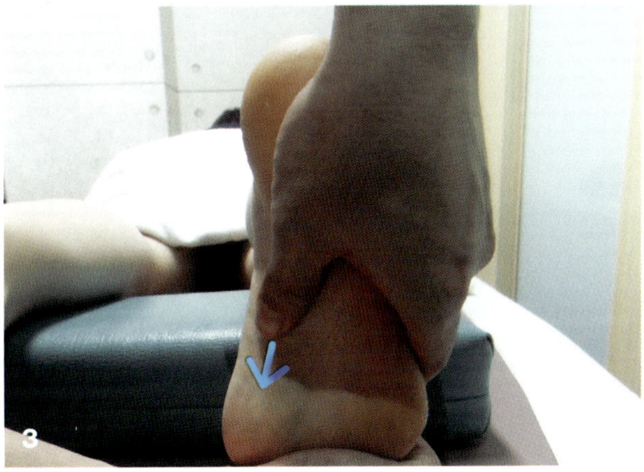

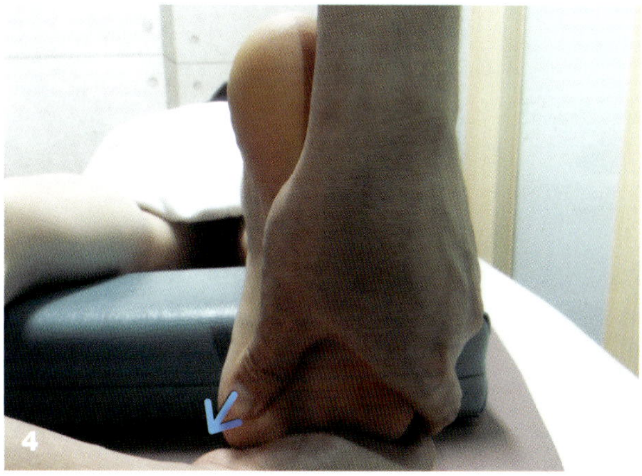

1. 이번 장의 ERT는 여러 가지 원인으로 족저근막염이 발생되었을 때 사용할 수 있다.
2. 족관절을 90도를 유지한 채 발가락을 ASSIST HAND로 잡고 고정한다. (이 손은 반드시 POLY GLOVE를 착용해야 함) MAIN HAND는 ACHILLES TENDON에서 시작하여 손바닥을 압착 후 발바닥을 쓸어내리듯이 ERT를 수회 실시한다.
3. 전류의 강도는 환자가 쾌적하다고 판단하는 강도보다 조금 더 강하게 세팅한다.
4. 압착 강도는 피부가 1cm 정도 들어갈 정도의 압력을 유지한다.
5. 이번 장의 ERT는 기본적인 방법이며 이를 응용하여 다양한 ERT를 적용할 수 있다.
6. 적용시간 : 1분 이내

주요 근육별
전기마사지치료

1 Suboccipital Muscle
하후두근육(뒤통수밑근육)

이 근육은 대후두직근(capitis posteriors major)과 소후두직근(capitis posteriors minor), 그리고 하두사근(obliqui capitis inferior)과 상두사근(obliqui capitis majors)으로 구성되며 목의 긴장 상태를 유지하는 기능을 한다.

이 근육에 발통점이 발생하면 근 긴장에 의해서 후두피신경을 압박하게 되어 후두피 신경통이나 두통, 또는 측두통이 연관통으로 나타난다.

또한 이 근육의 연관통들은 신경성 두통과 혼돈하기 쉬우므로 주의를 요하기도 한다.

발통점이 양쪽으로 발생하면 양쪽 측두(temporal area) 및 하후두부(subpost.)로 연관통이 발생하며 심하면 협골궁을 거쳐 눈까지도 연관통이 발생한다.

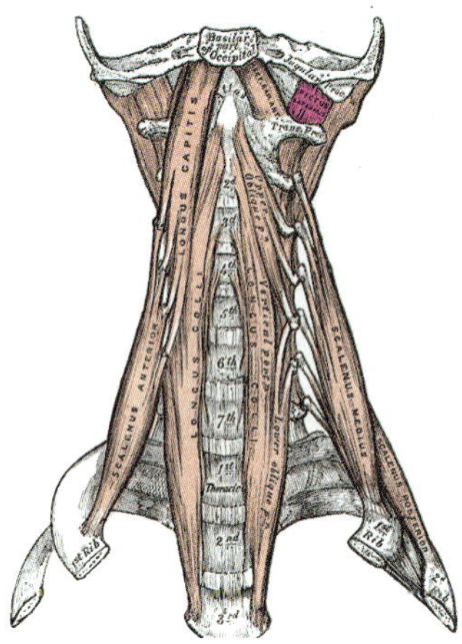

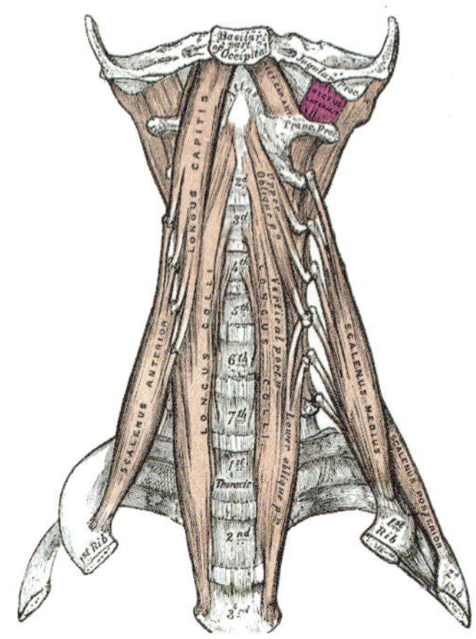

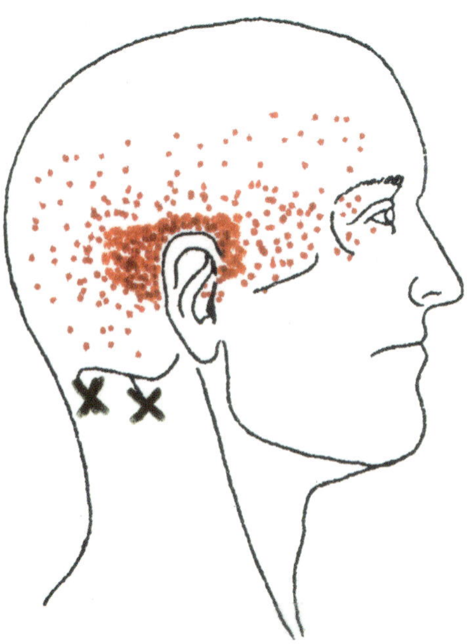

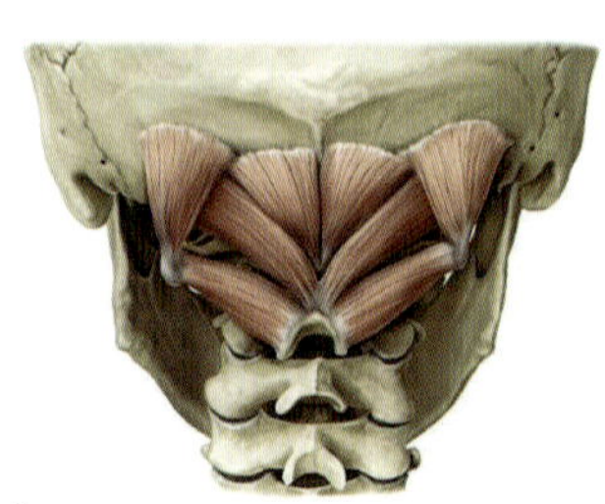

NOTICE 편의상 저주파치료기를 부착하지 않고 촬영하였음

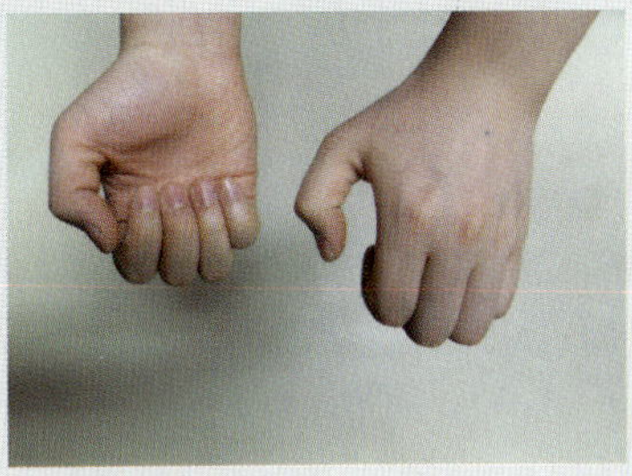

▶ 기본 자세

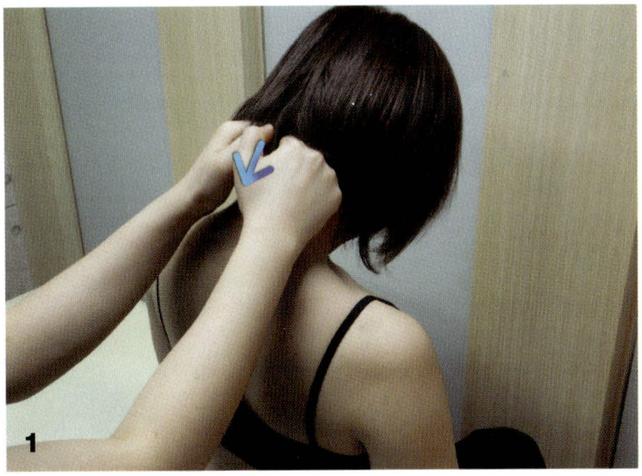

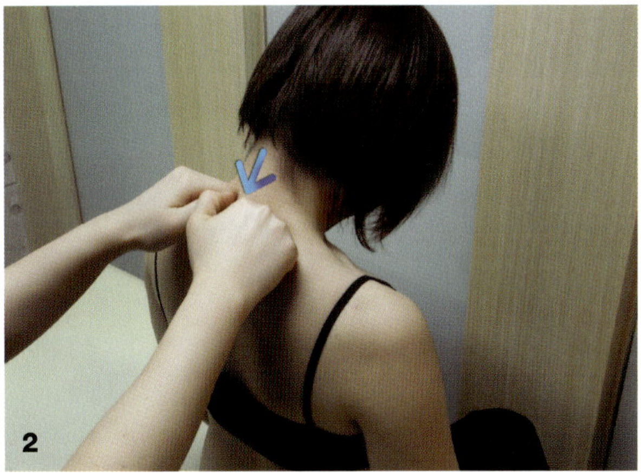

1. 이 마사지는 SPLENIUS CAPITIS를 중심으로 구성되었다. 가장 기본적인 방법으로서 후두부 바로 밑에서 흉추2번레벨(견갑골 상각)까지 적용한다.

2. 특히 후두부아래의 경우에는 가능한 후두부 밑을 깊게 파듯이 들어가서 하는 것이 좋다.

3. 밀착 강도는 세지 않게 환자의 몸이 약간 밀릴 정도의 힘으로 하며 속도는 손가락의 PIP관절을 이용하여 1초에 한번 내려가는 정도의 약간 느린 속도로 실시한다.

1 Suboccipital Muscle 하후두근육(뒤통수밑근육)

NOTICE 편의상 저주파치료기를 부착하지 않고 촬영하였음

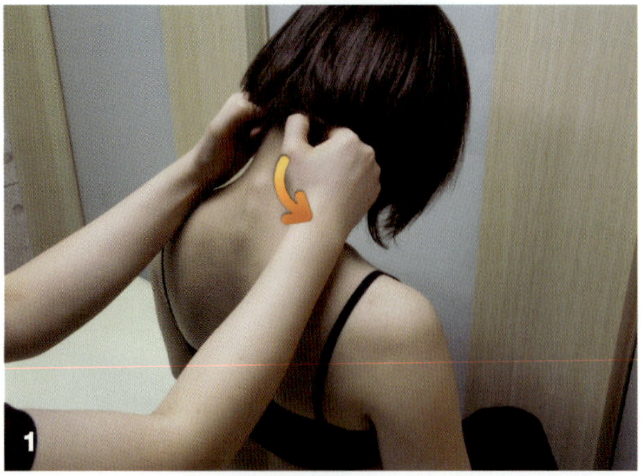

1

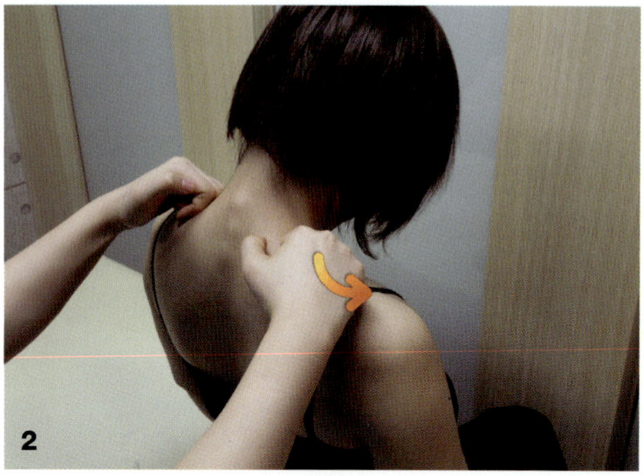

2

1. 이 마사지는 UPPER TRAPEZIUS를 중심으로 구성되었다. 가장 기본적인 방법으로서 후두부 바로 밑, 기시점에서 시작하여 견관절 AC JT.까지 적용한다.
2. 특히 후두부 아래의 경우에는 가능한 후두부 밑을 깊게 파듯이 들어가서 하는 것이 좋다.
3. 밀착 강도는 세지 않게 환자의 몸이 약간 밀릴 정도의 힘으로 하며 속도는 손가락의 PIP관절을 이용하여 1초에 한번 내려가는 정도의 약간 느린 속도로 실시한다.
4. 전류강도는 근육이 수축되는 정도의 강도로 세팅한다.

NOTICE 편의상 저주파치료기를 부착하지 않고 촬영하였음

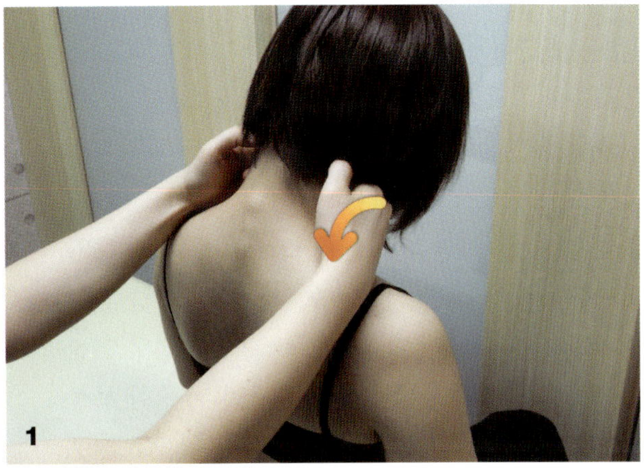

1 ● 이 마사지는 SPLENIUS CERVICS와 UPPER TRAPEZIUS를 중심으로 구성되었다. 시작점은 환측 하악각(MANDIBULAR ANGLE) 바로 밑에서 시작하여 어깨능선을 넘어 견관절의 AC JT.까지 실시한다.
시작점인 하악각(MANDIBULAR ANGLE) 바로 밑을 보다 구체적으로 설명하면 SCM을 수축시킨 뒤 그 기시점 바로 앞부분에서 시작하면 된다.

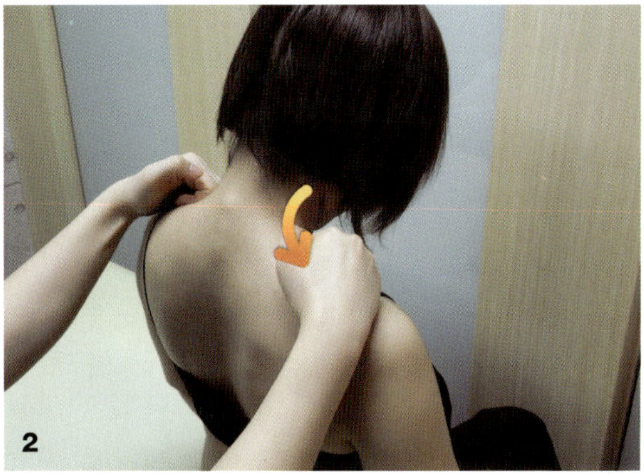

2 ● 하악각(MANDIBULAR ANGLE) 경우에는 가능한 밑을 깊게 파듯이 들어가서 하는 것이 좋다.

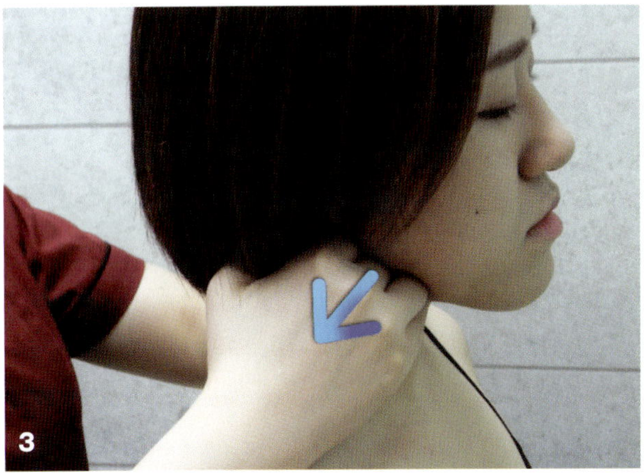

3 ● 밀착 강도는 세지 않게 환자의 몸이 약간 밀릴 정도의 힘으로 하며 속도는 초에 한번 내려가는 정도의 약간 느린 속도로 실시한다.

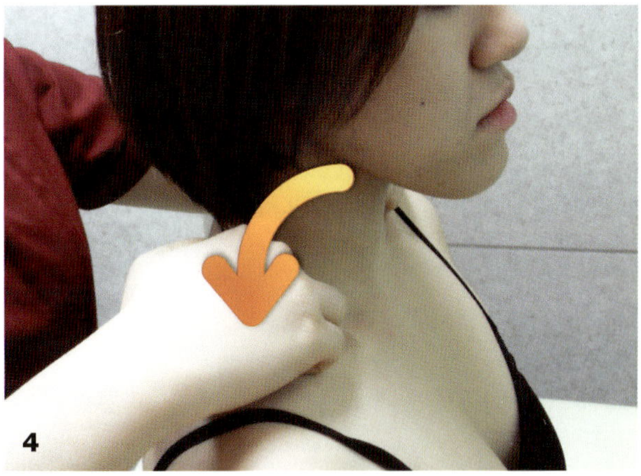

4 ● 시작할때 SCM의 자극으로 인하여 경부의 측굴 및 외회전이 일어나기 때문에 고정하는 손에 적정한 힘을 주어 목을 고정한 상태에서 환측으로 ERT를 실시할 때 고정한 건측 손도 반대로 살짝 당겨주며 실시한다.

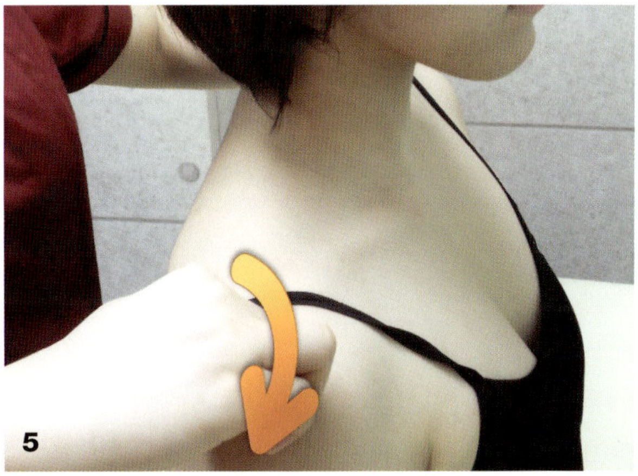

5 ● 전류 강도는 근육이 약간 수축되는 정도로 세팅한다.

2 Splenius Capitis, Cervics
두판상근, 경판상근(머리널판근, 목널판근)

이 근육들은 목의 긴장 상태 유지 및 관절운동을 시키는 근육들로서 발통점이 잘 발생하는 근육이다. 두판상근은 한 쪽만 수축되었을 때 머리를 측면 굴곡(lat.flexion), 회전시키며 양쪽 다 수축되었을 때 목의 신전(extension)을 돕는 근육이고 경판상근은 한쪽만 수축되었을 때 머리를 회전(neck rotation)시키며 양쪽 다 수축되었을 때 목의 신전을 돕는 근육이다.

즉, 판상근이 한쪽만 수축되었을 때 머리를 측면 굴곡, 회전(lat.flexion, rotation)시키며 양쪽 다 수축되었을 때는 목의 신전 및 유지(neck extension)를 시키는 목의 관련근육 중 하나이다. 두판상근의 발통점에 의한 연관통에 대해서 알아보면 환측(pain area) 정수리로 연관통이 발생한다. 흔히 말하는 근육긴장성 두통에 영향을 주는 근육 중 하나이다. 또한 목을 앞으로 굴곡(neck flexion)시켰을 때 목 뒤가 당기면서 어깨죽지와 목의 접점부위를 두꺼운 막대기로 꾹 누르는듯한 통증을 호소하기도 한다.

경판상근의 연관통은 환측의 목덜미와 머리속, 그리고 눈 주위로 나타난다.

발통점이 상부에 나타나면 환측의 머릿속에서 눈의 뒷부분까지 통증이 발생하면 때로는 시력장애가 발생하며 하부에 발생하면 환측의 목부분 및 어깻죽지 부분으로 심한 통증이 발생한다.

- 견갑거근(Levator Scapulae)과 경판상근의 하부 발통점에 의한 연관통 부위가 비슷하나 견갑거근의 경우 머리속이나 눈까지는 아프지 않으며 판상근의 경우 견갑골하연을 따라 나타나는 연관통이 발생하지 않는다.

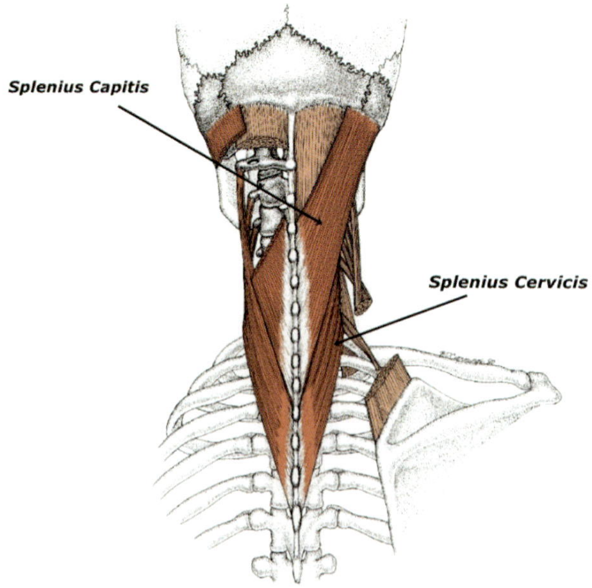

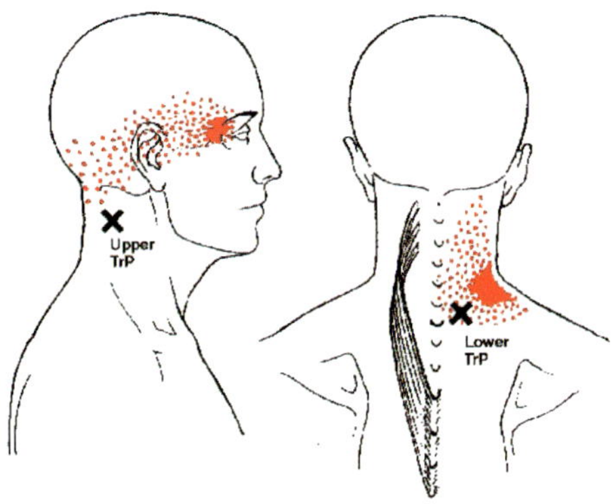

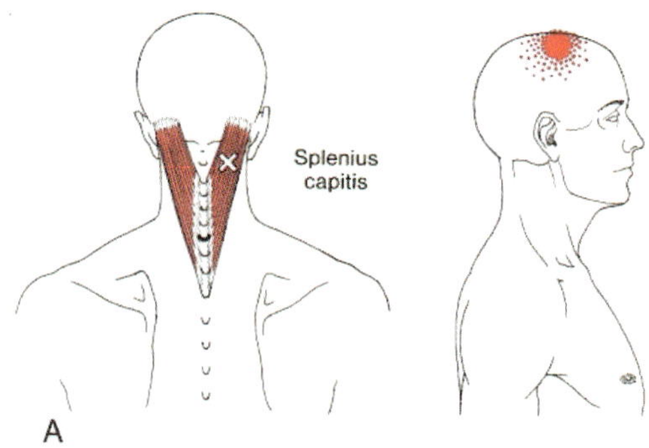

NOTICE 편의상 저주파치료기를 부착하지 않고 촬영하였음

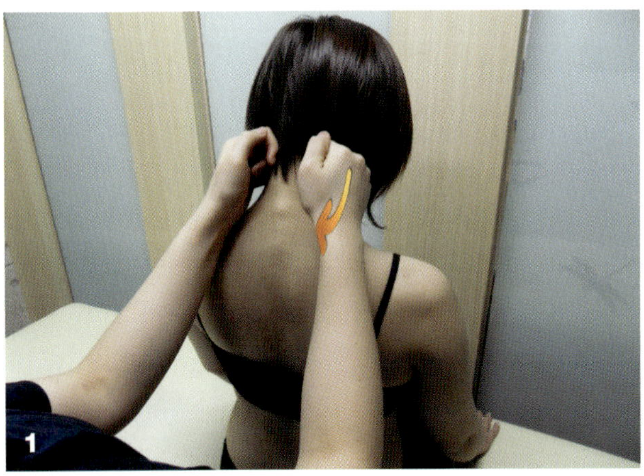

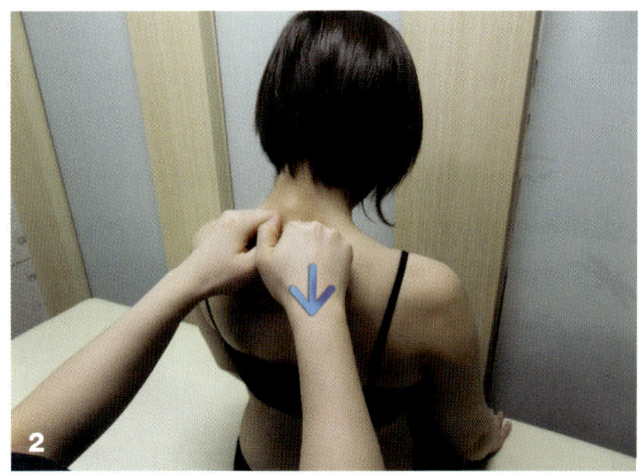

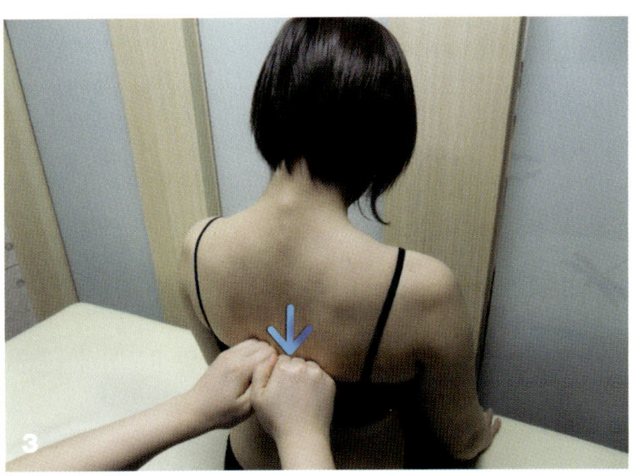

1. 이 마사지는 SPLENIUS CAPITIS를 중심으로 구성되었다. 가장 기본적인 방법으로서 후두부 바로 밑에서 흉추7번레벨(견갑골 하각)까지 적용한다.
2. 특히 후두부 아래의 경우에는 가능한 후두부 밑을 깊게 파듯이 들어가서 하는 것이 좋다.
3. 밀착 강도는 세지 않게 환자의 몸이 약간 밀릴 정도의 힘으로 하며 속도는 손가락의 PIP관절을 이용하여 1초에 한번 내려가는 정도의 약간 느린 속도로 실시한다.
4. 전류 강도는 근육이 약간 수축되는 정도의 강도이거나 환자가 쾌적하다고 판단되는 정도의 강도로 세팅한다.

2 Splenius Capitis, Cervics
두판상근, 경판상근(머리널판근, 목널판근)

NOTICE 편의상 저주파치료기를 부착하지 않고 촬영하였음

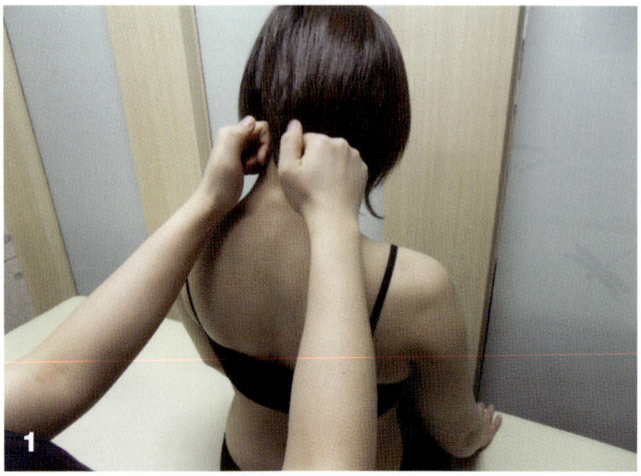

1

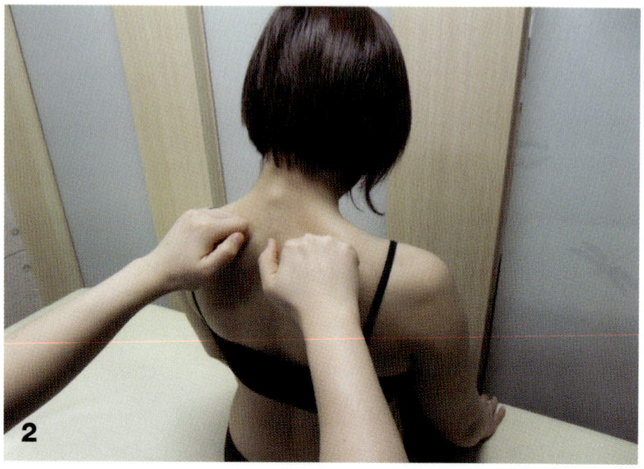

2

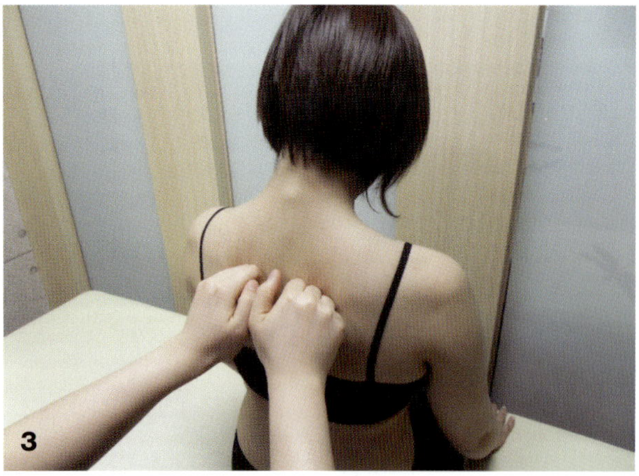

3

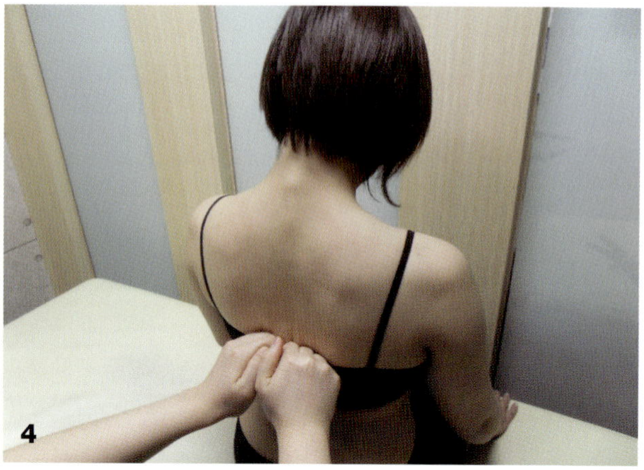

4

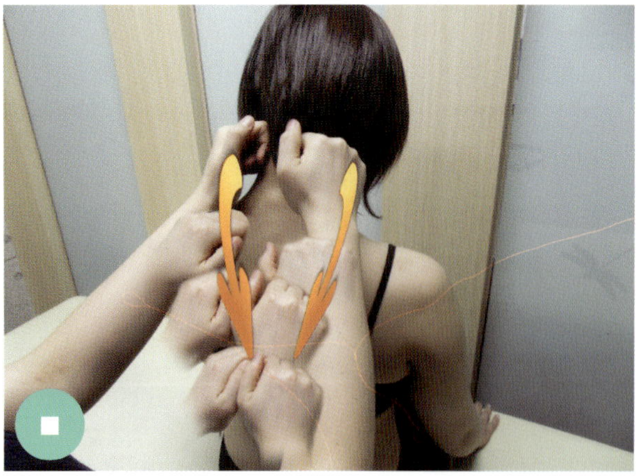

1. 이 마사지는 SPLENIUS CAPITIS 를 중심으로 구성되었다. 가장 기본적인 방법으로서 후두부 바로 밑에서 흉추7번 레벨(견갑골 하각)까지 적용한다.
2. 특히 후두부 아래의 경우에는 가능한 후두부 밑을 깊게 파듯이 들어가서 하는 것이 좋다.
3. 밀착 강도는 세지 않게 환자의 몸이 약간 밀릴 정도의 힘으로 하며 속도는 손가락의 PIP관절을 이용하여 1초에 한번 내려가는 정도의 약간 느린 속도로 실시한다.
4. 전류 강도는 근육이 약간 수축되는 정도의 강도이거나 환자가 쾌적하다고 판단되는 정도의 강도로 세팅한다.

NOTICE 편의상 저주파치료기를 부착하지 않고 촬영하였음

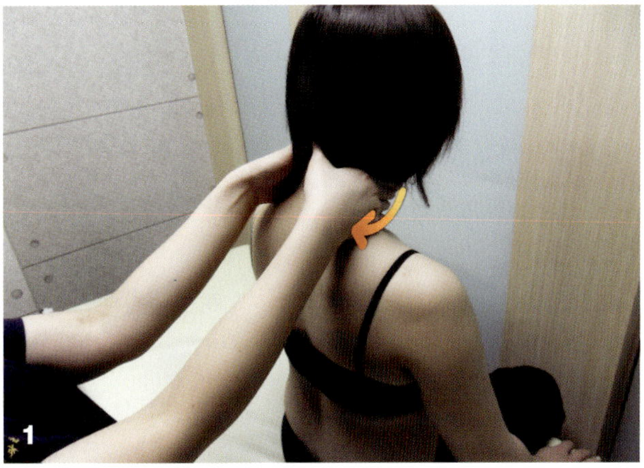

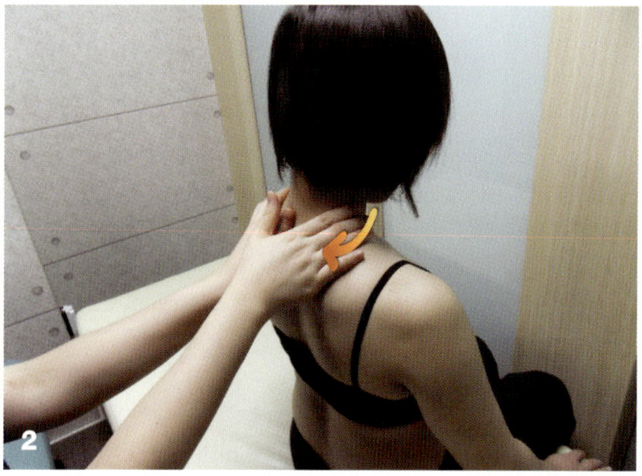

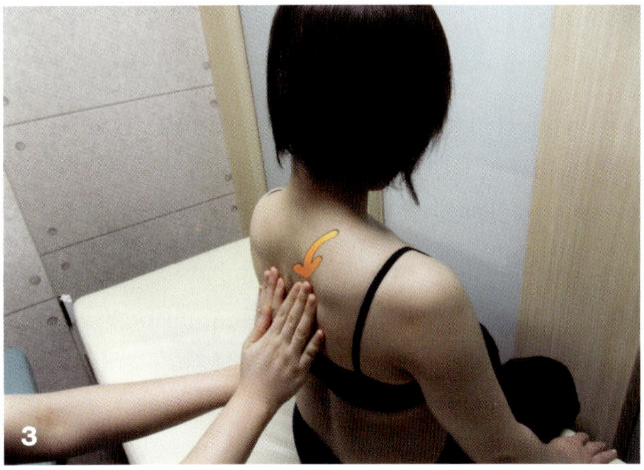

1. 이 마시지는 SPLENIUS CERVICIS MUSCLE을 중심으로 실시한다. 건측 손은 후두에 적당히 대고 환측 손은 SCM MUSCLE의 후두부 기시점 바로 앞부분에서 시작한다. 목의 앞부분에서 시작한다고 생각하면 된다.
2. 적당한 압력을 유지한 채 앞목에서 뒷목방향으로 대각선으로 손을 쓸어 내리듯이 이동하여 경추부 측돌기 방향까지 이동한 뒤 경추부 측돌기를 따라 천천히 견갑골 INTER UPPER ANGLE과 흉추5번 사이까지 내려간다. 앞목에서 뒷목방향으로 이동 시 경부근육의 수축으로 인하여 목이 측굴, 건측 회전이 일어날 수 있으나 후두부를 고정하고 있는 건측 손을 이용하여 자연스럽게 목의 운동성을 유지한다.
3. 이때 환자의 적용부위를 적용하는 환측 손은 환자에게 강하게 밀착하지 않는 대신에 적절한 힘을 유지하며 피부를 당겨주며 실시한다.
4. 환측 손은 환자의 환부에 최대한 밀착시켜야 하며 그러지 않을 경우 환자는 따가운 느낌을 호소할 수 있으니 주의하기 바라며 또한 한 부위에서 정지상태를 오래 유지하지 않는다. 한 부위에서 정지해 있으면 전류에 의해서 근육이 강하게 수축된다.
5. 치료 강도는 근육이 약간 수축되는 정도이거나 환자가 쾌적하다고 판단되는 정도로 세팅한다.

3 Posterior Cervical Muscle Group 후경근그룹(목뒤근육)

이 근육은 목의 회전 및 신전(neck rot. & extension)을 시켜주는 근육으로서 한쪽만 수축이 있을 경우, 회전운동(neck rot.)을 하고 양쪽 다 수축이 있을 경우 목의 신전(neck extension)이 나타난다. 이 근육들은 역시 목의 신전에 기인하는 근육이기에 목(neck)과 후두부(occipital area)의 통증(pressure pain)및 운동제한이 나타나고 후두피신경(occipital nerve)을 압박하여 후두피 신경통(occipital neuralgia)이 발생한다.

두반극근(semispinal Capitis)에 발통점이 발생하면 그림과 같이 머리로만 통증이 띠모양으로 나타난다.

경반극근(semispinal cervicis)에 발통점이 발생하면 후두하(suboccipital) 약 3cm 부위에서 머리쪽으로 소위 뒷골에 연관통이 나타나며 머리를 흔들면 상당한 두통이 발생할 수도 있다.

다열근(mulfidi)의 발통점은 주로 C4, 5 부위와 후두하 부위에서도 통증 및 압통이 발생하며 견갑골의 내측 상연을 지나 어깨의 중앙부위까지 연관통이 발생한다.

후경근 중에서 이 근육의 발통점 발생빈도가 가장 높으며 만약 이 근육을 치료하지 않았을 경우 환측의 목부위에 통증 및 마비감과 또한 특이하게 열감을 함께 수반하는 후두피 신경통이 발생한다. 두,경반극근은 근육긴장성두통의 원인근육 중 하나이며 방치했을 경우 만성적인 두통을 호소할 수 있다. 특히 다른 경부근육처럼 스마트폰을 내려다 보는 자세 등으로 인하여 근육의 경직이 심해지는 중요한 근육이다. 이 근육의 이상으로 인하여 후두피 신경통이 온 경우에 온열요법을 시행하면 통증을 더 호소할 수 있다. 특히 주의하여 이러한 환자는 냉찜질을 적용해주어야 한다.

1. Semispinal Capitis, Cervics

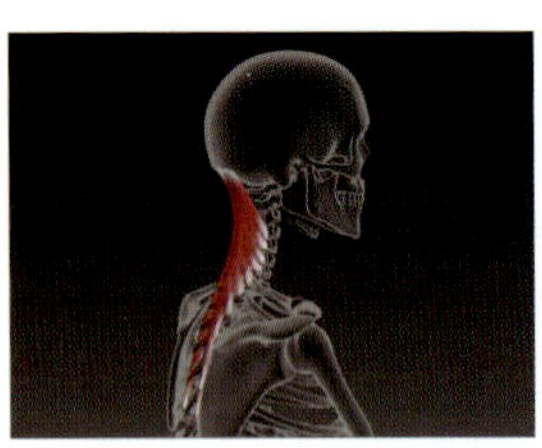

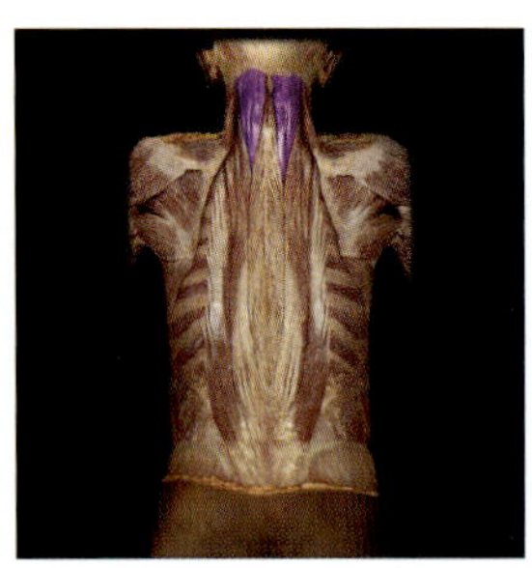

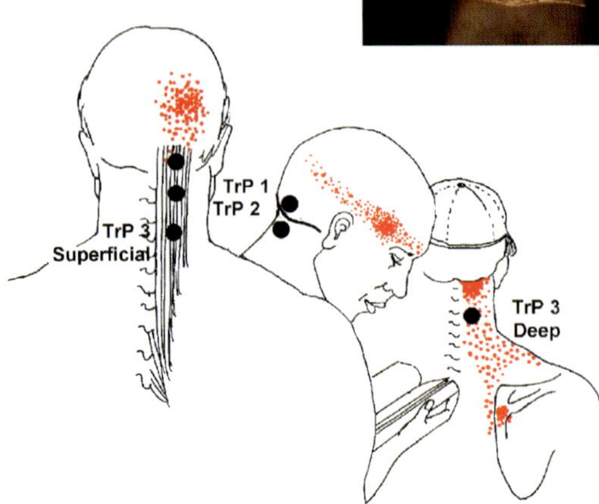

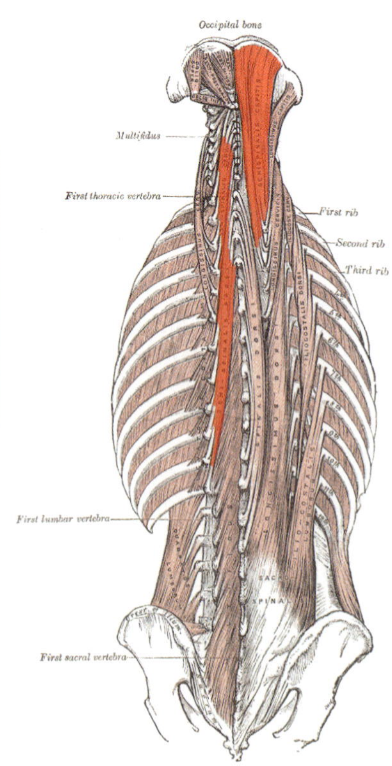

2. Multifidus

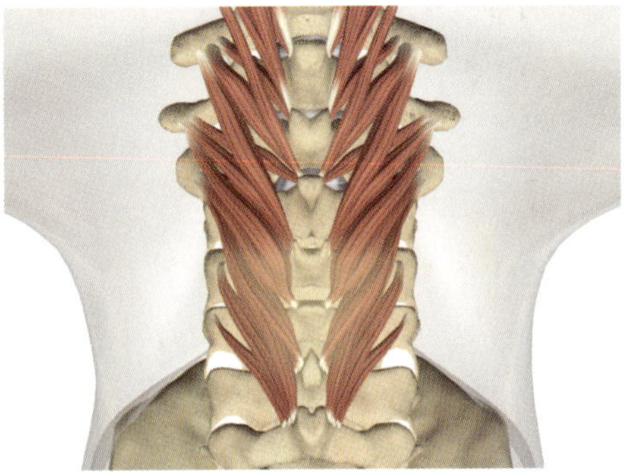

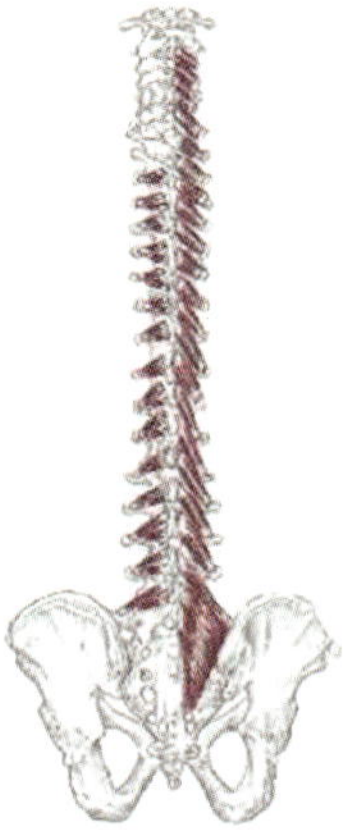

NOTICE 편의상 저주파치료기를 부착하지 않고 촬영하였음

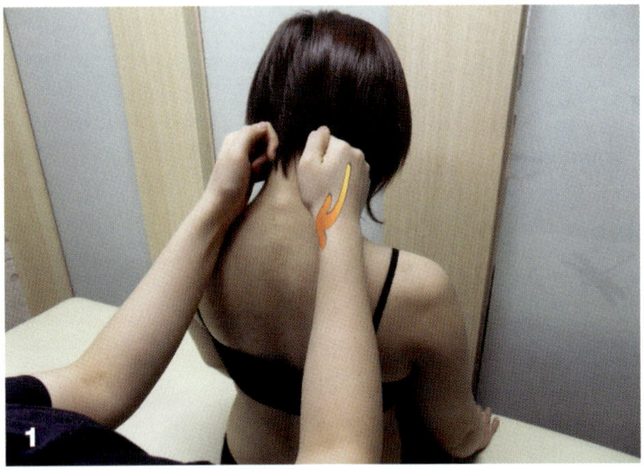

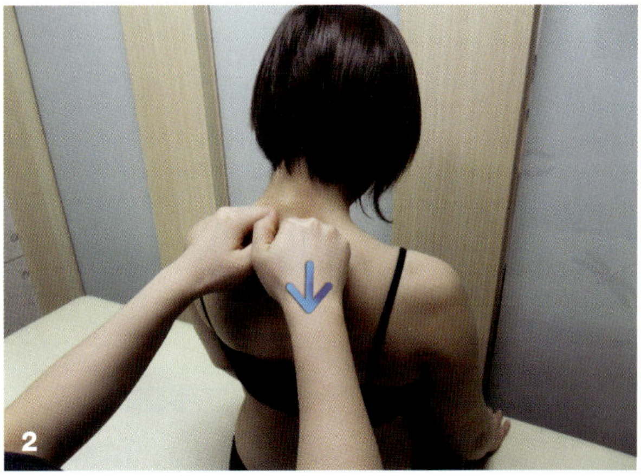

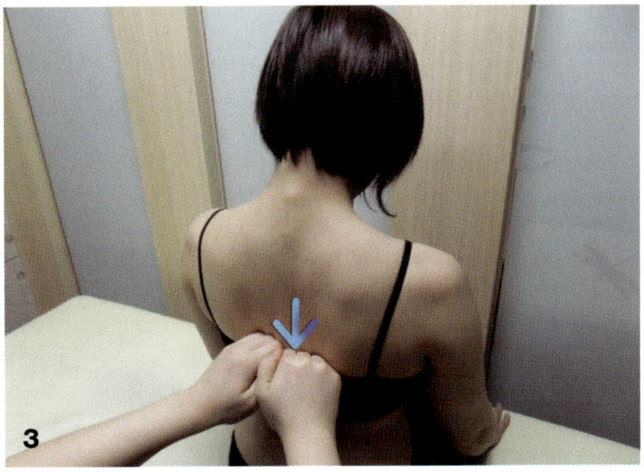

1. 이 마사지는 SPLENIUS CAPITIS를 중심으로 구성되었다. 가장 기본적인 방법으로서 후두부 바로 밑에서 흉추7번레벨(견갑골 하각)까지 적용한다.
2. 특히 후두부 아래의 경우에는 가능한 후두부 밑을 깊게 파듯이 들어가서 하는 것이 좋다.
3. 밀착 강도는 세지 않게 환자의 몸이 약간 밀릴 정도의 힘으로 하며 속도는 손가락의 PIP관절을 이용하여 1초에 한번 내려가는 정도의 약간 느린 속도로 실시한다.
4. 전류 강도는 근육이 약간 수축되는 정도의 강도이거나 환자가 쾌적하다고 판단되는 정도의 강도로 세팅한다.

3 Posterior Cervical Muscle Group
후경근그룹(목뒤근육)

NOTICE 편의상 저주파치료기를 부착하지 않고 촬영하였음

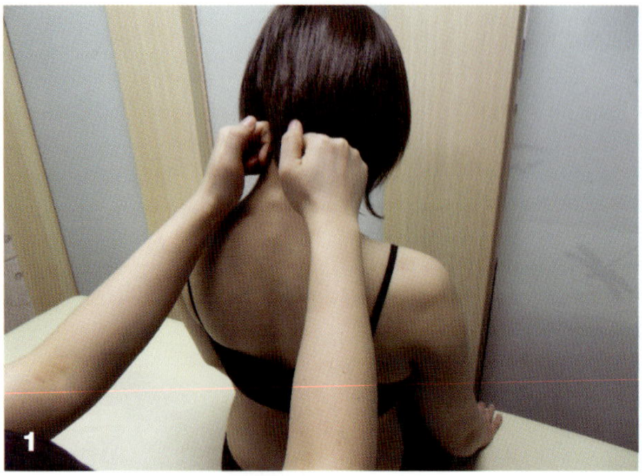

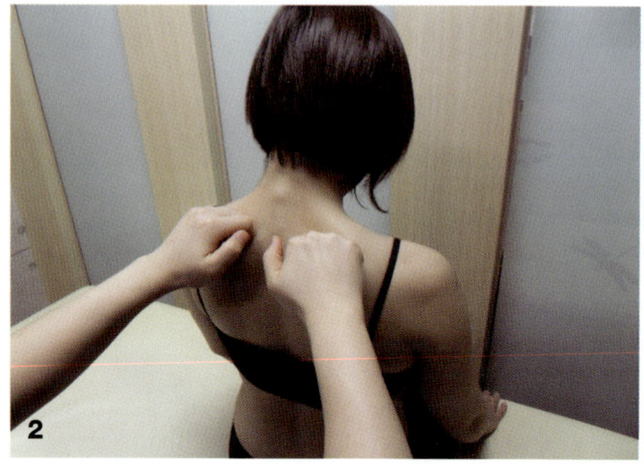

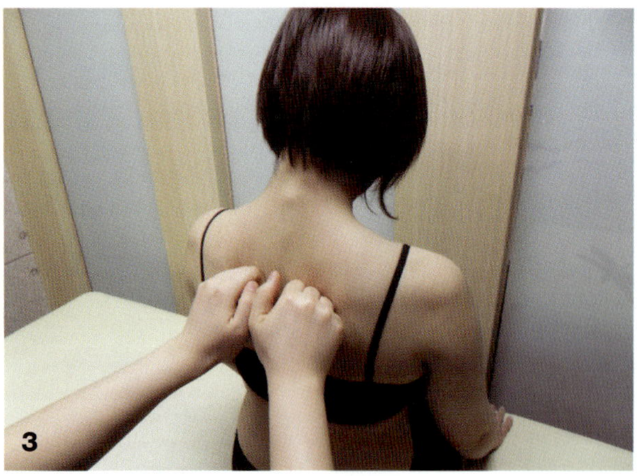

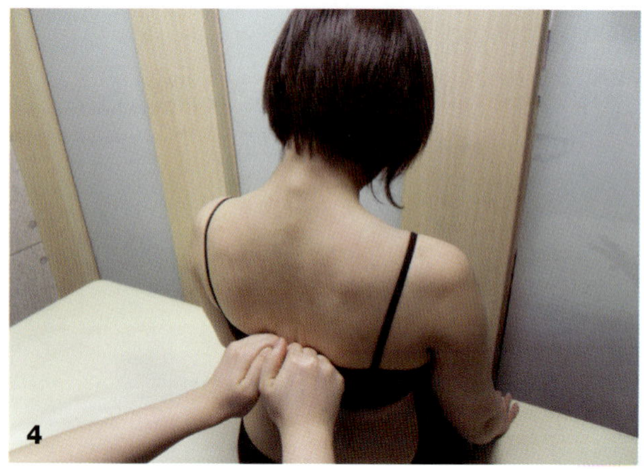

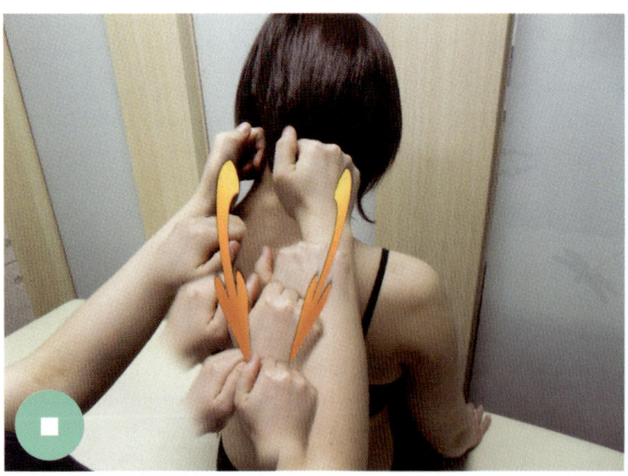

1. 이 마사지는 SPLENIUS CAPITIS 를 중심으로 구성되었다. 가장 기본적인 방법으로서 후두부 바로 밑에서 흉추7번 레벨(견갑골 하각)까지 적용한다.
2. 특히 후두부 아래의 경우에는 가능한 후두부 밑을 깊게 파듯이 들어가서 하는것이 좋다.
3. 밀착 강도는 세지 않게 환자의 몸이 약간 밀릴 정도의 힘으로 하며 속도는 손가락의 PIP관절을 이용하여 1초에 한번 내려가는 정도의 약간 느린 속도로 실시한다.
4. 전류 강도는 근육이 약간 수축되는 정도의 강도이거나 환자가 쾌적하다고 판단되는 정도의 강도로 세팅한다.

NOTICE 편의상 저주파치료기를 부착하지 않고 촬영하였음

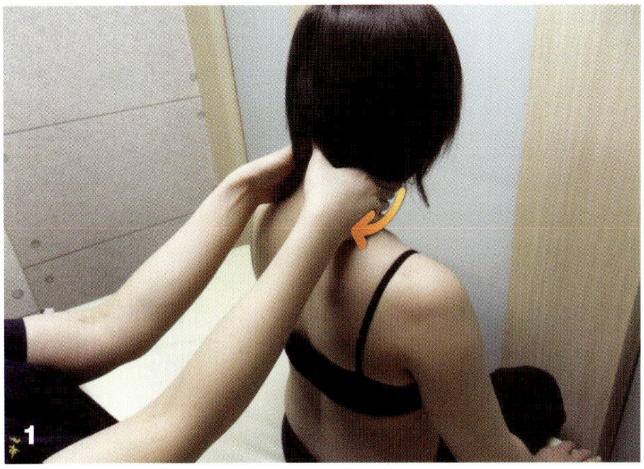

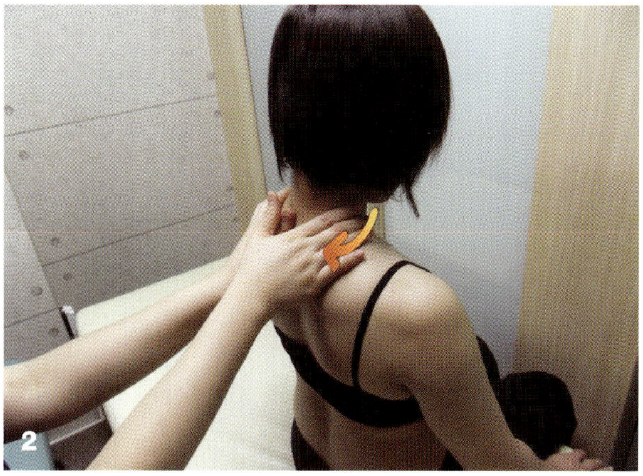

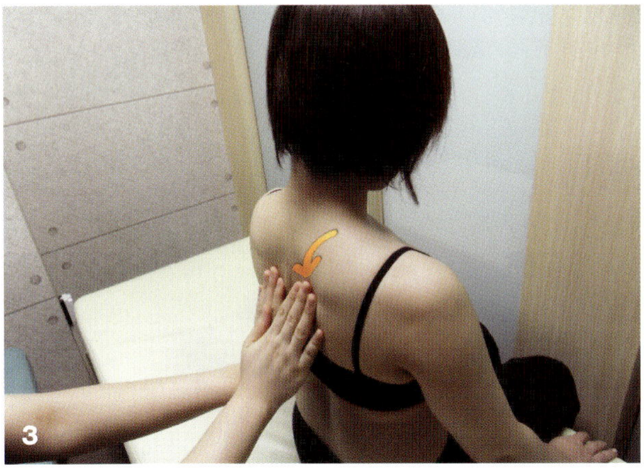

1. 이 마시지는 SPLENIUS CERVICIS MUSCLE을 중심으로 실시한다. 건측 손은 후두에 적당히 대고 환측 손은 SCM MUSCLE의 후두부 기시점 바로 앞부분에서 시작한다. 목의 앞부분에서 시작한다고 생각하면 된다.

2. 적당한 압력을 유지한 채 앞목에서 뒷목방향으로 대각선으로 손을 쓸어 내리듯이 이동하여 경추부 측돌기 방향까지 이동한 뒤 경추부 측돌기를 따라 천천히 견갑골 INTER UPPER ANGLE와 흉추5번 사이까지 내려간다. 앞목에서 뒷목방향으로 이동 시 경부근육의 수축으로 인하여 목이 측굴, 건측 회전이 일어날 수 있으나 후두부를 고정하고 있는 건측 손을 이용하여 자연스럽게 목의 운동성을 유지한다.

3. 이때 환자의 적용부위를 적용하는 환측 손은 환자에게 강하게 밀착하지 않는 대신 적절한 힘을 유지하며 피부를 당겨주며 실시한다.

4. 환측 손은 환자의 환부에 최대한 밀착시켜야 하며 그러지 않을 경우 환자는 따가운 느낌을 호소할 수 있으니 주의하기 바라며 또한 한 부위에서 정지상태를 오래 유지 하지 않는다. 한 부위에서 정지해 있으면 전류에 의해서 근육이 강하게 수축된다.

5. 치료 강도는 근육이 약간 수축되는 정도이거나 환자가 쾌적하다고 판단되는 정도로 세팅한다.

4 Trapezius 승모근(등세모근)

이 근육은 목의 근육 중 발통점이 가장 잘 발생하는 근육이다. 또한 교감신경이 비교적 많이 분포되어 있어서 스트레스가 잘 쌓이는 근육 중 하나이다.

승모근의 발통점은 크게 세부위로 나타나는데 먼저

a. 승모근의 상부에 발통점이 발생하면 목덜미와 뒷골 그리고 어깨 쪽으로 연관통이 발생한다. 그리고 심한 어지러움(dizziness)을 호소하기도 한다.

b. 승모근의 중간부위에 발통점은 크게 두 군데인데 견갑골 내측의 상부에 발통점이 발생하면 제6경추와 발통점의 중간부를 기점으로 퍼지듯이 찢어지는 듯한 통증(superfical burn pain)이 나타나고 견봉 안쪽에 발통점이 발생하면 발통점 주변에 두꺼운 송곳으로 꾹 누르는 듯한 통증(aching pain)이 발생하며 심하면 만질 수 없이 아프고 가방을 맬 수 조차 어렵게 된다. 그러나 이 부위는 발통점이 비교적 발생하지 않는다.

c. 승모근의 하부에도 발통점이 두 군데가 있는데 먼저 견갑골 하부의 옆에 발통점이 발생하면 견갑의 내측을 따라 상행하는 통증이 나타나며 견갑골 내측 상부에 발통점이 발생하면 견갑골 상부에서 견봉쪽으로 통증 및 압통이 발생한다.

이 근육의 발통점은 한군데씩 발생하지 않고 동시 다발적으로 발생하는데 가급적이면 주위 연관근육과 정확히 구별하여 치료에 임하여야 한다.

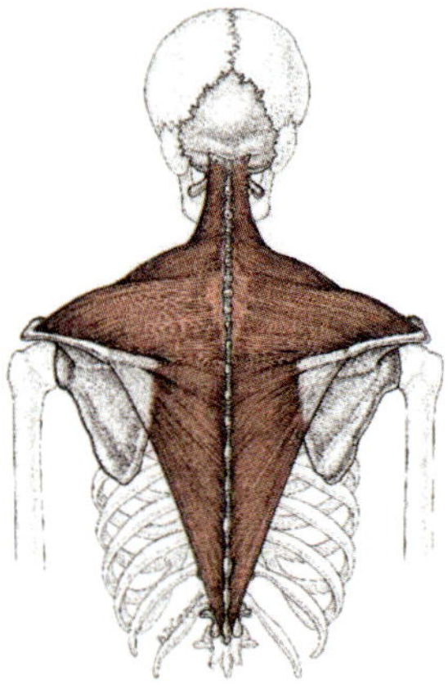

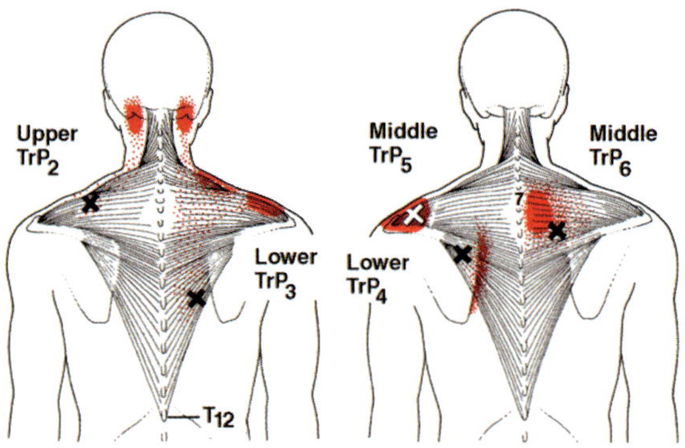

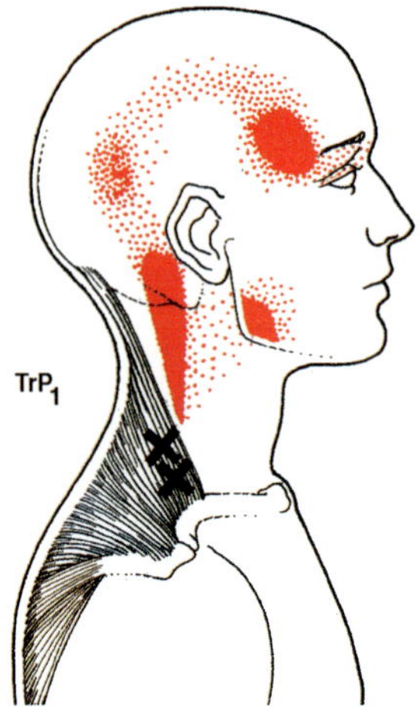

NOTICE 편의상 저주파치료기를 부착하지 않고 촬영하였음

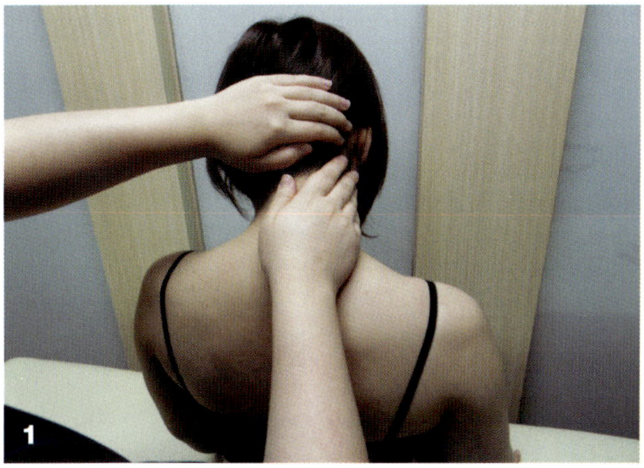

1 ● 이 마시지는 UPPER TRAPEZIUS MUSCLE을 중심으로 실시한다. 건측 손은 후두에 적당히 대고 환측 손은 UPPER TRAPEZIUS MUSCLE의 기시점을 감싼채 시작한다.

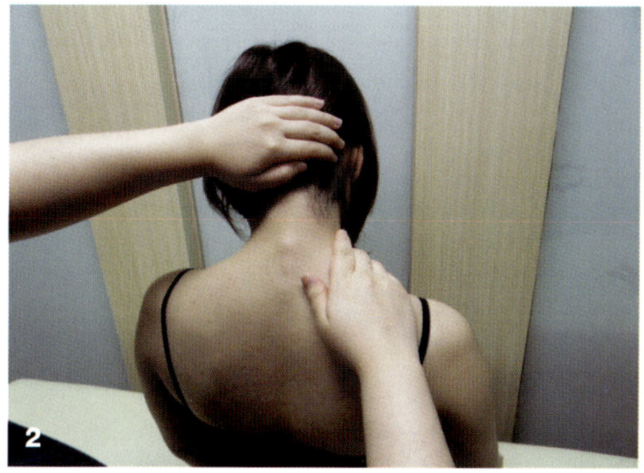

2 ● 적당한 압력을 유지한채 TRAPEZIUS MUSCLE을 따라 천천히 내려가 견관절의 기시점을 지나 삼각근까지 적용한다. 쇄골 상 3cm 부위는 가능한 건드리지 않으며 오직 UPPER TRAPEZIUS MUSCLE만을 자극한다. 이때 TRAPEZIUS MUSCLE의 수축이 일어나는데 수축을 그대로 두지 말고 환부에 적용하는 환측의 손으로 수축되는 근육을 적절히 늘려주어 근육이 수축되지 않도록 유지하면서 적용한다. 즉, 수축되려고 하는 근육을 환측 손의 누르며 당기는 힘으로 수축되지 못하도록 하면서 실시한다.

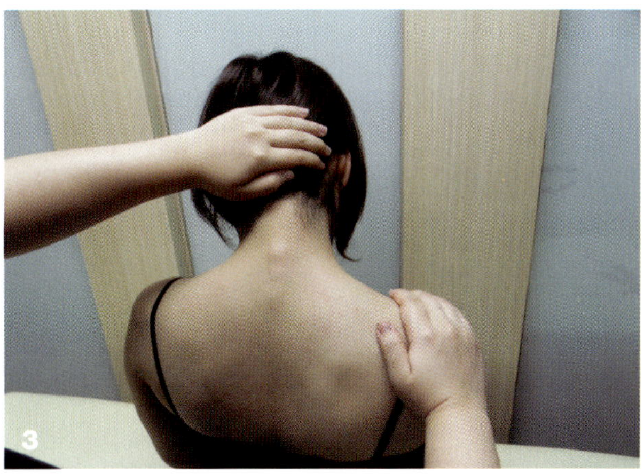

3 ● 이때 환자의 적용부위를 적용하는 환측 손은 환자에게 강하게 밀착하지 않는 대신 적절한 힘을 유지하며 피부를 당겨주며 실시한다.

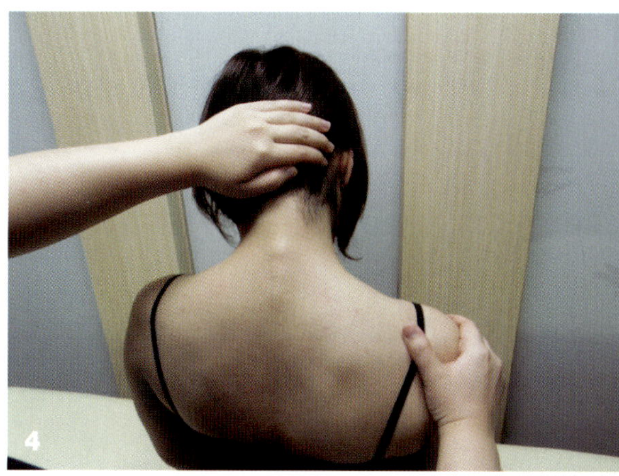

4 ● 환측 손은 환자의 환부에 최대한 밀착시켜야 하며 그러지 않을 경우 환자는 따가운 느낌을 호소할 수 있으니 주의하기 바라며 또한 한 부위에서 정지상태를 오래 유지 하지 않는다. 한 부위에서 정지해 있으면 전류에 의해서 근육이 강하게 수축된다.

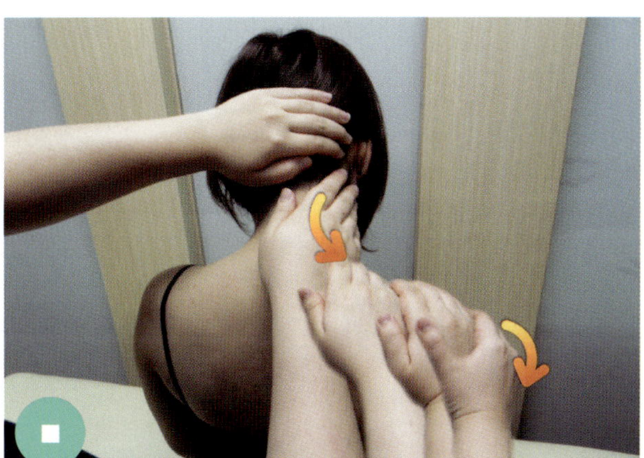

5 ● 치료 강도는 근육이 약간 수축되는 정도이거나 환자가 쾌적하다고 판단되는 정도로 세팅한다.

4 Trapezius 승모근(등세모근)

NOTICE 편의상 저주파치료기를 부착하지 않고 촬영하였음

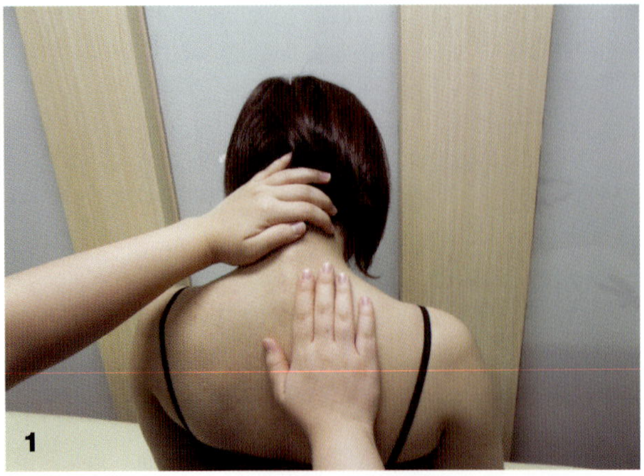

1

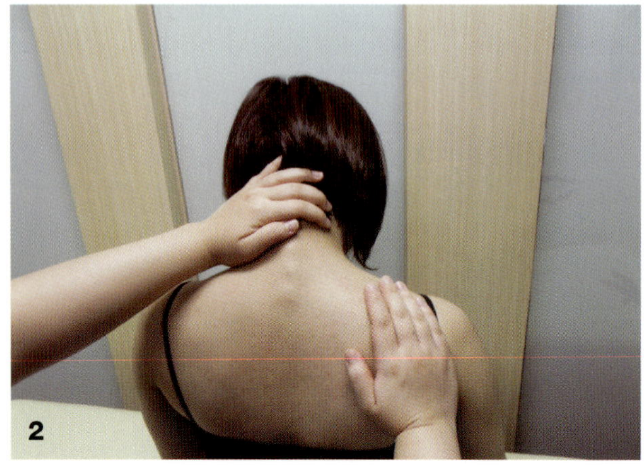

2

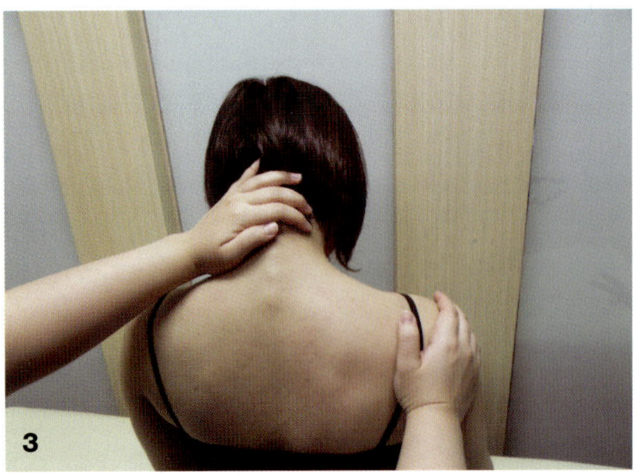

3

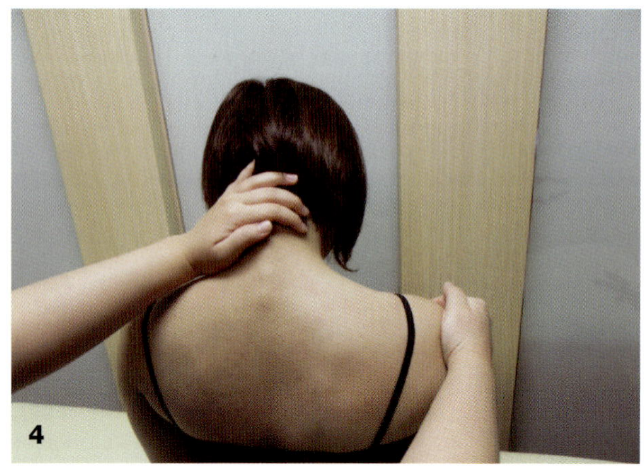

4

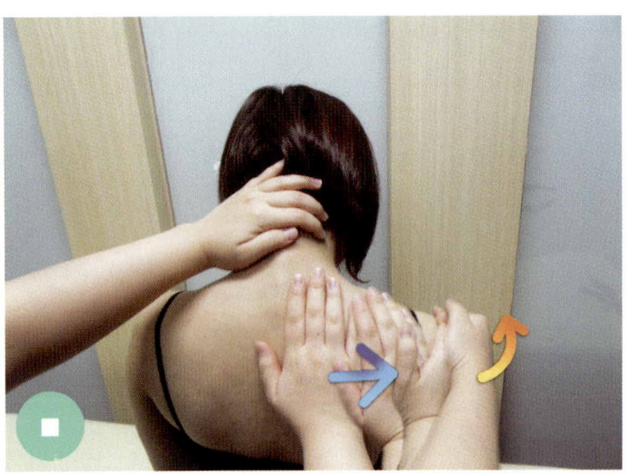

1. 이 마시지는 MIDDLE TRAPEZIUS MUSCLE을 중심으로 실시한다. 건측 손은 후두에 적당히 대고 환측 손은 MIDDLE TRAPEZIUS MUSCLE의 기시점인 견갑골 내측과 흉추 사이에 손바닥을 압착하고 시작한다.

2. 적당한 압력을 유지한 채 TRAPEZIUS MUSCLE을 따라 천천히 이동하여 견갑골을 거쳐 견관절까지 ERT를 수회 실시한다.

3. 이때 환자의 적용부위를 적용하는 환측 손은 환자에게 강하게 밀착하지 않는대신 적절한 힘을 유지하며 피부를 당겨주며 실시한다.

4. 환측 손은 환자의 환부에 최대한 밀착시켜야 하며 그러지 않을 경우 환자는 따가운 느낌을 호소할수 있으니 주의하기 바라며 또한 한부위에서 정지상태를 오래 유지 하지 않는다. 한 부위에서 정지해 있으면 전류에 의해서 근육이 강하게 수축된다.

5. 치료 강도는 근육이 약간 수축 정도이거나 환자가 쾌적하다고 판단되는 정도로 세팅한다.

NOTICE 편의상 저주파치료기를 부착하지 않고 촬영하였음

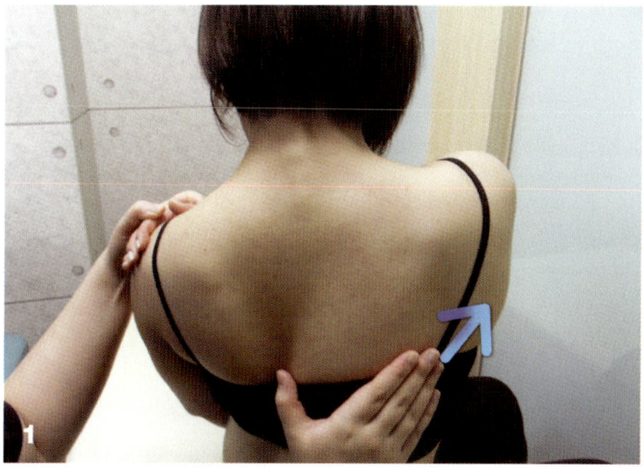

1

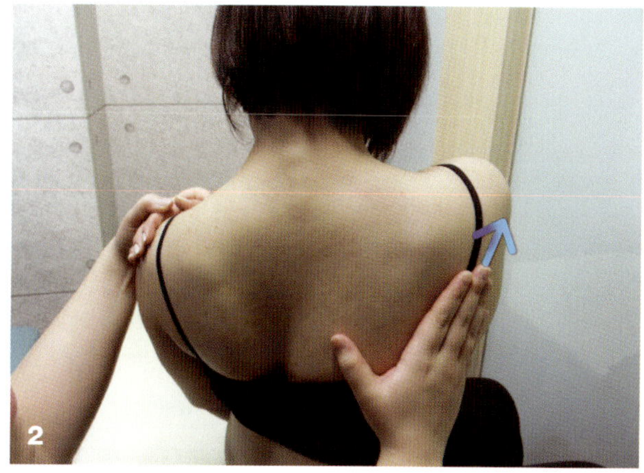

2

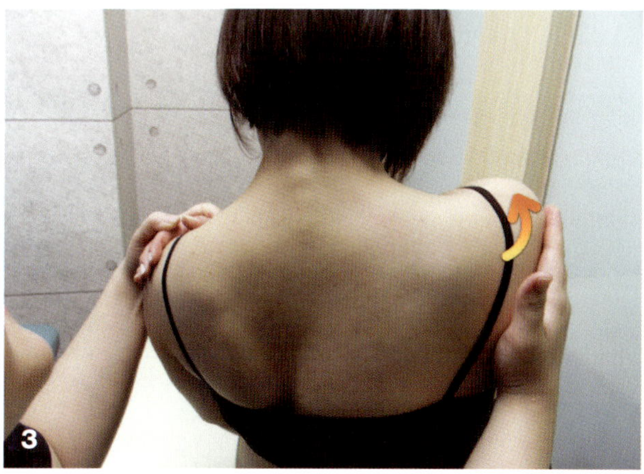

3

1. 이 마시지는 LOWER TRAPEZIUS MUSCLE을 중심으로 실시한다. 건측 손은 반대쪽 견관절을 감아쥐고 환측 손은 LOWER TRAPEZIUS MUSCLE의 기시점인 흉추부에 손바닥을 압착하고 시작한다.

2. 환측의 손은 반대쪽 견관절을 잡게하고 ASSIST HAND로 고정하고 MAIN HAND는 적당한 압력을 유지한 채 TRAPEZIUS MUSCLE을 따라 천천히 이동하여 견갑골 하각을 지나 견관절까지 ERT를 수회 실시한다. 반대쪽 어깨를 고정하는 ASSIST HAND는 POLY GLOVE를 착용하여 전류가 환자에게 전달되지 않도록 한다.

3. 이때 환자의 적용부위를 적용하는 환측 손은 환자에게 강하게 밀착하지 않는 대신에 적절한 힘을 유지하며 피부를 당겨주며 실시한다.

4. 환측 손은 환자의 환부에 최대한 밀착시켜야 하며 그러지 않을 경우 환자는 따가운 느낌을 호소할 수 있으니 주의하기 바라며 또한 한 부위에서 정지상태를 오래 유지 하지 않는다. 한 부위에서 정지해 있으면 전류에 의해서 근육이 강하게 수축된다.

5. 치료 강도는 근육이 약간 수축 정도이거나 환자가 쾌적하다고 판단되는 정도로 세팅한다.

5 Scalene 사각근(목갈비근)

사각근은 전사각근, 중사각근, 후사각근으로 구성되어 있으며 발통점이 발생할 때 전·중·후사각근의 순으로 빈도가 높다. 특히 이 근육은 발통점에 의한 연관통을 매우 주의깊게 관찰하여 정확하게 파악을 해야하는 중요한 근육 중 하나이다. 흔히 바이얼린 증후군이라고 명명되며 경부 및 팔의 저림통을 호소하는 환자 중에서 상당수가 이 근육이 원인이 되는 주요근육이다.

a. 전사각근의 발통점에 의한 연관통을 보면 어깨의 뒷부분에서 견갑골내연 상부로 통증이 집중적으로 나타난다.

b. 중사각근과 후사각근의 상부에 나타나면 어깨의 앞쪽에서 상완을 지나 전완의 요골부를 거쳐 엄지쪽까지 연관통이 발생한다.

c. 중사각근과 후사각근의 하부에 나타나면 흉부를 거쳐 유두까지 연관통이 발생하며 이때 환자는 심리적으로 매우 불안하며 통증을 앓은 기간도 상당한 것을 발견할 수 있다.

사각근의 구조상 밤에 수면을 취할 때 통증이 더 발생하는데 이는 누웠을 때 사각근의 긴장이 발생하며 발통점을 자극하기 때문이다. 그래서 이 경우에는 쿠션을 높은 것을 사용하며 수면을 취하라고 권하는 것이 좋다. 이는 목의 과도한 굴곡자세가 사각근의 이완을 유도하기 때문이다.

- 중사각근과 후사각근의 연관통은 극하근의 연관통과 매우 비슷하나 사각근은 비교적 얕은 통증이며 극하근은 심부에서 통증이 나타난다. 또한 극하근의 발통점은 압박 시 분명하게 통증이 재현되는 근육이다. 정확히 구별하여 신중하게 진단하여야 한다.

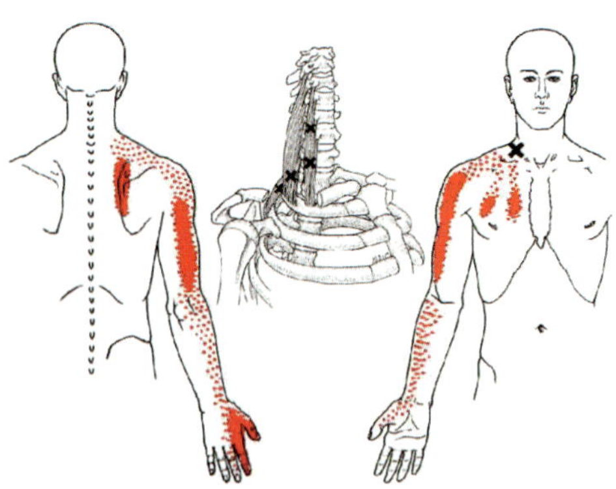

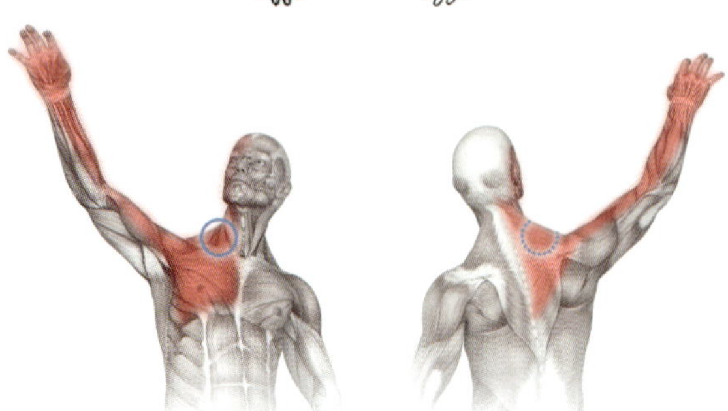

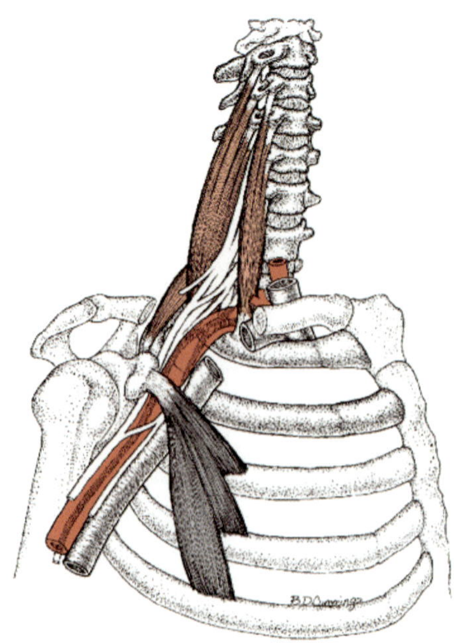

NOTICE 편의상 저주파치료기를 부착하지 않고 촬영하였음

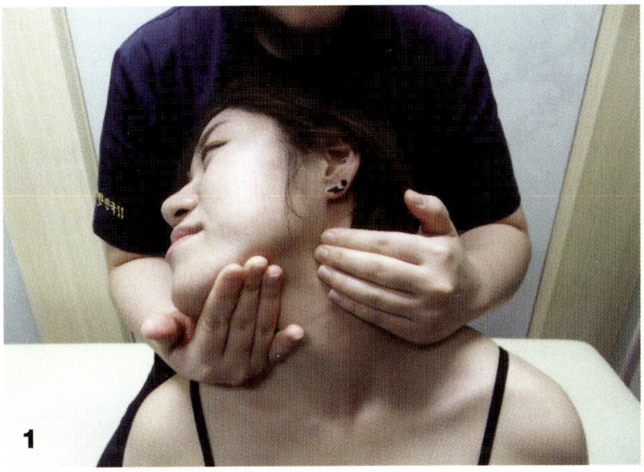

1

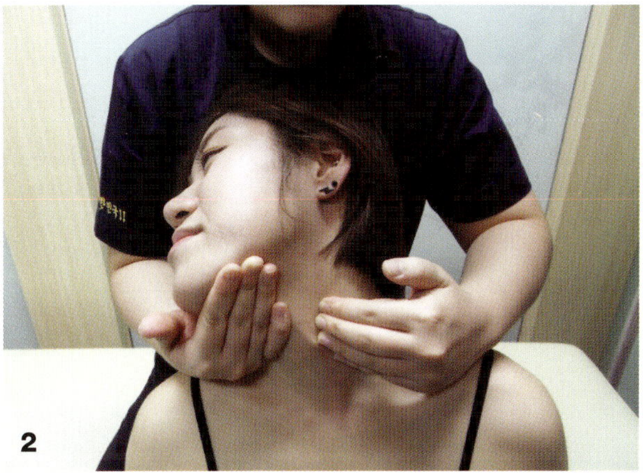

2

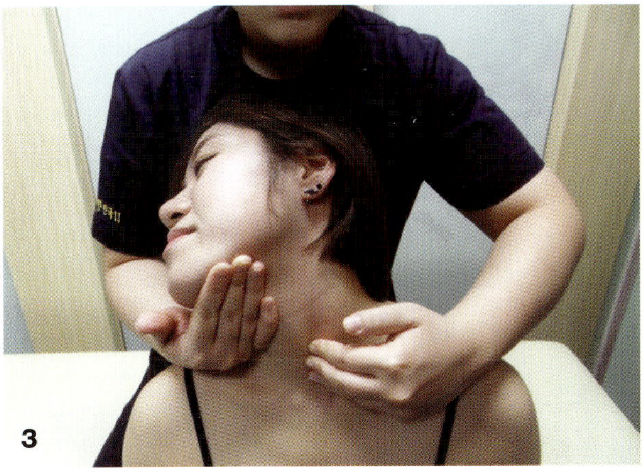

3

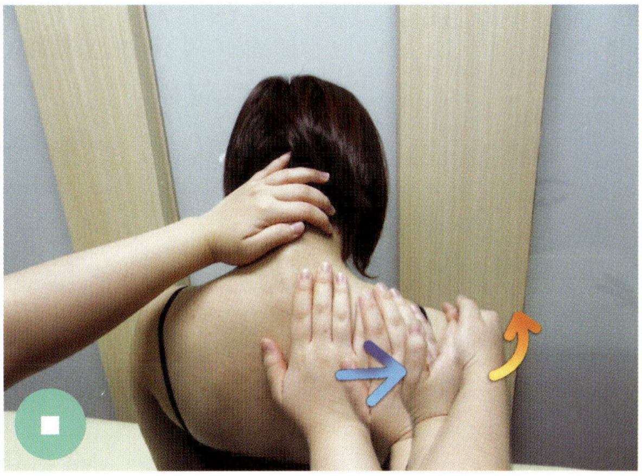

1. 이번 장의 ERT는 사각근을 중심으로 구성되었다.

2. 환자의 경부를 건측으로 외회전, 후방측굴시켜 SCM을 신장시키면 사각근의 ERT적용이 용이한 자세가 나온다. 외회전,후방측굴된 환자의 아래턱을 ASSIST HAND로 고정하고 SCM의 바로 앞부분을 사진에서 처럼 MAIN HAND의 손가락을 이용하여 밀착한 뒤 SCM의 전면부를 따라 쇄골까지 쓸어내리듯이 ERT를 수회 실시한다. 이때 턱을 고정하고 있는 손은 전류가 환자에게 전달되지 않도록 POLY GLOVE를 착용해야 한다.

3. 이때 환자의 적용부위를 적용하는 환측 손은 환자에게 강하게 밀착하지 않는 대신 적절한 힘을 유지하며 피부를 당겨주며 실시한다.

4. MAIN HAND는 환자의 환부에 최대한 밀착시켜야 하며 그러지 않을 경우 환자는 따가운 느낌을 호소할 수 있으니 주의하기 바라며 또한 한 부위에서 정지상태를 오래 유지하지 않는다. 한 부위에서 정지해 있으면 전류에 의해서 근육이 강하게 수축된다.

5. 치료 강도는 근육이 약간 수축되는 정도이거나 환자가 쾌적하다고 판단되는 정도로 세팅한다.

6 Sterno Cleido Mastoid 흉쇄유돌근(목빗근)

이 근육을 흉골에 기시하는 흉골지(sternal)와 쇄골에 기시하는 쇄골지(clavicular)로 구성되어 있는데 기능적으로는 한쪽만 수축했을 때 고개를 측굴 회전(lateral rotation)시키고 양쪽 다 수축되었을 때 목을 앞으로 굴곡(neck flexion)시킨다. 그래서 이 근육의 구축(shorting)이 발생하면 목뒤근육 특히 승모근(trapezius)과 판상근(splenius)등의 긴장(tension)이 상승하여 두중감 및 견부의 통증이 발생하는 통증생리학상 매우 중요한 근육이다. 이 근육에 발통점이 발생하면 주로 두부와 안면으로 연관통이 발생한다.

또한 안구가 잘 충혈되고 안검하수증이 발생되며 심한 경우 이마에 땀이 배이고 눈물이 흐르는 수도 있다. 먼저 흉골지(sternal)에 발통점이 발생하면 눈물이 나오고 안구가 충혈되며 안윤근의 경련이 발생한다. 또한 알러지비염(allergie rhinitis)이 나타나며 심한 경우 마른기침을 하기도 한다.

a. 흉골지의 상부에 발통점이 발생하면 후두부위로 연관통이 발생하며 후두피 신경통(occipital neuralgia)이 나타나기도 한다.

b. 흉골지의 중간에서 발통점이 발생하면 환측의 뺨부위와 눈 주위로 연관통이 발생하며 귓속까지 통증이 확산되어 나타날 수도 있다.

c. 흉골지의 중하내측에서 발통점이 발생하면 하악의 끝부분과 입속의 인두(pharynx)에 연관통이 발생하며 음식물을 삼킬때 통증이 발생하기도 한다.

d. 흉골지의 하부에서 발통점이 발생하면 흉골상부에서 비교적 뚜렷한 통증이 집중적으로 발생한다.

쇄골지에서 발통점이 발생하면 전두부의 두통 및 기립성저혈압, 무게를 감지하지 못하는 부게감지 이상 능의 승상이 나타난다.

a. 쇄골지의 상부에서 발통점이 발생하면 귀뒷부분과 귓속으로 연관통이 발생하며 뺨과 치근까지 확산되는 수도 있다.

b. 쇄골지의 중간에 발통점이 발생하면 환측 앞이마로 통증이 집중되며 심하면은 반대쪽 이마에까지 확산되는 수도 있다.

이상과 같이 이 근육은 자율신경계로 통증 및 장애가 발생하는데 여러 전문서적을 통해 계속 연구해야하는 근육이라고 생각된다.

이 근육의 이상을 알 수 있는 간단한 방법으로는 환자에게정면을 주시하고 똑바로 걸어보게 하라. 이상이 있는 경우에는 발통점이 발생한 방향으로 걸을 것이다. 이 증상을 잘 활용하면 진단에 도움이 될 것이다.

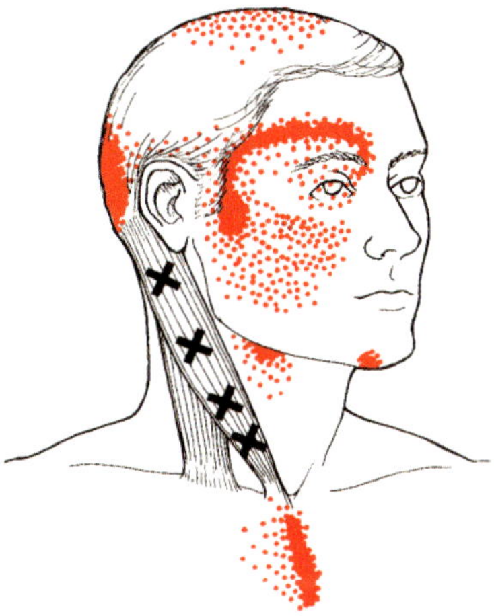

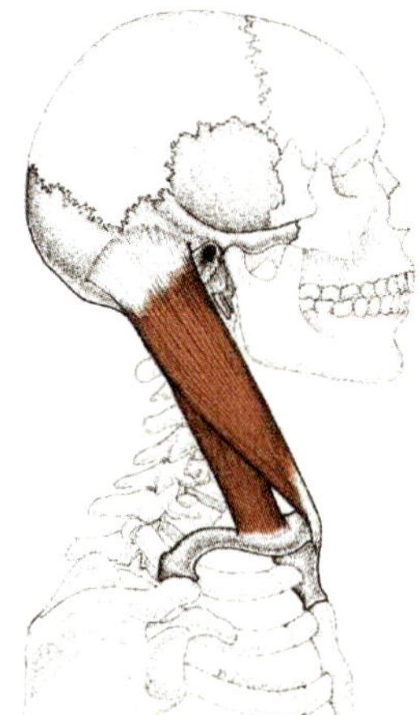

NOTICE 편의상 저주파치료기를 부착하지 않고 촬영하였음

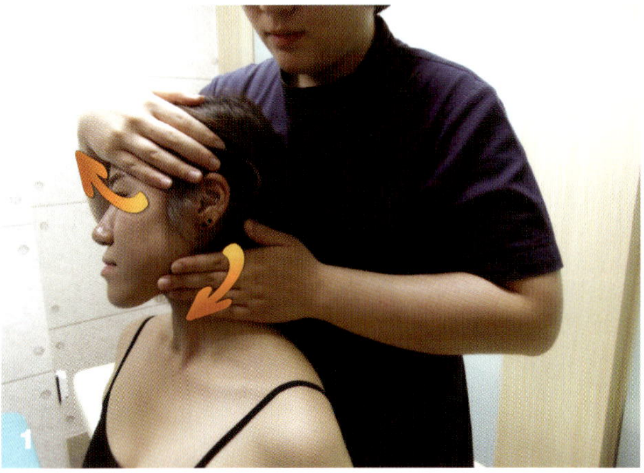

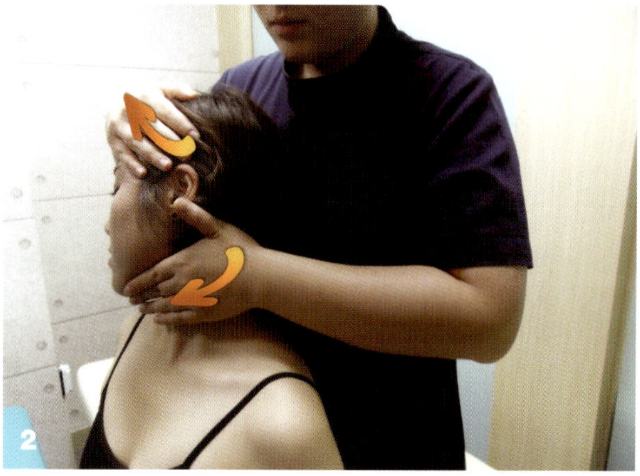

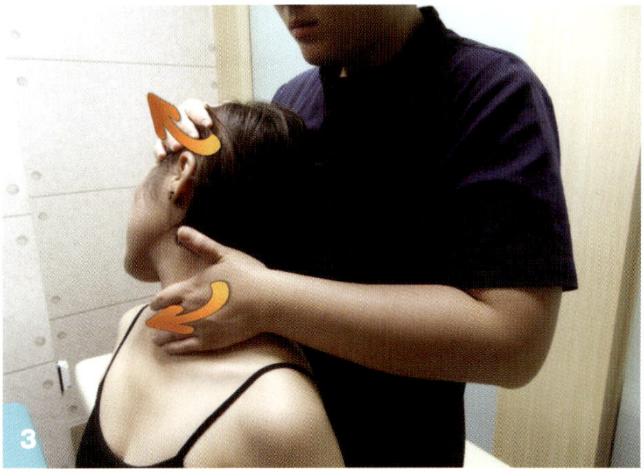

1. 이번 장의 ERT는 흉쇄유돌근을 중심으로 구성되었다.

2. 사진에서처럼 ASSIST HAND로 환자의 이마를 고정하고 MAIN HAND는 SCM의 기시점에 밀착 후 전류를 가하면 SCM은 자연스럽게 건측으로 회전이 된다. 이때 이마를 고정하는 ASSIST HAND는 회전하는 목의 방향대로 따라가다가 마지막 시점에서 조금 더 당겨주어 최대한 신장을 유도한다. 이런 ASSIST HAND가 최대한 신장을 시키고 있는 동안 MAIN HAND는 SCM을 따라 압착한 상태로 쓸어내리듯이 ERT를 수회 반복하여 실시한다.

3. 이때 환자의 적용부위를 적용하는 MAIN HAND는 환자에게 강하게 밀착하지 않는 대신에 적절한 힘을 유지하며 피부를 당겨주며 실시한다.

4. MAIN HAND는 환자의 환부에 최대한 밀착시켜야 하며 그러지 않을 경우 환자는 따가운 느낌을 호소할 수 있으니 주의하기 바라며 또한 한 부위에서 정지상태를 오래 유지하지 않는다. 한 부위에서 정지해 있으면 전류에 의해서 근육이 강하게 수축된다.

5. 치료 강도는 근육이 약간 수축되는 정도이거나 환자가 쾌적하다고 판단되는 정도로 세팅한다.

7 Rhomboid Major, Minor
대, 소 능형근(큰, 작은 마름근)

이 근육은 발통점이 잘 발생하는 근육은 아니고 주변 근육의 발통점에 의해 이차적으로 잘 발생하는 근육이다. 그래서 일단 주변의 견갑거근(levator scapulae)이나 승모근(trapezius), 극상근(supraspinatus), 극하근(infraspinatus) 등을 치료해 보고 난 후에도 통증이 계속 있을 때 이 근육의 발통점에 대한 치료를 적용을 해본다.

이 근육에 발통점이 발생하면 견갑골 내연을 따라 발생하며 극상와(supraspinous fossa) 부위까지 통증이 확산된다.

- 이 근육의 연관통은 견갑거근의 연관통과 매우 흡사하다. 그러나 견갑거근에서와는 달리 능형근에서는 목줄기로 확산되는 통증은 발생하지 않으며 또한 목의 회전운동장애도 나타나지 않는다.

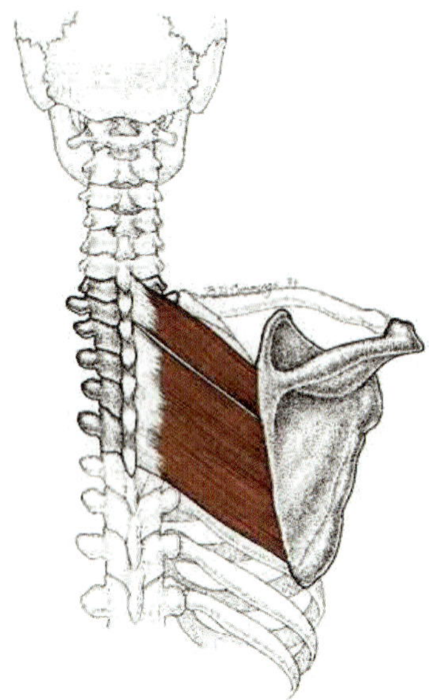

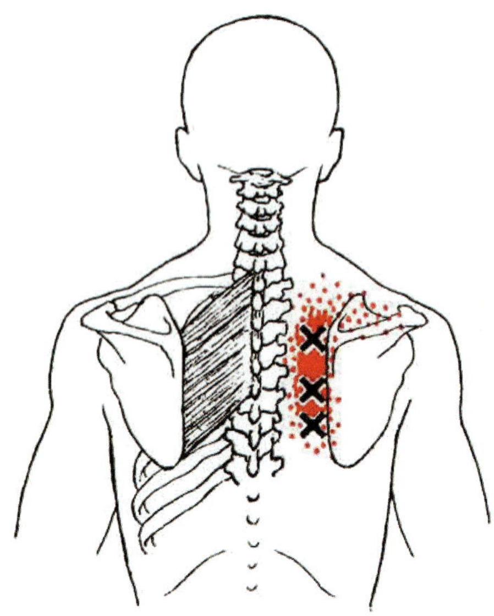

1

NOTICE 편의상 저주파치료기를 부착하지 않고 촬영하였음

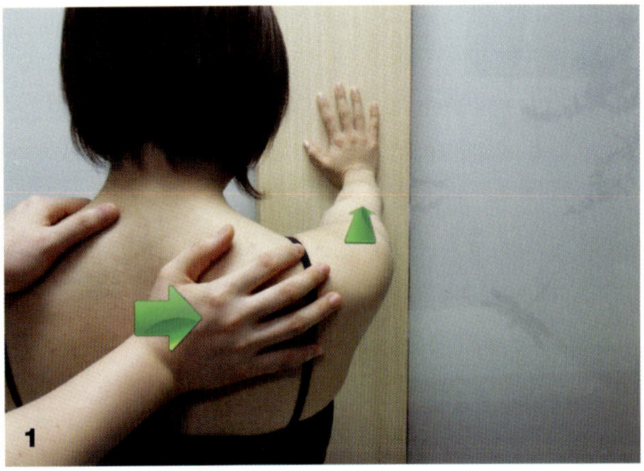

1

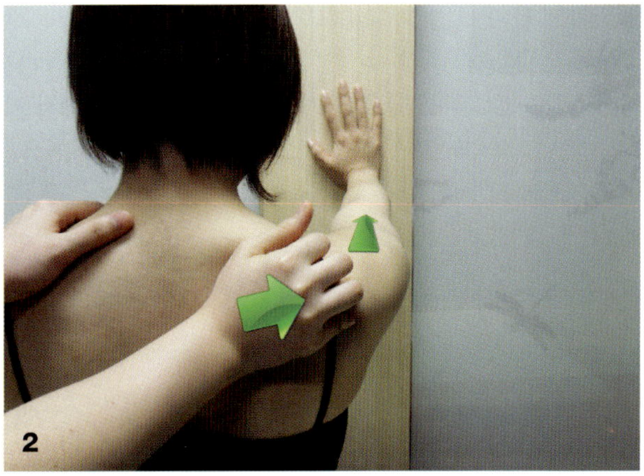

2

1. 이번 장의 ERT는 RHOMBOID MUSCLE를 중심으로 구성되었다.
2. 환자는 견관절의 상태를 고려하여 벽에 90도 전후의 FLEXION에 가깝게 한뒤 손을 벽에 댄다.
3. 치료자의 ASSIST HAND는 사진에서처럼 건측 견관절을 가볍게 감아쥐고 MAIN HAND는 견갑골 내측부의 RHOMBOID가 있는 부위에 밀착한다.
4. 치료자는 MAIN HAND로 RHOMBOID MUSCLE을 신장시키며 외측으로 ERT를 수회 실시한다.
5. 견갑골 내측에서 시작부위를 조금씩 바꾸어 가며 수회 반복 실시한다.
6. 치료 강도는 근육이 약간 수축되는 정도이거나 환자가 쾌적하다고 판단되는 강도로 세팅한다.

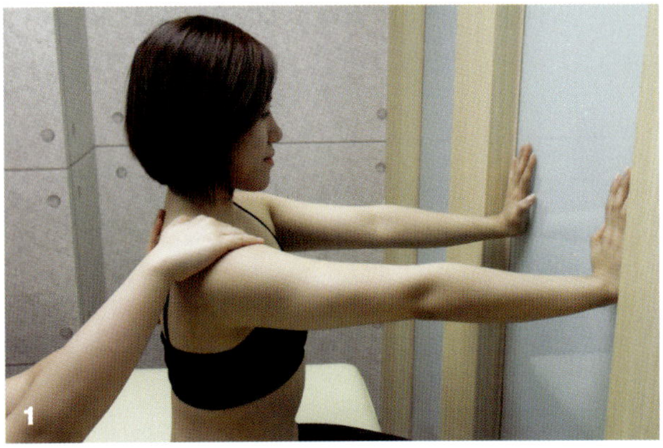

1

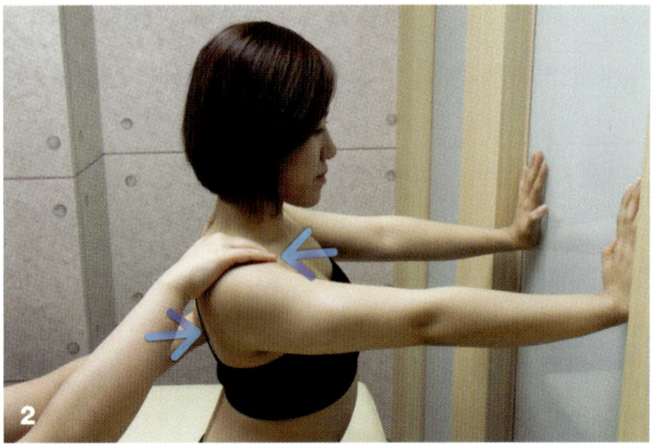

2

1. 이번 장의 ERT는 유착된 견관절의 공간 확보를 하여 견관절낭의 유리를 위하고 견관절 내의 압력을 떨어뜨려 통증을 완화하는데 목적이 있으며 무엇보다 견관절 FLEXION할때 견갑골이 함께 거상되는 경우를 위한 방법이다.
2. 환자는 견관절의 상태를 고려하여 벽에 90도 전후의 FLEXION에 가깝게 한뒤 손을 벽에 댄다.
3. 치료자의 ASSIST HAND는 사진에서처럼 견관절을 가볍게 감아쥐고 MAIN HAND는 견갑골 내측부의 RHOMBOID가 있는 부위에 밀착한다.
4. 치료자는 팔굽혀펴기를 하는것처럼 몸을 앞으로 이동하여주어 견갑골 내전을 유도하며 이때 치료자는 MAIN HAND로 함께 몸을 밀어주어 더 좋은 견갑골내전을 유도한다. 이때 치료자의 ASSIST HAND로는 감아쥔 견관절을 뒤로 잡아당겨주어야 한다.
5. 이때 중요한것은 MAIN HAND로 몸을 밀때 견갑골이 전면으로 함께 밀려서는 안된다. 정확하게 적용이 된다면 몸을 밀때 견관절은 후방으로 이동하며 견갑골은 내전이 될것이다.
6. 이번장에서 ERT를 적용할때 MAIN HAND는 관절의 가동성을 도와주는 것이고 ASSIST HAND는 견관절을 잡아당겨 주는 것과 동시에 운동 시 발생하는 견관절 자체의 통증을 손가락과 손바닥을 이용해 리드미컬하게 마사지해주어 통증을 경감시키며 운동을 유도하는데 있다.
7. 치료 강도는 근육이 약간 수축되는 정도이거나 환자가 쾌적하다고 판단되는 강도로 세팅한다.

8 Subscapularis 견갑하근(어깨아래근)

견갑하근은 기시하는 위치가 견갑골 밑에 있고 또한 구조상 치료적 접근이 상당히 어려운 근육이다. 이 근육은 견관절의 내전 및 내측회전(shoulder adduction, internal rotation)시키며 극상근(supraspinatus), 극하근(infraspinatus), 소원근(teres minor)등과 함께 회전근개(rotator cuff)를 형성하는 중요한 기능을 하는 근육 중 하나이다.

견갑하근에 발통점이 발생하면 흔히 말하는 오십견(frozen shoulder)증세인 견관절의 운동장애가 나타난다. 통증은 어깨의 뒷부분, 즉, 후삼각근 주변에서 집중하며 견갑골 및 상완의 뒷부분을 따라 나타나고 손목부위까지도 확산된다. 특히 손목부위는 뚜렷한 압통이 나타나기 때문에 손목의 압통과 어깨의 뒷부분으로 통증이 발생하면 이 근육의 발통점으로 진단하는데 참고를 할 수 있다.

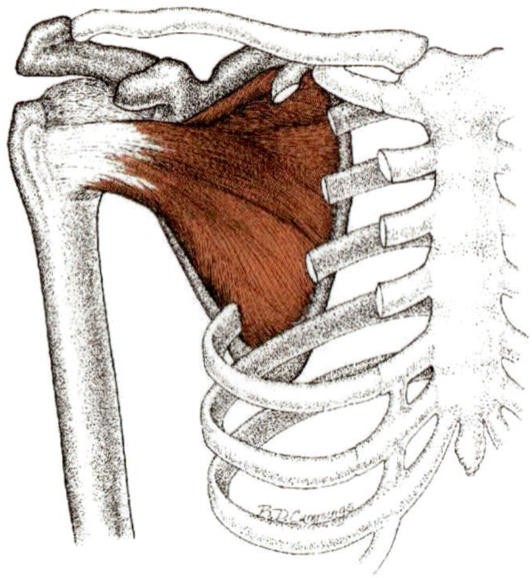

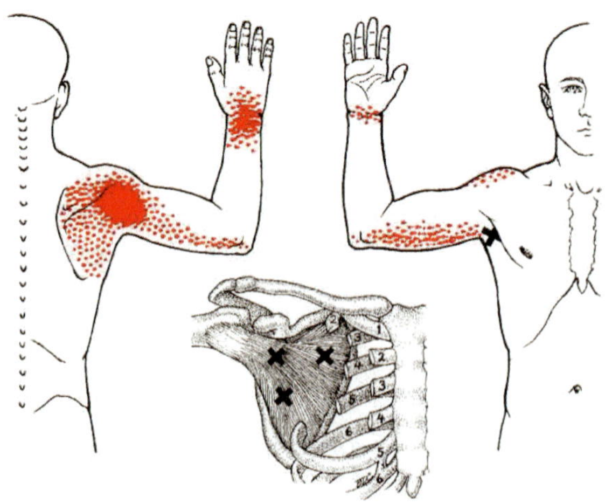

NOTICE 편의상 저주파치료기를 부착하지 않고 촬영하였음

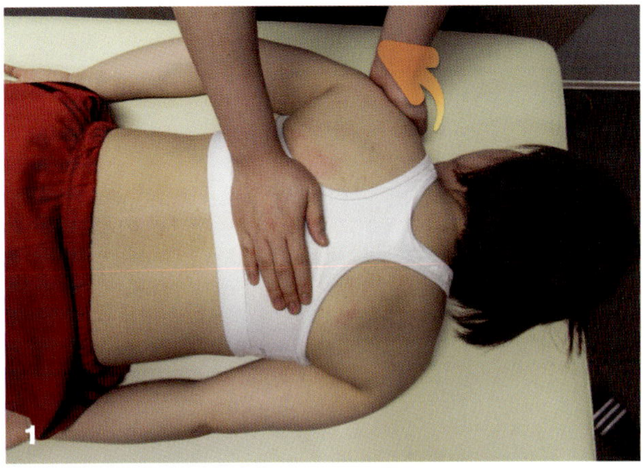

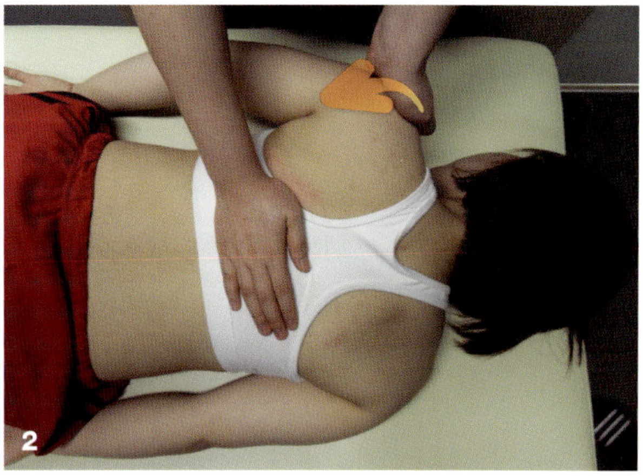

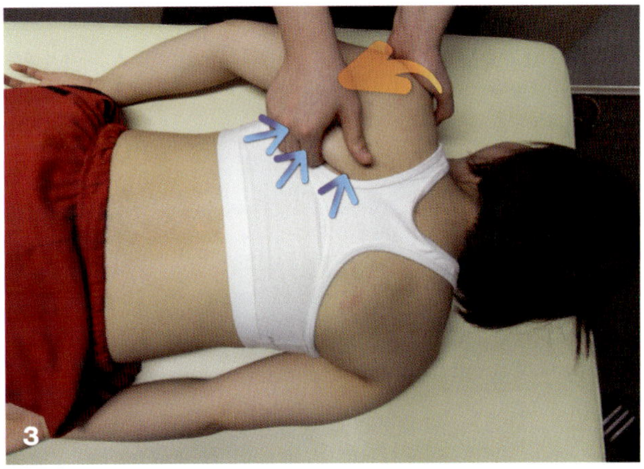

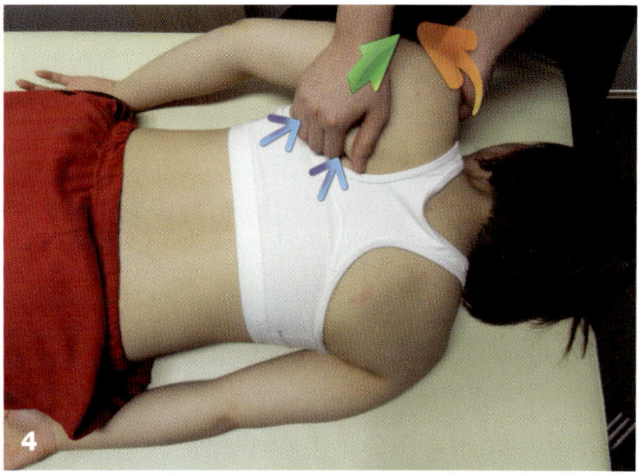

1. 이번 장의 ERT는 회전근개근육인 SUPRASPINATUS, INFRASPINATUS, TERES MINOR, SUBSCAPULAE 중 SUBSCAPULAE를 위한 방법이다.

2. 환자는 완전히 이완된 상태로 엎드려 누운 상태에서 ASSIST HAND(POLY GLOVE를 착용하여 전류가 통하지 않게 해야함)는 환측의 견관절 전면을 감아쥔다. 감아쥔 상태에서 견관절을 자연스럽게 위로 들어 올린다.

3. 견관절을 들어 올리면서 MAIN HAND는 견관절 내측면이 거상되어 공간이 확보되었을때 엄지를 제외한 네손가락을 견갑골과 흉곽 사이의 공간으로 집어넣는다. 환자의 관절상태가 가능하다면 환부의 견관절을 뒤로 열중쉬어 자세를 유지하며 실시하면 공간확보가 더욱더 용이하다.

4. 완전히 견간골 내측으로 손가락이 들어갔다고 판단되었을 때 MAIN HAND와 ASSIST HAND를 잘 유지한 채 위로 들어올리는데 바로 수직으로 올리는것이 아닌 약 45도 방향인 대각선 방향으로 잡아당겨준다.

5. 치료 강도는 환자가 쾌적하다고 판단되는 강도보다 조금 강한 강도로 세팅 후 실시하며 ERT를 적용하면서 조금씩 강도를 높여 주며 실시한다.

NOTICE 편의상 저주파치료기를 부착하지 않고 촬영하였음

2

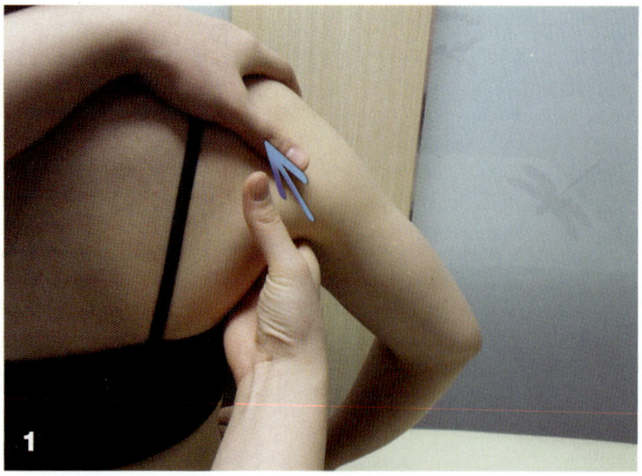

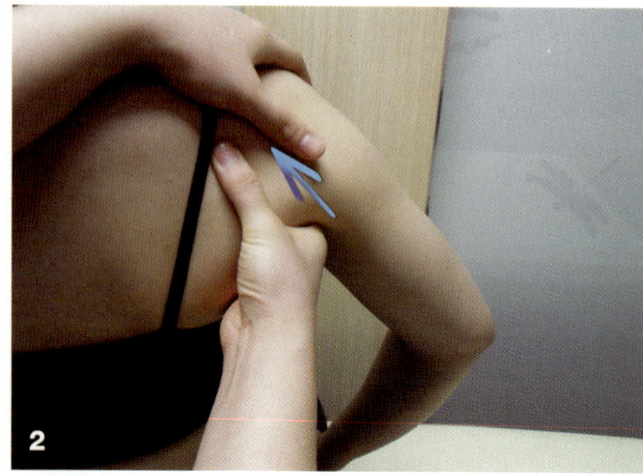

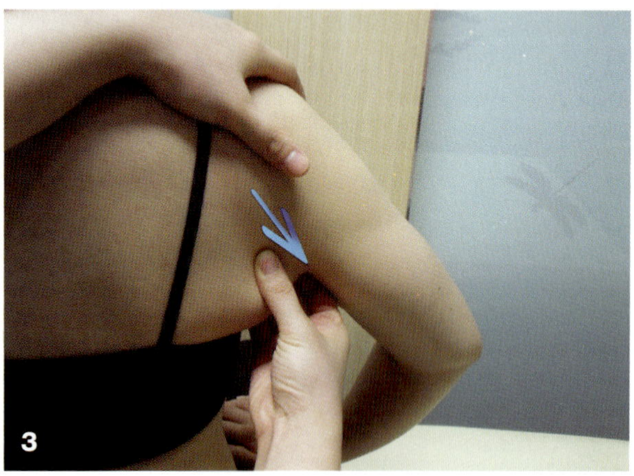

1. 이번 장의 ERT는 회전근개근육인 SUPRASPINATUS, INFRASPINATUS, TERES MINOR, SUBSCAPULAE 중 SUBSCAPULAE를 위한 방법이다.

2. 사진에서처럼 ASSIST HAND로 어깨를 누르듯이 고정하고 겨드랑이를 통해 견갑골 외측부 밑으로 MAIN HAND의 네 손가락을 집어넣는다.

3. 구조상 엄지손가락은 견갑골 상부에 있고 나머지 네손가락은 견갑골 내부에 삽입된 상태에서 사진에서처럼 리드미컬하게 근육을 잡아당겼다 놓았다를 반복하면서 ERT를 실시한다. 이때 견갑골 내부에 삽입된 손가락을 견갑골 내부에서 위 아래로 이동하면서 다양하게 ERT를 실시한다.

4. 치료 강도는 환자가 쾌적하다고 판단되는 강도보다 조금 강한 강도로 세팅 후 실시하며 ERT를 적용하면서 조금씩 강도를 높여 주며 실시한다.

9 Supraspinatus 극상근(가시위근)

이 근육은 극상와(supinous fossa)에서 기시하여 견봉(acromion)밑을 거쳐 상완골의 대결절(humerus tubercle) 끝에 부착 되어있는 근육이다.

극상근에 발통점이 발생하면 견관절 주변의 심부 통증 및 상완의 외측을 따라 통증이 발생하며 팔꿈치 상단에서 통증이 집중되기도 하며 전완을 따라 손목 바로 윗부분까지 확산된다. 이 근육은 견관절 외전(shoulder abduction) 시 통증이 재현되며 염발음이 발생한다. 이 근육의 발통점을 효과적으로 찾을려면 견관절을 내전, 신전, 내측회전(adduction, extension, internal rotation)시킨 자세 즉, 허리 뒤로 팔을 돌린 자세에서 상완골 대결절부위를 중심으로 찾을 수 있다. 이 근육은 단독으로 발통점이 발생하지는 않고 승모근이나 극하근의 발통점 발생 시 이차적으로 동반되어 나타나는 경우가 대부분이다.

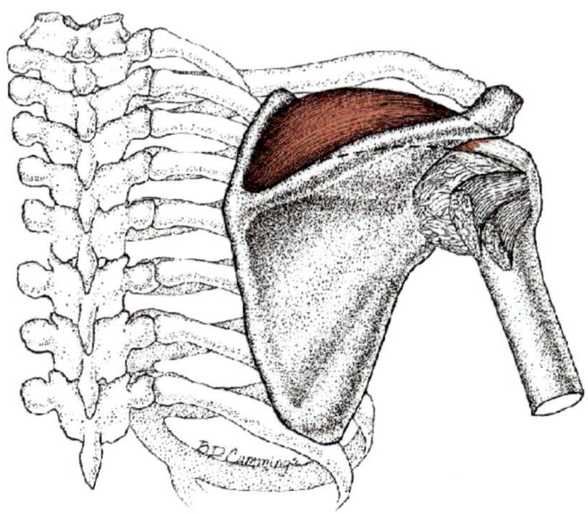

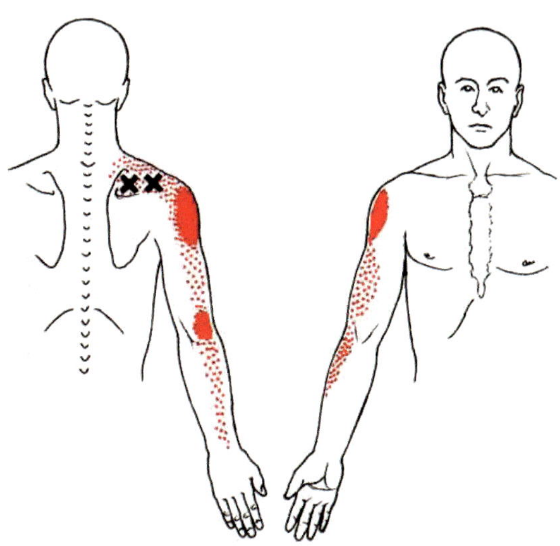

Supraspinatus 극상근(가시위근)

NOTICE 편의상 저주파치료기를 부착하지 않고 촬영하였음

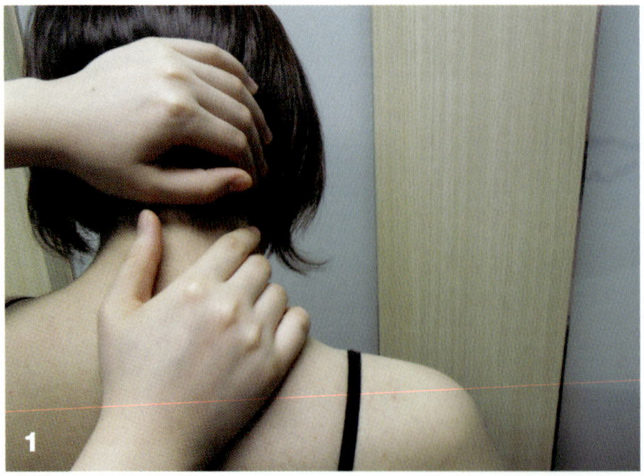

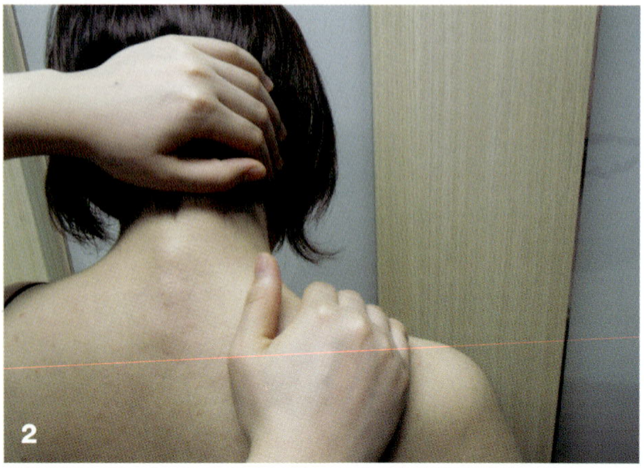

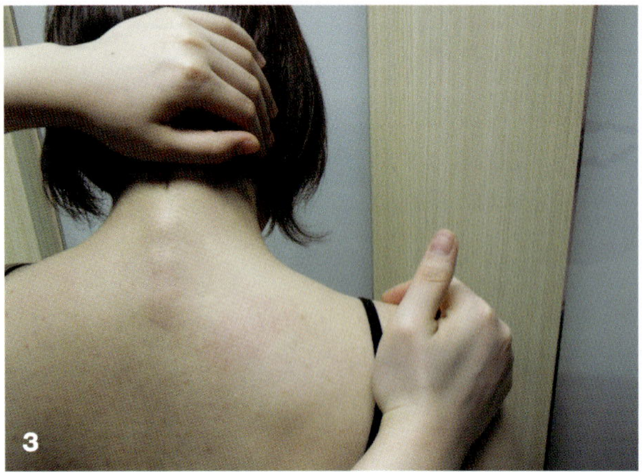

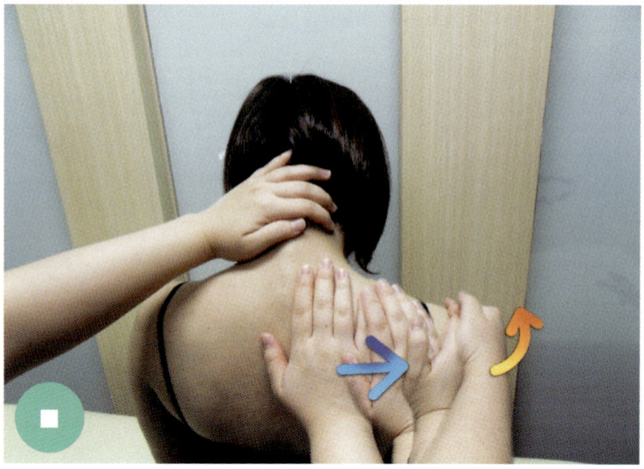

1. 극상근은 UPPER TRAPEZIUS MUSCLE의 밑에 있다. 그래서 이번 장의 ERT는 UPPER TRAPEZIUS MUSCLE을 중심으로 실시한다. 건측 손은 후두에 적당히 대고 환측 손은 UPPER TRAPEZIUS MUSCLE의 기시점을 감싼 채 시작한다.
2. 적당한 압력을 유지한채 TRAPEZIUS MUSCLE을 따라 천천히 내려가 견관절의 기시점을 지나 삼각근까지 적용한다. 쇄골 상 3cm 부위는 가능한 건드리지 않으며 오직 UPPER TRAPEZIUS MUSCLE만을 자극한다. 이때 TRAPEZIUS MUSCLE의 수축이 일어나는데 수축을 그대로 두지 말고 환부에 적용하는 환측의 손으로 수축되는 근육을 적절히 늘려주어 근육이 수축되지 않도록 유지하면서 적용한다. 즉, 수축되려고 하는 근육을 환측손의 누르며 당기는 힘으로 수축되지 못하도록 하면서 실시한다.
3. 이때 환자의 적용부위를 적용하는 환측 손은 환자에게 강하게 밀착하지 않는 대신 적절한 힘을 유지하며 피부를 당겨주며 실시한다.
4. 환측 손은 환자의 환부에 최대한 밀착시켜야 하며 그러지 않을 경우 환자는 따가운 느낌을 호소할 수 있으니 주의하기 바라며 또한 한 부위에서 정지상태를 오래 유지하지 않는다. 한 부위에서 정지해 있으면 전류에 의해서 근육이 강하게 수축된다.
5. 치료 강도는 근육이 약간 수축되는 정도이거나 환자가 쾌적하다고 판단되는 정도로 세팅한다.

NOTICE 편의상 저주파치료기를 부착하지 않고 촬영하였음

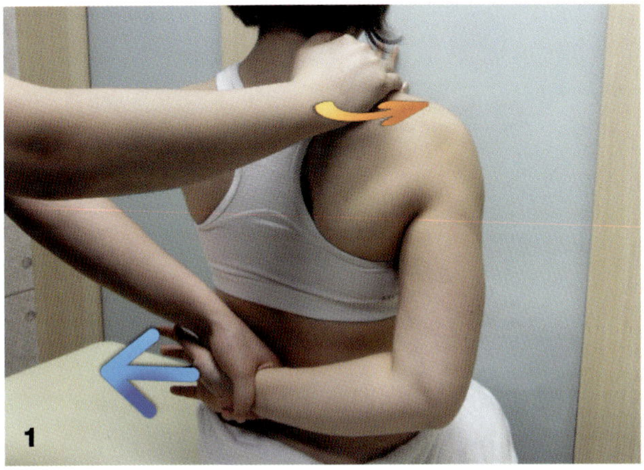

1

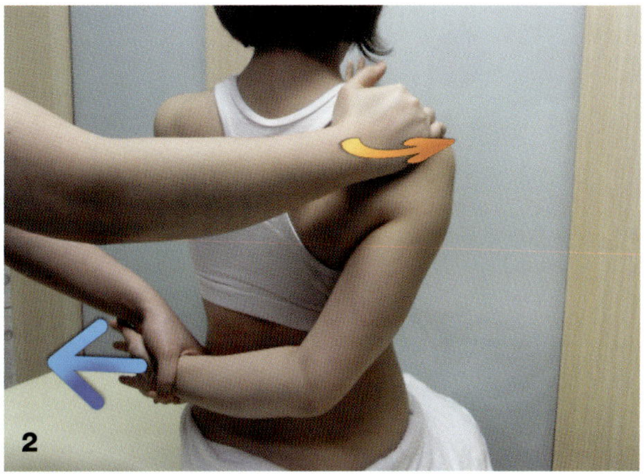

2

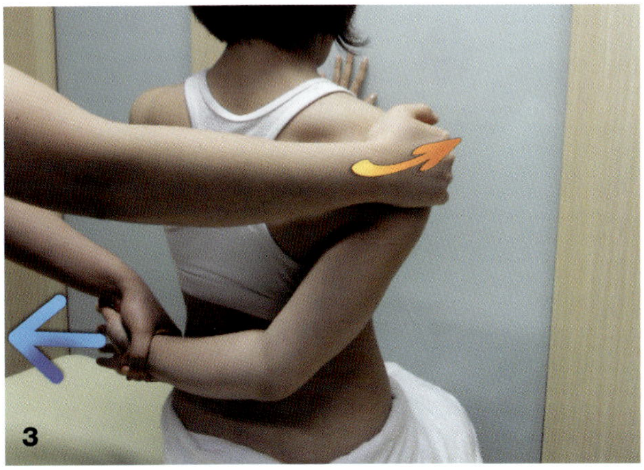

3

1. 이번 장의 ERT는 회전근개근육인 SUPRASPINATUS, INFRASPINATUS, TERESMINOR, SUBSCAPULAE 중 SUPRASPINATUS를 위한 방법이다.

2. 환자의 견관절상태를 고려하며 열중쉬어자세를 취한뒤 MAIN HAND는 SUPRASPINATUS를 감아쥐고 ASSIST HAND는 손목을 붙잡는다.

3. 손목을 붙잡고 있는 ASSIST HAND로 팔을 조심스럽게 잡아당기며 MAIN HAND는 SUPRASPINATUS의 방향을 따라 ERT를 적용한다.

4. 이번 장의 ERT는 MAIN HAND는 감아쥐고 있는 SUPRASPINATUS를 강하게 압착하고 실시하며 전류 강도는 적정한 강도보다 조금 약하게 실시한다. 그 이유는 AC JT부위를 지나갈 때 통증이 나타날수 있는데 부위가 작아서 별도로 손을 이용한 전류강도 조절을 하기 어렵기 때문이다.

10 Infraspinatus 극하근(가시아래근)

이 근육에 발통점이 발생하면 어깨의 앞쪽 및 측면으로 통증이 집중하며 팔의 측면을 타고 타고 내려가 엄지 및 시지와 중지까지 확산된다. 또한 통증 때문에 주먹을 쥘때 힘을 제대로 주지 못하며 어깨가 자주 피로해진다. 또한 증상이 심해지면 운동장애까지 나타나는 견관절 주위의 근육 중 기능적으로 중요한 근육이다.

이 근육에 발통점이 발생하면 환측으로 누워서 수면을 취할 수가 없다. 이는 발통점이 눌려서 통증이 재현되기 때문이다. 반대로 건측으로 누워서도 환측 보다는 덜 하지만 마찬가지로 수면을 제대로 취할 수가 없다. 왜냐하면 만약 환측 팔이 앞으로 놓여진 자세인 경우 이 근육이 당겨져서(stretching) 발통점을 자극, 통증이 재현되기 때문이다. 그래서 이런 환자가 수면을 취할려면 쿠션을 두껍고 큰 것으로 고여서 견갑골이 바닥에 닿지 않게 하여야 비교적 편안히 수면을 취할 수 있다.

생활에서 바지 뒷주머니에 손을 넣을 수 없거나 등에 손을 대지 못할 때, 또는 상의를 벗을 때 통증이 발생하면 이 근육의 이상으로 진단하는 데 도움이 된다.

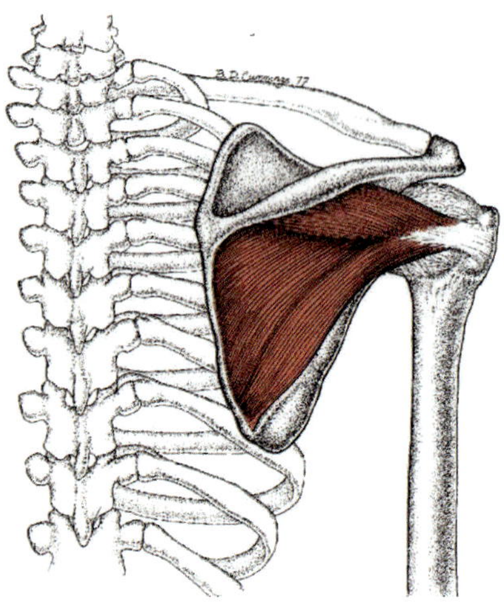

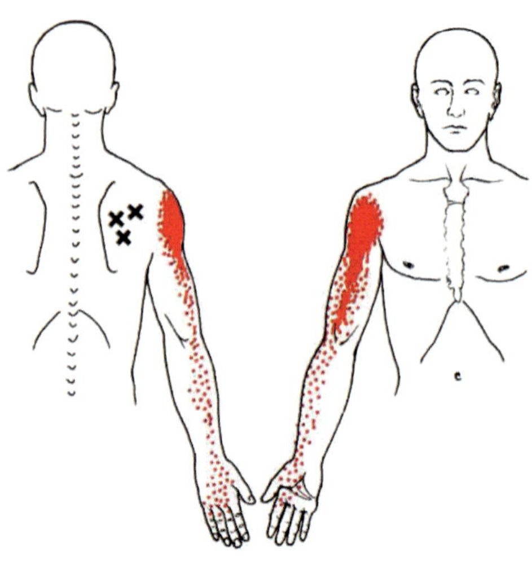

NOTICE 편의상 저주파치료기를 부착하지 않고 촬영하였음

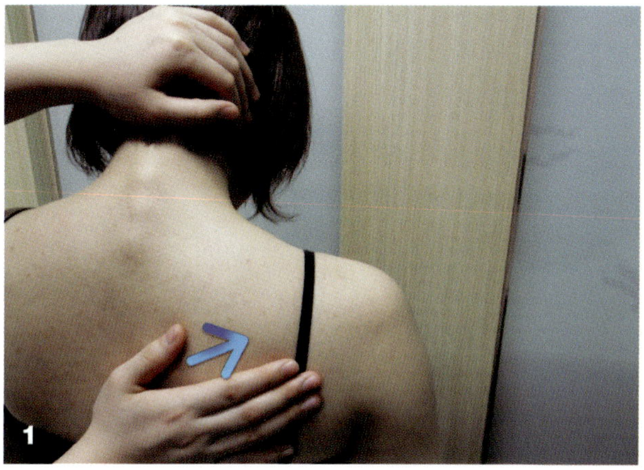

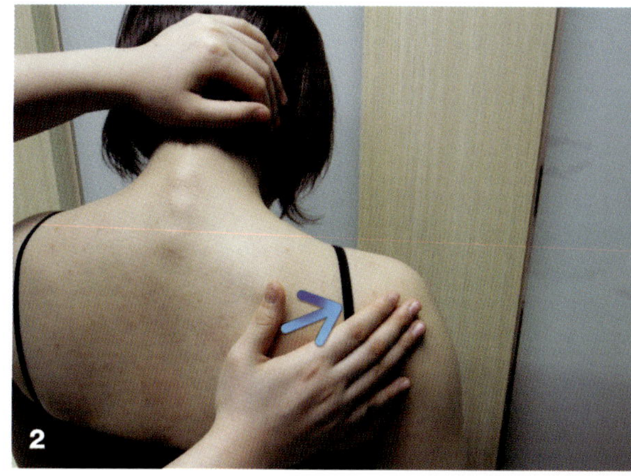

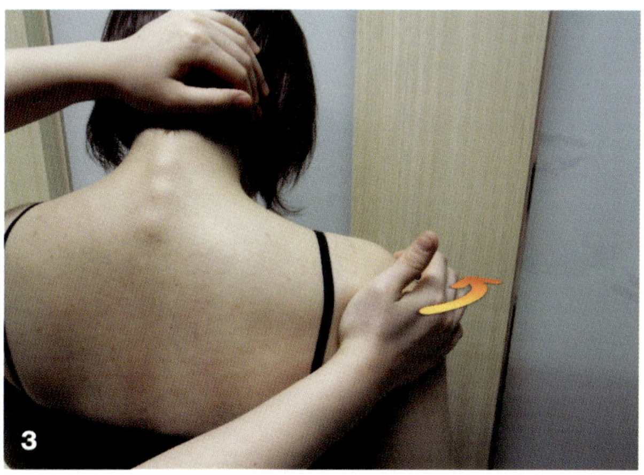

1. 극하근은 구조적으로 MIDDLE TRAPEZIUS MUSCLE의 밑에 있다. 그래서 이번장의 ERT는 MIDDLE TRAPEZIUS MUSCLE을 중심으로 실시한다. 건측 손은 후두에 적당히 대고 환측 손은 MIDDLE TRAPEZIUS MUSCLE의 기시점인 견갑골 내측과 흉추 사이에 손바닥을 압착하고 시작한다.
2. 적당한 압력을 유지한채 TRAPEZIUS MUSCLE을 따라 천천히 이동하여 견갑골을 거쳐 견관절까지 ERT를 수회 실시한다. 이때 극하근은 자연스럽게 ERT치료에 노출된다.
3. 이때 환자의 적용부위를 적용하는 환측 손은 환자에게 강하게 밀착하지 않는 대신 적절한 힘을 유지하며 피부를 당겨주며 실시한다.
4. 환측 손은 환자의 환부에 최대한 밀착시켜야 하며 그러지 않을 경우 환자는 따가운 느낌을 호소할 수 있으니 주의하기 바라며 또한 한 부위에서 정지상태를 오래 유지하지 않는다. 한 부위에서 정지해 있으면 전류에 의해서 근육이 강하게 수축된다.
5. 치료 강도는 근육이 약간 수축정도이거나 환자가 쾌적하다고 판단되는 정도로 세팅한다.

NOTICE 편의상 저주파치료기를 부착하지 않고 촬영하였음

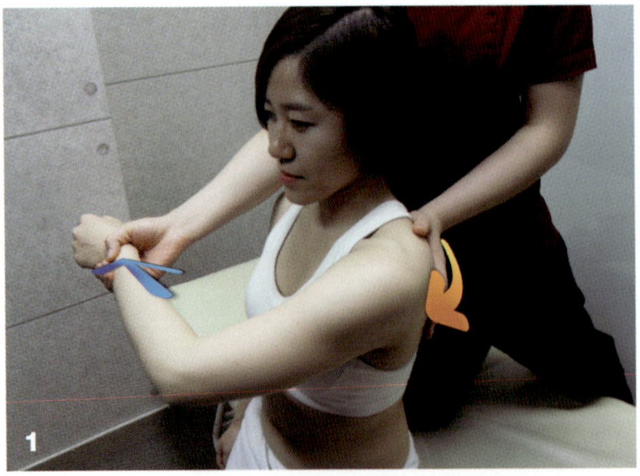

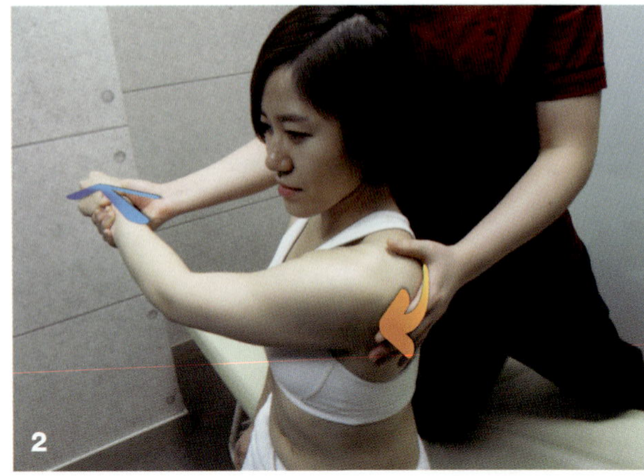

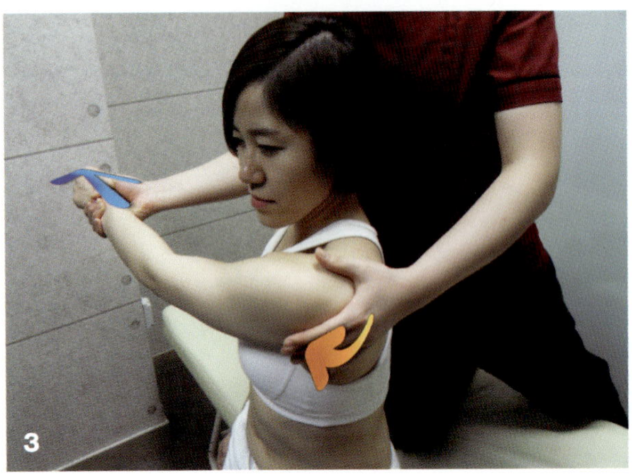

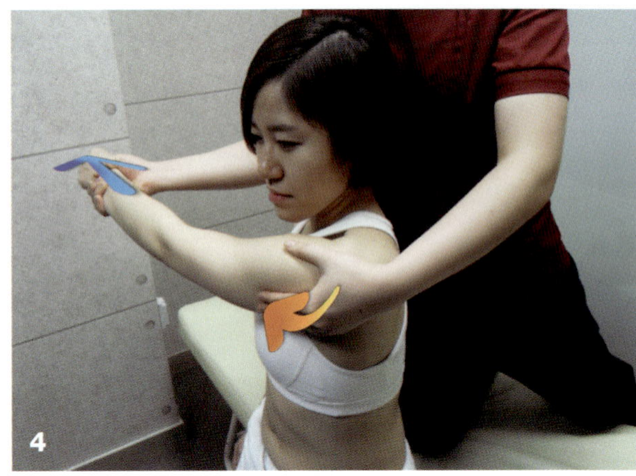

1. 이번 장의 ERT는 회전근개근육인 SUPRASPINATUS, INFRASPINATUS, TERES MINOR, SUBSCAPULAE 중 INFRASPINATUS를 위한 방법이다.
2. 환자는 견관절의 상태를 고려하여 사진에서처럼 팔을 들어 주면 치료자는 ASSIST HAND로 환부의 팔을 잡고 MAIN HAND는 견갑골 전반을 덮고 밀착한다.
3. 환자는 시작함과 동시에 들고 있는 팔을 자신의 힘으로 반대쪽 어깨를 잡듯이 ADDUCTION하며 이때 치료자의 ASSIST HAND는 환부의 팔을 잡아 당겨준다.
4. ASSIST HAND로 팔을 잡아 당겨 줌과 동시에 견갑골에 밀착한 MAIN HAND는 밀착압력을 유지한 채 사진에서 처럼 견관절 방향으로 쓸어내리며 ERT를 실시한다.
5. 밀착 압력은 피부가 1cm 정도 눌릴 정도의 압력을 유지한다.
6. 중요한 것은 단순히 마사지를 해주는 것만 아니고 근육의 스트레칭을 함께 유도해야 더 좋은 ERT효과를 기대할 수 있다.

11 Teres Major 대원근(큰원근)

이 근육의 발통점이 발생하면 어깨 뒤쪽으로 통증이 집중되며 상완의 뒷부분까지도 나타나기도 하며 심하면 전완의 뒷부분까지도 발생한다.

이 근육은 움직이지 않으면 통증이 재현되지 않으나 팔을 위로 들어 올릴때나(shoulder flexion), 외측회전(lateral rotation) 할 때 통증이 나타난다.

대원근은 90° 이상 견관절 외전(abduction), 주관절 굴곡(90° flexion) 상태에서 견관절을 외회전 시키면 통증이 발생하고 소원근은 90° 이하 견관절 외전, 주관절 굴곡 상태에서 견관절을 외회전 시켰을 때 통증이 발생한다.

- 견갑하근의 연관통과 비슷하게 통증이 나타나지만 대원근의 경우 손목 뒤에서 압통은 발생하지 않는다.

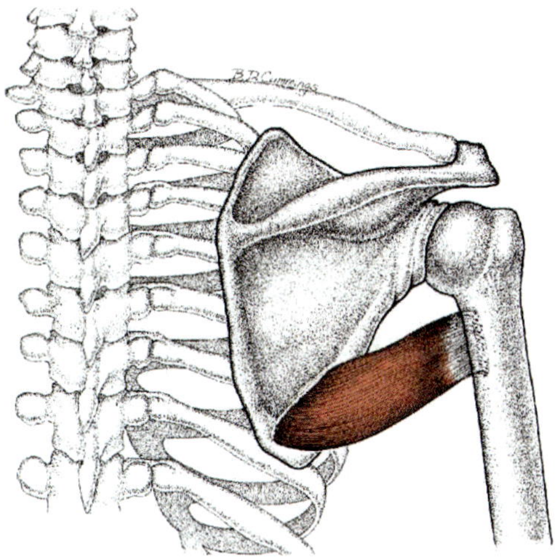

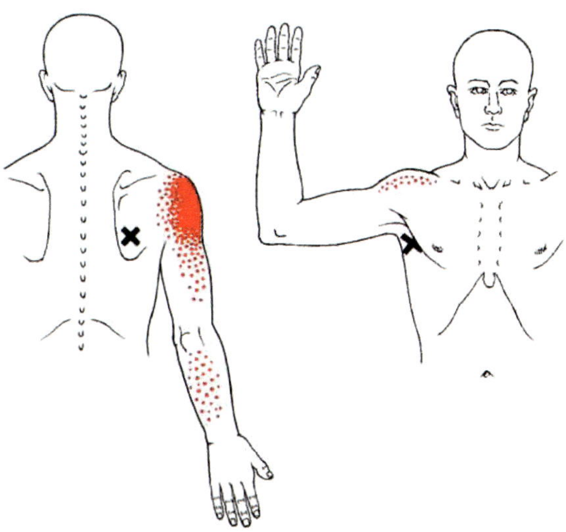

11 Teres Major 대원근(큰원근)

NOTICE 편의상 저주파치료기를 부착하지 않고 촬영하였음

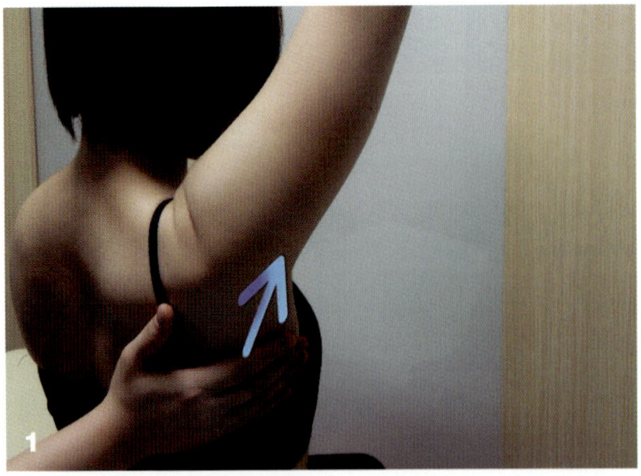

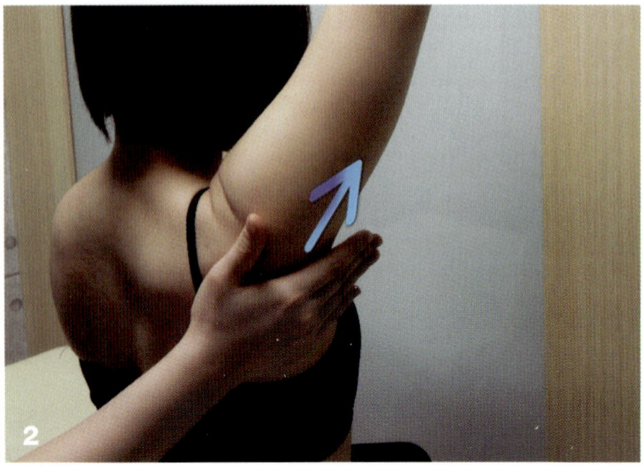

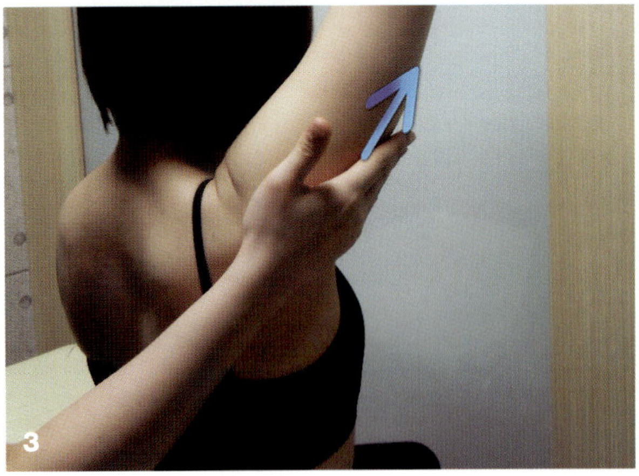

1. 이번 장의 ERT는 회전근개근육인 SUPRASPINATUS, INFRASPINATUS, TERES MINOR, SUBSCAPULAE 중 TERES MUSCLE을 위한 방법이다. 견관절의 구축이 심하지 않아 FLEXION이 거의 가능한 경우에 사용한다.
2. 환자는 견관절의 상태를 고려하여 사진에서 처럼 팔을 최대한 위로 올린다.
3. 치료자는 ASSIST HAND는 반대쪽 어깨를 고정하고 MAIN HAND는 견갑골 하극외측부에서 견갑골 외측면을 따라 ERT를 실시하여 견관절의 후면의 TERES MINOR의 기시점까지 적용한다.
4. 이때 치료자의 MAIN HAND는 피부가 1cm 정도 들어갈 정도의 압력으로 환부를 압착하며 적용해야 한다. ERT의 효과와 함께 TERES MUSCLE의 스트레칭을 함께 유도해야 하기때문이다.
5. 반복적인 ERT를 실시하면서 치료자는 FLEXION 상태에서 환자의 팔이 환자의 귀에 닿을 수 있는지 확인한 뒤 그렇지 않을 경우 압착강도를 조금씩 높여가며 귀에 닿을수 있도록 시도한다.
6. 즉, 이번 장의 ERT는 마찰마사지와 스트레칭 그리고 압착을 이용한 견관절의 FLEXION과 ADDUCTION의 향상을 유도하는데 목적이 있다.
7. 치료 강도는 환자가 쾌적하다고 판단되는 정도의 강도보다 조금 강한 강도로 세팅한다.

그 외에도 다양한 방법으로 응용할 수 있다.

1. 적당한 압력을 유지한 채 손에 진동을 주며 실시한다.
2. 다음으로 적당한 압력을 유지한 채 손가락을 이용해 주무르며 실시한다.
3. 다음으로 적당한 압력을 유지한 채 손바닥을 중심에 두고 손을 회전하며 실시한다.
4. 다음으로 가볍게 근육을 쥐어 잡고 흔들어 준다. 물론 잡고 있는 위치는 계속 이동하여야 한다.
5. 그 외에도 BOWEN, MFR 등을 다양하게 응용하여 ERT 치료를 적용하여도 좋은 효과를 기대할 수 있다.

▶ 이러한 방법은 다른 부위 모두에 적용할 수 있으며 가능하다면 다양한 방법으로 ERT치료를 숙련해야 한다.

NOTICE

(전기치료장비의 VOLUME CONTROL을 만지지 않고 치료자의 손을 이용해 전류의 강도를 조절하려면...)

ERT를 실시할 때에는 각각의 부위마다 전류에 대한 역치의 차이로 인하여 어떤 부위는 전류 강도를 약하게 느끼고 어떤 부위는 강하게 느끼게 된다. 그래서 강도 조절하는 연습이 필요하다. 마사지 기술은 매우 단순하지만 바로 부위별 전류 강도조절을 잘하는 것이 이번 장의 ERT를 잘 적용할 수 있는 열쇠가 된다.
그래서 전류 강도를 고정시킨 상태에서 전기치료기의 VOLUME을 조절하지 않고 손을 이용하여 강도 조절을 할 수 있어야 한다. ERT의 전류 강도는 환자의 환부에 밀착시키는 치료자의 손의 넓이와 압착 강도에 의하여 조절할 수 있다.

ERT를 실시할 때를 예를 들자면

1. 한 손만을 환부에 대고 전류 강도를 맞춘다.
2. 적정한 강도를 맞춘 후 조금 더 강하게 최종 VOLUME CONTROL을 한다.
3. 양손이 사용되는 ERT의 경우 MAIN HAND와 ASSIST HAND를 정한다.
4. THRESHOLD가 높은 부위의 경우 MAIN HAND는 강하게 밀착하고, ASSIST HAND는 그냥 대고 있는 정도로 실시한다.
5. 반대로 THRESHOLD가 낮은 부위는 ASSIST HAND의 밀착 강도를 조금 높여 준다. 그렇게 되면 환자는 전류 강도를 강하게 느끼지 않게 된다.
6. 정리하자면 ASSIST HAND를 환부에 접촉시키느냐 안 시키느냐 하는 것과 환부에 접촉시키더라도 그 밀착 강도를 높이고 낮춤으로 인하여 환자의 THERESHOLD CONDITION에 맞출 수 있다.
7. 이 방법은 ERT를 실시할 때 매우 다양하게 사용되며 충분히 숙지해야 하는 중요한 기술이다.

NOTICE 편의상 저주파치료기를 부착하지 않고 촬영하였음

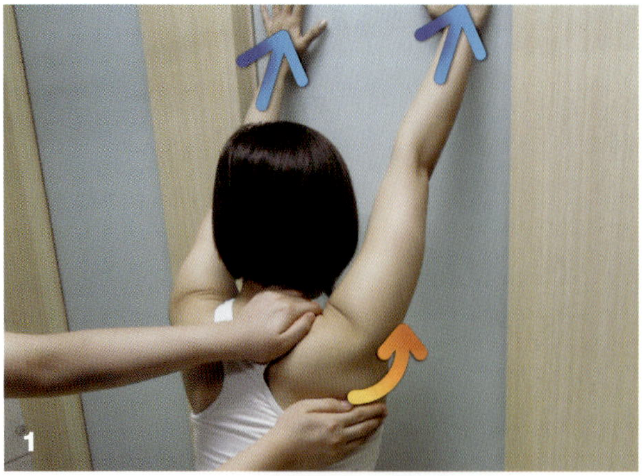

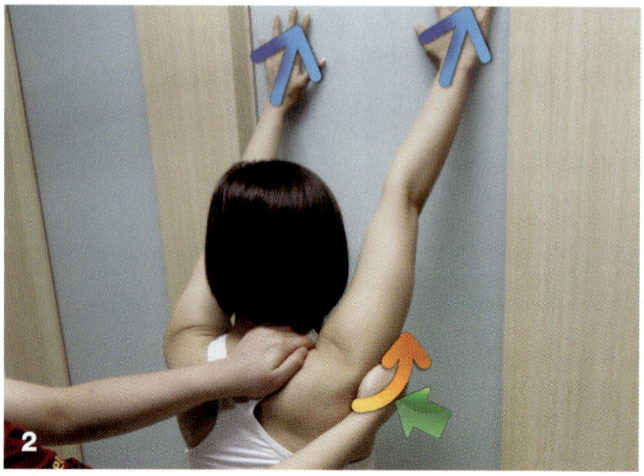

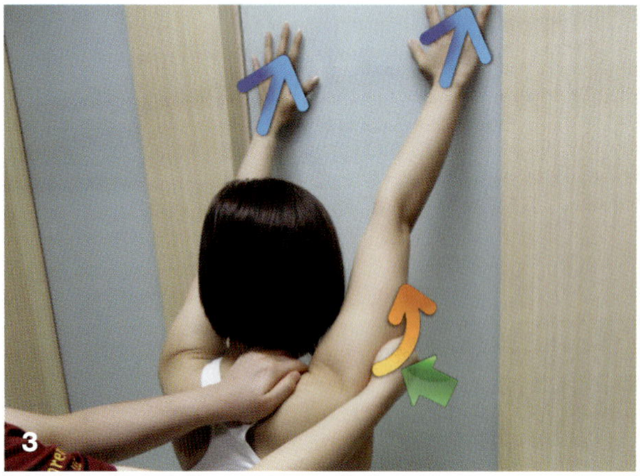

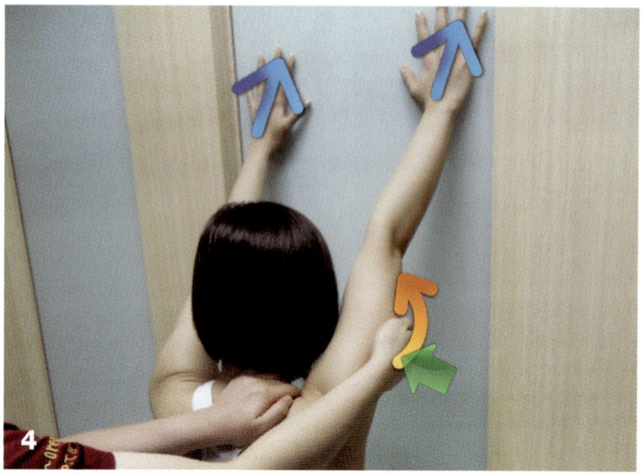

1. 이번 장의 ERT는 회전근개근육인 SUPRASPINATUS, INFRASPINATUS, TERES MINOR, SUBSCAPULAE 중 TERES MUSCLE을 위한 방법이다. 또한 견관절 구축이 심해 FLEXION에 제한이 있는 경우에 실시한다.

2. 환자는 견관절의 상태를 고려하여 사진에서처럼 벽에 손을 대고 최대한 위로 올린다.

3. 치료자는 한손은 환측 견관절을 고정하고 MAIN HAND는 견갑골 하극외측부에서 견갑골 외측면을 따라 ERT를 실시하여 견관절의 후면의 TERES MINOR의 기시점까지 적용한다.

4. 이때 치료자의 MAIN HAND는 피부가 1cm 정도 들어갈 정도의 압력으로 환부를 압착하며 적용해야 한다. ERT의 효과와 함께 TERES MINOR의 스트레칭을 함께 유도해야 하기 때문이다.

5. 반복적인 ERT를 실시하면서 치료자는 FLEXION상태에서 환자의 팔이 환자의 귀에 닿을 수 있는지 확인한뒤 그렇지 않을 경우 압착강도를 조금씩 높여가며 귀에 닿을 수 있도록 시도한다.

6. 즉, 이번 장의 ERT는 마찰마사지와 스트레칭 그리고 압착을 이용한 견관절의 FLEXION과 ADDUCTION의 향상을 유도하는데 목적이 있다.

7. 치료 강도는 환자가 쾌적하다고 판단되는 정도의 강도보다 조금 강한 강도로 세팅한다.

견갑대

12 Teres Minor 소원근(작은원근)

이 근육에 발통점이 생기면 어깨의 뒷부분으로 비교적 선명한 통증이 집중되며 다른 부위로 확산되는 통증은 나타나지 않는다. 또한 이 근육은 발통점이 발생되는 근육이 아니며 같은 기능을 하는 극하근의 보조적 역할을 하는 근육이므로 주로 극하근의 이상에 의한 이차적으로 통증으로 나타난다.

특히 이 근육은 치료하기에 앞서 테이핑 요법을 3일간 적용 후 치료를 병행하였을 때 고질적인 통증을 호소하던 환자에게서 매우 좋은 결과를 얻은 바 있다. 이 근육의 발통점의 구별은 앞서 언급한 대원근편을 참고하기 바란다.

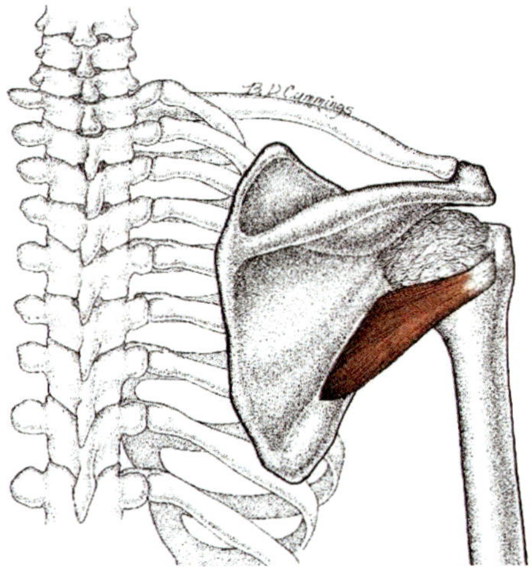

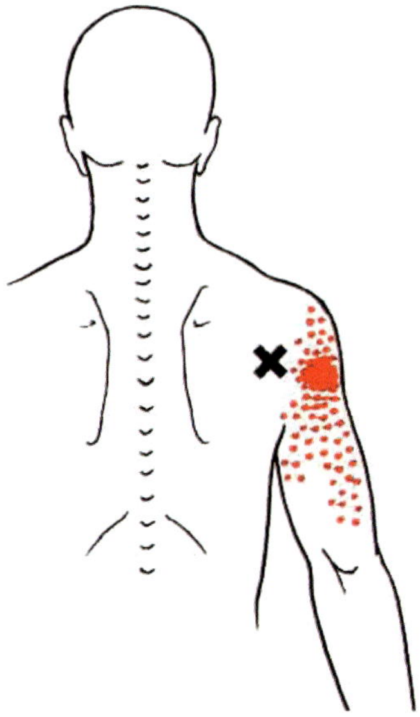

12 Teres Minor 소원근(작은원근)

NOTICE 편의상 저주파치료기를 부착하지 않고 촬영하였음

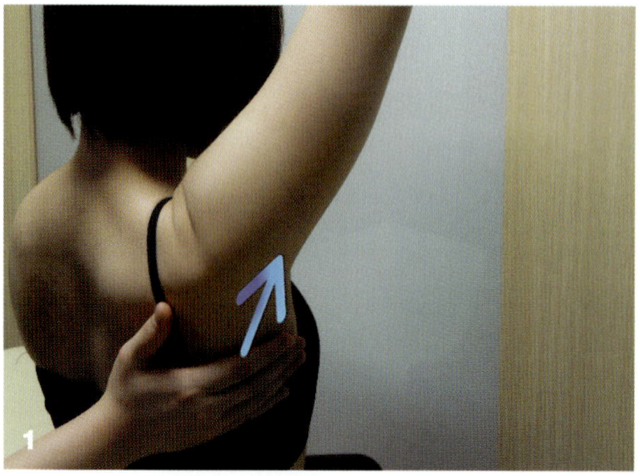

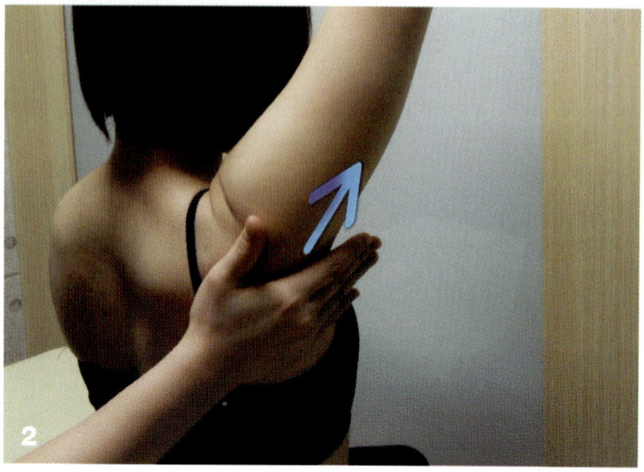

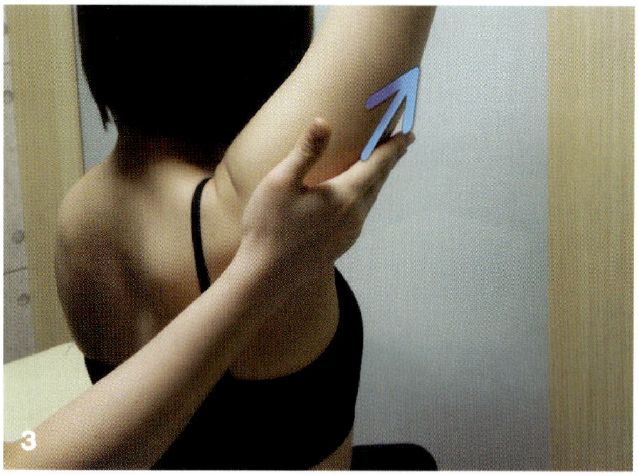

1. 이번 장의 ERT는 회전근개근육인 SUPRASPINATUS, INFRASPINATUS, TERES MINOR, SUBSCAPULAE 중 TERES MUSCLE을 위한 방법이다. 견관절의 구축이 심하지 않아 FLEXION이 거의 가능한 경우에 사용한다.

2. 환자는 견관절의 상태를 고려하여 사진에서처럼 팔을 최대한 위로 올린다.

3. 치료자는 ASSIST HAND는 반대쪽 어깨를 고정하고 MAIN HAND는 견갑골 하극외측부에서 견갑골 외측면을 따라 ERT를 실시하여 견관절 후면의 TERES MINOR의 기시점까지 적용한다.

4. 이때 치료자의 MAIN HAND는 피부가 1cm 정도 들어갈 정도의 압력으로 환부를 압착하며 적용해야 한다. ERT의 효과와 함께 TERES MUSCLE의 스트레칭을 함께 유도해야 하기때문이다.

5. 반복적인 ERT를 실시하면서 치료자는 FLEXION상태에서 환자의 팔이 환자의 귀에 닿을 수 있는지 확인한뒤 그렇지 않을 경우 압착 강도를 조금씩 높여가며 귀에 닿을 수 있도록 시도한다.

6. 즉, 이번 장의 ERT는 마찰마사지와 스트레칭 그리고 압착을 이용한 견관절의 FLEXION과 ADDUCTION의 향상을 유도하는데 목적이 있다.

7. 치료 강도는 환자가 쾌적하다고 판단되는 정도의 강도보다 조금 강한 강도로 세팅한다.

그 외에도 다양한 방법으로 응용할 수 있다.

1. 적당한 압력을 유지한 채 손에 진동을 주며 실시한다.
2. 다음으로 적당한 압력을 유지한 채 손가락을 이용해 주무르며 실시한다.
3. 다음으로 적당한 압력을 유지한 채 손바닥을 중심에 두고 손을 회전하며 실시한다.
4. 다음으로 가볍게 근육을 쥐어 잡고 흔들어 준다. 물론 잡고 있는 위치는 계속 이동하여야 한다.
5. 그 외에도 BOWEN, MFR 등을 다양하게 응용하여 ERT 치료를 적용하여도 좋은 효과를 기대할 수 있다.

▶ 이러한 방법은 다른 부위 모두에 적용할 수 있으며 가능하다면 다양한 방법으로 ERT치료를 숙련해야 한다.

NOTICE

(전기치료장비의 VOLUME CONTROL을 만지지 않고 치료자의 손을 이용해 전류의 강도를 조절하려면...)

ERT를 실시할 때에는 각각의 부위마다 전류에 대한 역치의 차이로 인하여 어떤 부위는 전류 강도를 약하게 느끼고 어떤 부위는 강하게 느끼게 된다. 그래서 강도 조절하는 연습이 필요하다. 마사지 기술은 매우 단순하지만 바로 부위별 전류 강도조절을 잘하는 것이 이번 장의 ERT를 잘 적용할 수 있는 열쇠가 된다.
그래서 전류 강도를 고정시킨 상태에서 전기치료기의 VOLUME을 조절하지 않고 손을 이용하여 강도 조절을 할 수 있어야 한다. ERT의 전류 강도는 환자의 환부에 밀착시키는 치료자의 손의 넓이와 압착 강도에 의하여 조절할 수 있다.

ERT를 실시할 때를 예를 들자면

1. 한 손만을 환부에 대고 전류 강도를 맞춘다.
2. 적정한 강도를 맞춘 후 조금 더 강하게 최종 VOLUME CONTROL을 한다.
3. 양손이 사용되는 ERT의 경우 MAIN HAND와 ASSIST HAND를 정한다.
4. THRESHOLD가 높은 부위의 경우 MAIN HAND는 강하게 밀착하고, ASSIST HAND는 그냥 대고 있는 정도로 실시한다.
5. 반대로 THRESHOLD가 낮은 부위는 ASSIST HAND의 밀착 강도를 조금 높여 준다. 그렇게 되면 환자는 전류 강도를 강하게 느끼지 않게 된다.
6. 정리하자면 ASSIST HAND를 환부에 접촉시키느냐 안 시키느냐 하는 것과 환부에 접촉시키더라도 그 밀착 강도를 높이고 낮춤으로 인하여 환자의 THERESHOLD CONDITION에 맞출 수 있다.
7. 이 방법은 ERT를 실시할 때 매우 다양하게 사용되며 충분히 숙지해야 하는 중요한 기술이다.

NOTICE 편의상 저주파치료기를 부착하지 않고 촬영하였음

2

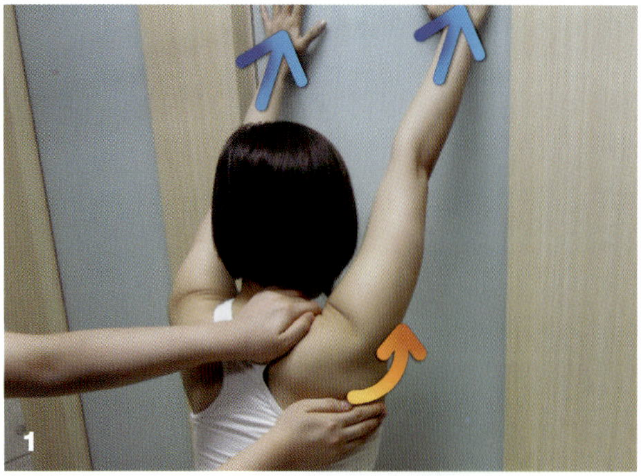

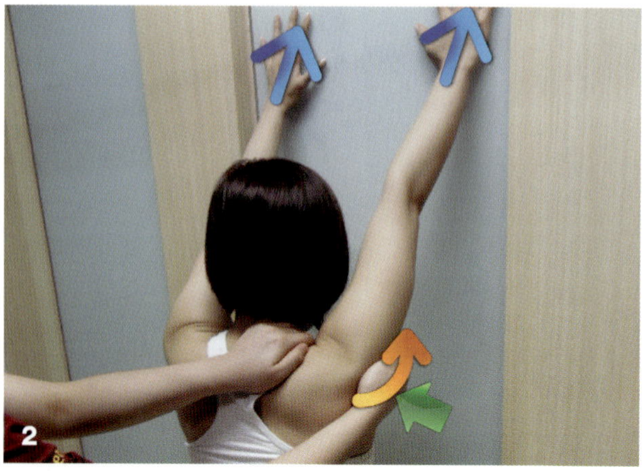

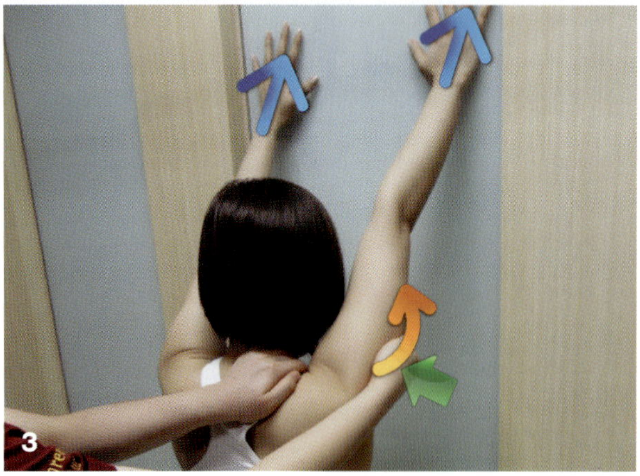

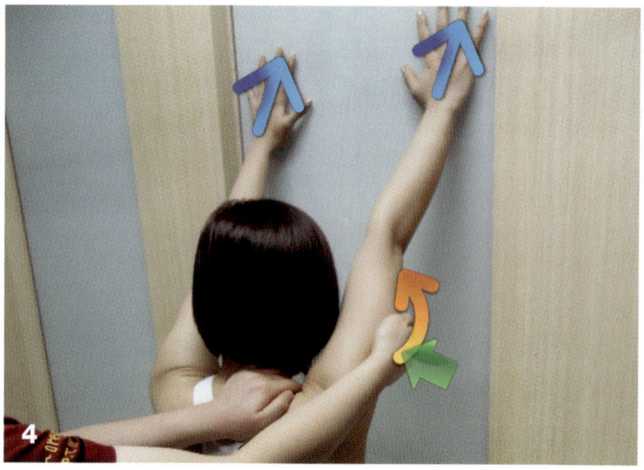

1. 이번 장의 ERT는 회전근개근육인 SUPRASPINATUS, INFRASPINATUS, TERES MINOR, SUBSCAPULAE 중 TERES MUSCLE을 위한 방법이다. 또한 견관절 구축이 심해 FLEXION에 제한이 있는 경우에 실시한다.

2. 환자는 견관절의 상태를 고려하여 사진에서처럼 벽에 손을 대고 최대한 위로 올린다.

3. 치료자는 한손은 환측 견관절을 고정하고 MAIN HAND는 견갑골 하극외측부에서 견갑골 외측면을 따라 ERT를 실시하여 견관절의 후면의 TERES MINOR의 기시점까지 적용한다.

4. 이때 치료자의 MAIN HAND는 피부가 1cm 정도 들어갈 정도의 압력으로 환부를 압착하며 적용해야 한다. ERT의 효과와 함께 TERES MINOR의 스트레칭을 함께 유도해야 하기 때문이다.

5. 반복적인 ERT를 실시하면서 치료자는 FLEXION상태에서 환자의 팔이 환자의 귀에 닿을 수 있는지 확인한뒤 그렇지 않을 경우 압착 강도를 조금씩 높여가며 귀에 닿을 수 있도록 시도한다.

6. 즉, 이번 장의 ERT는 마찰마사지와 스트레칭 그리고 압착을 이용한 견관절의 FLEXION과 ADDUCTION의 향상을 유도하는 데 목적이 있다.

7. 치료 강도는 환자가 쾌적하다고 판단되는 정도의 강도보다 조금 강한 강도로 세팅한다.

흉부

13 Latissimus Dorsi 광배근(넓은등근)

광배근은 견관절의 신전, 내전, 내회전시키는 기능을 가진 근육이다. 다시 말해서 어떤 물건을 잡아당길 때라든지 망치질을 할때 힘을 준상태로 내리칠 때 주된 기능을 한다는 것이다.

이 근육은 후액와주름(posterior axillary fold)을 이루며 등을 넓게 덮고 있는 배부의 중요한 근육 중 하나이다.

이 근육에는 발통점이 두 군데가 있는데 주로 자주 발생하는

a. 후액와주름(posterior axillary fold)에서 발통점이 발생하면 견갑골의 내연 하부쪽에 통증이 집중되며 주변으로 퍼지면서 쑤시는 듯한 통증이 계속되며 심할때는 팔의 후내측으로 확산되어 약지와 새끼손가락 방향으로 통증이 연장된다.

b. 광배근의 밑 부분에서 발통점이 발생하면 그 주변으로 통증이 집중되며 어깨의 앞쪽으로도 심부 통증이 발생하기도 한다.

이 근육은 평소에 발통점이 잘 발생하는 근육은 아니며 또한 이 근육에 발통점이 발생하여도 다른 비슷한 질환 즉 신경성 질환으로 오인하는 수가 많다. 이는 원인을 파악하기가 어려운 근육 중 하나이기 때문이다.

그러나 광배근이 신장되는 자세 즉, 자기 키보다 높은 곳을 물건을 잡을려고 할때나 열중쉬어자세처럼 수축되어 있는 자세에서 압박을 가하면 통증이 재현되는것을 쉽게 볼 수 있다.

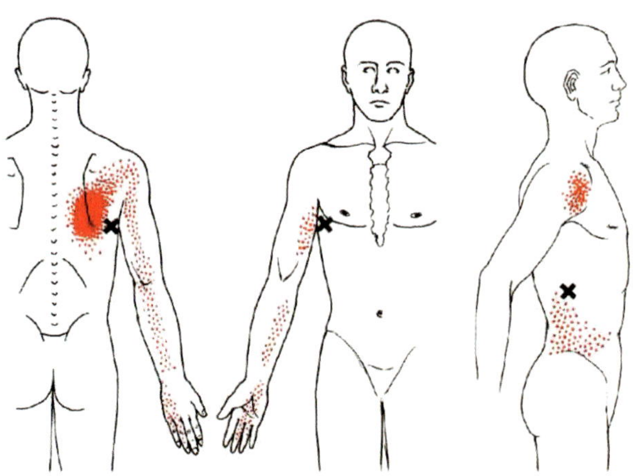

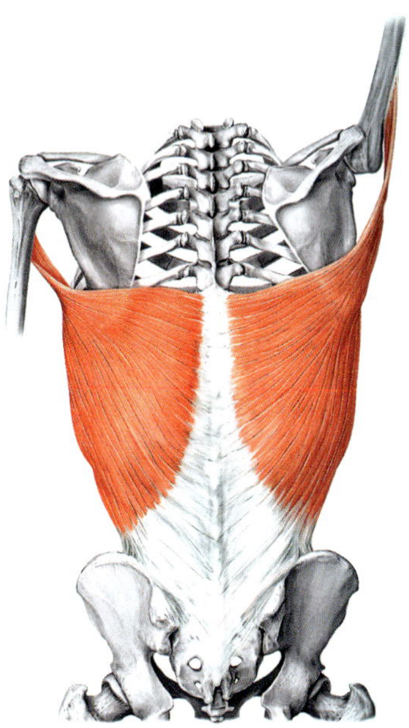

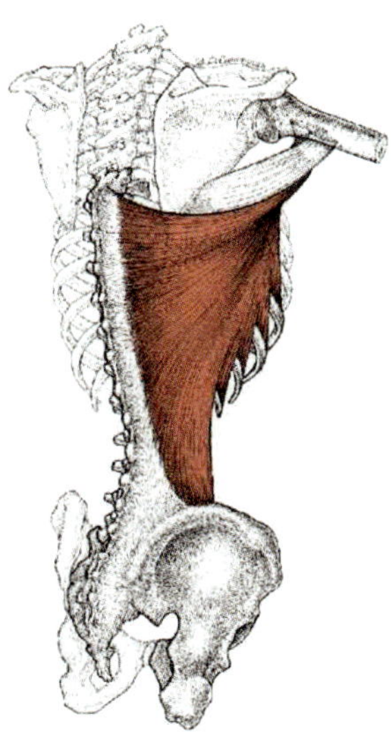

13 Latissimus Dorsi 광배근(넓은등근)

NOTICE 편의상 저주파치료기를 부착하지 않고 촬영하였음

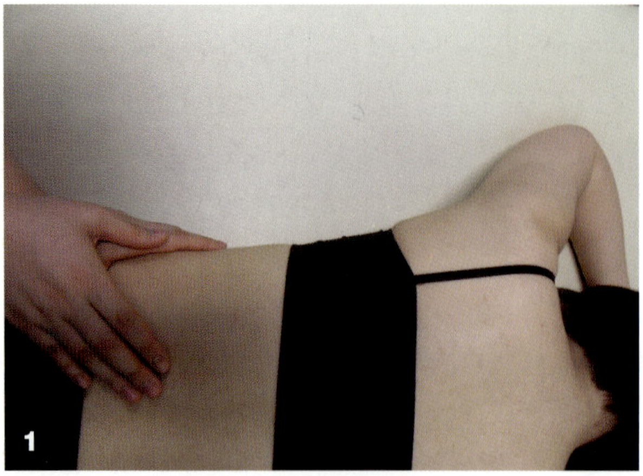

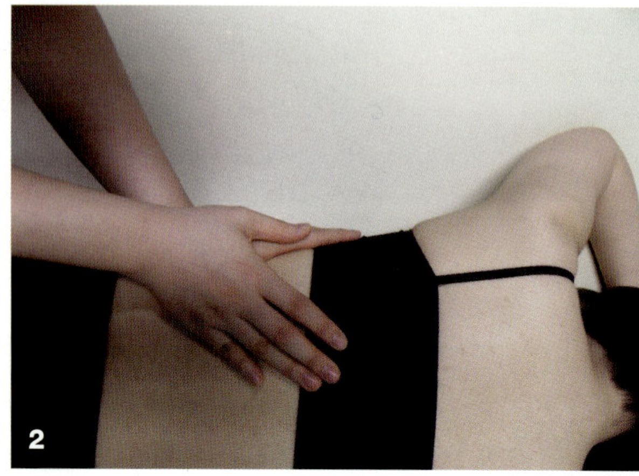

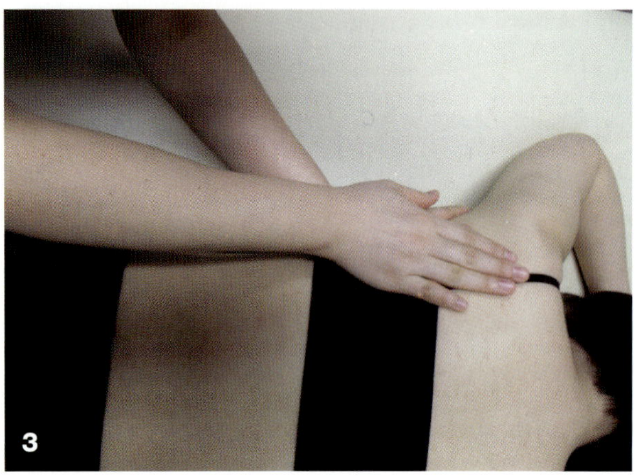

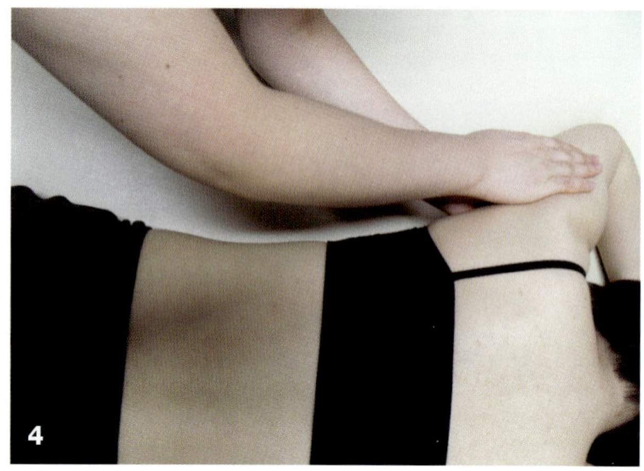

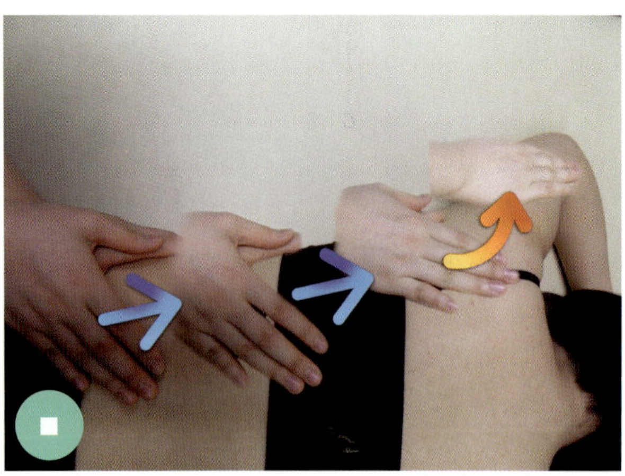

1. ERT는 척추를 중심으로 따로 적용한다. 이번 장의 ERT는 LATISSIMUS DORSI를 중심으로 실시한다.
2. 양손을 이용한 ERT방법으로서 사진에서처럼 양손을 요부에 밀착한 뒤 척추를 중심으로 쓸어올리듯이 올라가 견관절부위까지 ERT를 실시한다.
3. ERT 압착강도는 가볍게 쓰다듬는 정도가 아닌 피부가 쓸릴 정도의 강도로 적용하되 갈비뼈가 눌리지 않도록 주의한다.
4. 반드시 마무리는 적용부위의 견관절 외측부에서 하며 이때 피부 및 피하근육들이 외측으로 신전될 수 있도록 실시한다.
5. 치료 강도는 환자가 쾌적하다고 판단되는 정도의 강도보다 조금 강한 강도로 세팅한다.

그 외에도 다양한 방법으로 응용할 수 있다.

1. 적당한 압력을 유지한 채 손에 진동을 주며 실시한다.
2. 다음으로 적당한 압력을 유지한 채 손가락을 이용해 주무르며 실시한다.
3. 다음으로 적당한 압력을 유지한 채 손바닥을 중심에 두고 손을 회전하며 실시한다.
4. 다음으로 가볍게 근육을 쥐어 잡고 흔들어 준다. 물론 잡고 있는 위치는 계속 이동하여야 한다.
5. 마지막으로 전류 강도를 비교적 강하게 세팅 후 손바닥을 모아 진공상태를 만들며 HAMSTRING을 타진한다. 이때 잘못하면 때리는 것과 동일하게 되니 충분한 연습이 필요하다.
6. 그 외에도 BOWEN, MFR 등을 다양하게 응용하여 ERT 치료를 적용하여도 좋은 효과를 기대할 수 있다.

▶ 이러한 방법은 다른 부위 모두에 적용할 수 있으며 가능하다면 다양한 방법으로 ERT치료를 숙련해야 한다.

NOTICE
(전기치료장비의 VOLUME CONTROL을 만지지 않고 치료자의 손을 이용해 전류의 강도를 조절하려면...)

ERT를 실시할 때에는 각각의 부위마다 전류에 대한 역치의 차이로 인하여 어떤 부위는 전류 강도를 약하게 느끼고 어떤 부위는 강하게 느끼게 된다. 그래서 강도 조절하는 연습이 필요하다. 마사지 기술은 매우 단순하지만 바로 부위별 전류 강도조절을 잘하는 것이 이번 장의 ERT를 잘 적용할 수 있는 열쇠가 된다.
그래서 전류 강도를 고정시킨 상태에서 전기치료기의 VOLUME을 조절하지 않고 손을 이용하여 강도 조절을 할 수 있어야 한다. ERT의 전류 강도는 환자의 환부에 밀착시키는 치료자의 손의 넓이와 압착 강도에 의하여 조절할 수 있다.

ERT를 실시할 때를 예를 들자면

1. 한 손만을 환부에 대고 전류 강도를 맞춘다.
2. 적정한 강도를 맞춘 후 조금 더 강하게 최종 VOLUME CONTROL을 한다.
3. 양손이 사용되는 ERT의 경우 MAIN HAND와 ASSIST HAND를 정한다.
4. THRESHOLD가 높은 부위의 경우 MAIN HAND는 강하게 밀착하고, ASSIST HAND는 그냥 대고 있는 정도로 실시한다.
5. 반대로 THRESHOLD가 낮은 부위는 ASSIST HAND의 밀착 강도를 조금 높여 준다. 그렇게 되면 환자는 전류 강도를 강하게 느끼지 않게 된다.
6. 정리하자면 ASSIST HAND를 환부에 접촉시키느냐 안 시키느냐 하는 것과 환부에 접촉시키더라도 그 밀착 강도를 높이고 낮춤으로 인하여 환자의 THERESHOLD CONDITION에 맞출 수 있다.
7. 이 방법은 ERT를 실시할 때 매우 다양하게 사용되며 충분히 숙지해야 하는 중요한 기술이다.

13 Latissimus Dorsi 광배근(넓은등근)

NOTICE 편의상 저주파치료기를 부착하지 않고 촬영하였음

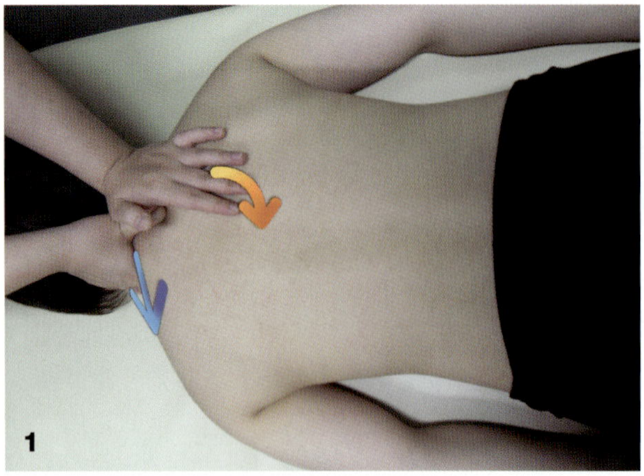

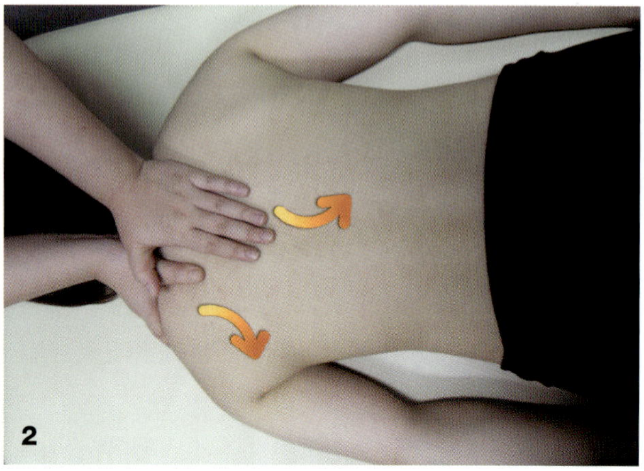

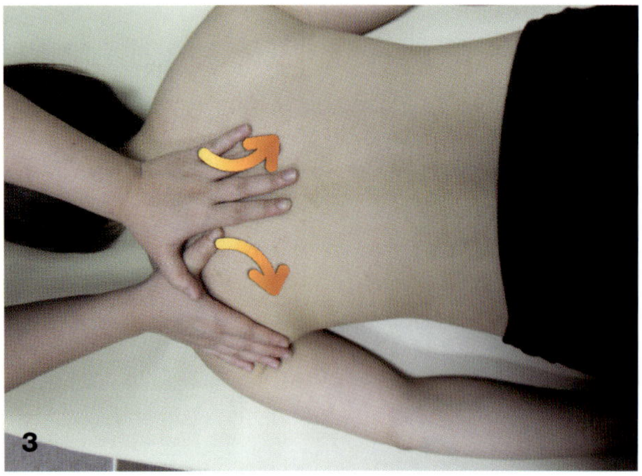

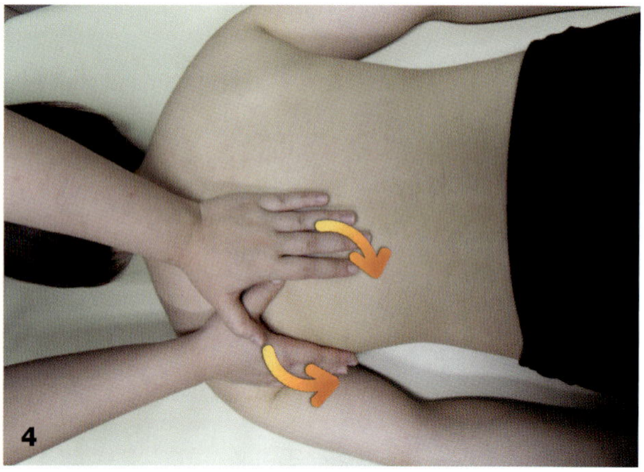

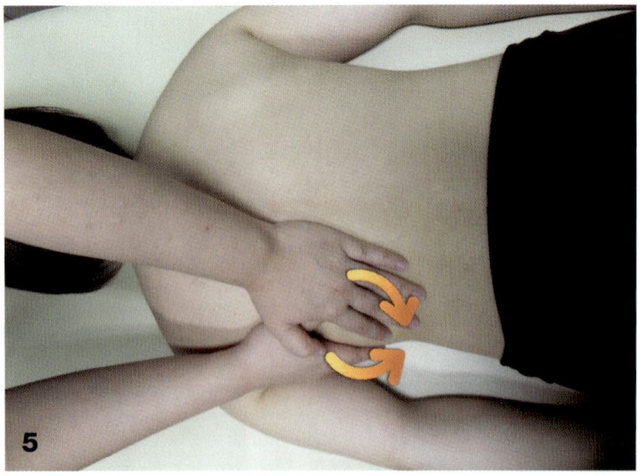

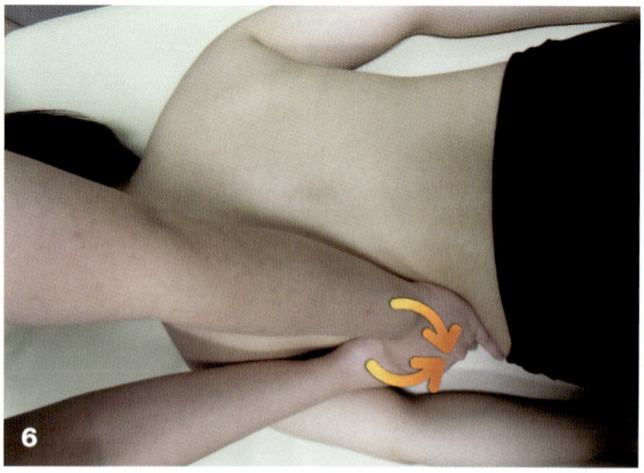

NOTICE 편의상 저주파치료기를 부착하지 않고 촬영하였음

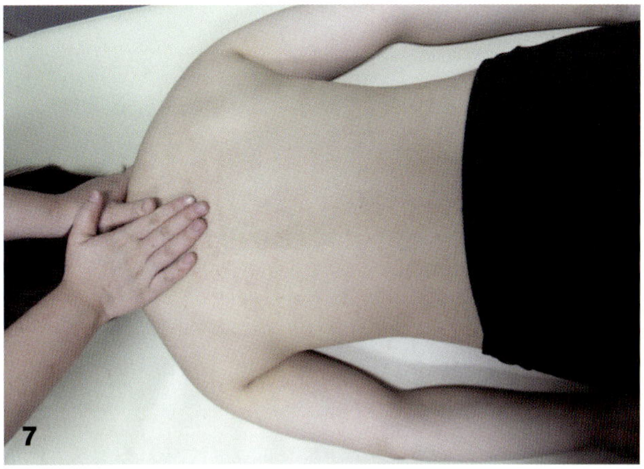
7

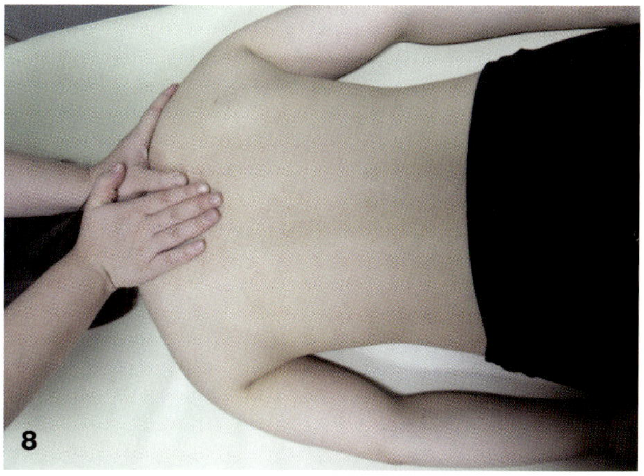
8

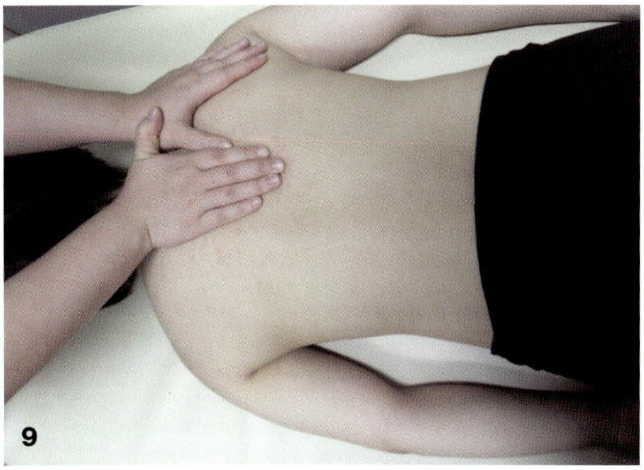
9

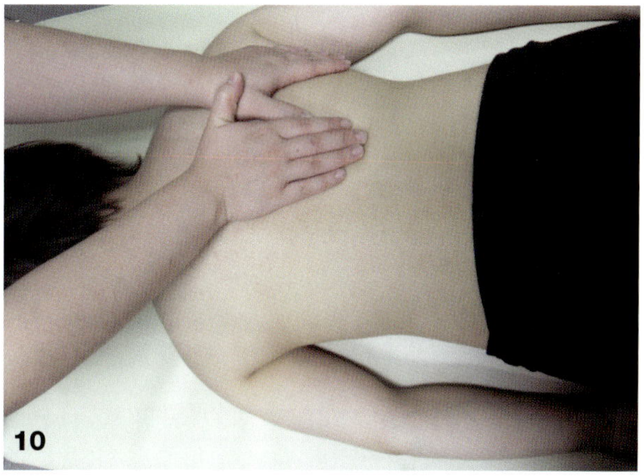
10

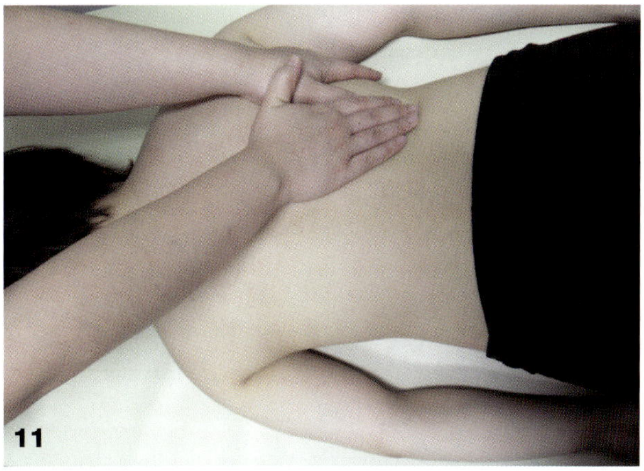
11

1. ERT는 척추를 중심으로 따로 적용한다. 이번 장의 ERT는 LATISSIMUS DORSI를 중심으로 실시한다.

2. 양손을 이용한 ERT방법으로서 사진에서처럼 양손을 교차하며 적용한다.

3. ERT 압착 강도는 가볍게 쓰다듬는 정도가 아닌 피부가 쓸릴 정도의 강도로 적용하되 갈비뼈가 눌리지 않도록 주의한다.

4. 반드시 마무리는 적용부의 ILIAC CREST LINE의 외측부에서 하며 이때 피부 및 피하근육들이 외측으로 신전될 수 있도록 실시한다.

5. 치료 강도는 환자가 쾌적하다고 판단되는 정도의 강도보다 조금 강한 강도로 세팅한다.

NOTICE 편의상 저주파치료기를 부착하지 않고 촬영하였음

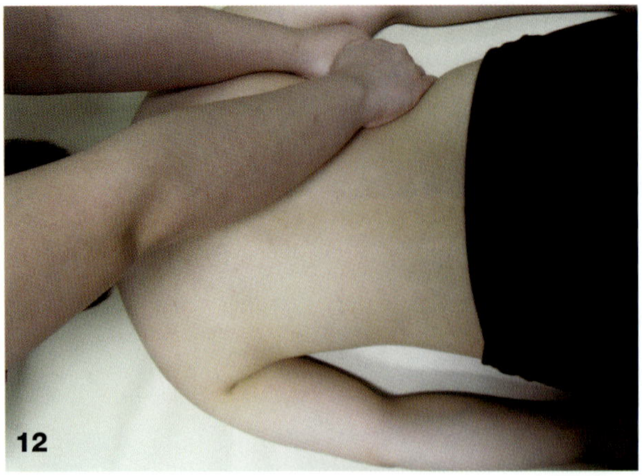

12

그 외에도 다양한 방법으로 응용할 수 있다.

1. 적당한 압력을 유지한 채 손에 진동을 주며 실시한다.
2. 다음으로 적당한 압력을 유지한 채 손가락을 이용해 주무르며 실시한다.
3. 다음으로 적당한 압력을 유지한 채 손바닥을 중심에 두고 손을 회전하며 실시한다.
4. 다음으로 가볍게 근육을 쥐어 잡고 흔들어 준다. 물론 잡고 있는 위치는 계속 이동하여야 한다.
5. 마지막으로 전류 강도를 비교적 강하게 세팅 후 손바닥을 모아 진공상태를 만들며 HAMSTRING을 타진한다. 이때 잘못하면 때리는 것과 동일하게 되니 충분한 연습이 필요하다.
6. 그 외에도 BOWEN, MFR 등을 다양하게 응용하여 ERT 치료를 적용하여도 좋은 효과를 기대할 수 있다.

▶ 이러한 방법은 다른 부위 모두에 적용할 수 있으며 가능하다면 다양한 방법으로 ERT치료를 숙련해야 한다.

NOTICE

(전기치료장비의 VOLUME CONTROL을 만지지 않고 치료자의 손을 이용해 전류의 강도를 조절하려면...)

ERT를 실시할 때에는 각각의 부위마다 전류에 대한 역치의 차이로 인하여 어떤 부위는 전류 강도를 약하게 느끼고 어떤 부위는 강하게 느끼게 된다. 그래서 강도 조절하는 연습이 필요하다. 마사지 기술은 매우 단순하지만 바로 부위별 전류 강도조절을 잘하는 것이 이번 장의 ERT를 잘 적용할 수 있는 열쇠가 된다.
그래서 전류 강도를 고정시킨 상태에서 전기치료기의 VOLUME을 조절하지 않고 손을 이용하여 강도 조절을 할 수 있어야 한다. ERT의 전류 강도는 환자의 환부에 밀착시키는 치료자의 손의 넓이와 압착 강도에 의하여 조절할 수 있다.

ERT를 실시할 때를 예를 들자면

1. 한 손만을 환부에 대고 전류 강도를 맞춘다.
2. 적정한 강도를 맞춘 후 조금 더 강하게 최종 VOLUME CONTROL을 한다.
3. 양손이 사용되는 ERT의 경우 MAIN HAND와 ASSIST HAND를 정한다.
4. THRESHOLD가 높은 부위의 경우 MAIN HAND는 강하게 밀착하고, ASSIST HAND는 그냥 대고 있는 정도로 실시한다.
5. 반대로 THRESHOLD가 낮은 부위는 ASSIST HAND의 밀착 강도를 조금 높여 준다. 그렇게 되면 환자는 전류 강도를 강하게 느끼지 않게 된다.
6. 정리하자면 ASSIST HAND를 환부에 접촉시키느냐 안시키느냐 하는 것과 환부에 접촉시키더라도 그 밀착 강도를 높이고 낮춤으로 인하여 환자의 THERESHOLD CONDITION에 맞출 수 있다.
7. 이 방법은 ERT를 실시할 때 매우 다양하게 사용되며 충분히 숙지해야 하는 중요한 기술이다.

14 Serratus Anterior 전거근(앞톱니근)

전거근은 발통점이 주로 단독으로 발생하는 근육으로서 견갑골을 당겨서 흉곽에 고정하는 작용을 하기 때문에 팔을 들고 유지해야 할때 고정근으로 사용된다.

예들들면 펜싱을 할때 칼로 상대방을 향해 겨냥하고 있을때 고정근으로 사용된다는 것이다. 이 근육에 이상이 발생하면 호흡을 할때 흉부의 측면에서 국소적인 통증이 발현된다.흉부의 측면에서 통증이 집중되는 것과 함께 심할때는 팔의 내측을 따라 손바닥과 바깥쪽 손가락까지 통증이 확산되기도 한다.

처음에는 활동시에만 통증이 발생하나 심해지면 휴식시에도 통증이 지속되며 환측으로 누워서 수면을 이룰수 없을 정도가 된다. 그러나 활동에 장애를 줄정도의 심한 통증이 지속되지는 않는다.발병의 장기화 되었을때에는 묵직한 통증이 항상 있을 뿐이다.이 묵직한 통증의 지속성이 환자를 괴롭히는 것이다.

또 하나의 특징은 직접적인 호흡근은 아니지만 통증으로 인하여 호흡을 할 때 상당히 불편해하는 것을 볼 수 있다. 이 근육의 발통점은 환측을 위로하여 팔을 위로 들게한 후 압박을 통해 통증이 재현되는 부분을 찾을 수 있다.

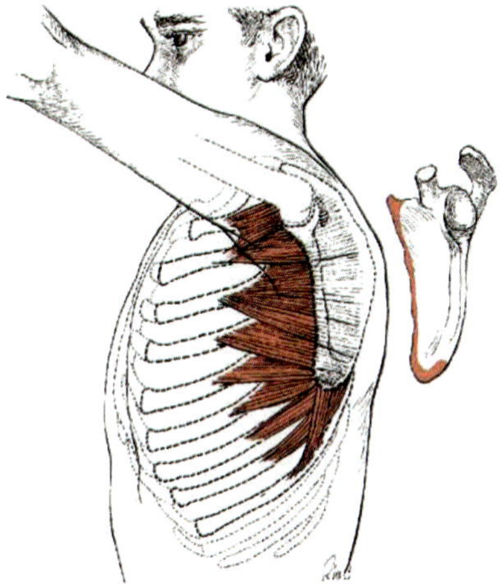

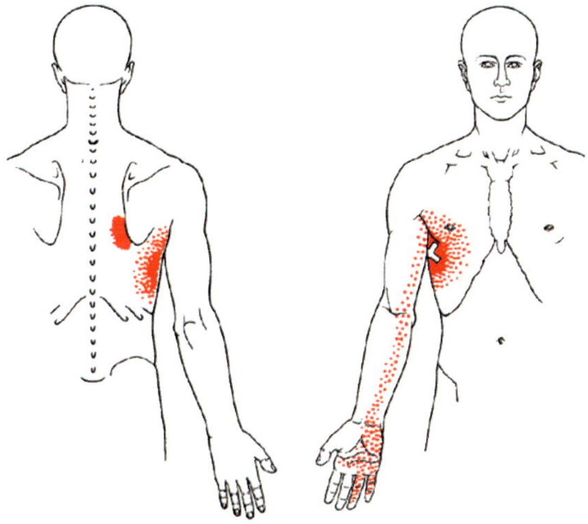

14 Serratus Anterior 전거근(앞톱니근)

NOTICE 편의상 저주파치료기를 부착하지 않고 촬영하였음

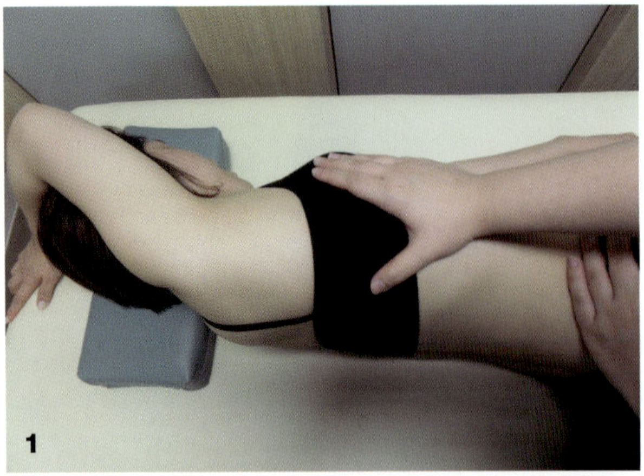

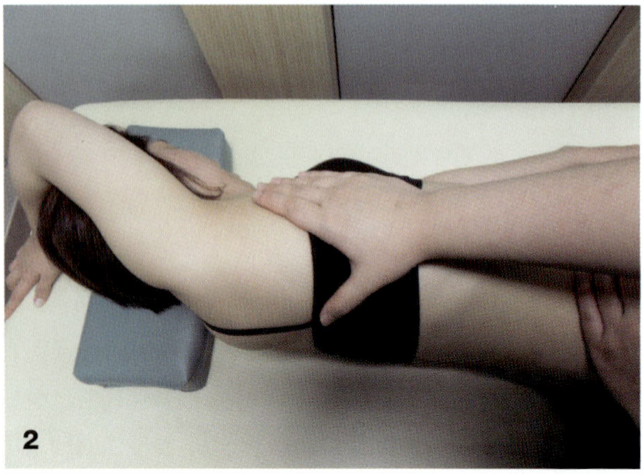

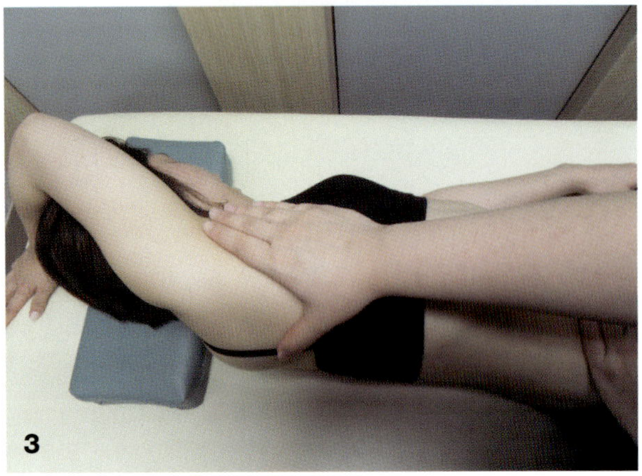

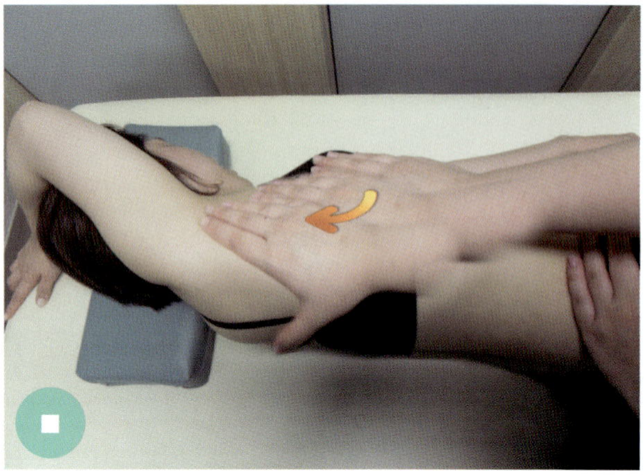

1. 이번 장의 ERT치료는 SERRATUS ANTERIOR을 중심으로 구성하였다.
2. 환자는 옆으로 누운상태에서 사진에서처럼 팔을 머리위로 올린상태를 유지한다. 치료자는 골반의 옆을 잡고 고정하고 MAIN HAND는 옆구리에 밀착한 뒤 견갑골을 중심으로 사진처럼 앞쪽으로 이동하여 겨드랑이까지 ERT를 수회 실시한다. 다음 장에 나오는 방법은 동일하지만 견갑골을 중심으로 뒤쪽으로 이동한다.
3. 특별히 통증을 호소하는 부위가 있다면 그 부분을 지날때 압착 강도를 조금 높이고 속도를 줄여 천천히 이동한다.
4. 통증의 경감 정도를 확인하기 위해서 숨을 크게 들이쉬게 해보고 다음으로 눌러보아 확인한다.
5. 치료 강도는 환자가 쾌적하다고 판단되는 정도의 강도보다 조금 강한 강도로 세팅한다.

그 외에도 다양한 방법으로 응용할 수 있다.

1. 적당한 압력을 유지한 채 손에 진동을 주며 실시한다.
2. 다음으로 적당한 압력을 유지한 채 손가락을 이용해 주무르며 실시한다.
3. 다음으로 적당한 압력을 유지한 채 손바닥을 중심에 두고 손을 회전하며 실시한다.
4. 다음으로 가볍게 근육을 쥐어 잡고 흔들어 준다. 물론 잡고 있는 위치는 계속 이동하여야 한다.
5. 그 외에도 BOWEN, MFR 등을 다양하게 응용하여 ERT 치료를 적용하여도 좋은 효과를 기대할 수 있다.

▶ 이러한 방법은 다른 부위 모두에 적용할 수 있으며 가능하다면 다양한 방법으로 ERT치료를 숙련해야 한다.

NOTICE

(전기치료장비의 VOLUME CONTROL을 만지지 않고 치료자의 손을 이용해 전류의 강도를 조절하려면...)

ERT를 실시할 때에는 각각의 부위마다 전류에 대한 역치의 차이로 인하여 어떤 부위는 전류 강도를 약하게 느끼고 어떤 부위는 강하게 느끼게 된다. 그래서 강도 조절하는 연습이 필요하다. 마사지 기술은 매우 단순하지만 바로 부위별 전류 강도조절을 잘하는 것이 이번 장의 ERT를 잘 적용할 수 있는 열쇠가 된다.
그래서 전류 강도를 고정시킨 상태에서 전기치료기의 VOLUME을 조절하지 않고 손을 이용하여 강도 조절을 할 수 있어야 한다. ERT의 전류 강도는 환자의 환부에 밀착시키는 치료자의 손의 넓이와 압착 강도에 의하여 조절할 수 있다.

ERT를 실시할 때를 예를 들자면

1. 한 손만을 환부에 대고 전류 강도를 맞춘다.
2. 적정한 강도를 맞춘 후 조금 더 강하게 최종 VOLUME CONTROL을 한다.
3. 양손이 사용되는 ERT의 경우 MAIN HAND와 ASSIST HAND를 정한다.
4. THRESHOLD가 높은 부위의 경우 MAIN HAND는 강하게 밀착하고, ASSIST HAND는 그냥 대고 있는 정도로 실시한다.
5. 반대로 THRESHOLD가 낮은 부위는 ASSIST HAND의 밀착 강도를 조금 높여 준다. 그렇게 되면 환자는 전류 강도를 강하게 느끼지 않게 된다.
6. 정리하자면 ASSIST HAND를 환부에 접촉시키느냐 안 시키느냐 하는 것과 환부에 접촉시키더라도 그 밀착 강도를 높이고 낮춤으로 인하여 환자의 THERESHOLD CONDITION에 맞출 수 있다.
7. 이 방법은 ERT를 실시할 때 매우 다양하게 사용되며 충분히 숙지해야 하는 중요한 기술이다.

14 Serratus Anterior 전거근(앞톱니근)

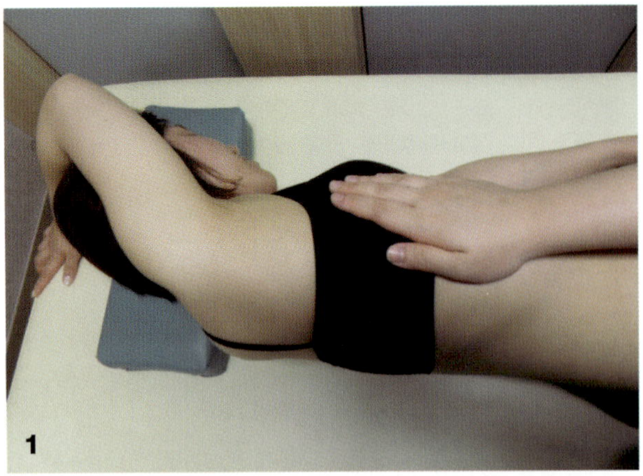

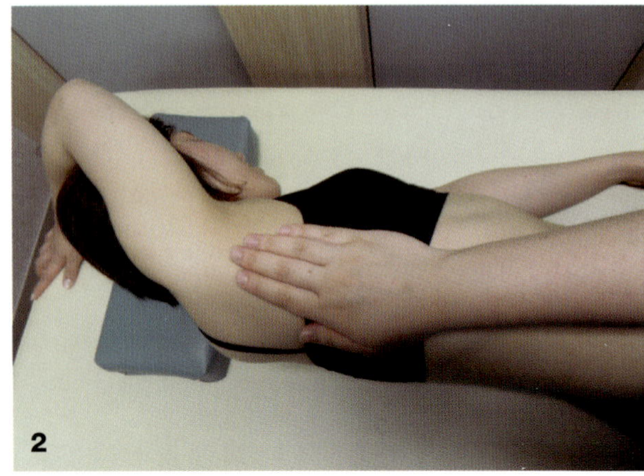

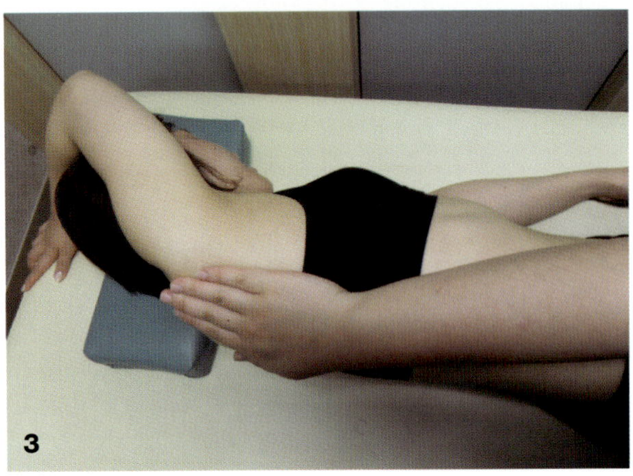

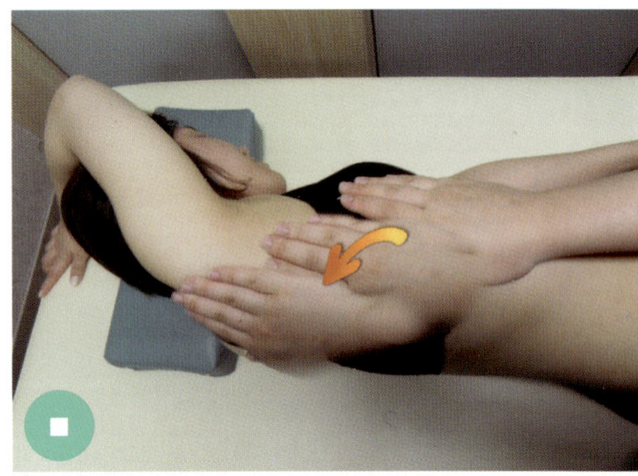

1. 이번 장의 ERT치료는 SERRATUS ANTERIOR을 중심으로 구성하였다.

2. 환자는 옆으로 누운상태에서 사진에서처럼 팔을 머리위로 올린 상태를 유지한다. 치료자는 골반의 옆을 잡고 고정하고 MAIN HAND는 옆구리에 밀착한 뒤 견갑골을 중심으로 사진처럼 뒤쪽으로 이동하여 견갑골의 일부까지 ERT를 수회 실시한다. 이전 장에 나오는 방법은 동일하지만 견갑골을 중심으로 앞쪽으로 이동한다.

3. 특별히 통증을 호소하는 부위가 있다면 그 부분을 지날 때 압착강도를 조금 높이고 속도를 줄여 천천히 이동한다.

4. 통증의 경감 정도를 확인하기 위해서 숨을 크게 들이쉬게 해보고 다음으로 눌러보아 확인한다.

5. 치료 강도는 환자가 쾌적하다고 판단되는 정도의 강도보다 조금 강한 강도로 세팅한다.

그 외에도 다양한 방법으로 응용할 수 있다.

1. 적당한 압력을 유지한 채 손에 진동을 주며 실시한다.
2. 다음으로 적당한 압력을 유지한 채 손가락을 이용해 주무르며 실시한다.
3. 다음으로 적당한 압력을 유지한 채 손바닥을 중심에 두고 손을 회전하며 실시한다.
4. 다음으로 가볍게 근육을 쥐어 잡고 흔들어 준다. 물론 잡고 있는 위치는 계속 이동하여야 한다.
5. 그 외에도 BOWEN, MFR 등을 다양하게 응용하여 ERT 치료를 적용하여도 좋은 효과를 기대할 수 있다.

▶ 이러한 방법은 다른 부위 모두에 적용할 수 있으며 가능하다면 다양한 방법으로 ERT치료를 숙련해야 한다.

NOTICE
(전기치료장비의 VOLUME CONTROL을 만지지 않고 치료자의 손을 이용해 전류의 강도를 조절하려면...)

ERT를 실시할 때에는 각각의 부위마다 전류에 대한 역치의 차이로 인하여 어떤 부위는 전류 강도를 약하게 느끼고 어떤 부위는 강하게 느끼게 된다. 그래서 강도 조절하는 연습이 필요하다. 마사지 기술은 매우 단순하지만 바로 부위별 전류 강도조절을 잘하는 것이 이번 장의 ERT를 잘 적용할 수 있는 열쇠가 된다.
그래서 전류 강도를 고정시킨 상태에서 전기치료기의 VOLUME을 조절하지 않고 손을 이용하여 강도 조절을 할 수 있어야 한다. ERT의 전류 강도는 환자의 환부에 밀착시키는 치료자의 손의 넓이와 압착 강도에 의하여 조절할 수 있다.

ERT를 실시할 때를 예를 들자면

1. 한 손만을 환부에 대고 전류 강도를 맞춘다.
2. 적정한 강도를 맞춘 후 조금 더 강하게 최종 VOLUME CONTROL을 한다.
3. 양손이 사용되는 ERT의 경우 MAIN HAND와 ASSIST HAND를 정한다.
4. THRESHOLD가 높은 부위의 경우 MAIN HAND는 강하게 밀착하고, ASSIST HAND는 그냥 대고 있는 정도로 실시한다.
5. 반대로 THRESHOLD가 낮은 부위는 ASSIST HAND의 밀착 강도를 조금 높여 준다. 그렇게 되면 환자는 전류 강도를 강하게 느끼지 않게 된다.
6. 정리하자면 ASSIST HAND를 환부에 접촉시키느냐 안 시키느냐 하는 것과 환부에 접촉시키더라도 그 밀착 강도를 높이고 낮춤으로 인하여 환자의 THERESHOLD CONDITION에 맞출 수 있다.
7. 이 방법은 ERT를 실시할 때 매우 다양하게 사용되며 충분히 숙지해야 하는 중요한 기술이다.

15 Deltoid 삼각근(어깨세모근)

삼각근은 견관절의 굴곡, 내측회전(Anterior deltoid), 외전(middle deltoid), 신전, 외측회전(Postrior deltoid)시키는데 주되게 사용되는 견관절의 중요한 기능적 근육이다. 그래서 이 근육의 발통점은 매우 흔하게 발생하며 약간의 운동장애도 나타난다. 그러나 단독으로는 잘 발생하지 않으며 다른 근육에 의해서 이차적으로 함께 발생하는 경우가 대부분이다.

이 근육에 발통점이 발생하면 견관절 주변으로 비교적 선명한 통증이 나타나며 심부의 통증을 호소한다. 전삼각근으로 발통점이 발생하면 견관절의 앞부분과 측면으로 통증이 집중되며 후삼각근에서 발통점이 발생하면 견관절의 뒷부분으로 통증이 집중되며 심할 경우 상완의 일부까지 확산된다. 삼각근은 휴식 시에는 통증이 덜하지만 움직일 때는 통증이 상당히 심하게 나타난다. 예를 들면 밥을 먹을 때 견관절의 외전 상태를 유지하기 때문에 삼각근에 긴장이 증가되어 통증이 재현되는것처럼 견관절의 외전시 통증을 호소한다.

통증에 따른 손상근육을 구별해보면 먼저 주관절을 신전시킨 상태에서 엄지 손가락을 위로 한 채 견관절을 외전시켜보자. 이때 통증이 발생하면 전삼각근의 발통점에 의한 것이며, 엄지손가락을 아래로 하고 외전시켰을때 통증이 발생하면 후삼각근의 발통점에 의한 것으로 구별할 수 있다.

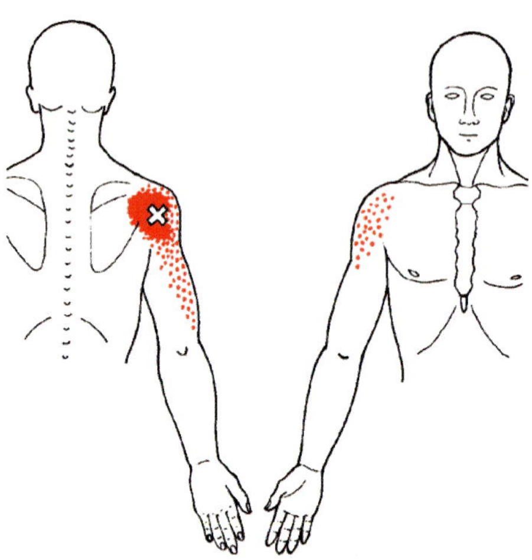

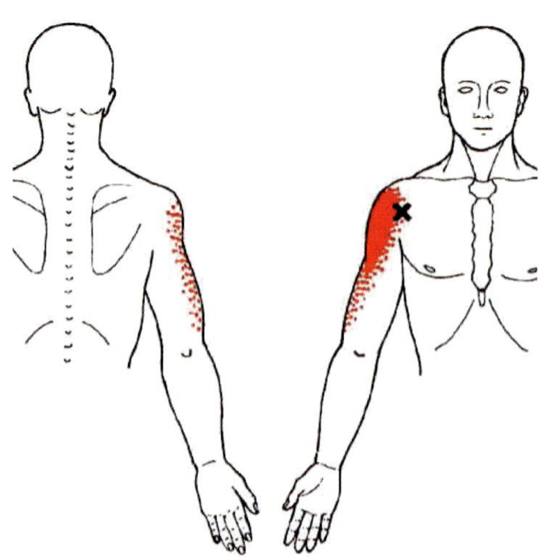

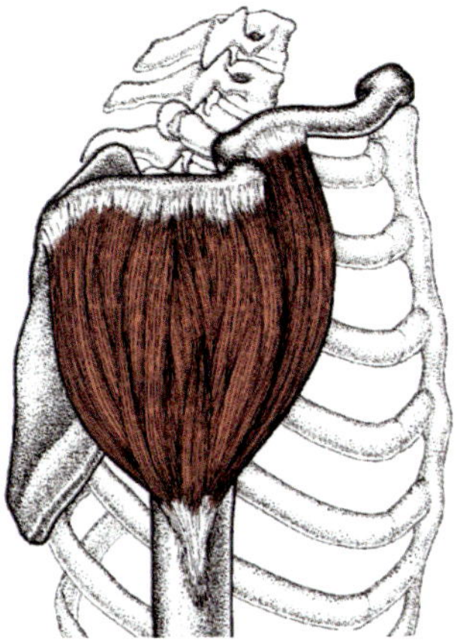

NOTICE 편의상 저주파치료기를 부착하지 않고 촬영하였음

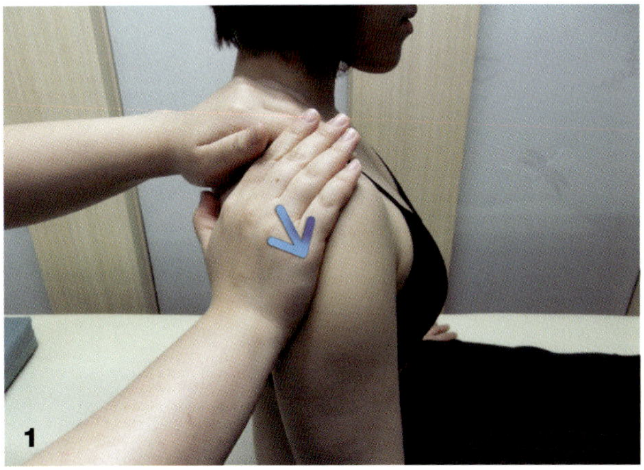

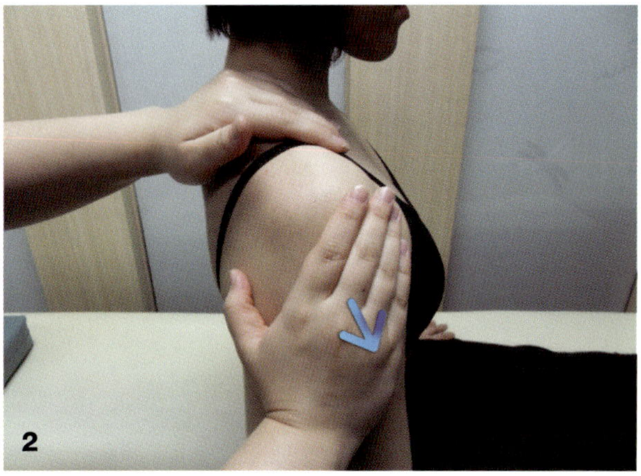

1. 이번 장의 ERT는 DELTOID를 중심으로 구성되었으며 POST DELTOID에 대한 치료가 구성되었다.
2. 환측 견관절을 ASSIST HAND로 고정한 뒤 MAIN HAND는 DELTOID를 쓸어내리듯이 ERT를 수회 반복한다.
3. 특히 견봉후면의 경우 통증이 발생할 수 있으니 손의 압착 강도를 조절하여 부드럽게 실시한다.
4. 이 부위는 환자가 쾌적하다고 판단하는 강도보다 조금 강한 강도로 적용하되 양손의 압착을 이용 적절히 강도를 유지하며 실시한다.

15 Deltoid 삼각근(어깨세모근)

NOTICE 편의상 저주파치료기를 부착하지 않고 촬영하였음

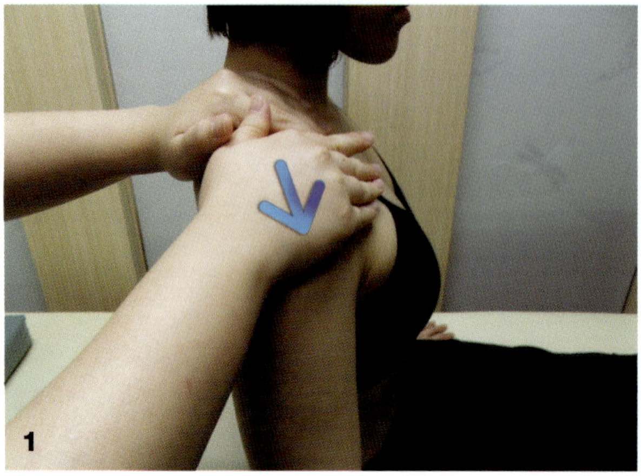

1

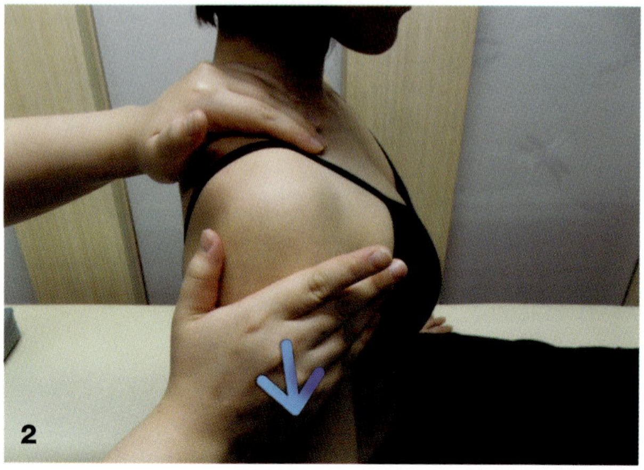

2

1. 이번 장의 ERT는 DELTOID를 중심으로 구성되었으며 MIDDLE DELTOID에 대한 치료가 구성되었다.
2. 환측 견관절을 ASSIST HAND로 고정한 뒤 MAIN HAND는 DELTOID를 쓸어내리듯이 ERT를 수회 반복한다.
3. 특히 견봉주변의 경우 통증이 발생할수 있으니 손의 압착 강도를 조절하여 부드럽게 실시한다.
4. 이 부위는 환자가 쾌적하다고 판단하는 강도보다 조금 강한 강도로 적용하되 양손의 압착을 이용 적절히 강도를 유지하며 실시한다.

NOTICE 편의상 저주파치료기를 부착하지 않고 촬영하였음

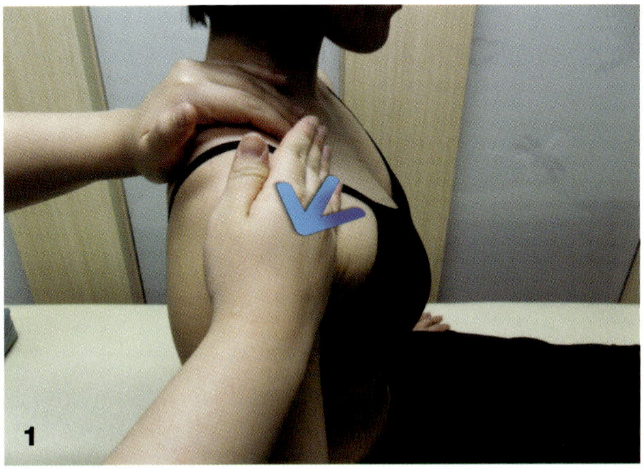

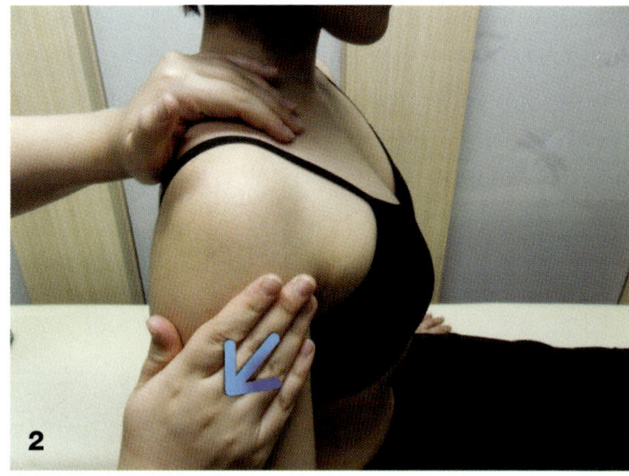

1. 이번 장의 ERT는 DELTOID를 중심으로 구성되었으며 POST DELTOID에 대한 치료가 구성되었다.
2. 환측 견관절을 ASSIST HAND로 고정한 뒤 MAIN HAND는 DELTOID를 쓸어내리듯이 ERT를 수회 반복한다.
3. 특히 견봉주변의 경우 통증이 발생할수 있으니 손의 압착 강도를 조절하여 부드럽게 실시한다.
4. 이 부위는 환자가 쾌적하다고 판단하는 강도보다 조금 강한 강도로 적용하되 양손의 압착을 이용 적절히 강도를 유지하며 실시한다.

3

NOTICE 편의상 저주파치료기를 부착하지 않고 촬영하였음

4

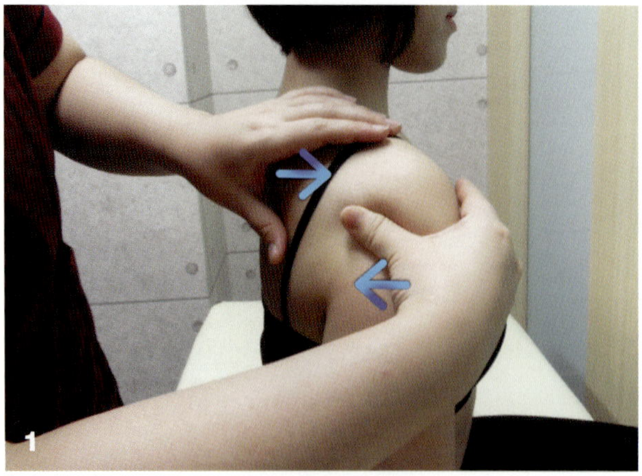

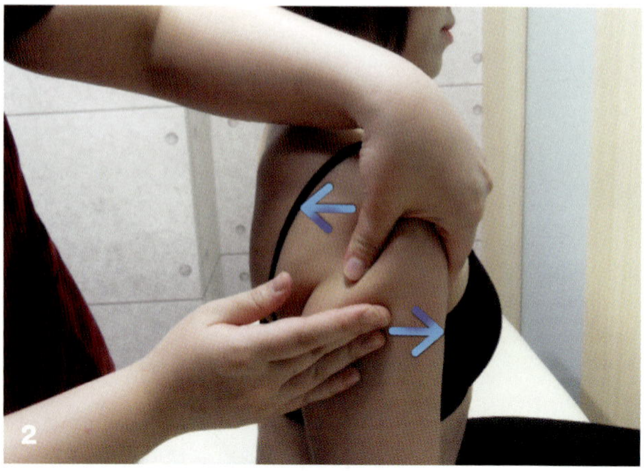

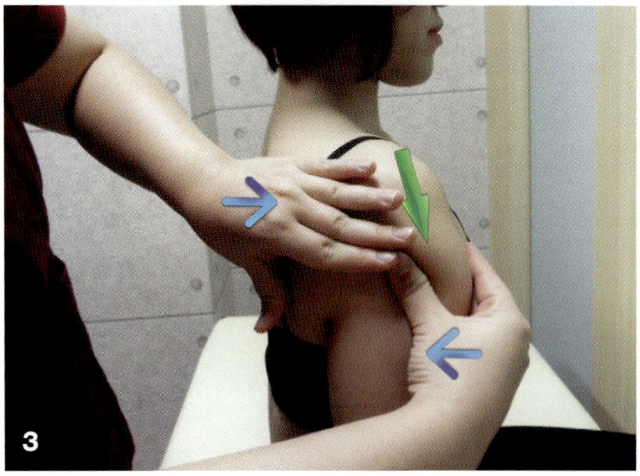

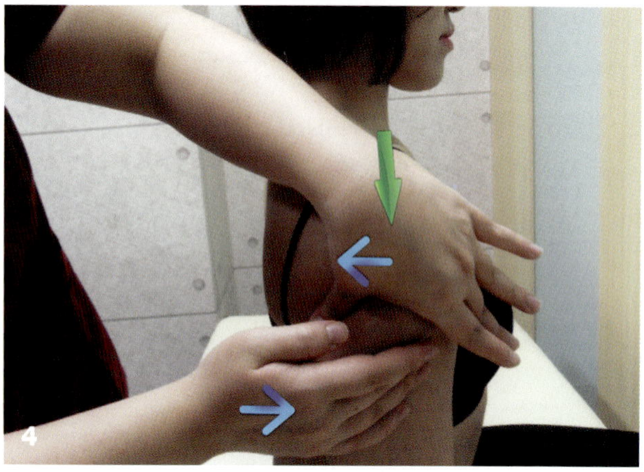

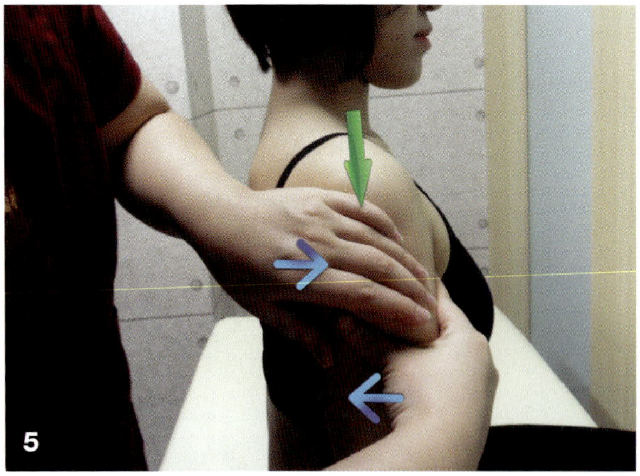

1. 이번 장의 ERT는 DELTOID를 중심으로 구성되었으며 견관절 구축등의 이유로 견관절 외측부통증이 재현될경우 적용한다.

2. 양손의 엄지와 검지 사이로 DELTOID를 감아쥔 뒤 양손을 서로 교차하면서 근육을 스트레칭시킨다.

3. 이러한 동작을 삼각근의 위에서 시작하여 아래로 이동하면서 실시한다.

4. 이와 함께 각각의 손가락을 리드미컬하게 움직여 근육자체를 주무르며 실시해야 한다.

5. 정리하자면 양손을 교차하여 근육을 스트레칭시키면서 손가락을 움직여 주무르면서 위에서 아래로 이동하며 ERT를 실시한다.

6. 이 부위는 환자가 쾌적하다고 판단하는 강도보다 조금 강한 강도로 적용하되 양손의 압착을 이용 적절히 강도를 유지하며 실시한다.

16 Biceps Brachii 상완이두근(위팔두갈래근)

이 근육에 발통점이 발생하면 어깨 앞쪽과 주관절의 접히는 부분(bicipital groove)으로 통증이 집중되며 주변으로 확산되는 통증은 거의 없다.

통증의 깊이는비교적 얕으며 쑤시는 듯한 느낌이 지속적으로 나타난다.

때로는 견관절의 외전이나 굴곡상태에서 팔의 앞쪽 및 승모근의 일부까지 통증이 확산된다. 상완이두근의 발통점에 의해서 염발음이 발생하는데 이는 상완이두근의 건의 긴장에 의해서 견관절을 조여주기 때문이다.

이 근육의 발통점에 의해서 특별히 운동장애가 발생하지는 않으나 주관절에 저항을 준 상태에서 수동적으로 신전시키거나 능동적으로 굴곡시키면 통증이 재현되는데 이러한 증상은 정확한 진단에 참고할 수 있다.

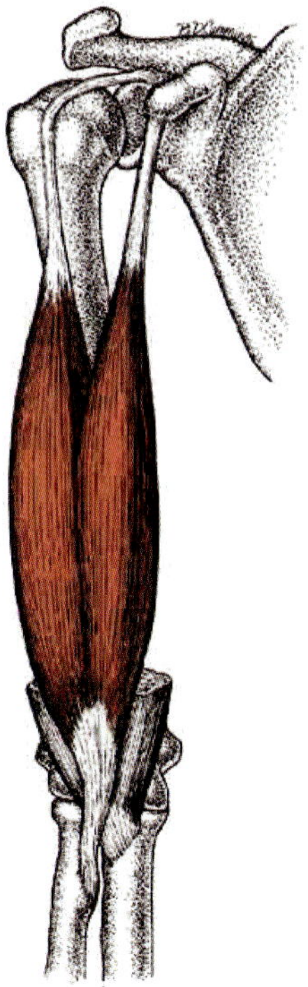

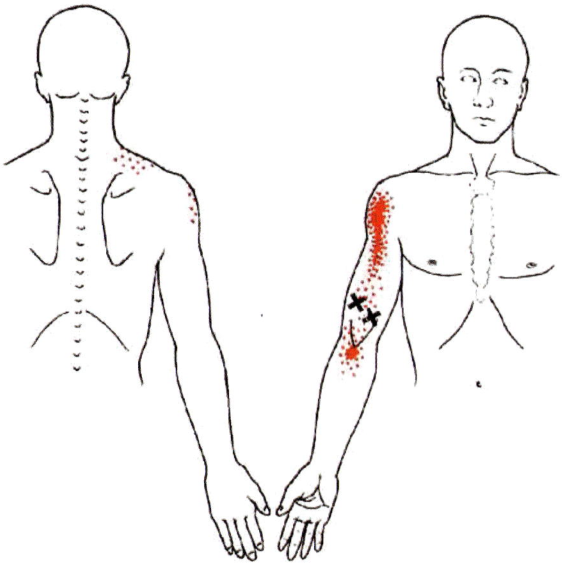

16 Biceps Brachii 상완이두근(위팔두갈래근)

1

NOTICE 편의상 저주파치료기를 부착하지 않고 촬영하였음

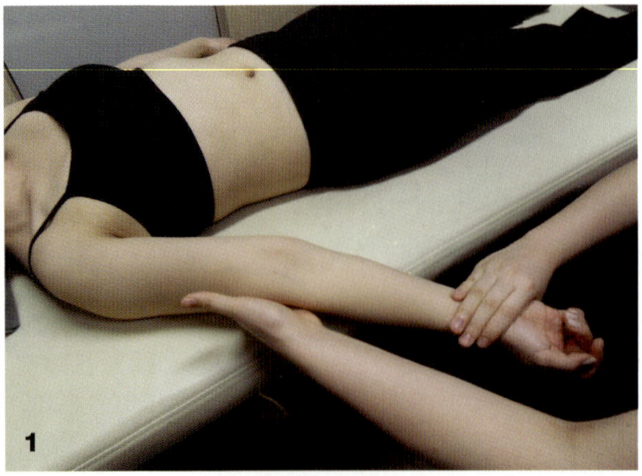

1

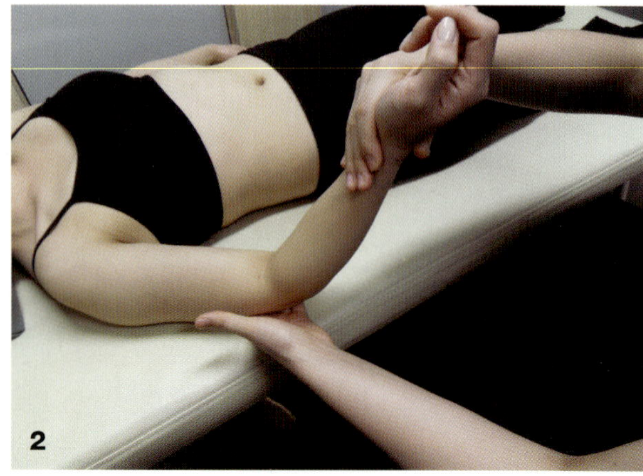

2

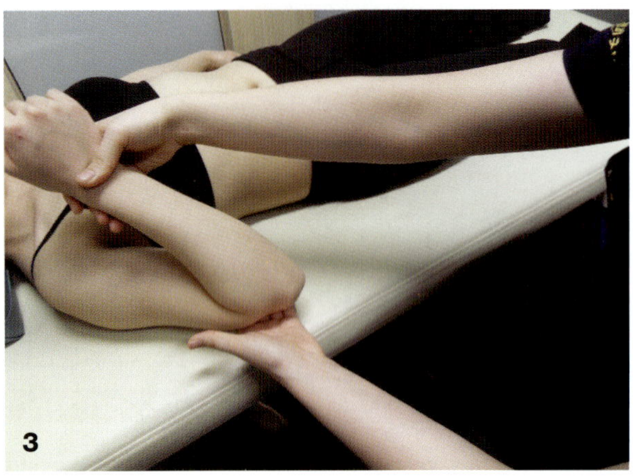

3

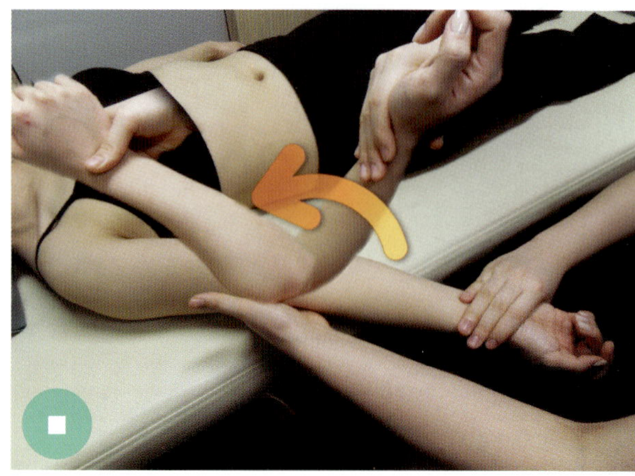

1. 이번 장의 ERT는 여러가지 원인을 인하여 ELBOW JT의 구축이나 통증이 발생되었을 때 사용하며 특히 상완의 BICEPS, TRICEPS BRACHII에 통증이 있을때에도 적용한다. 정형물리치료의 경우 자주 사용될 수 있는 방법이다.

2. 이 운동은 치료자의 손은 ASSIST HAND의 역할이 굉장히 중요하다.

3. MAIN HAND는 환자의 BICEPS BRACHII, BRACHIALIS를 감아 쥐고 이번 장의 ERT에서 가장 중요한 전류강도를 조절한다.

4. 전류 강도는 ELBOW JT가 FLEXION될 정도로 조절한다. 일반 ERT에 비하여 조금 강한 전류가 필요하다.

5. 이번 장의 ASSIST HAND는 반드시 POLY GLOVE를 착용하여 환자와 전류가 통하지 않게 해야 한다. 이런 상태에서 손목을 사진에서처럼 고정한다.

6. ERT를 실시하게 되면 ELBOW가 FLEXION이 되는데 이때 ASSIST HAND는 굴곡이 되지 않게 저항을 준다.

7. 이 상태에서 환자는 자신 스스로의 힘으로 FLEXION이 될수 있도록 ACTIVE하게 팔을 잡아당긴다. 이때 ASSIST HAND는 힘조절을 잘하여 환자가 힘을 주고 구부릴수 있도록 환자의 힘보다 조금 약하게 저항을 주어 조금씩 FLEXION이 일어날수 있도록 조절해야 한다. 절대로 팔이 움직이지 않게 강한 저항을 주면 관절손상이 오니 유의해야 한다.

8. 정리하자면 MAIN HAND로 ELBOW FLEXION을 유도한 상태에서 ASSIST HAND는 저항을 주어 FLEXION을 방해하고 이런 상태에서 환자는 자신의 힘으로 FLEXION EXERCISE를 시도하는 것이다.

9. 반대로 TRICEPS BRACHII에 MAIN HAND를 고정하여 ELBOW EXTENSION을 유도하며 동일한 방법으로 적용하여 준다.

10. 이때는 시작자세가 FLEXION상태에서 시작하여 ERT를 실시하면 바로 EXTENSION이 되는데 ASSIST HAND는 신전이 되지 않게 저항을 준다.

11. 이 상태에서 환자는 자신 스스로의 힘으로 EXTENSION이 될 수 있도록 ACTIVE하게 팔을 펴준다. 이때 ASSIST HAND는 힘조절을 잘하여 환자가 힘을 주고 잘 펼 수 있도록 환자의 힘보다 조금 약하게 저항을 주어 조금씩 EXTENSION이 일어날 수 있도록 조절해야 한다. 절대로 팔이 움직이지 않게 강한 저항을 주면 관절손상이 오니 유의해야 한다.

12. FLEXION과 달리 EXTENSION은 전류 강도를 약하게 해도 충분히 EXTENSION이 나타나기 때문에 전류 강도조절에 유의해야 한다.

ERT를 실시할 때를 예를 들자면

1. 한 손만을 환부에 대고 전류 강도를 맞춘다.
2. 적정한 강도를 맞춘 후 조금 더 강하게 최종 VOLUME CONTROL을 한다.
3. 양손이 사용되는 ERT의 경우 MAIN HAND와 ASSIST HAND를 정한다.
4. THRESHOLD가 높은 부위의 경우 MAIN HAND는 강하게 밀착하고, ASSIST HAND는 그냥 대고 있는 정도로 실시한다.
5. 반대로 THRESHOLD가 낮은 부위는 ASSIST HAND의 밀착 강도를 조금 높여 준다. 그렇게 되면 환자는 전류 강도를 강하게 느끼지 않게 된다.
6. 정리하자면 ASSIST HAND를 환부에 접촉시키느냐 안 시키느냐 하는 것과 환부에 접촉시키더라도 그 밀착 강도를 높이고 낮춤으로 인하여 환자의 THERESHOLD CONDITION에 맞출 수 있다.
7. 이 방법은 ERT를 실시할 때 매우 다양하게 사용되며 충분히 숙지해야 하는 중요한 기술이다.

16 Biceps Brachii 상완이두근(위팔두갈래근)

NOTICE 편의상 저주파치료기를 부착하지 않고 촬영하였음

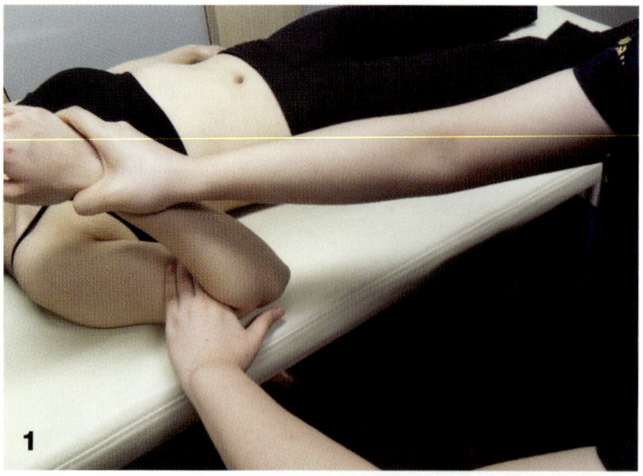
1

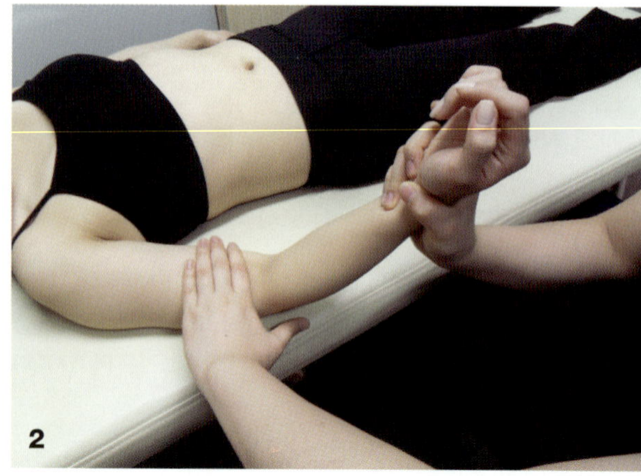
2

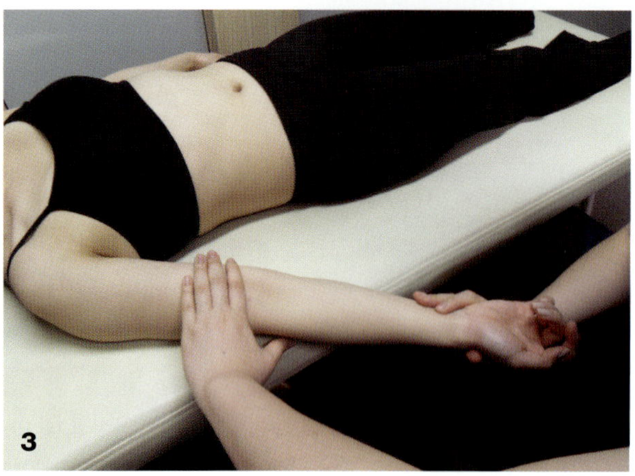
3

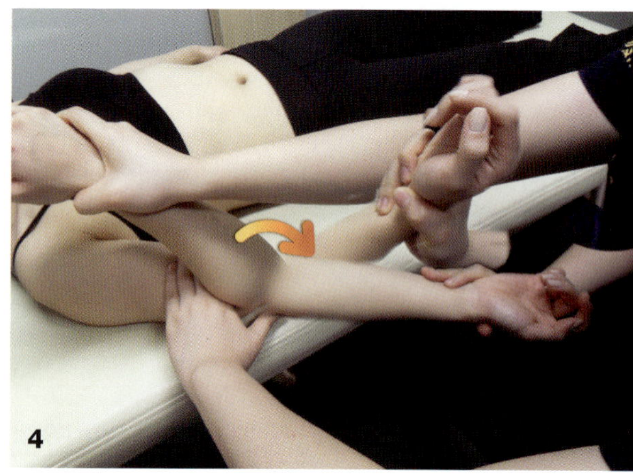
4

1. 이번 장의 ERT는 여러가지 원인을 인하여 ELBOW JT의 구축이나 통증이 발생되었을때 사용하며 특히 상완의 BICEPS, TRICEPS BRACHII에 통증이 있을때에도 적용한다. 정형물리치료의 경우 자주 사용될 수 있는 방법이다.
2. 이 운동은 치료자의 손은 ASSIST HAND의 역할이 굉장히 중요하다.
3. MAIN HAND는 환자의 BICEPS BRACHII, BRACHIALIS를 감아 쥐고 이번 장의 ERT에서 가장 중요한 전류강도를 조절한다.
4. 전류 강도는 ELBOW JT.가 FLEXION될 정도로 조절한다. 일반 ERT에 비하여 조금 강한 전류가 필요하다.
5. 이번 장의 ASSIST HAND는 반드시 POLY GLOVE를 착용하여 환자와 전류가 통하지 않게 해야 한다. 이런 상태에서 손목을 사진에서처럼 고정한다.
6. ERT를 실시하게 되면 ELBOW가 FLEXION이 되는데 이때 ASSIST HAND는 굴곡이 되지 않게 저항을 준다.

7. 이 상태에서 환자는 자신 스스로의 힘으로 FLEXION이 될 수 있도록 ACTIVE하게 팔을 잡아당긴다. 이때 ASSIST HAND는 힘조절을 잘하여 환자가 힘을 주고 구부릴 수 있도록 환자의 힘보다 조금 약하게 저항을 주어 조금씩 FLEXION이 일어날수 있도록 조절해야 한다. 절대로 팔이 움직이지 않게 강한 저항을 주면 관절손상이 오니 유의해야 한다.

8. 정리하자면 MAIN HAND로 ELBOW FLEXION을 유도한 상태에서 ASSIST HAND는 저항을 주어 FLEXION을 방해하고 이런 상태에서 환자는 자신의 힘으로 FLEXION EXERCISE를 시도하는 것이다.

9. 반대로 TRICEPS BRACHII에 MAIN HAND를 고정하여 ELBOW EXTENSION을 유도하며 동일한 방법으로 적용하여 준다.

10. 이때는 시작자세가 FLEXION상태에서 시작하여 ERT를 실시하면 바로 EXTENSION이 되는데 ASSIST HAND는 신전이 되지 않게 저항을 준다.

11. 이 상태에서 환자는 자신 스스로의 힘으로 EXTENSION이 될 수 있도록 ACTIVE하게 팔을 펴준다. 이때 ASSIST HAND는 힘조절을 잘하여 환자가 힘을 주고 잘 펼 수 있도록 환자의 힘보다 조금 약하게 저항을 주어 조금씩 EXTENSION이 일어날 수 있도록 조절해야 한다. 절대로 팔이 움직이지 않게 강한 저항을 주면 관절손상이 오니 유의해야 한다.

12. FLEXION과 달리 EXTENSION은 전류 강도를 약하게 해도 충분히 EXTENSION이 나타나기 때문에 전류 강도조절에 유의해야 한다.

NOTICE 편의상 저주파치료기를 부착하지 않고 촬영하였음

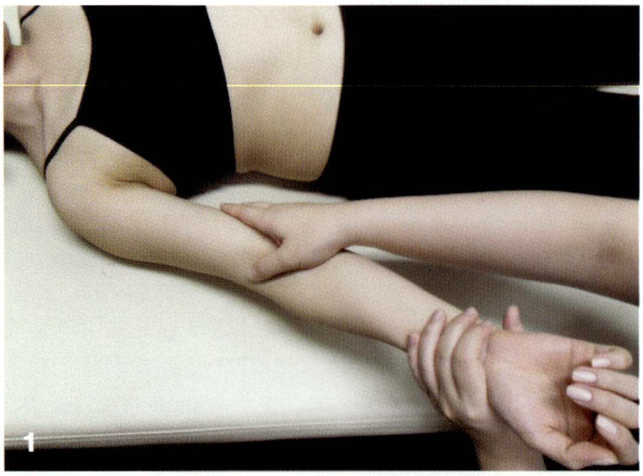

1

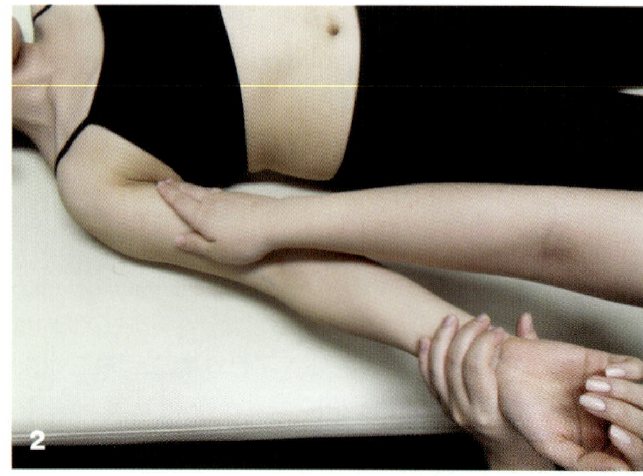

2

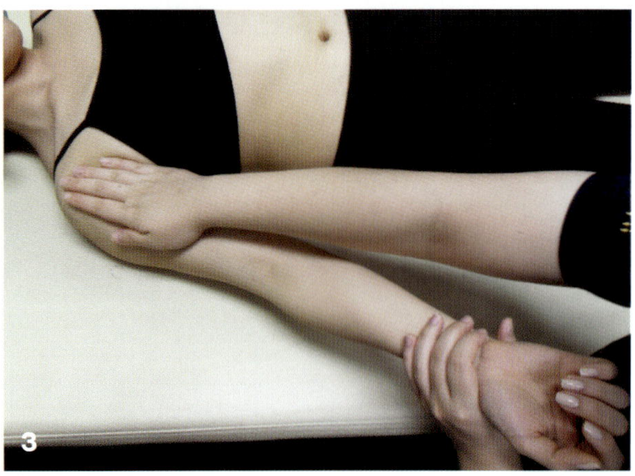

3

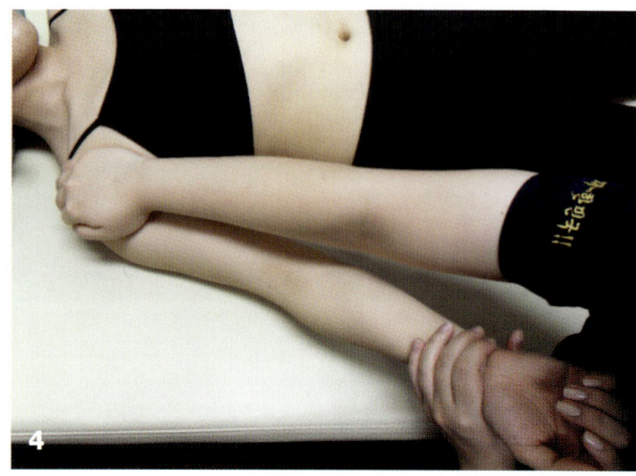

4

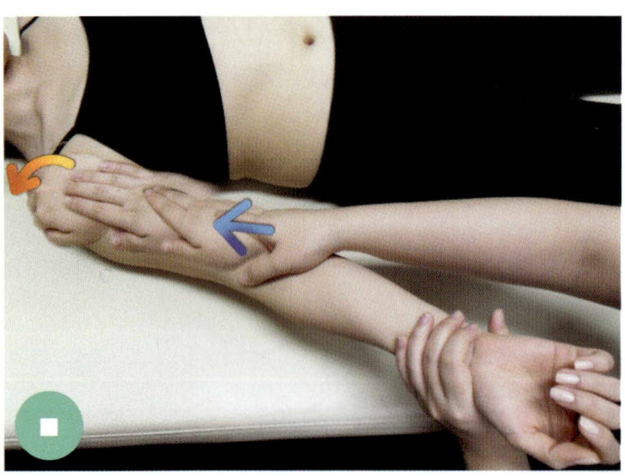

1. 이번 장의 ERT는 상완의 전면부에 통증이 있을 때 적용한다.
2. 사진에서처럼 주관절에서 견관절 방향으로 쓸어올리듯이 올라가 견관절을 감싸듯이 ERT치료를 수회 실시한다.
3. 이때 손목을 고정하고 있는 ASSIST HAND는 POLY GLOVE를 착용하여 전류가 환자에게 전달되지 않도록 유의한다.
4. 치료 강도는 환자가 쾌적하다고 판단되는 정도의 강도보다 조금 강한 강도로 세팅한다.
5. ERT시 단순히 쓸어올리는 방식만 사용하지 말고 손가락을 유동적으로 움직여 마사지를 하며 실시할 수도 있으며 그 외 다양하게 응용하여 실시한다.

17 Coracobrachialis 오훼완근(부리위팔근)

오훼완근에 발통점이 발생하면 어깨의 앞쪽으로 통증이 집중되며 상완의 뒷부분을 지나서 심하면 전완을 타고 손등까지도 통증이 확산된다. 그러나 주관절과 완관절에는 통증이 발생하지 않는다.

오훼완근은 단독적으로 발통점이 발생하지는 않으며 주변의 근육들에 의해 이차적으로 함께 동반해서 나타난다.

오훼완근에 발통점이 발생할 경우 등을 긁는 자세나 전면과 측면 사이의 높은 곳에 있는 물건을 잡고자 팔을 뻗을 때 통증이 재현되며 이때 관절 자체의 장애는 나타나지 않는다.

견관절 주변의 근육들을 치료한 후에도 통증이 계속될때 이 근육에 대한 치료를 함께 병행한다.

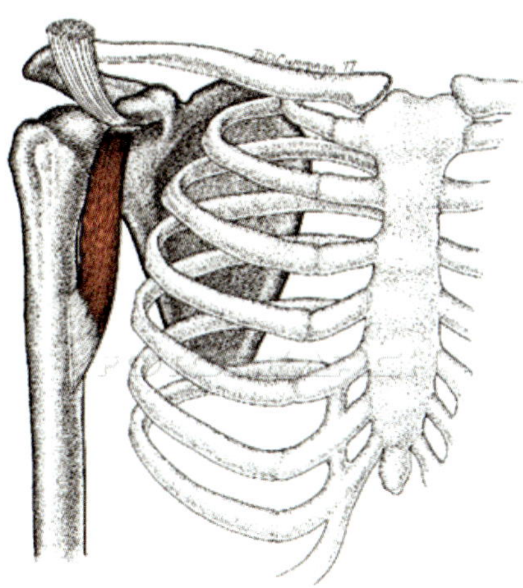

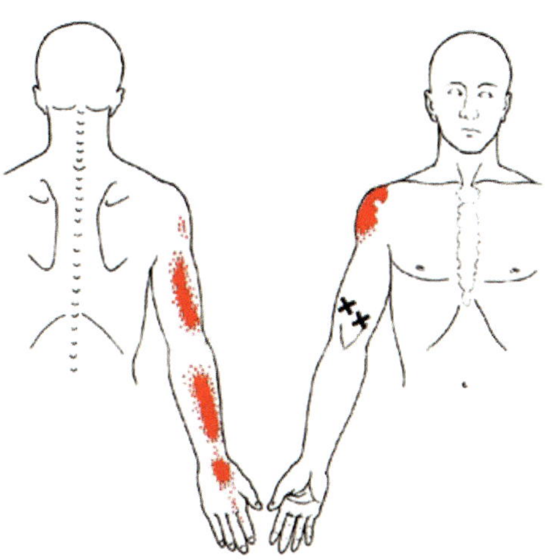

17 Coracobrachialis 오훼완근(부리위팔근)

NOTICE 편의상 저주파치료기를 부착하지 않고 촬영하였음

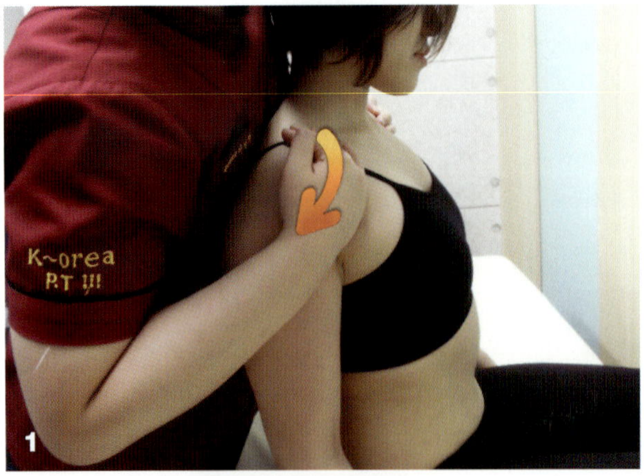

1

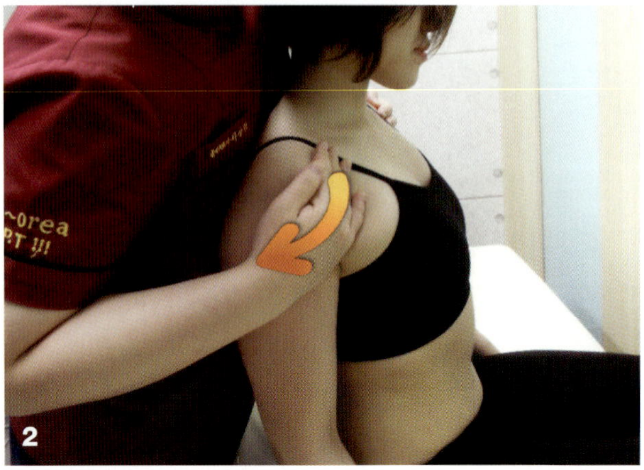

2

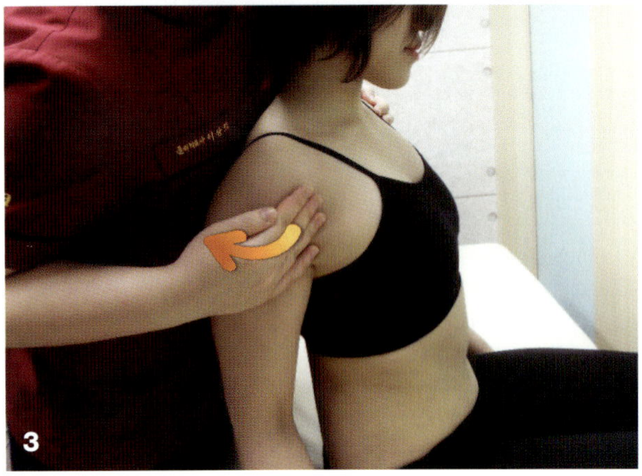

3

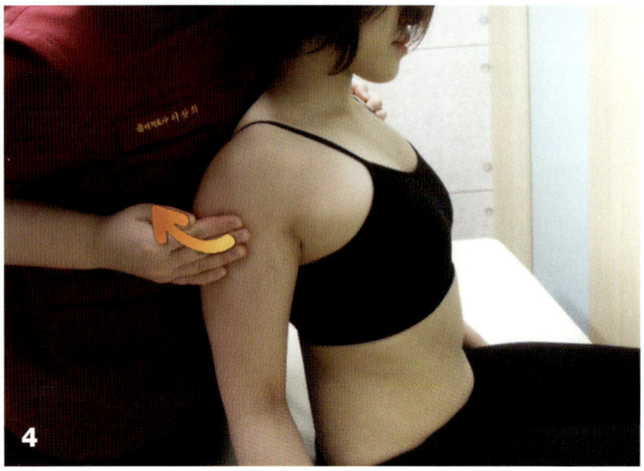

4

1. 이 마시지는 CORACOBRACHIALIS를 중심으로 실시한다. 건측 손은 반대쪽 어깨에 적당히 대고 환측 손은 사진과 같이 견관절 전면부를 아래에서 위로 감아쥐고 압착한 뒤 적용한다. 이때 치료자는 가슴으로 환자의 등을 지지해주어 ERT 시 환자의 몸이 뒤로 밀려나는것을 방지해야 한다. 가능하면 환자와 치료자 사이에 쿠션등을 삽입하여 공간확보를 해주어야 한다.

2. 적당한 압력을 유지한채 견관절을 감아쥔 MAIN HAND를 사진처럼 견관절 신전을 시키며 잡아당긴다. 이때 주의할 것은 관절의 가동성만을 유도하는것이 아니고 적절한 압력을 유지한 채 삼각근과 오훼완근을 스트레칭시켜주어야 한다는 것이다. 절대로 관절만 움직여서는 안된다. 환부를 감아쥔 손의 압력을 유지하며 근육을 당겨주며 견관절 신전을 해야 한다.

3. 이때 환자의 적용부위를 적용하는 환측 손은 환자에게 강한 압력으로 밀착하지 않는 대신 적절한 힘을 유지하며 피부를 당겨주며 실시한다.

4. 환측 손은 환자의 환부에 강하지는 않지만 손바닥 표면을 최대한 밀착시켜야 하며 그러지 않을 경우 환자는 따가운 느낌을 호소할 수 있으니 주의하기 바라며 또한 한 부위에서 정지상태를 오래 유지하지 않는다. 한 부위에서 정지해 있으면 전류에 의해서 근육이 강하게 수축된다.

NOTICE 편의상 저주파치료기를 부착하지 않고 촬영하였음

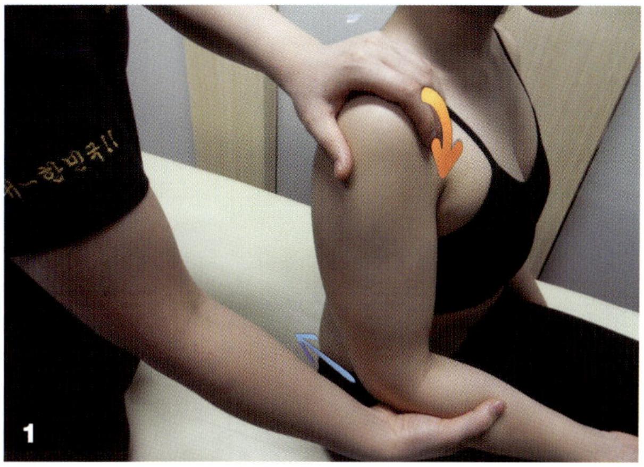

1

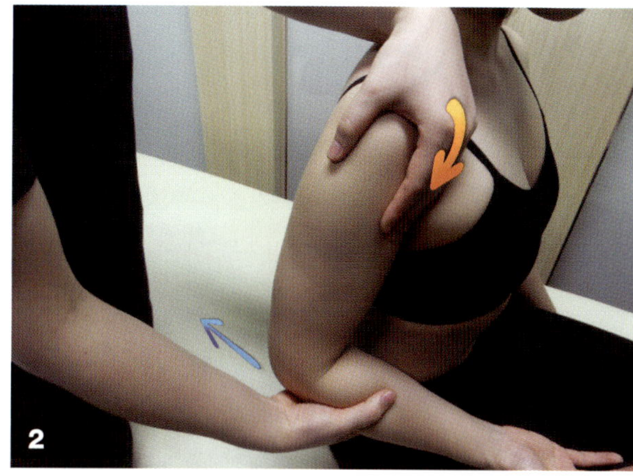

2

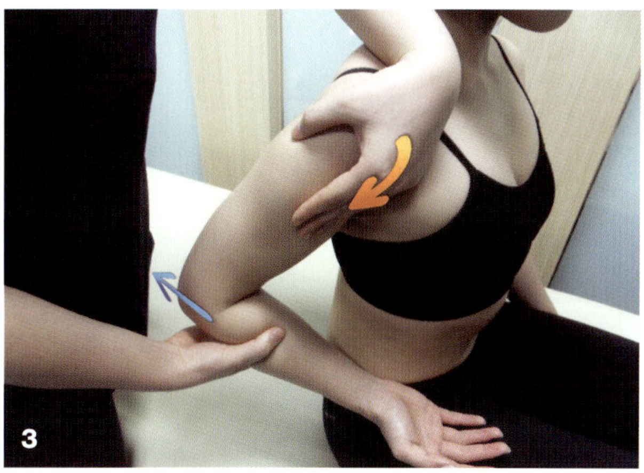

3

1. 이 마시지는 CORACOBRACHIALIS를 중심으로 실시하는 보다 적극적인 방법이다. MAIN HAND는 환측 어깨에 적당히 대고 ASSIST HAND는 사진과 같이 주관절을 아래에서 위로 감아쥐고 압착한 뒤 천천히 팔을 뒤로 잡아 당긴다. ASSIST HAND는 POLY GLOVE를 착용하여 전류가 환자에게 전달되지 않도록 유의한다. 팔을 뒤로 잡아당길때 견관절을 붙잡고 있던 MAIN HAND도 사진에서처럼 오훼완근의 위치를 따라 쓸어내리듯이 이동하며 ERT를 수회 실시한다.

2. 주의할 것은 관절의 가동성만을 유도하는것이 아니고 적절한 압력을 유지한 채 삼각근과 오훼완근을 스트레칭시켜주어야 한다는것이다. 절대로 관절만 움직여서는 안된다. 환부를 감아쥔 손의 압력을 유지하며 근육을 당겨주며 견관절 신전을 해야 한다.

3. MAIN HAND는 환자에게 강한 압력으로 밀착하지 않는대신 적절한 힘을 유지하며 피부를 당겨주며 실시한다.

4. MAIN HAND는 환자의 환부에 강하지는 않지만 손바닥 표면을 최대한 밀착시켜야 하며 그러지 않을 경우 환자는 따가운 느낌을 호소할 수 있으니 주의하기 바라며 또한 한 부위에서 정지상태를 오래 유지하지 않는다. 한 부위에서 정지해 있으면 전류에 의해서 근육이 강하게 수축된다.

5. 치료 강도는 환자가 쾌적하다고 판단되는 정도의 강도보다 조금 강한 강도로 세팅한다.

18 Triceps Brachii 상완삼두근(위팔세갈래근)

상완 삼두근은 발통점이 여러군데 있으며 연관통 또한 다양하게 나타나는 근육 중 하나이다. 이 근육은 주관절 염좌 즉, tennis elbow나 golf's elbow의 주된 원인 근육인데 특히 주관절 신전을 힘차게 하는 운동을 할때 쉽게 손상입는다.

근육의 구조별로 발통점 및 연관통을 알아보자. 먼저,

a. 장두(long head)에 발통점이 발생하면 어깨 뒤쪽에서 전완의 후방으로 연관통이 발생하며 견관절과 주관절 하부의 뒤로 통증이 집중하고 주관절 자체에는 통증이 발생하지 않는다.

b. 내측두에(medial head)에 발통점이 발생하면 주관절 주변으로 통증이 집중된다. 조금 더 자세히 구별해 보면 내측두의 바깥쪽에서 발생하면 내측상과(medial epicondyle)위로 집중된다.

c. 외측두(lateral head)에 발통점이 발생하면 상완의 뒷부분으로 발통점을 중심으로 통증이 집중되며 심하면 전완의 뒤를 지나 제4, 5 수지까지 확산된다.

이 외측두는 해부학적 구조상 요골신경을 압박할 수 있으므로 외측두에 의한 요골신경 압박증에 대한 검사도 함께 실시한다.

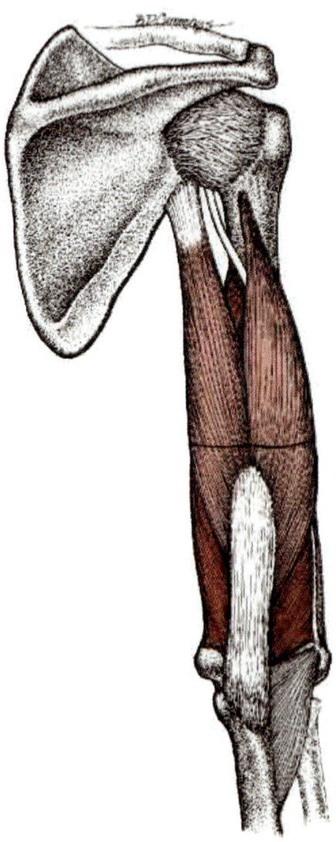

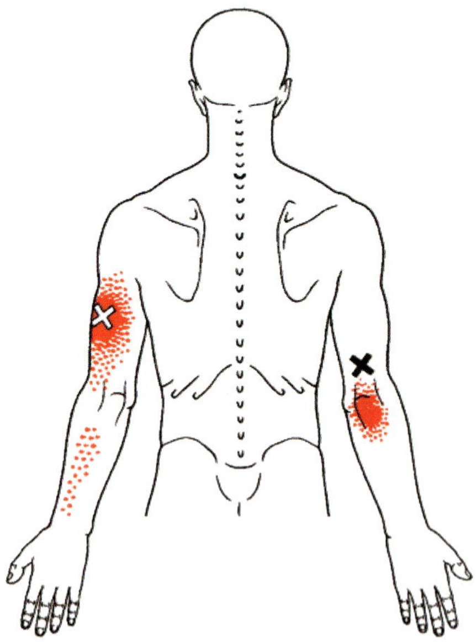

NOTICE 편의상 저주파치료기를 부착하지 않고 촬영하였음

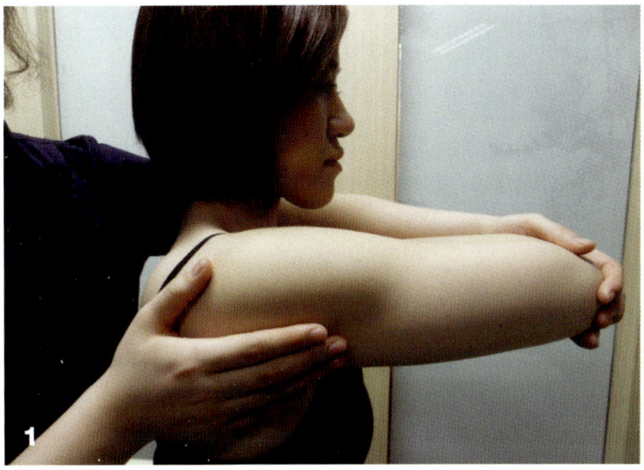

1

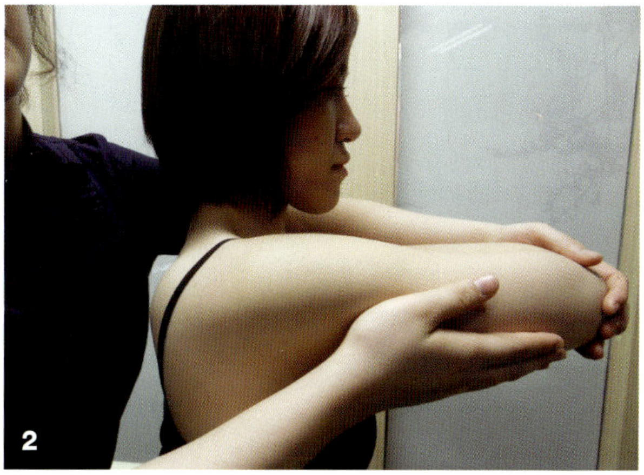

2

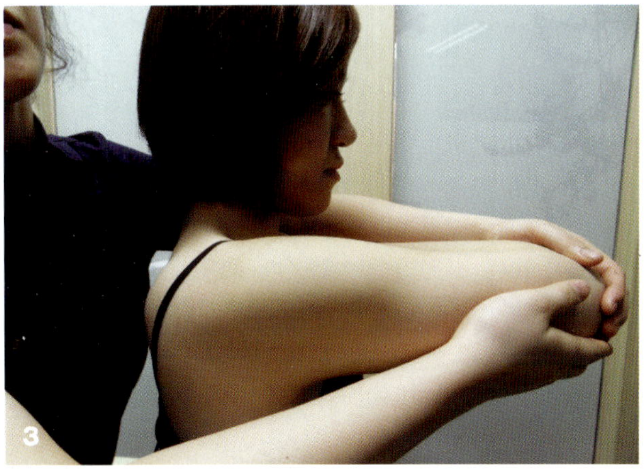

3

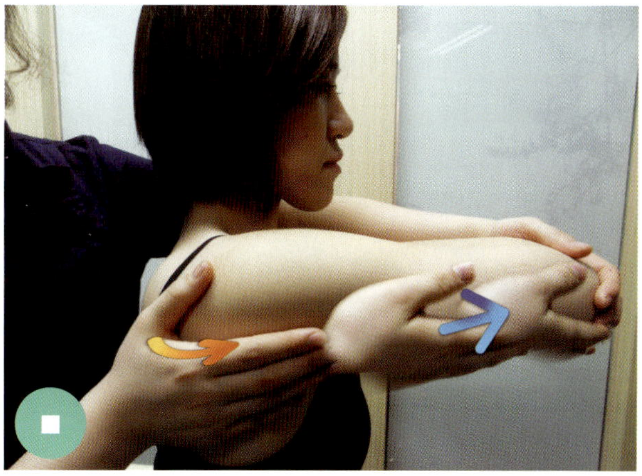

1. 이번 장의 ERT는 상완삼두근을 중심으로 구성되었다.
2. 환자의 주관절을 사진에서처럼 ASSIST HAND로 고정하고 견관절 후면에 MAIN HAND를 고정한 뒤 TRICEPS BRACHII의 위치를 따라 손을 압착 후 주관절 방향으로 내려가면서 ERT를 수회 실시한다.
3. ERT를 실시하는 동안에 ASSIST HAND는 함께 주관절을 조금씩 당겨 신장이 될 수 있도록 한다.
4. 밀착압력은 피부가 1cm 정도 눌릴 정도의 압력을 유지한다.
5. 중요한 것은 단순히 마사지를 해주는 것만 하는 것이 아니고 근육의 스트레칭을 함께 유도해야 더 좋은 ERT효과를 기대할 수 있다.
6. 치료 강도는 환자가 쾌적하다고 판단되는 정도의 강도보다 조금 강한 강도로 세팅한다.

18 Triceps Brachii 상완삼두근(위팔세갈래근)

NOTICE 편의상 저주파치료기를 부착하지 않고 촬영하였음

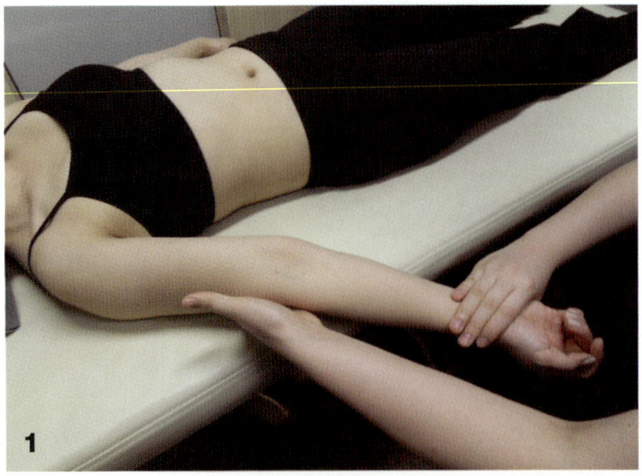

1

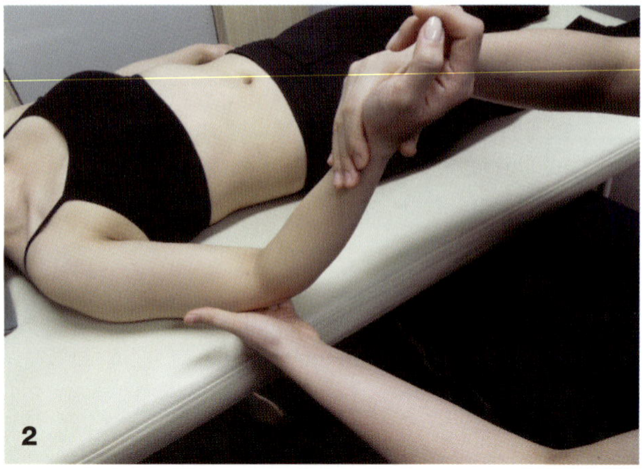

2

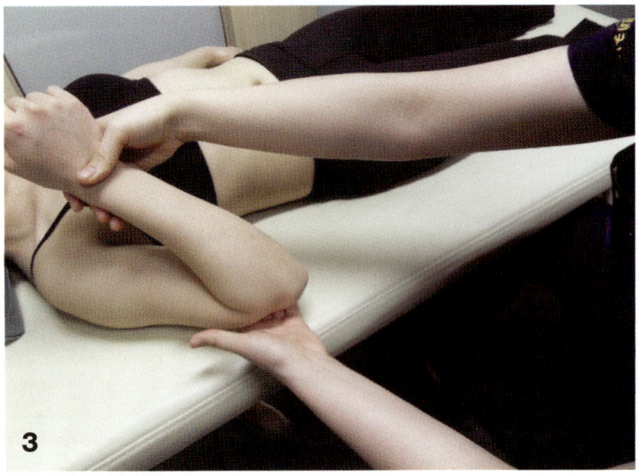

3

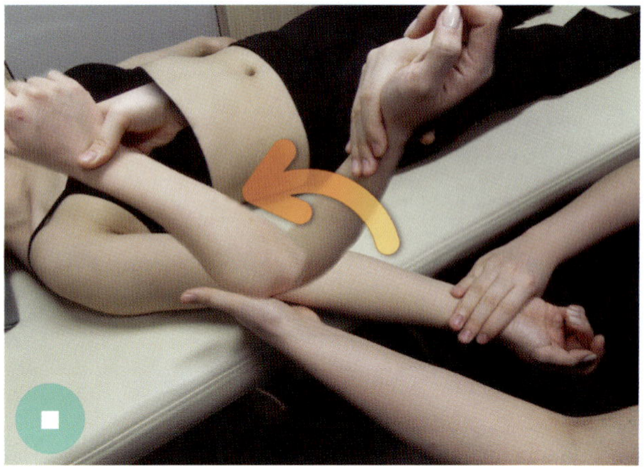

■

1. 이번 장의 ERT는 여러가지 원인을 인하여 ELBOW JT의 구축이나 통증이 발생되었을 때 사용하며 특히 상완의 BICEPS, TRICEPS BRACHII에 통증이 있을 때에도 적용한다. 정형물리치료의 경우 자주 사용될수 있는 방법이다.
2. 이 운동은 치료자의 손은 ASSIST HAND의 역할이 굉장히 중요하다.
3. MAIN HAND는 환자의 BICEPS BRACHII, BRACHIALIS를 감아 쥐고 이번 장의 ERT에서 가장 중요한 전류 강도를 조절한다.
4. 전류 강도는 ELBOW JT.가 FLEXION될 정도로 조절한다. 일반 ERT에 비하여 조금 강한 전류가 필요하다.
5. 이번 장의 ASSIST HAND는 반드시 POLY GLOVE를 착용하여 환자와 전류가 통하지 않게 해야 한다. 이런 상태에서 손목을 사진에서처럼 고정한다.
6. ERT를 실시하게 되면 ELBOW FLEXION이 되는데 이때 ASSIST HAND는 굴곡이 되지 않게 저항을 준다.

7. 이 상태에서 환자는 자신 스스로의 힘으로 FLEXION이 될 수 있도록 ACTIVE하게 팔을 잡아당긴다. 이때 ASSIST HAND는 힘조절을 잘하여 환자가 힘을 주고 구부릴 수 있도록 환자의 힘보다 조금 약하게 저항을 주어 조금씩 FLEXION이 일어날 수 있도록 조절해야 한다. 절대로 팔이 움직이지 않게 강한 저항을 주면 관절손상이 오니 유의해야 한다.

8. 정리하자면 MAIN HAND로 ELBOW FLEXION을 유도한 상태에서 ASSIST HAND는 저항을 주어 FLEXION을 방해하고 이런 상태에서 환자는 자신의 힘으로 FLEXION EXERCISE를 시도하는 것이다.

9. 반대로 TRICEPS BRACHII에 MAIN HAND를 고정하여 ELBOW EXTENSION을 유도하며 동일한 방법으로 적용하여 준다.

10. 이때는 시작자세가 FLEXION상태에서 시작하여 ERT를 실시하면 바로 EXTENSION이 되는데 ASSIST HAND는 신전이 되지 않게 저항을 준다.

11. 이 상태에서 환자는 자신 스스로의 힘으로 EXTENSION이 될 수 있도록 ACTIVE하게 팔을 펴준다. 이때 ASSIST HAND는 힘조절을 잘하여 환자가 힘을 주고 잘 펼 수 있도록 환자의 힘보다 조금 약하게 저항을 주어 조금씩 EXTENSION이 일어날 수 있도록 조절해야 한다. 절대로 팔이 움직이지 않게 강한 저항을 주면 관절손상이 오니 유의해야 한다.

12. FLEXION과 달리 EXTENSION은 전류 강도를 약하게 해도 충분히 EXTENSION이 나타나기 때문에 전류 강도조절에 유의해야 한다.

18 Triceps Brachii 상완삼두근(위팔세갈래근)

NOTICE 편의상 저주파치료기를 부착하지 않고 촬영하였음

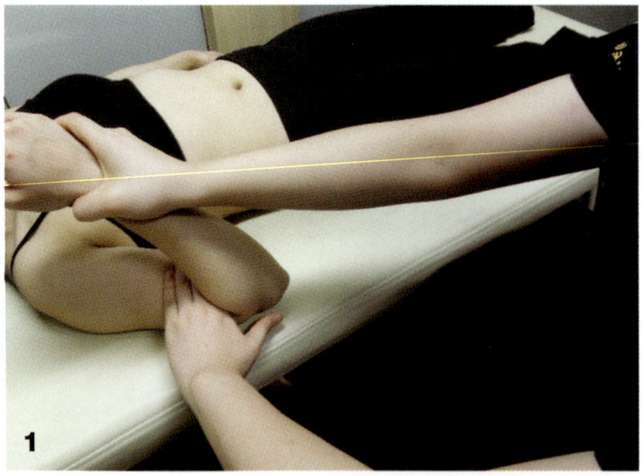
1

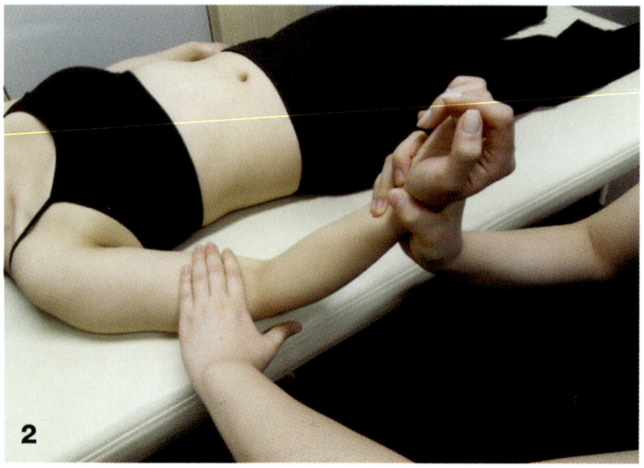
2

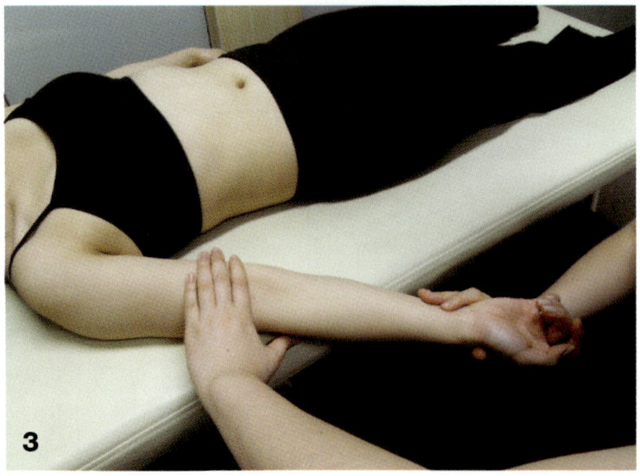
3

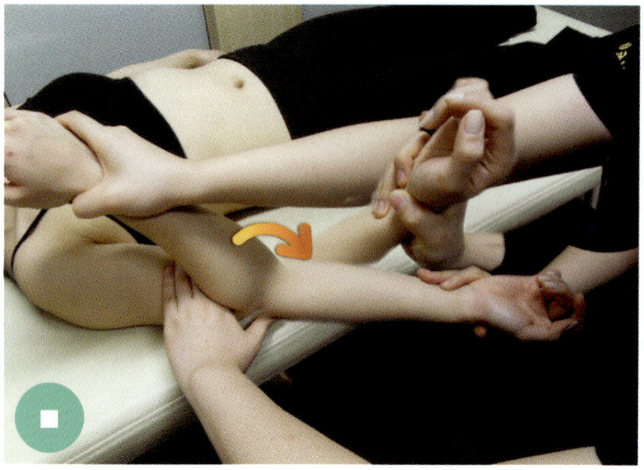

1. 이번 장의 ERT는 여러 가지 원인으로 인하여 ELBOW JT의 구축이나 통증이 발생되었을 때 사용하며 특히 상완의 BICEPS, TRICEPS BRACHII에 통증이 있을 때에도 적용한다. 정형물리치료의 경우 자주 사용될 수 있는 방법이다.
2. 이 운동에 있어 치료자의 손은 ASSIST HAND로써 역할이 굉장히 중요하다.
3. MAIN HAND는 환자의 BICEPS BRACHII, BRACHIALIS를 감아 쥐고 이번 장의 ERT에서 가장 중요한 전류 강도를 조절한다.
4. 전류 강도는 ELBOW JT.가 FLEXION될 정도로 조절한다. 일반 ERT에 비하여 조금 강한 전류가 필요하다.
5. 이번 장의 ASSIST HAND는 반드시 POLY GLOVE를 착용하여 환자와 전류가 통하지 않게 해야 한다. 이런 상태에서 손목을 사진에서처럼 고정한다.
6. ERT를 실시하게 되면 ELBOW가 FLEXION이 되는데 이때 ASSIST HAND는 굴곡이 되지 않게 저항을 준다.

7. 이 상태에서 환자는 자신 스스로의 힘으로 FLEXION이 될 수 있도록 ACTIVE하게 팔을 잡아당긴다. 이때 ASSIST HAND는 힘 조절을 잘하여 환자가 힘을 주고 구부릴 수 있도록 환자의 힘보다 조금 약하게 저항을 주어 조금씩 FLEXION이 일어날 수 있도록 조절해야 한다. 절대로 팔이 움직이지 않게 강한 저항을 주면 관절손상이 오니 유의해야 한다.

8. 정리하자면 MAIN HAND로 ELBOW FLEXION을 유도한 상태에서 ASSIST HAND는 저항을 주어 FLEXION을 방해하고 이런 상태에서 환자는 자신의 힘으로 FLEXION EXERCISE를 시도하는 것이다.

9. 반대로 TRICEPS BRACHII에 MAIN HAND를 고정하여 ELBOW EXTENSION을 유도하며 동일한 방법으로 적용하여 준다.

10. 이때는 시작자세가 FLEXION상태에서 시작하여 ERT를 실시하면 바로 EXTENSION이 되는데 ASSIST HAND는 신전이 되지 않게 저항을 준다.

11. 이 상태에서 환자는 자신 스스로의 힘으로 EXTENSION이 될 수 있도록 ACTIVE하게 팔을 펴준다. 이때 ASSIST HAND는 힘 조절을 잘하여 환자가 힘을 주고 잘 펼 수 있도록 환자의 힘보다 조금 약하게 저항을 주어 조금씩 EXTENSION이 일어날 수 있도록 조절해야 한다. 절대로 팔이 움직이지 않게 강한 저항을 주면 관절손상이 오니 유의해야 한다.

12. FLEXION과 달리 EXTENSION은 전류 강도를 약하게 해도 충분히 EXTENSION이 나타나기 때문에 전류 강도조절에 유의해야 한다.

19 Brachialis 상완근(위팔근)

요즘 엄지손가락 주변으로 둔한 감각(numbness sensory)과 저린 느낌이 나타나면서 움직일 때 통증을 호소하는 환자가 많다.

이런 경우 상완의 중앙부를 압박해보자. 이때 엄지손가락 주변에 이상감각이 발생한다면 다음으로 주관절의 접히는 부근에 통증이 함께 나타나는지도 확인해보자.

위와 같은 증상이 나타나면 이는 상완근의 발통점에 의한 것으로 판단할 수 있다.

상완근에 발통점이 발생하면 엄지손가락의 등쪽으로 감각이상이 나타나고 통증이 집중되며 심하면 주관절의 접히는(antecubital) 공간 및 견관절과 상완상부의 앞쪽까지 통증이 확산된다.

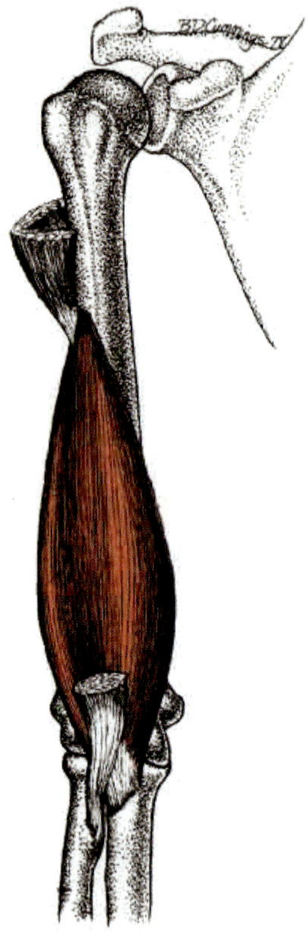

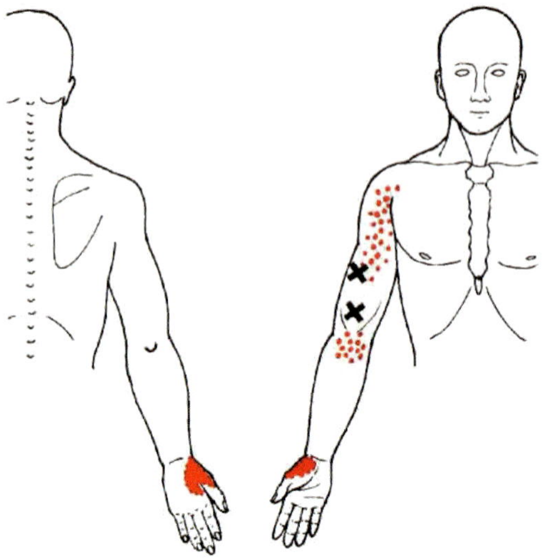

NOTICE 편의상 저주파치료기를 부착하지 않고 촬영하였음

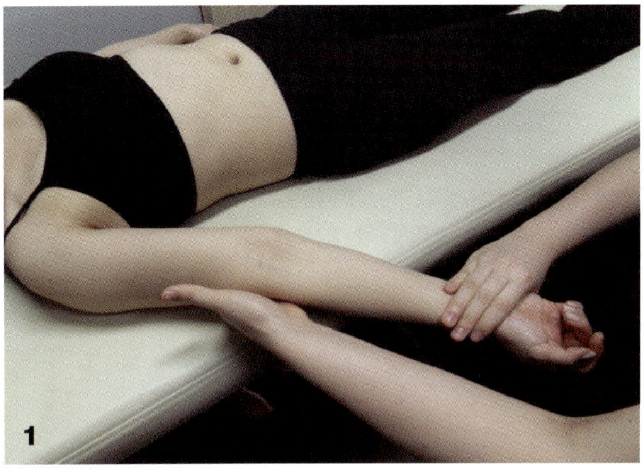

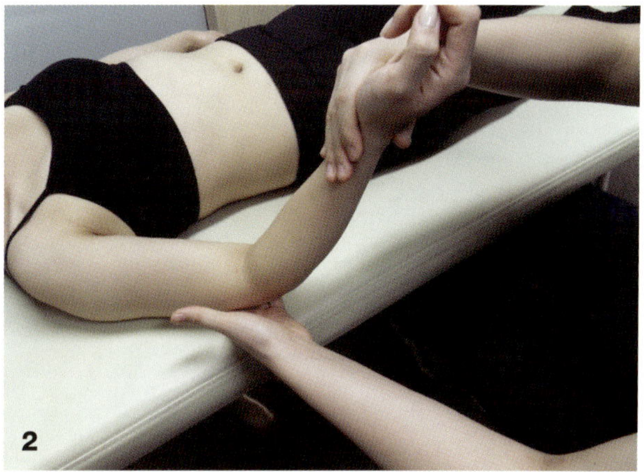

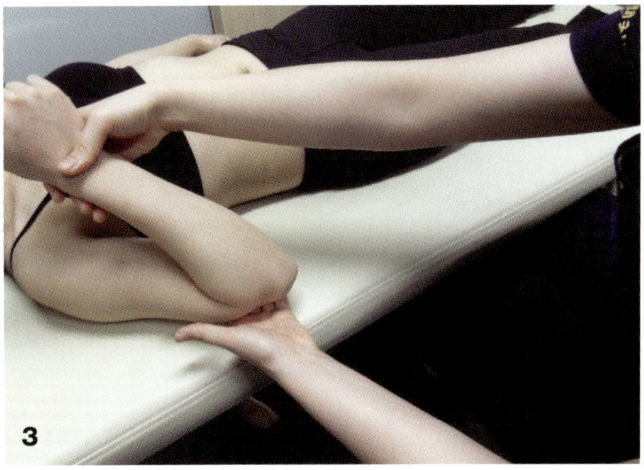

1. 이번 장의 ERT는 여러 가지 원인으로 인하여 ELBOW JT의 구축이나 통증이 발생되었을 때 사용하며 특히 상완의 BICEPS, TRICEPS BRACHII에 통증이 있을 때에도 적용한다. 정형물리치료의 경우 자주 사용될 수 있는 방법이다.
2. 이 운동에 있어 치료자의 손은 ASSIST HAND로써 역할이 굉장히 중요하다.
3. MAIN HAND는 환자의 BICEPS BRACHII, BRACHIALIS를 감아 쥐고 이번 장의 ERT에서 가장 중요한 전류 강도를 조절한다.
4. 전류 강도는 ELBOW JT.가 FLEXION될 정도로 조절한다. 일반 ERT에 비하여 조금 강한 전류가 필요하다.
5. 이번 장의 ASSIST HAND는 반드시 POLY GLOVE를 착용하여 환자와 전류가 통하지 않게 해야 한다. 이런 상태에서 손목을 사진에서처럼 고정한다.
6. ERT를 실시하게 되면 ELBOW FLEXION이 되는데 이때 ASSIST HAND는 굴곡이 되지 않게 저항을 준다.
7. 이 상태에서 환자는 자신 스스로의 힘으로 FLEXION이 될 수 있도록 ACTIVE하게 팔을 잡아당긴다. 이때 ASSIST HAND는 힘 조절을 잘하여 환자가 힘을 주고 구부릴 수 있도록 환자의 힘보다 조금 약하게 저항을 주어 조금씩 FLEXION이 일어날 수 있도록 조절해야 한다. 절대로 팔이 움직이지 않게 강한 저항을 주면 관절손상이 오니 유의해야 한다.
8. 정리하자면 MAIN HAND로 ELBOW FLEXION을 유도한 상태에서 ASSIST HAND는 저항을 주어 FLEXION을 방해하고 이런 상태에서 환자는 자신의 힘으로 FLEXION EXERCISE를 시도하는 것이다.
9. 반대로 TRICEPS BRACHII에 MAIN HAND를 고정하여 ELBOW EXTENSION을 유도하며 동일한 방법으로 적용하여 준다.
10. 이때는 시작자세가 FLEXION상태에서 시작하여 ERT를 실시하면 바로 EXTENSION이 되는데 ASSIST HAND는 신전이 되지 않게 저항을 준다.

Brachialis 상완근(위팔근)

NOTICE 편의상 저주파치료기를 부착하지 않고 촬영하였음

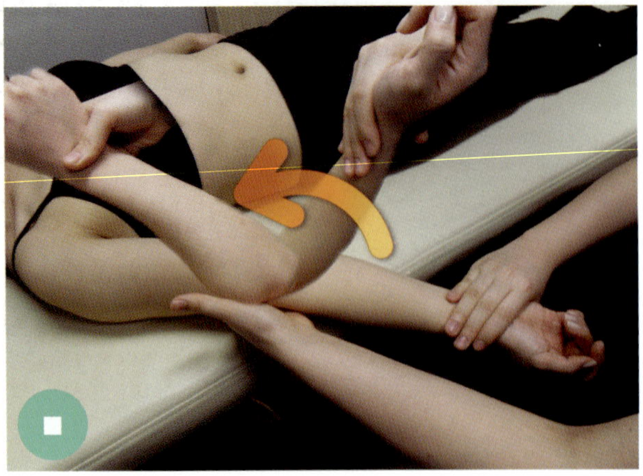

11. 이 상태에서 환자는 자신 스스로의 힘으로 EXTENSION이 될 수 있도록 ACTIVE하게 팔을 펴준다. 이때 ASSIST HAND는 힘 조절을 잘하여 환자가 힘을 주고 잘 펼 수 있도록 환자의 힘보다 조금 약하게 저항을 주어 조금씩 EXTENSION이 일어날 수 있도록 조절해야 한다. 절대로 팔이 움직이지 않게 강한 저항을 주면 관절손상이 오니 유의해야 한다.

12. FLEXION과 달리 EXTENSION은 전류 강도를 약하게 해도 충분히 EXTENSION이 나타나기 때문에 전류 강도조절에 유의해야 한다.

NOTICE 편의상 저주파치료기를 부착하지 않고 촬영하였음

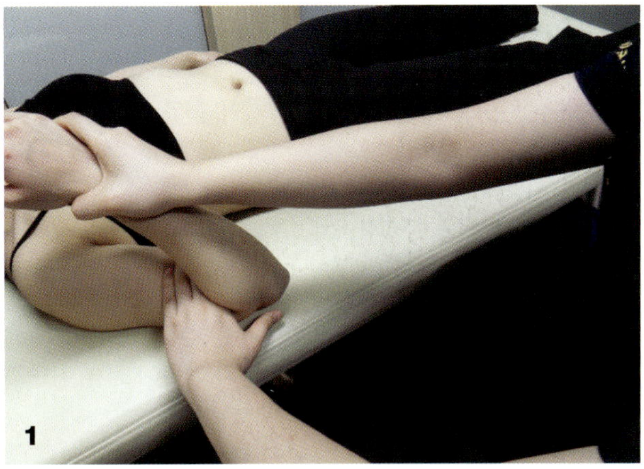

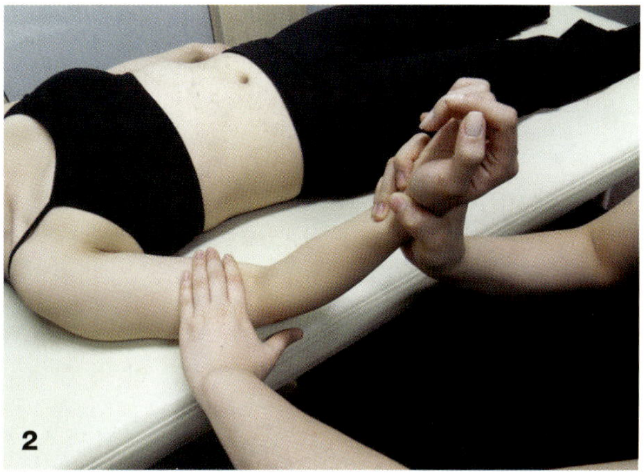

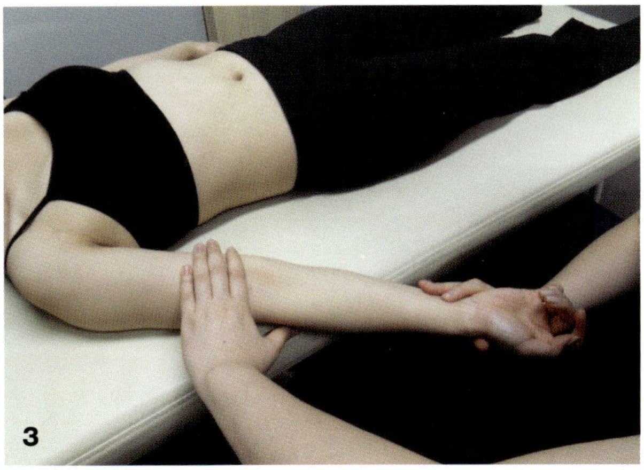

1. 이번 장의 ERT는 여러 가지 원인으로 인하여 ELBOW JT의 구축이나 통증이 발생되었을 때 사용하며 특히 상완의 BICEPS, TRICEPS BRACHII에 통증이 있을때에도 적용한다. 정형물리치료의 경우 자주 사용될 수 있는 방법이다.
2. 이 운동에 있어 치료자의 손은 ASSIST HAND로써 역할이 굉장히 중요하다.
3. MAIN HAND는 환자의 BICEPS BRACHII, BRACHIALIS를 감아 쥐고 이번 장의 ERT에서 가장 중요한 전류 강도를 조절한다.
4. 전류 강도는 ELBOW JT.가 FLEXION될 정도로 조절한다. 일반 ERT에 비하여 조금 강한 전류가 필요하다.
5. 이번 장의 ASSIST HAND는 반드시 POLY GLOVE를 착용하여 환자와 전류가 통하지 않게 해야 한다. 이런 상태에서 손목을 사진에서처럼 고정한다.
6. ERT를 실시하게 되면 ELBOW가 FLEXION이 되는데 이때 ASSIST HAND는 굴곡이 되지 않게 저항을 준다.
7. 이 상태에서 환자는 자신 스스로의 힘으로 FLEXION이 될 수 있도록 ACTIVE하게 팔을 잡아당긴다. 이때 ASSIST HAND는 힘 조절을 잘하여 환자가 힘을 주고 구부릴 수 있도록 환자의 힘보다 조금 약하게 저항을 주어 조금씩 FLEXION이 일어날 수 있도록 조절해야 한다. 절대로 팔이 움직이지 않게 강한 저항을 주면 관절손상이 오니 유의해야 한다.
8. 정리하자면 MAIN HAND로 ELBOW FLEXION을 유도한 상태에서 ASSIST HAND는 저항을 주어 FLEXION을 방해하고 이런 상태에서 환자는 자신의 힘으로 FLEXION EXERCISE를 시도하는 것이다.
9. 반대로 TRICEPS BRACHII에 MAIN HAND를 고정하여 ELBOW EXTENSION을 유도하며 동일한 방법으로 적용하여 준다.
10. 이때는 시작자세가 FLEXION상태에서 시작하여 ERT를 실시하면 바로 EXTENSION이 되는데 ASSIST HAND는 신전이 되지 않게 저항을 준다.

19 Brachialis 상완근(위팔근)

NOTICE 편의상 저주파치료기를 부착하지 않고 촬영하였음

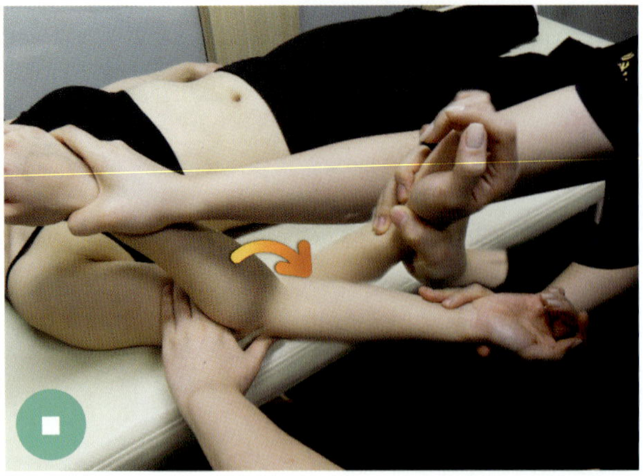

11. 이 상태에서 환자는 자신 스스로의 힘으로 EXTENSION이 될 수 있도록 ACTIVE하게 팔을 펴준다. 이때 ASSIST HAND는 힘 조절을 잘하여 환자가 힘을 주고 잘 펼 수 있도록 환자의 힘보다 조금 약하게 저항을 주어 조금씩 EXTENSION이 일어날 수 있도록 조절해야 한다. 절대로 팔이 움직이지 않게 강한 저항을 주면 관절손상이 오니 유의해야 한다.

12. FLEXION과 달리 EXTENSION은 전류 강도를 약하게 해도 충분히 EXTENSION이 나타나기 때문에 전류 강도조절에 유의해야 한다.

NOTICE 편의상 저주파치료기를 부착하지 않고 촬영하였음

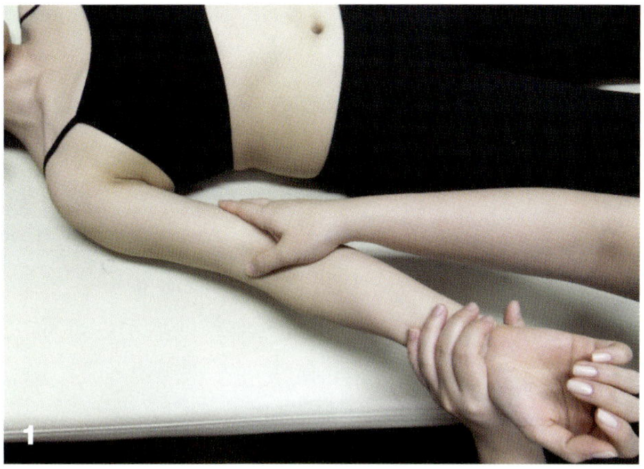

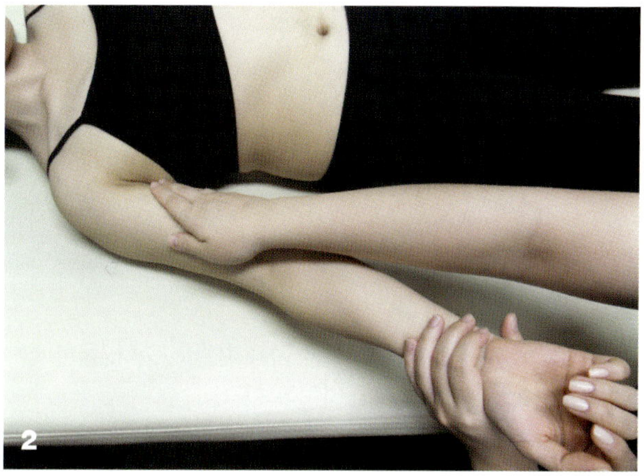

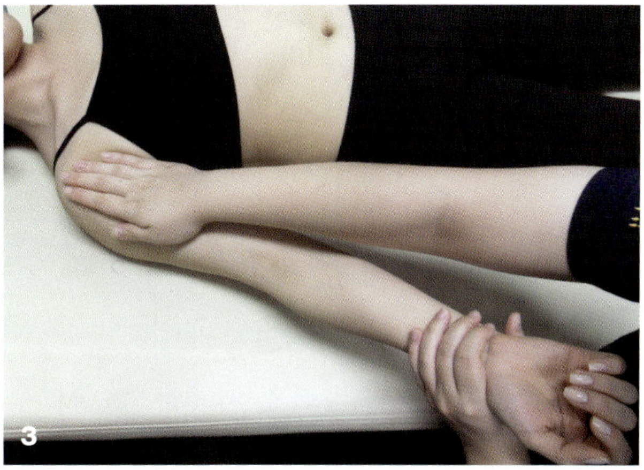

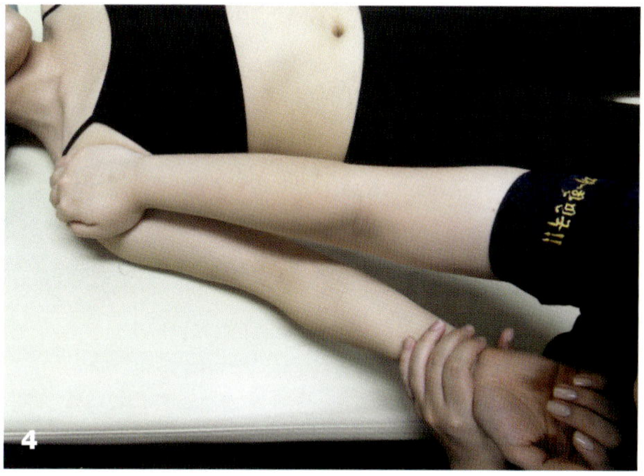

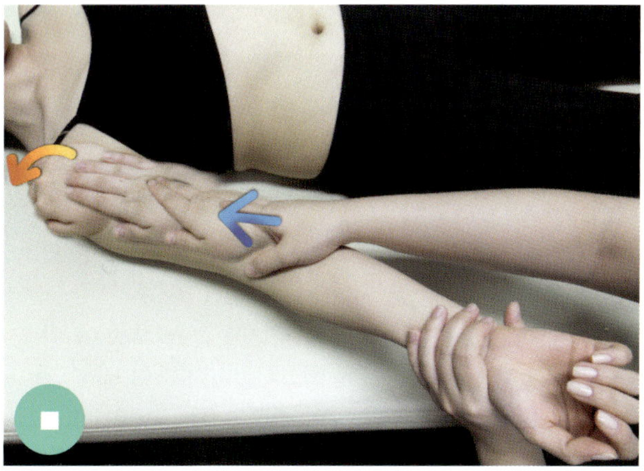

1. 이번 장의 ERT는 상완의 전면부에 통증이 있을 때 적용한다.
2. 사진에서처럼 주관절에서 견관절 방향으로 쓸어올리듯이 올라가 견관절을 감싸듯이 ERT치료를 수회 실시한다.
3. 이때 손목을 고정하고 있는 ASSIST HAND는 POLY GLOVE를 착용하여 전류가 환자에게 전달되지 않도록 유의한다.
4. 치료 강도는 환자가 쾌적하다고 판단되는 정도의 강도보다 조금 강한 강도로 세팅한다.
5. ERT시 단순히 쓸어올리는 방식만 사용하지 말고 손가락을 유동적으로 움직여 마사지를 하며 실시할 수도 있으며 그 외 다양하게 응용하여 실시한다.

Brachialis 상완근(위팔근)

그 외에도 다양한 방법으로 응용할 수 있다.

1. 적당한 압력을 유지한 채 손에 진동을 주며 실시한다.
2. 다음으로 적당한 압력을 유지한 채 손가락을 이용해 주무르며 실시한다.
3. 다음으로 적당한 압력을 유지한 채 손바닥을 중심에 두고 손을 회전하며 실시한다.
4. 다음으로 가볍게 근육을 쥐어 잡고 흔들어 준다. 물론 잡고 있는 위치는 계속 이동하여야 한다.
5. 마지막으로 전류 강도를 비교적 강하게 세팅 후 손바닥을 모아 진공상태를 만들며 HAMSTRING을 타진한다. 이때 잘못하면 때리는 것과 동일하게 되니 충분한 연습이 필요하다.
6. 그 외에도 BOWEN, MFR 등을 다양하게 응용하여 ERT 치료를 적용하여도 좋은 효과를 기대할 수 있다.

▶ 이러한 방법은 다른 부위 모두에 적용할 수 있으며 가능하다면 다양한 방법으로 ERT치료를 숙련해야 한다.

NOTICE
(전기치료장비의 VOLUME CONTROL을 만지지 않고 치료자의 손을 이용해 전류의 강도를 조절하려면...)

ERT를 실시할 때에는 각각의 부위마다 전류에 대한 역치의 차이로 인하여 어떤 부위는 전류 강도를 약하게 느끼고 어떤 부위는 강하게 느끼게 된다. 그래서 강도 조절하는 연습이 필요하다. 마사지 기술은 매우 단순하지만 바로 부위별 전류 강도조절을 잘하는 것이 이번 장의 ERT를 잘 적용할 수 있는 열쇠가 된다.
그래서 전류 강도를 고정시킨 상태에서 전기치료기의 VOLUME을 조절하지 않고 손을 이용하여 강도 조절을 할 수 있어야 한다. ERT의 전류 강도는 환자의 환부에 밀착시키는 치료자의 손의 넓이와 압착 강도에 의하여 조절할 수 있다.

ERT를 실시할 때를 예를 들자면

1. 한 손만을 환부에 대고 전류 강도를 맞춘다.
2. 적정한 강도를 맞춘 후 조금 더 강하게 최종 VOLUME CONTROL을 한다.
3. 양손이 사용되는 ERT의 경우 MAIN HAND와 ASSIST HAND를 정한다.
4. THRESHOLD가 높은 부위의 경우 MAIN HAND는 강하게 밀착하고, ASSIST HAND는 그냥 대고 있는 정도로 실시한다.
5. 반대로 THRESHOLD가 낮은 부위는 ASSIST HAND의 밀착 강도를 조금 높여 준다. 그렇게 되면 환자는 전류 강도를 강하게 느끼지 않게 된다.
6. 정리하자면 ASSIST HAND를 환부에 접촉시키느냐 안 시키느냐 하는 것과 환부에 접촉시키더라도 그 밀착 강도를 높이고 낮춤으로 인하여 환자의 THERESHOLD CONDITION에 맞출 수 있다.
7. 이 방법은 ERT를 실시할 때 매우 다양하게 사용되며 충분히 숙지해야 하는 중요한 기술이다.

NOTICE 편의상 저주파치료기를 부착하지 않고 촬영하였음

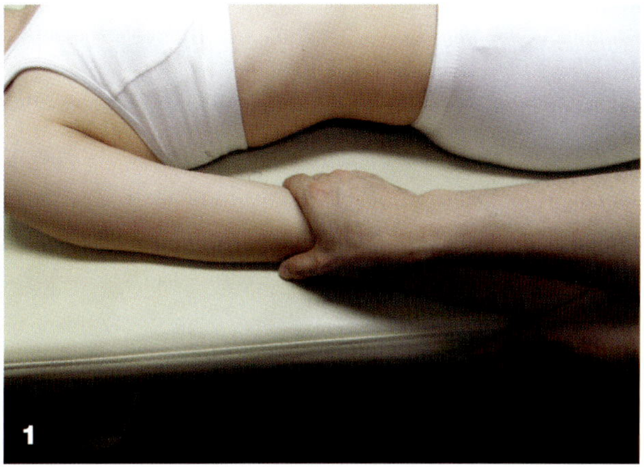

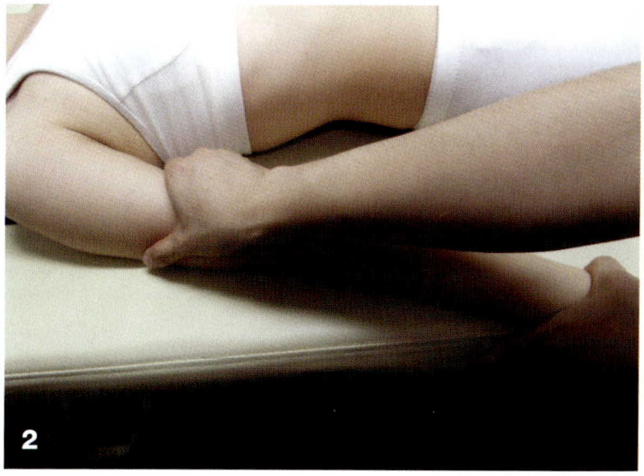

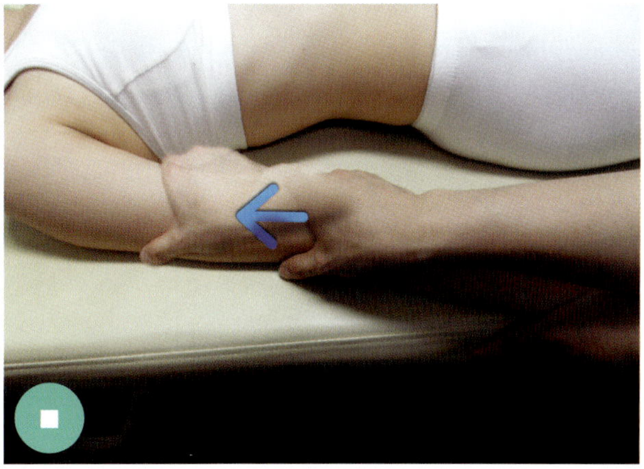

1. 이번 장의 ERT는 상완의 전면부에 통증이 있을 때 적용한다.
2. 사진에서처럼 주관절에서 견관절 방향으로 쓸어올리듯이 올라가 삼각근 밑까지 ERT치료를 수회 실시한다.
3. 이때 손목을 고정하고 있는 ASSIST HAND는 POLY GLOVE를 착용하여 전류가 환자에게 전달되지 않도록 유의한다.
4. 치료 강도는 환자가 쾌적하다고 판단되는 정도의 강도보다 조금 강한 강도로 세팅한다.
5. ERT시 단순히 쓸어올리는 방식만 사용하지 말고 손가락을 유동적으로 움직여 마사지를 하며 실시할 수도 있으며 그 외 다양하게 응용하여 실시한다.

그 외에도 다양한 방법으로 응용할 수 있다.

1. 적당한 압력을 유지한 채 손에 진동을 주며 실시한다.
2. 다음으로 적당한 압력을 유지한 채 손가락을 이용해 주무르며 실시한다.
3. 다음으로 적당한 압력을 유지한 채 손바닥을 중심에 두고 손을 회전하며 실시한다.
4. 다음으로 가볍게 근육을 쥐어 잡고 흔들어 준다. 물론 잡고 있는 위치는 계속 이동하여야 한다.
5. 마지막으로 전류 강도를 비교적 강하게 세팅 후 손바닥을 모아 진공상태를 만들며 HAMSTRING을 타진한다. 이때 잘못하면 때리는 것과 동일하게 되니 충분한 연습이 필요하다.
6. 그 외에도 BOWEN, MFR 등을 다양하게 응용하여 ERT 치료를 적용하여도 좋은 효과를 기대할 수 있다.

▶ 이러한 방법은 다른 부위 모두에 적용할 수 있으며 가능하다면 다양한 방법으로 ERT치료를 숙련해야 한다.

NOTICE

(전기치료장비의 VOLUME CONTROL을 만지지 않고 치료자의 손을 이용해 전류의 강도를 조절하려면...)

ERT를 실시할 때에는 각각의 부위마다 전류에 대한 역치의 차이로 인하여 어떤 부위는 전류 강도를 약하게 느끼고 어떤 부위는 강하게 느끼게 된다. 그래서 강도 조절하는 연습이 필요하다. 마사지 기술은 매우 단순하지만 바로 부위별 전류 강도조절을 잘하는 것이 이번 장의 ERT를 잘 적용할 수 있는 열쇠가 된다.
그래서 전류 강도를 고정시킨 상태에서 전기치료기의 VOLUME을 조절하지 않고 손을 이용하여 강도 조절을 할 수 있어야 한다. ERT의 전류 강도는 환자의 환부에 밀착시키는 치료자의 손의 넓이와 압착 강도에 의하여 조절할 수 있다.

ERT를 실시할 때를 예를 들자면

1. 한 손만을 환부에 대고 전류 강도를 맞춘다.
2. 적정한 강도를 맞춘 후 조금 더 강하게 최종 VOLUME CONTROL을 한다.
3. 양손이 사용되는 ERT의 경우 MAIN HAND와 ASSIST HAND를 정한다.
4. THRESHOLD가 높은 부위의 경우 MAIN HAND는 강하게 밀착하고, ASSIST HAND는 그냥 대고 있는 정도로 실시한다.
5. 반대로 THRESHOLD가 낮은 부위는 ASSIST HAND의 밀착 강도를 조금 높여 준다. 그렇게 되면 환자는 전류 강도를 강하게 느끼지 않게 된다.
6. 정리하자면 ASSIST HAND를 환부에 접촉시키느냐 안 시키느냐 하는 것과 환부에 접촉시키더라도 그 밀착 강도를 높이고 낮춤으로 인하여 환자의 THERESHOLD CONDITION에 맞출 수 있다.
7. 이 방법은 ERT를 실시할 때 매우 다양하게 사용되며 충분히 숙지해야 하는 중요한 기술이다.

20 Brachioradialis 상완요골근(위팔노근)

상완요골근은 구조상 장요측수신근과 회외근을 덮고 있는 얇은 근육이다. 이로 인해 위의 두 근육과 발통점을 구별하기가 어렵다. 그래서 장요측수신근, 회외근과 비교하며 발통점을 확인해보자. 상완요골근에 발통점이 발생하면 엄지와 검지사이의 움푹들어간 부위로 통증이 집중하는 것을 볼 수 있으며 위로 외측상과 방향으로 통증이 퍼지는 것을 발견할 수 있다.

그러나 장요측수신근과는 달리 전완을 거쳐 손등을 지나는 통증이 아닌 주관절 부위와 엄지 쪽으로 구별되어 통증이 나타나며 회외근에서와 같은 외측상과의 지속적인 통증 및 주두의 통증은 상완요골근에서는 나타나지 않는다.

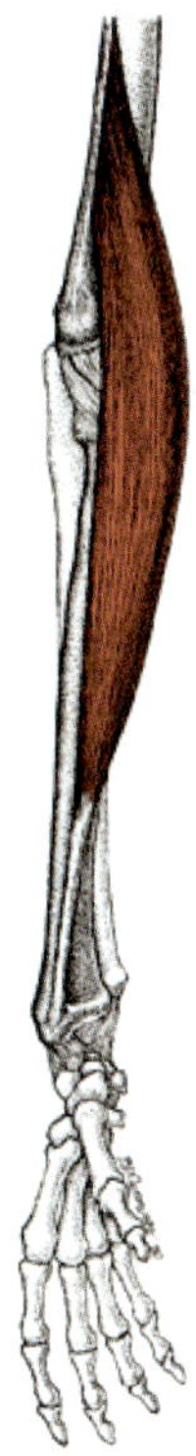

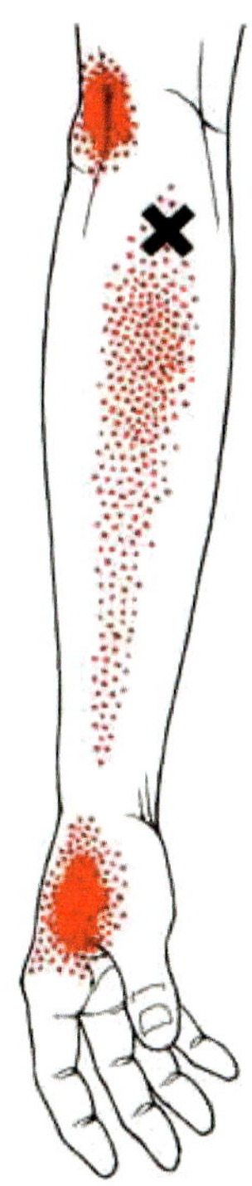

20 Brachioradialis 상완요골근(위팔노근)

NOTICE 편의상 저주파치료기를 부착하지 않고 촬영하였음

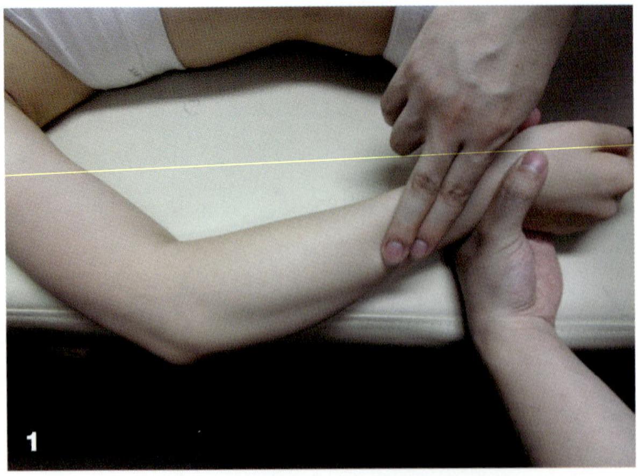

1

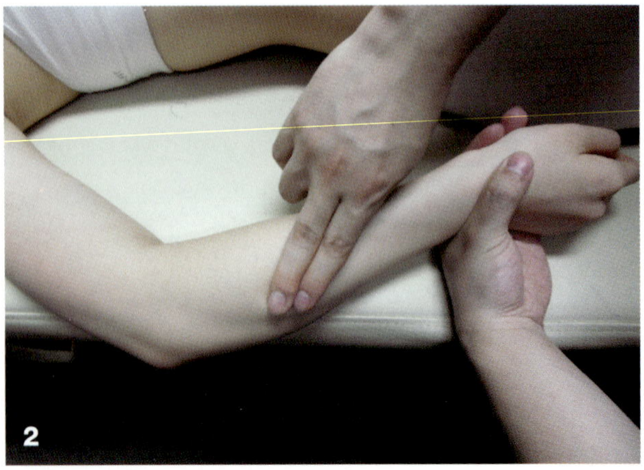

2

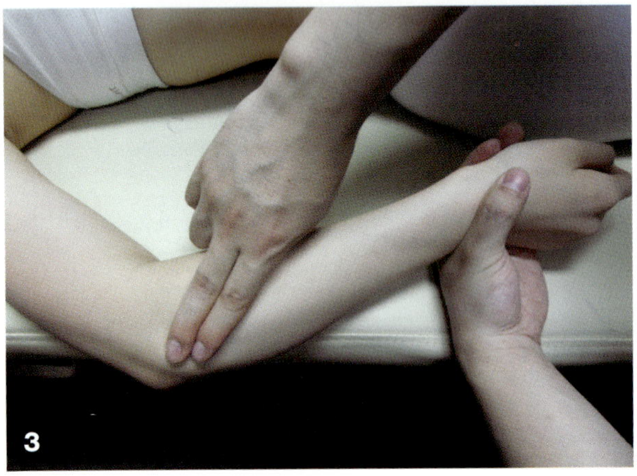

3

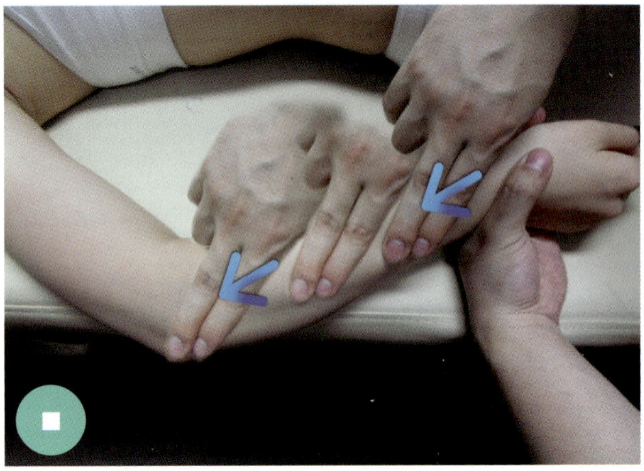

1. 이번 장의 ERT는 여러 가지 원인으로 인하여 BRACHI-ALRADIALIS의 통증이 발생했을 때 사용하며 보다 섬세한 방법이다.
2. ASSIST HAND는 전류가 통하지 않도록 반드시 POLY GLOVE를 착용한 뒤 ERT를 실시한다.
3. ASSIST HAND로 환자의 손목부위를 잘 붙잡고 살짝 잡아 당겨준다.
4. 이 상태에서 MAIN HAND의 검지와 중지를 이용하여 BRACHIALRADIALIS MUSCLE을 중심으로 쓸어올리듯이 ERT를 적용하는데 외측상과의 위 방향으로 반복하여 적용해준다.
5. 이때 압착 강도는 피부가 1cm 정도 눌리는 정도의 압력을 유지하며 ERT를 실시한다.
6. EFFUSION이 있는 통증을 포함하여 대부분의 WRIST PAIN과 ELBOW PAIN, 그리고 근육통에 이 방법을 반복하여 실시하면 매우 짧은 시간 내에도 높은 통증완화효과를 기대할 수 있다.
7. 적용시간 : 1분 이내에서 통증이 사라질 때까지

그 외에도 다양한 방법으로 응용할 수 있다.

1. 적당한 압력을 유지한 채 손에 진동을 주며 실시한다.
2. 다음으로 적당한 압력을 유지한 채 손가락을 이용해 주무르며 실시한다.
3. 다음으로 적당한 압력을 유지한 채 손바닥을 중심에 두고 손을 회전하며 실시한다.
4. 다음으로 가볍게 근육을 쥐어 잡고 흔들어 준다. 물론 잡고 있는 위치는 계속 이동하여야 한다.
5. 마지막으로 전류 강도를 비교적 강하게 세팅 후 손바닥을 모아 진공상태를 만들며 HAMSTRING을 타진한다. 이때 잘못하면 때리는 것과 동일하게 되니 충분한 연습이 필요하다.
6. 그 외에도 BOWEN, MFR 등을 다양하게 응용하여 ERT 치료를 적용하여도 좋은 효과를 기대할 수 있다.

▶ 이러한 방법은 다른 부위 모두에 적용할 수 있으며 가능하다면 다양한 방법으로 ERT치료를 숙련해야 한다.

NOTICE

(전기치료장비의 VOLUME CONTROL을 만지지 않고 치료자의 손을 이용해 전류의 강도를 조절하려면...)

ERT를 실시할 때에는 각각의 부위마다 전류에 대한 역치의 차이로 인하여 어떤 부위는 전류 강도를 약하게 느끼고 어떤 부위는 강하게 느끼게 된다. 그래서 강도 조절하는 연습이 필요하다. 마사지 기술은 매우 단순하지만 바로 부위별 전류 강도조절을 잘하는 것이 이번 장의 ERT를 잘 적용할 수 있는 열쇠가 된다.
그래서 전류 강도를 고정시킨 상태에서 전기치료기의 VOLUME을 조절하지 않고 손을 이용하여 강도 조절을 할 수 있어야 한다. ERT의 전류 강도는 환자의 환부에 밀착시키는 치료자의 손의 넓이와 압착 강도에 의하여 조절할 수 있다.

ERT를 실시할 때를 예를 들자면

1. 한 손만을 환부에 대고 전류 강도를 맞춘다.
2. 적정한 강도를 맞춘 후 조금 더 강하게 최종 VOLUME CONTROL을 한다.
3. 양손이 사용되는 ERT의 경우 MAIN HAND와 ASSIST HAND를 정한다.
4. THRESHOLD가 높은 부위의 경우 MAIN HAND는 강하게 밀착하고, ASSIST HAND는 그냥 대고 있는 정도로 실시한다.
5. 반대로 THRESHOLD가 낮은 부위는 ASSIST HAND의 밀착 강도를 조금 높여 준다. 그렇게 되면 환자는 전류 강도를 강하게 느끼지 않게 된다.
6. 정리하자면 ASSIST HAND를 환부에 접촉시키느냐 안 시키느냐 하는 것과 환부에 접촉시키더라도 그 밀착 강도를 높이고 낮춤으로 인하여 환자의 THERESHOLD CONDITION에 맞출 수 있다.
7. 이 방법은 ERT를 실시할 때 매우 다양하게 사용되며 충분히 숙지해야 하는 중요한 기술이다.

20 Brachioradialis 상완요골근(위팔노근)

NOTICE 편의상 저주파치료기를 부착하지 않고 촬영하였음

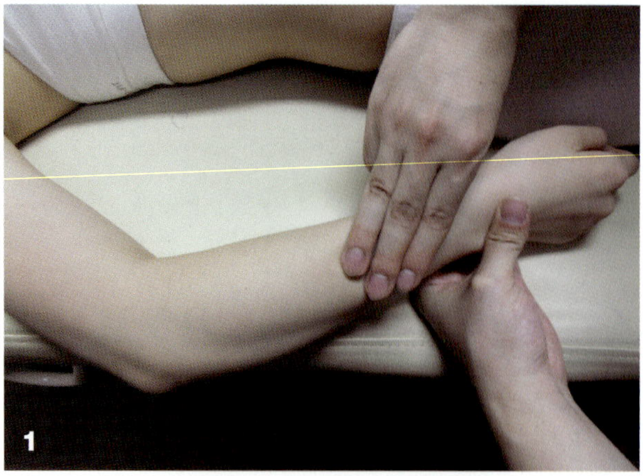

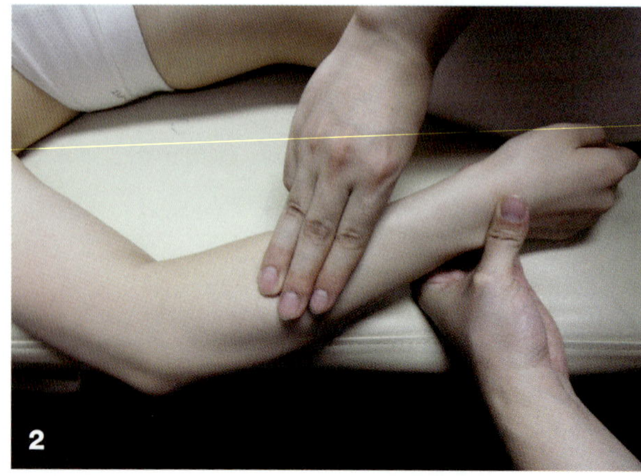

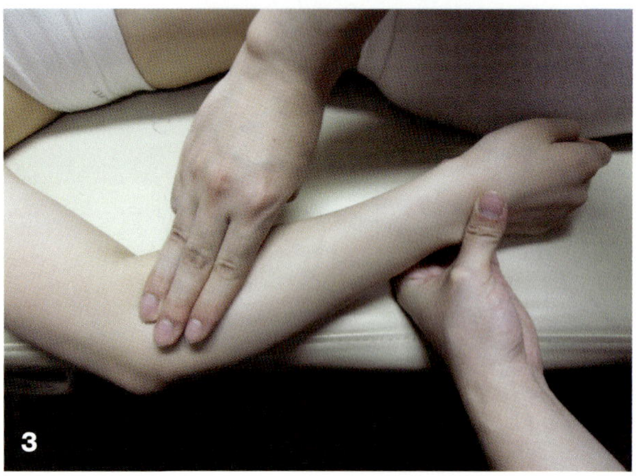

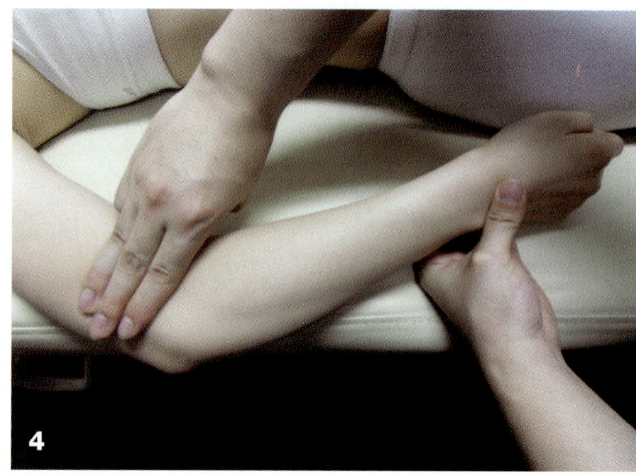

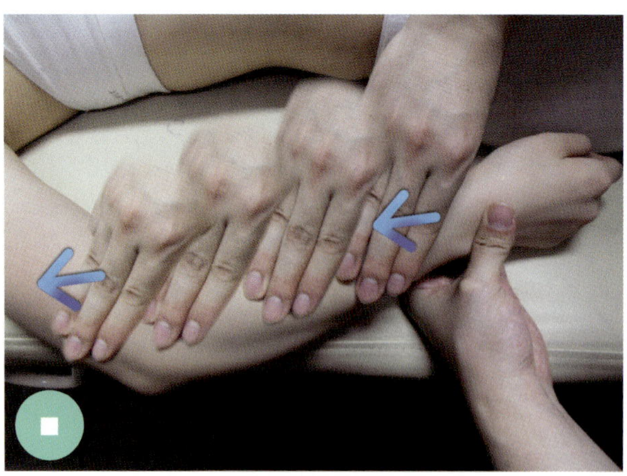

1. 이번 장의 ERT는 여러 가지 원인으로 인하여 WRIST JT.에 통증이 발생했을 때 사용하며 보다 섬세한 방법이다.
2. ASSIST HAND는 전류가 통하지 않도록 반드시 POLY GLOVE를 착용한 뒤 ERT를 실시한다.
3. ASSIST HAND로 환자의 중수골부위를 잘 붙잡고 살짝 잡아 당겨준다.
4. 이 상태에서 MAIN HAND의 검지와 중지를 이용하여 BRACHIALRADIALIS MUSCLE을 중심으로 쓸어올리듯 이 ERT를 적용하는데 외측상과의 위 방향으로 반복하여 적용해준다.
5. 이때 압착 강도는 피부가 1cm 정도 눌리는 정도의 압력을 유지하며 ERT를 실시한다.
6. EFFUSION이 있는 통증을 포함하여 대부분의 WRIST PAIN과 ELBOW PAIN, 그리고 근육통에 이 방법을 반복하여 실시하면 매우 짧은 시간 내에도 높은 통증완화효과를 기대할 수 있다.
7. 적용시간 : 1분 이내에서 통증이 사라질 때까지

그 외에도 다양한 방법으로 응용할 수 있다.

1. 적당한 압력을 유지한 채 손에 진동을 주며 실시한다.
2. 다음으로 적당한 압력을 유지한 채 손가락을 이용해 주무르며 실시한다.
3. 다음으로 적당한 압력을 유지한 채 손바닥을 중심에 두고 손을 회전하며 실시한다.
4. 다음으로 가볍게 근육을 쥐어 잡고 흔들어 준다. 물론 잡고 있는 위치는 계속 이동하여야 한다.
5. 마지막으로 전류 강도를 비교적 강하게 세팅 후 손바닥을 모아 진공상태를 만들며 HAMSTRING을 타진한다. 이때 잘못하면 때리는 것과 동일하게 되니 충분한 연습이 필요하다.
6. 그 외에도 BOWEN, MFR 등을 다양하게 응용하여 ERT 치료를 적용하여도 좋은 효과를 기대할 수 있다.

▶ 이러한 방법은 다른 부위 모두에 적용할 수 있으며 가능하다면 다양한 방법으로 ERT치료를 숙련해야 한다.

NOTICE

(전기치료장비의 VOLUME CONTROL을 만지지 않고 치료자의 손을 이용해 전류의 강도를 조절하려면...)

ERT를 실시할 때에는 각각의 부위마다 전류에 대한 역치의 차이로 인하여 어떤 부위는 전류 강도를 약하게 느끼고 어떤 부위는 강하게 느끼게 된다. 그래서 강도 조절하는 연습이 필요하다. 마사지 기술은 매우 단순하지만 바로 부위별 전류 강도조절을 잘하는 것이 이번 장의 ERT를 잘 적용할 수 있는 열쇠가 된다.
그래서 전류 강도를 고정시킨 상태에서 전기치료기의 VOLUME을 조절하지 않고 손을 이용하여 강도 조절을 할 수 있어야 한다. ERT의 전류 강도는 환자의 환부에 밀착시키는 치료자의 손의 넓이와 압착 강도에 의하여 조절할 수 있다.

ERT를 실시할 때를 예를 들자면

1. 한 손만을 환부에 대고 전류 강도를 맞춘다.
2. 적정한 강도를 맞춘 후 조금 더 강하게 최종 VOLUME CONTROL을 한다.
3. 양손이 사용되는 ERT의 경우 MAIN HAND와 ASSIST HAND를 정한다.
4. THRESHOLD가 높은 부위의 경우 MAIN HAND는 강하게 밀착하고, ASSIST HAND는 그냥 대고 있는 정도로 실시한다.
5. 반대로 THRESHOLD가 낮은 부위는 ASSIST HAND의 밀착 강도를 조금 높여 준다. 그렇게 되면 환자는 전류 강도를 강하게 느끼지 않게 된다.
6. 정리하자면 ASSIST HAND를 환부에 접촉시키느냐 안 시키느냐 하는 것과 환부에 접촉시키더라도 그 밀착 강도를 높이고 낮춤으로 인하여 환자의 THERESHOLD CONDITION에 맞출 수 있다.
7. 이 방법은 ERT를 실시할 때 매우 다양하게 사용되며 충분히 숙지해야 하는 중요한 기술이다.

3

20 Brachioradialis 상완요골근(위팔노근)

NOTICE 편의상 저주파치료기를 부착하지 않고 촬영하였음

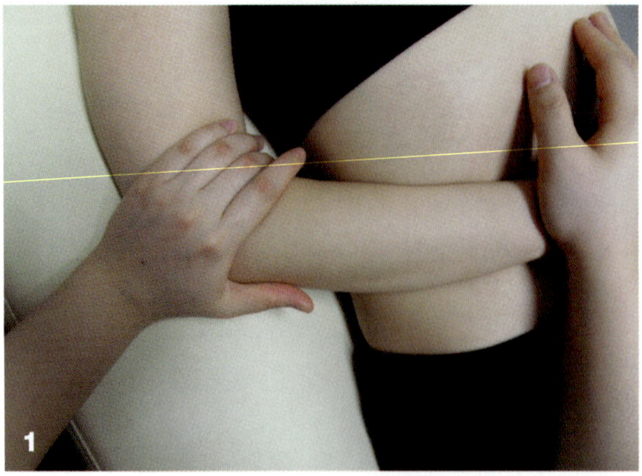

1

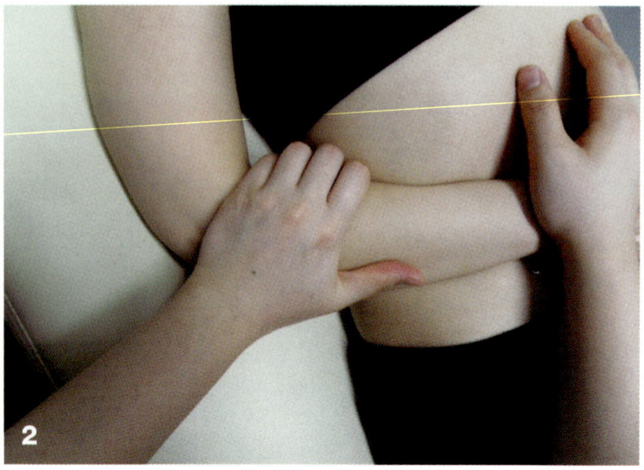

2

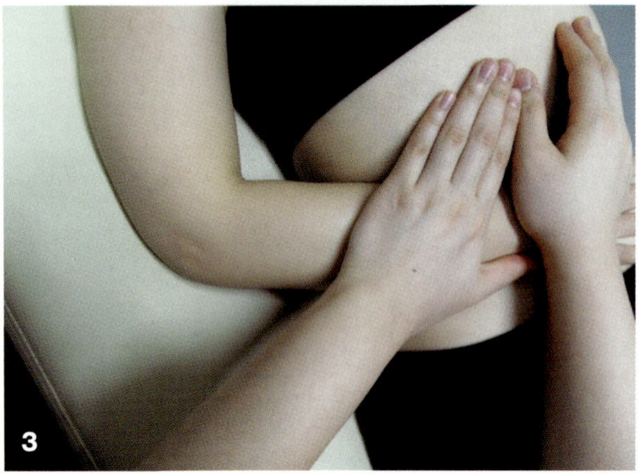

3

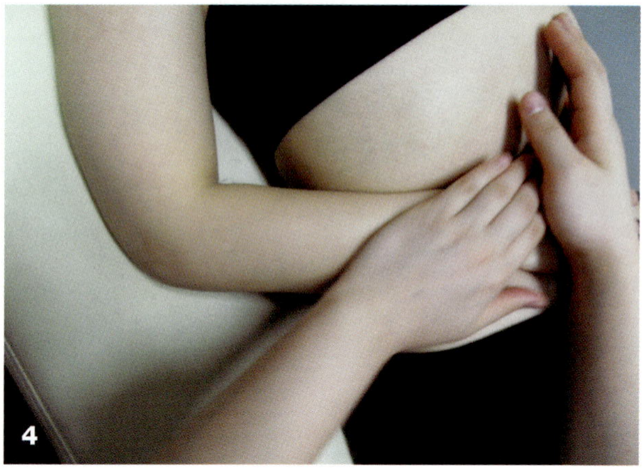

4

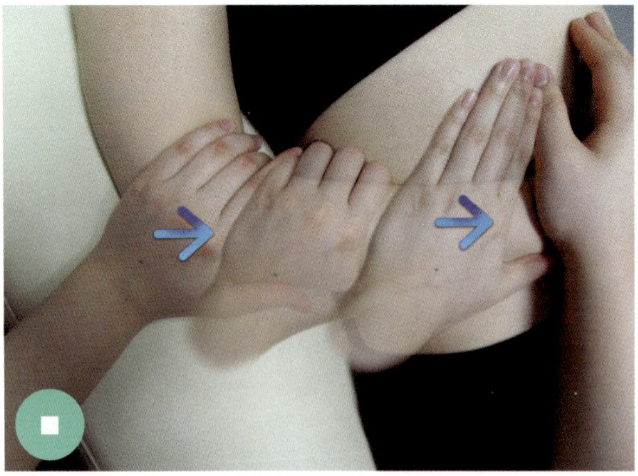

1. 이번 장의 ERT는 TENNIS ELBOW 등으로 인하여 외측상과 주변에 통증이 있을 때와 전완부 통증이 있을 때 적용한다.
2. MAIN HAND로 외측상과 주변을 감아쥔다. 환자의 환부와 치료자의 손 사이에 공간이 뜨지 않도록 잘 밀착해야 한다. 강하게 압착하는 것과는 구별된다.
3. WRIST EXTENSOR MUSCLE을 위주로 천천히 쓸어내리듯이 ERT를 실시한다.
4. 섬세한 기술이지만 ELBOW JT. PARTS와 WRIST JT. PARTS.주변은 각각의 THRESHOLD차이가 나므로 MAIN HAND의 압착 정도를 섬세하게 조절하며 ERT를 실시하면 더욱 좋은 결과를 기대할 수 있다.

그 외에도 다양한 방법으로 응용할 수 있다.

1. 적당한 압력을 유지한 채 손에 진동을 주며 실시한다.
2. 다음으로 적당한 압력을 유지한 채 손가락을 이용해 주무르며 실시한다.
3. 다음으로 적당한 압력을 유지한 채 손바닥을 중심에 두고 손을 회전하며 실시한다.
4. 다음으로 가볍게 근육을 쥐어 잡고 흔들어 준다. 물론 잡고 있는 위치는 계속 이동하여야 한다.
5. 마지막으로 전류 강도를 비교적 강하게 세팅 후 손바닥을 모아 진공상태를 만들며 HAMSTRING을 타진한다. 이때 잘못하면 때리는 것과 동일하게 되니 충분한 연습이 필요하다.
6. 그 외에도 BOWEN, MFR 등을 다양하게 응용하여 ERT 치료를 적용하여도 좋은 효과를 기대할 수 있다.

▶ 이러한 방법은 다른 부위 모두에 적용할 수 있으며 가능하다면 다양한 방법으로 ERT치료를 숙련해야 한다.

NOTICE

(전기치료장비의 VOLUME CONTROL을 만지지 않고 치료자의 손을 이용해 전류의 강도를 조절하려면...)

ERT를 실시할 때에는 각각의 부위마다 전류에 대한 역치의 차이로 인하여 어떤 부위는 전류 강도를 약하게 느끼고 어떤 부위는 강하게 느끼게 된다. 그래서 강도 조절하는 연습이 필요하다. 마사지 기술은 매우 단순하지만 바로 부위별 전류 강도조절을 잘하는 것이 이번 장의 ERT를 잘 적용할 수 있는 열쇠가 된다.
그래서 전류 강도를 고정시킨 상태에서 전기치료기의 VOLUME을 조절하지 않고 손을 이용하여 강도 조절을 할 수 있어야 한다. ERT의 전류 강도는 환자의 환부에 밀착시키는 치료자의 손의 넓이와 압착 강도에 의하여 조절할 수 있다.

ERT를 실시할 때를 예를 들자면

1. 한 손만을 환부에 대고 전류 강도를 맞춘다.
2. 적정한 강도를 맞춘 후 조금 더 강하게 최종 VOLUME CONTROL을 한다.
3. 양손이 사용되는 ERT의 경우 MAIN HAND와 ASSIST HAND를 정한다.
4. THRESHOLD가 높은 부위의 경우 MAIN HAND는 강하게 밀착하고, ASSIST HAND는 그냥 대고 있는 정도로 실시한다.
5. 반대로 THRESHOLD가 낮은 부위는 ASSIST HAND의 밀착 강도를 조금 높여 준다. 그렇게 되면 환자는 전류 강도를 강하게 느끼지 않게 된다.
6. 정리하자면 ASSIST HAND를 환부에 접촉시키느냐 안 시키느냐 하는 것과 환부에 접촉시키더라도 그 밀착 강도를 높이고 낮춤으로 인하여 환자의 THERESHOLD CONDITION에 맞출 수 있다.
7. 이 방법은 ERT를 실시할 때 매우 다양하게 사용되며 충분히 숙지해야 하는 중요한 기술이다.

4

NOTICE 편의상 저주파치료기를 부착하지 않고 촬영하였음

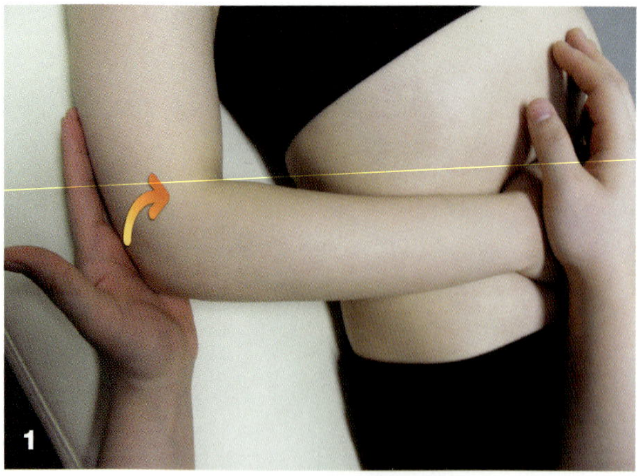
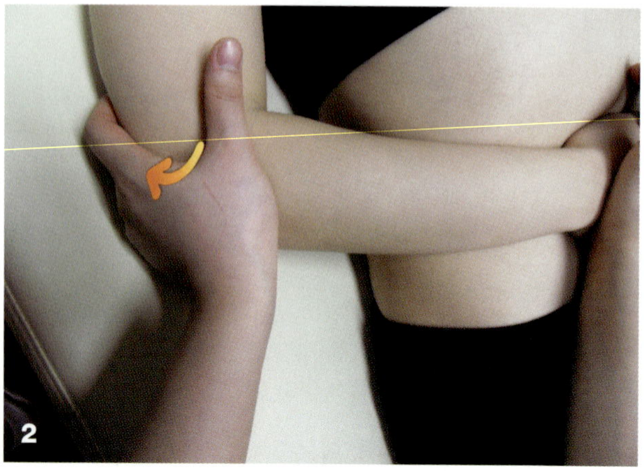
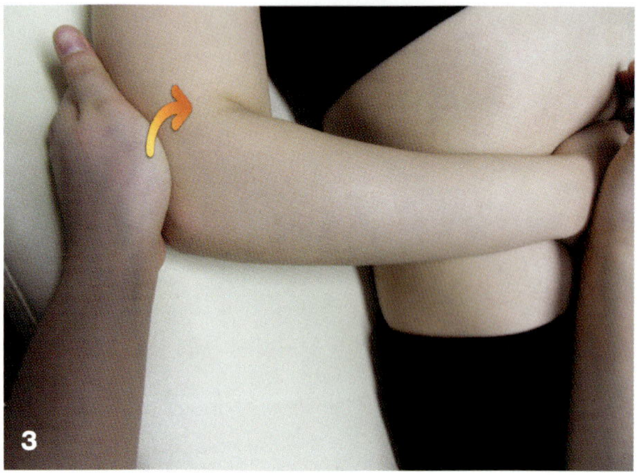
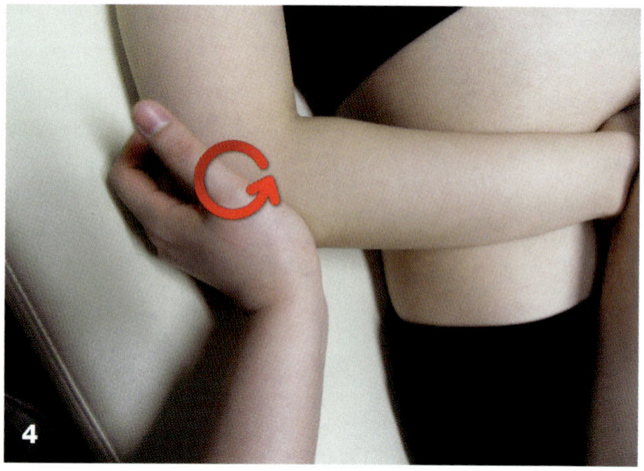

1. 이번 장의 ERT는 TENNIS ELBOW 주변에 통증이 있을 때 적용한다.
2. 사진으로 표현하기 어려웠지만 ELBOW 주변통증에 마무리로 잘 사용되는 것이기 때문에 충분히 숙지하여야 한다.
3. 매우 단순한 방법으로서 우선 치료자는 MAIN HAND의 네 손가락을 환자의 상완후면에 고정한다.
4. 다음으로 엄지로 상완의 전면을 거머쥐고 악력기를 이용하듯이 환부를 잡아준다.
5. 다음으로 엄지보다 엄지의 중수골부위(엄지쪽 손바닥)를 이용하여 악력기를 사용하듯이 꽉 잡아서 네 손가락 방향으로 눌러준다.
6. 여러 번 실시하며 마무리 차원에서 엄지의 중수골부위를 이용하여 외측상과를 회전하며 ERT를 실시한다.

주관절부

21 Hand Extensor Muscles 수신근(손목폄근)

수신근은 장요측수신근, 단요측수신근, 척측수신근으로 구성되어 있으며 근육에 따라 통증부위가 다르지만 주로 외측상과(lateral epicondyle)에서 손목까지 통증이 나타난다. 먼저,

a. 장요측수신근(extensor carpi radialis longus)에 발통점이 발생하면 주로 외측상과로 통증이 집중하며 전완을 거쳐 통증이 손등의 엄지 쪽까지 확산된다. 이 근육은 tennis elbow의 원인 근육 중의 하나이기 때문에 tennis elbow를 일으키는 다른 조직과 비교하며 치료에 임해야 한다.

b. 단요측수신근(extensor carpi radialis brevis)에 발통점이 발생하면 손들의 중앙으로 통증이 집중되며 전완을 따라 통증이 확산되기도 한다. 이 근육은 손목통증의 주된 원인 근육이며 또한 tennis elbow의 원인 근육이기도 한다.

c. 척측수신근(extensor carpi ulnaris)에 발통점이 발생하면 손목의 척측부위로 통증이 집중되며 특별한 기능적이상은 발생되지 않는다. 이 근육 또한 tennis elbow의 주된 원인 근육 중 하나이다.

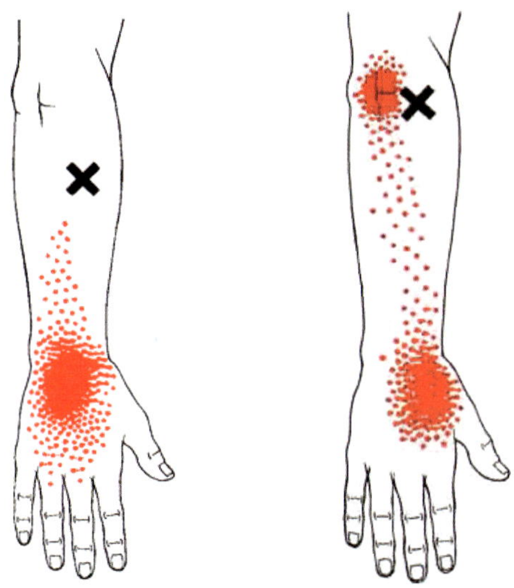

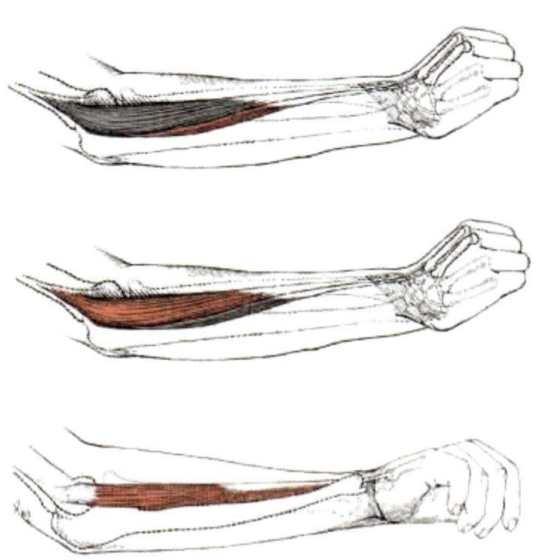

21 Hand Extensor Muscles
수신근(손목폄근)

NOTICE 편의상 저주파치료기를 부착하지 않고 촬영하였음

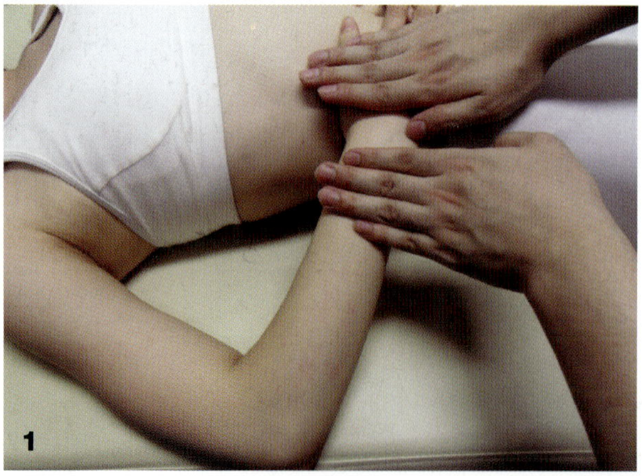
1

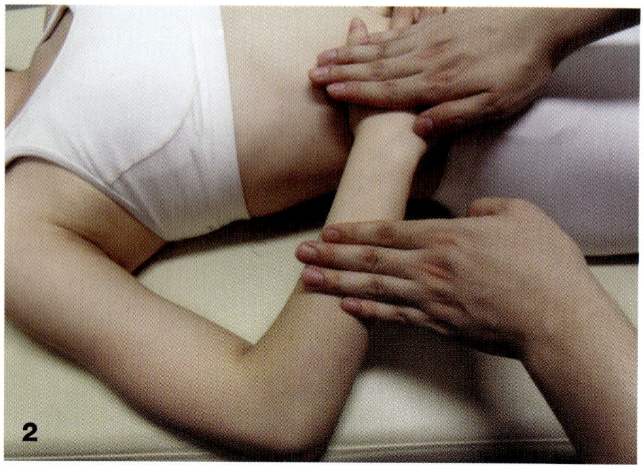
2

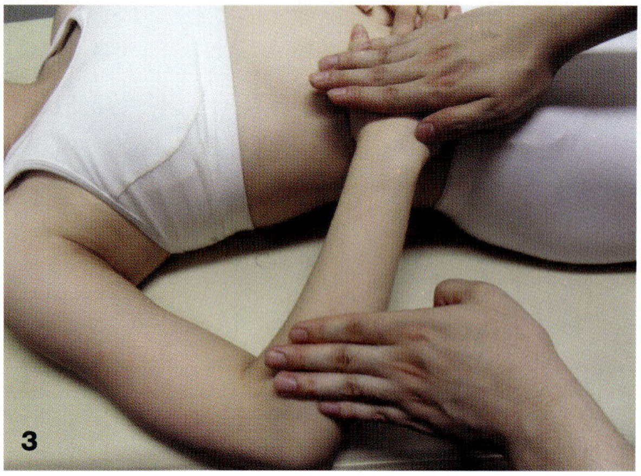
3

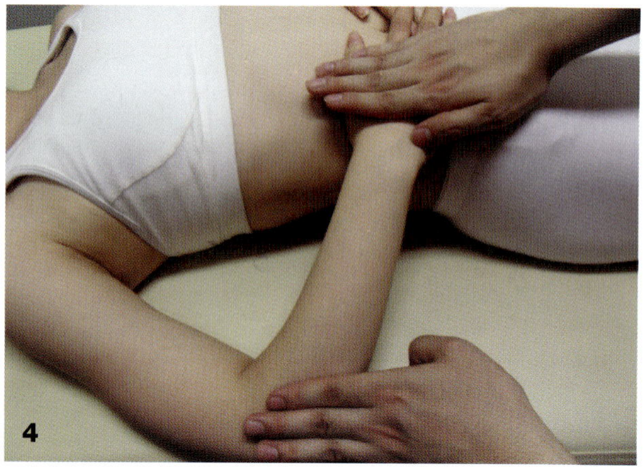
4

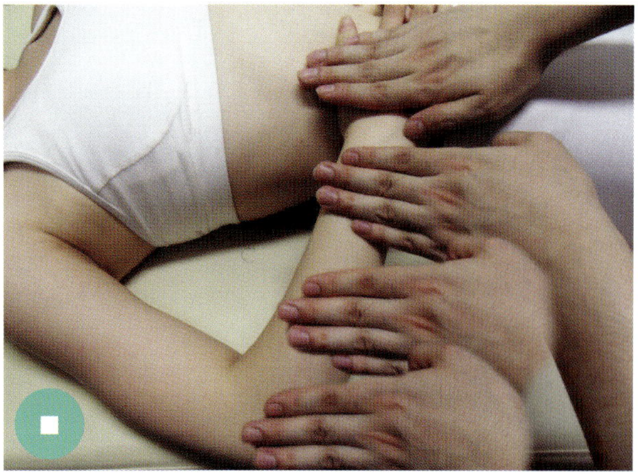

1. 이번 장의 ERT는 여러 가지 원인으로 인하여 수신근들에 통증이 발생했을 때 사용하며 보다 섬세한 방법이다.
2. ASSIST HAND는 전류가 통하지 않도록 반드시 POLY GLOVE를 착용한 뒤 ERT를 실시한다.
3. ASSIST HAND로 환자의 중수골부위를 잘 붙잡고 살짝 잡아 당겨준다.
4. 이 상태에서 MAIN HAND를 이용하여 EXTENSOR CARPI LONGUS, BREVIS를 중심으로 쓸어올리듯이 ERT를 적용하는데 외측상과의 위 방향으로 반복하여 적용해준다.
5. 이때 압착 강도는 피부가 1cm 정도 눌리는 정도의 압력을 유지하며 ERT를 실시한다.
6. EFFUSION이 있는 통증을 포함하여 대부분의 WRIST PAIN과 수신근 자체의 통증에 이 방법을 반복하여 실시하면 매우 짧은 시간 내에도 높은 통증완화효과를 기대할 수 있다.
7. 적용시간 : 1분 이내에서 통증이 사라질 때까지

그 외에도 다양한 방법으로 응용할 수 있다.

1. 적당한 압력을 유지한 채 손에 진동을 주며 실시한다.
2. 다음으로 적당한 압력을 유지한 채 손가락을 이용해 주무르며 실시한다.
3. 다음으로 적당한 압력을 유지한 채 손바닥을 중심에 두고 손을 회전하며 실시한다.
4. 다음으로 가볍게 근육을 쥐어 잡고 흔들어 준다. 물론 잡고 있는 위치는 계속 이동하여야 한다.
5. 마지막으로 전류 강도를 비교적 강하게 세팅 후 손바닥을 모아 진공상태를 만들며 HAMSTRING을 타진한다. 이때 잘못하면 때리는 것과 동일하게 되니 충분한 연습이 필요하다.
6. 그 외에도 BOWEN, MFR 등을 다양하게 응용하여 ERT 치료를 적용하여도 좋은 효과를 기대할 수 있다.

▶ 이러한 방법은 다른 부위 모두에 적용할 수 있으며 가능하다면 다양한 방법으로 ERT치료를 숙련해야 한다.

NOTICE

(전기치료장비의 VOLUME CONTROL을 만지지 않고 치료자의 손을 이용해 전류의 강도를 조절하려면...)

ERT를 실시할 때에는 각각의 부위마다 전류에 대한 역치의 차이로 인하여 어떤 부위는 전류 강도를 약하게 느끼고 어떤 부위는 강하게 느끼게 된다. 그래서 강도 조절하는 연습이 필요하다. 마사지 기술은 매우 단순하지만 바로 부위별 전류 강도조절을 잘하는 것이 이번 장의 ERT를 잘 적용할 수 있는 열쇠가 된다.
그래서 전류 강도를 고정시킨 상태에서 전기치료기의 VOLUME을 조절하지 않고 손을 이용하여 강도 조절을 할 수 있어야 한다. ERT의 전류 강도는 환자의 환부에 밀착시키는 치료자의 손의 넓이와 압착 강도에 의하여 조절할 수 있다.

ERT를 실시할 때를 예를 들자면

1. 한 손만을 환부에 대고 전류 강도를 맞춘다.
2. 적정한 강도를 맞춘 후 조금 더 강하게 최종 VOLUME CONTROL을 한다.
3. 양손이 사용되는 ERT의 경우 MAIN HAND와 ASSIST HAND를 정한다.
4. THRESHOLD가 높은 부위의 경우 MAIN HAND는 강하게 밀착하고, ASSIST HAND는 그냥 대고 있는 정도로 실시한다.
5. 반대로 THRESHOLD가 낮은 부위는 ASSIST HAND의 밀착 강도를 조금 높여 준다. 그렇게 되면 환자는 전류 강도를 강하게 느끼지 않게 된다.
6. 정리하자면 ASSIST HAND를 환부에 접촉시키느냐 안시키느냐 하는 것과 환부에 접촉시키더라도 그 밀착 강도를 높이고 낮춤으로 인하여 환자의 THERESHOLD CONDITION에 맞출 수 있다.
7. 이 방법은 ERT를 실시할 때 매우 다양하게 사용되며 충분히 숙지해야 하는 중요한 기술이다.

21 Hand Extensor Muscles
수신근(손목폄근)

NOTICE 편의상 저주파치료기를 부착하지 않고 촬영하였음

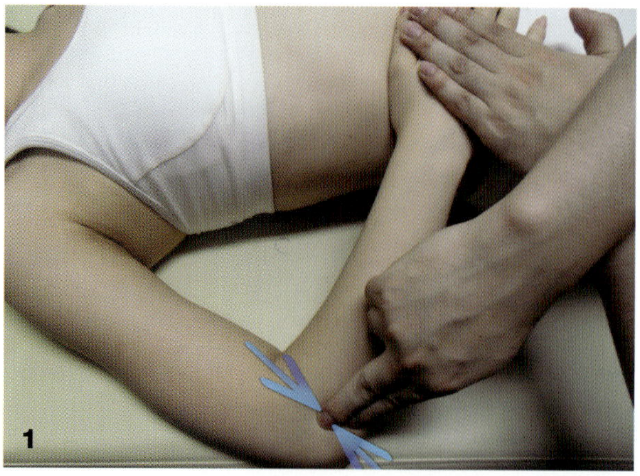

1

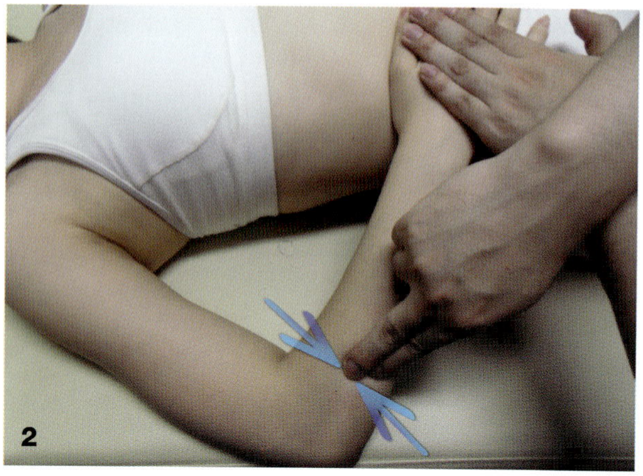

2

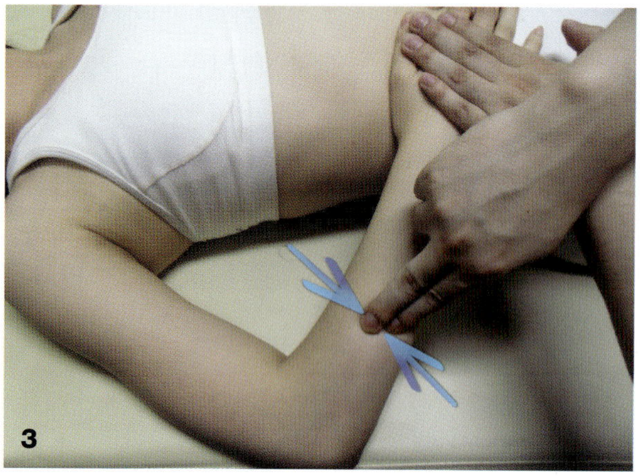

3

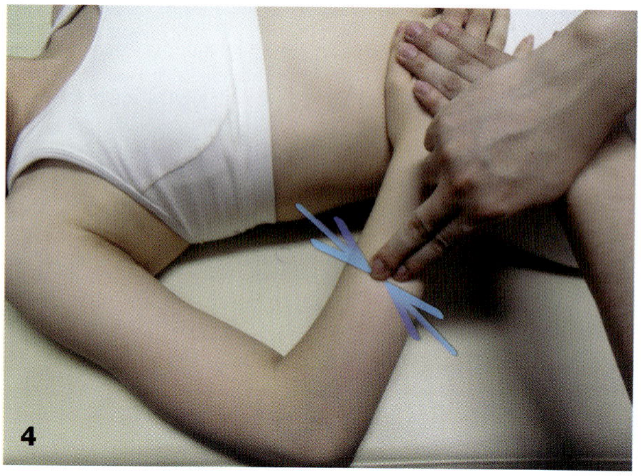

4

1. 이번 장의 ERT는 여러 가지 원인으로 인하여 수신근들에 통증이 발생했을 때 사용하며 보다 섬세한 방법이다.
2. ASSIST HAND는 전류가 통하지 않도록 반드시 POLY GLOVE를 착용한 뒤 ERT를 실시한다.
3. 사진에서처럼 ASSIST HAND로 환자의 중수골부위를 고정한다.
4. 이 상태에서 MAIN HAND의 2~3 손가락을 모아 EXTENSOR CARPI LONGUS, BREVIS를 중심으로 포인트를 정해놓고 진동을 주며 쓸어내리듯이 ERT를 적용한다.
5. 이때 압착 강도는 피부가 2cm 정도 눌리는 정도의 압력을 유지하며 ERT를 실시한다.
6. EFFUSION이 있는 통증을 포함하여 대부분의 WRIST PAIN과 수신근 자체의 통증에 이 방법을 반복하여 실시하면 매우 짧은 시간 내에도 높은 통증완화효과를 기대할 수 있다.
7. 적용시간 : 1분 이내에서 통증이 사라질 때까지

NOTICE 편의상 저주파치료기를 부착하지 않고 촬영하였음

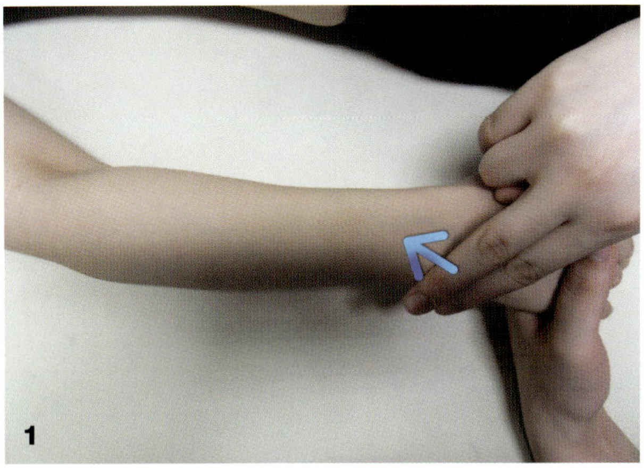

1

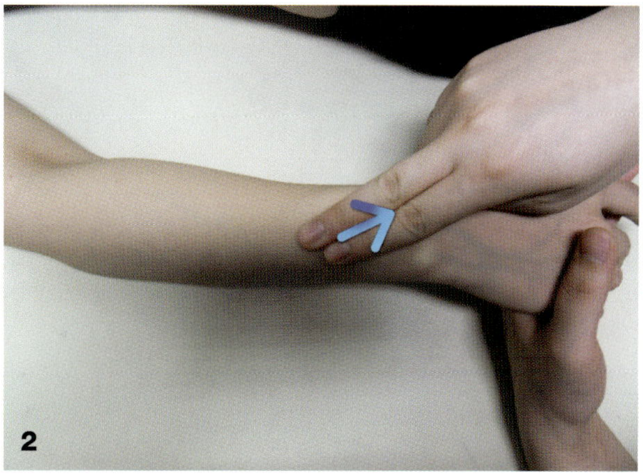

2

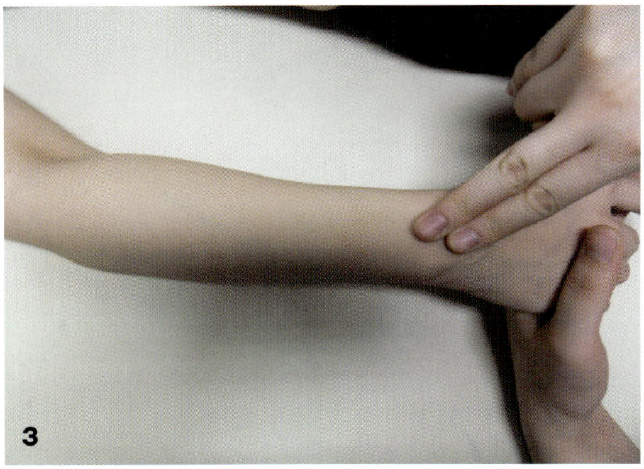

3

1. 이번 장의 ERT는 여러 가지 원인으로 인하여 WRIST JT.에 통증이 발생했을 때 사용한다.
2. ASSIST HAND는 전류가 통하지 않도록 반드시 POLY GLOVE를 착용한 뒤 ERT를 실시한다.
3. ASSIST HAND로 환자의 중수골부위를 잘 붙잡고 살짝 잡아 당겨준다.
4. 이 상태에서 MAIN HAND의 검지와 중지를 이용하여 WRIST 주변을 약을 바르듯이 골고루 마찰시켜 준다.
5. 이때 압착 강도는 초음파를 실시할 때처럼 부드럽게 압력을 유지한 채 적용한다.
6. EFFUSION이 있는 통증을 포함하여 대부분의 WRIST PAIN에 이 방법을 반복하여 5분 이상 적용해주면 대부분의 경우에 높은 통증완화효과를 기대할 수 있다.
7. 적용시간 : 1분 이내에서 통증이 사라질 때까지

Hand Extensor Muscles
수신근(손목폄근)

4

NOTICE 편의상 저주파치료기를 부착하지 않고 촬영하였음

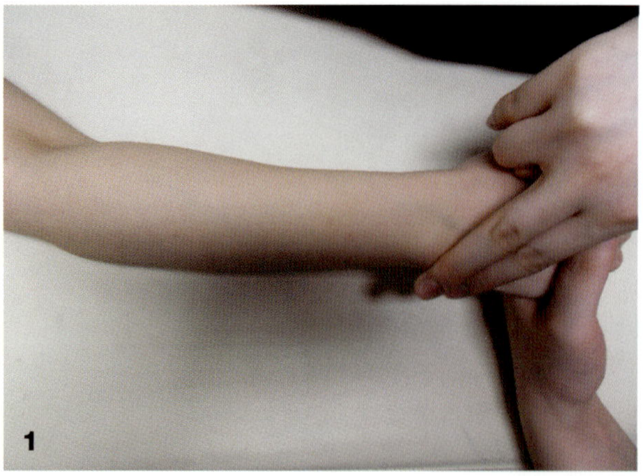
1

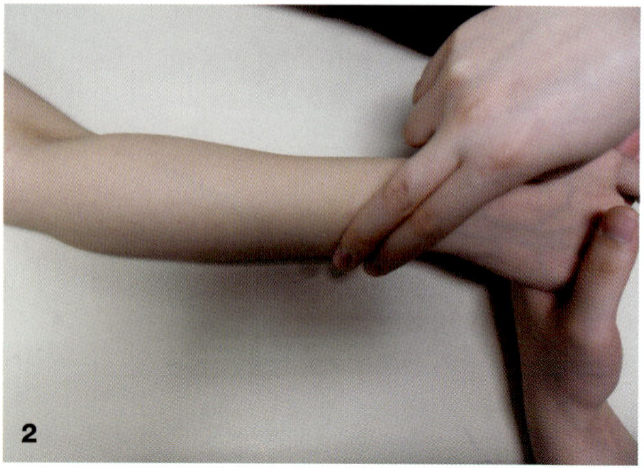
2

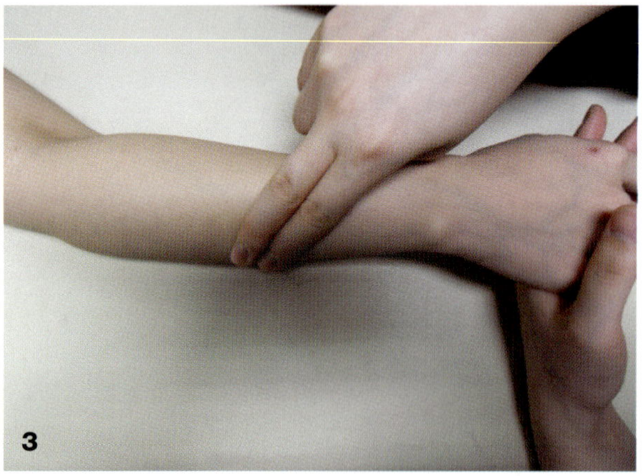
3

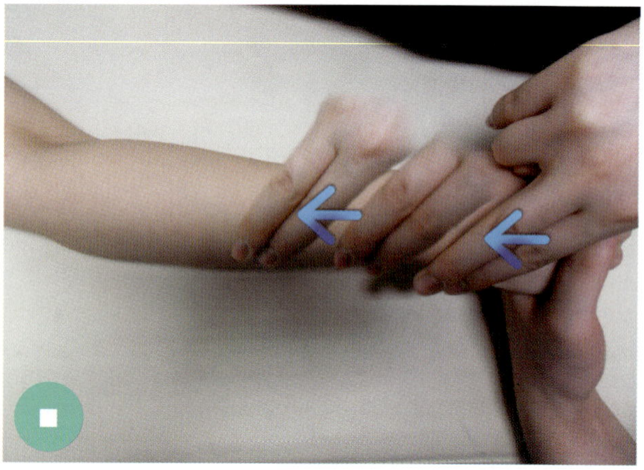

1. 이번 장의 ERT는 여러 가지 원인으로 인하여 WRIST JT.에 통증이 발생했을 때 사용하며 보다 섬세한 방법이다.
2. ASSIST HAND는 전류가 통하지 않도록 반드시 POLY GLOVE를 착용한 뒤 ERT를 실시한다.
3. ASSIST HAND로 환자의 중수골부위를 잘 붙잡고 살짝 잡아 당겨준다.
4. 이 상태에서 MAIN HAND의 검지와 중지를 이용하여 EXTENSOR CARPI ULNARIS를 중심으로 쓸어내리듯이 적용해준다.
5. 이때 압착 강도는 피부가 1cm 정도 눌리는 정도의 압력을 유지하며 ERT를 실시한다.
6. EFFUSION이 있는 통증을 포함하여 대부분의 WRIST PAIN에 이 방법을 반복하여 실시하면 매우 짧은 시간내에도 높은 통증완화효과를 기대할 수 있다.
7. 적용시간 : 1분 이내에서 통증이 사라질 때까지

그 외에도 다양한 방법으로 응용할 수 있다.

1. 적당한 압력을 유지한 채 손에 진동을 주며 실시한다.
2. 다음으로 적당한 압력을 유지한 채 손가락을 이용해 주무르며 실시한다.
3. 다음으로 적당한 압력을 유지한 채 손바닥을 중심에 두고 손을 회전하며 실시한다.
4. 다음으로 가볍게 근육을 쥐어 잡고 흔들어 준다. 물론 잡고 있는 위치는 계속 이동하여야 한다.
5. 마지막으로 전류 강도를 비교적 강하게 세팅 후 손바닥을 모아 진공상태를 만들며 HAMSTRING을 타진한다. 이때 잘못하면 때리는 것과 동일하게 되니 충분한 연습이 필요하다.
6. 그 외에도 BOWEN, MFR 등을 다양하게 응용하여 ERT 치료를 적용하여도 좋은 효과를 기대할 수 있다.

▶ 이러한 방법은 다른 부위 모두에 적용할 수 있으며 가능하다면 다양한 방법으로 ERT치료를 숙련해야 한다.

NOTICE

(전기치료장비의 VOLUME CONTROL을 만지지 않고 치료자의 손을 이용해 전류의 강도를 조절하려면...)

ERT를 실시할 때에는 각각의 부위마다 전류에 대한 역치의 차이로 인하여 어떤 부위는 전류 강도를 약하게 느끼고 어떤 부위는 강하게 느끼게 된다. 그래서 강도 조절하는 연습이 필요하다. 마사지 기술은 매우 단순하지만 바로 부위별 전류 강도조절을 잘하는 것이 이번 장의 ERT를 잘 적용할 수 있는 열쇠가 된다.
그래서 전류 강도를 고정시킨 상태에서 전기치료기의 VOLUME을 조절하지 않고 손을 이용하여 강도 조절을 할 수 있어야 한다. ERT의 전류 강도는 환자의 환부에 밀착시키는 치료자의 손의 넓이와 압착 강도에 의하여 조절할 수 있다.

ERT를 실시할 때를 예를 들자면

1. 한 손만을 환부에 대고 전류 강도를 맞춘다.
2. 적정한 강도를 맞춘 후 조금 더 강하게 최종 VOLUME CONTROL을 한다.
3. 양손이 사용되는 ERT의 경우 MAIN HAND와 ASSIST HAND를 정한다.
4. THRESHOLD가 높은 부위의 경우 MAIN HAND는 강하게 밀착하고, ASSIST HAND는 그냥 대고 있는 정도로 실시한다.
5. 반대로 THRESHOLD가 낮은 부위는 ASSIST HAND의 밀착 강도를 조금 높여 준다. 그렇게 되면 환자는 전류 강도를 강하게 느끼지 않게 된다.
6. 정리하자면 ASSIST HAND를 환부에 접촉시키느냐 안 시키느냐 하는 것과 환부에 접촉시키더라도 그 밀착 강도를 높이고 낮춤으로 인하여 환자의 THERESHOLD CONDITION에 맞출 수 있다.
7. 이 방법은 ERT를 실시할 때 매우 다양하게 사용되며 충분히 숙지해야 하는 중요한 기술이다.

21 Hand Extensor Muscles
수신근(손목폄근)

NOTICE 편의상 저주파치료기를 부착하지 않고 촬영하였음

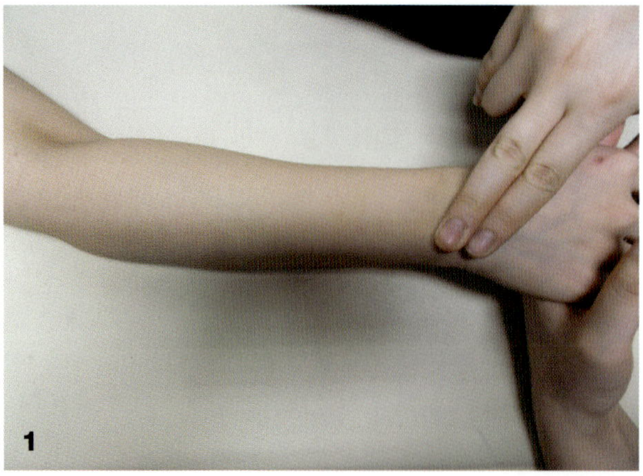

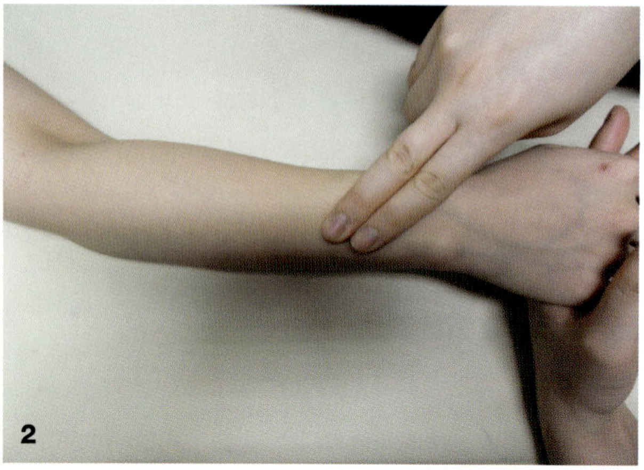

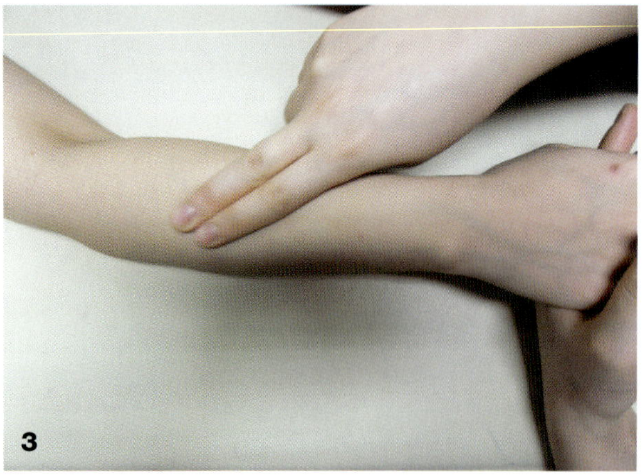

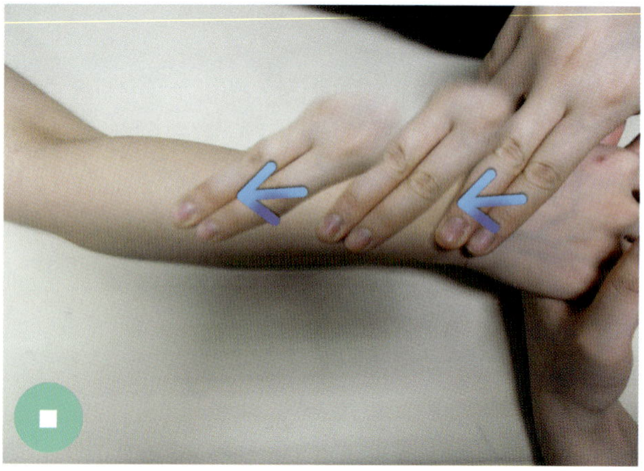

1. 이번 장의 ERT는 여러 가지 원인으로 인하여 WRIST JT.에 통증이 발생했을 때 사용하며 보다 섬세한 방법이다.
2. ASSIST HAND는 전류가 통하지 않도록 반드시 POLY GLOVE를 착용한 뒤 ERT를 실시한다.
3. ASSIST HAND로 환자의 중수골부위를 잘 붙잡고 살짝 잡아 당겨준다.
4. 이 상태에서 MAIN HAND의 검지와 중지를 이용하여 EXTENSOR CARPI MUSCLE을 중심으로 쓸어내리듯이 반복하여 적용해준다.
5. 이때 압착 강도는 피부가 1cm 정도 눌리는 정도의 압력을 유지하며 ERT를 실시한다.
6. EFFUSION이 있는 통증을 포함하여 대부분의 WRIST PAIN에 이 방법을 반복하여 실시하면 매우 짧은 시간 내에도 높은 통증완화효과를 기대할 수 있다.
7. 적용시간 : 1분 이내에서 통증이 사라질 때까지

그 외에도 다양한 방법으로 응용할 수 있다.

1. 적당한 압력을 유지한 채 손에 진동을 주며 실시한다.
2. 다음으로 적당한 압력을 유지한 채 손가락을 이용해 주무르며 실시한다.
3. 다음으로 적당한 압력을 유지한 채 손바닥을 중심에 두고 손을 회전하며 실시한다.
4. 다음으로 가볍게 근육을 쥐어 잡고 흔들어 준다. 물론 잡고 있는 위치는 계속 이동하여야 한다.
5. 마지막으로 전류 강도를 비교적 강하게 세팅 후 손바닥을 모아 진공상태를 만들며 HAMSTRING을 타진한다. 이때 잘못하면 때리는 것과 동일하게 되니 충분한 연습이 필요하다.
6. 그 외에도 BOWEN, MFR 등을 다양하게 응용하여 ERT 치료를 적용하여도 좋은 효과를 기대할 수 있다.

▶ 이러한 방법은 다른 부위 모두에 적용할 수 있으며 가능하다면 다양한 방법으로 ERT치료를 숙련해야 한다.

NOTICE
(전기치료장비의 VOLUME CONTROL을 만지지 않고 치료자의 손을 이용해 전류의 강도를 조절하려면...)

ERT를 실시할 때에는 각각의 부위마다 전류에 대한 역치의 차이로 인하여 어떤 부위는 전류 강도를 약하게 느끼고 어떤 부위는 강하게 느끼게 된다. 그래서 강도 조절하는 연습이 필요하다. 마사지 기술은 매우 단순하지만 바로 부위별 전류 강도조절을 잘하는 것이 이번 장의 ERT를 잘 적용할 수 있는 열쇠가 된다.
그래서 전류 강도를 고정시킨 상태에서 전기치료기의 VOLUME을 조절하지 않고 손을 이용하여 강도 조절을 할 수 있어야 한다. ERT의 전류 강도는 환자의 환부에 밀착시키는 치료자의 손의 넓이와 압착 강도에 의하여 조절할 수 있다.

ERT를 실시할 때를 예를 들자면

1. 한 손만을 환부에 대고 전류 강도를 맞춘다.
2. 적정한 강도를 맞춘 후 조금 더 강하게 최종 VOLUME CONTROL을 한다.
3. 양손이 사용되는 ERT의 경우 MAIN HAND와 ASSIST HAND를 정한다.
4. THRESHOLD가 높은 부위의 경우 MAIN HAND는 강하게 밀착하고, ASSIST HAND는 그냥 대고 있는 정도로 실시한다.
5. 반대로 THRESHOLD가 낮은 부위는 ASSIST HAND의 밀착 강도를 조금 높여 준다. 그렇게 되면 환자는 전류 강도를 강하게 느끼지 않게 된다.
6. 정리하자면 ASSIST HAND를 환부에 접촉시키느냐 안 시키느냐 하는 것과 환부에 접촉시키더라도 그 밀착 강도를 높이고 낮춤으로 인하여 환자의 THERESHOLD CONDITION에 맞출 수 있다.
7. 이 방법은 ERT를 실시할 때 매우 다양하게 사용되며 충분히 숙지해야 하는 중요한 기술이다.

21 Hand Extensor Muscles
수신근(손목폄근)

NOTICE 편의상 저주파치료기를 부착하지 않고 촬영하였음

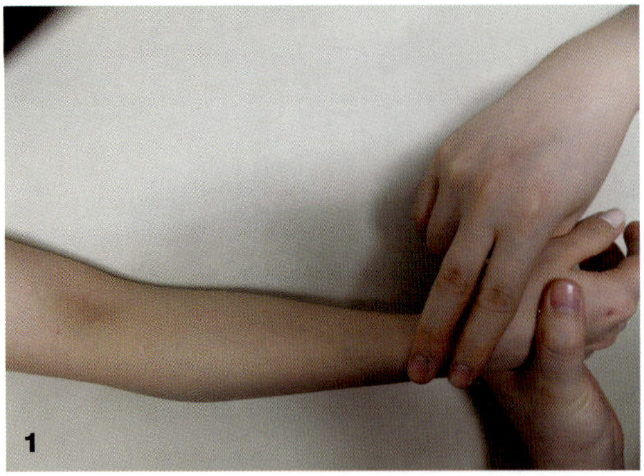

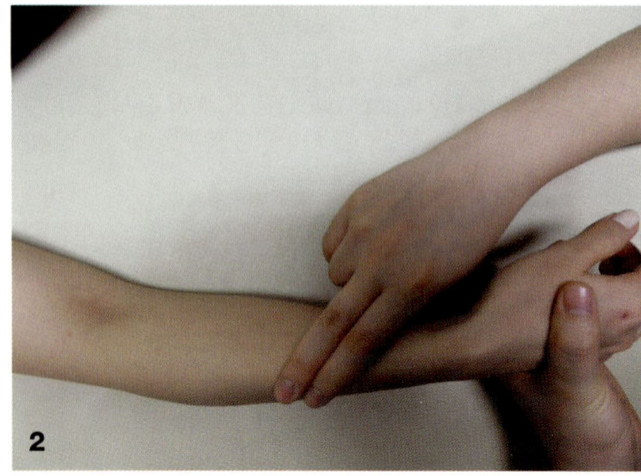

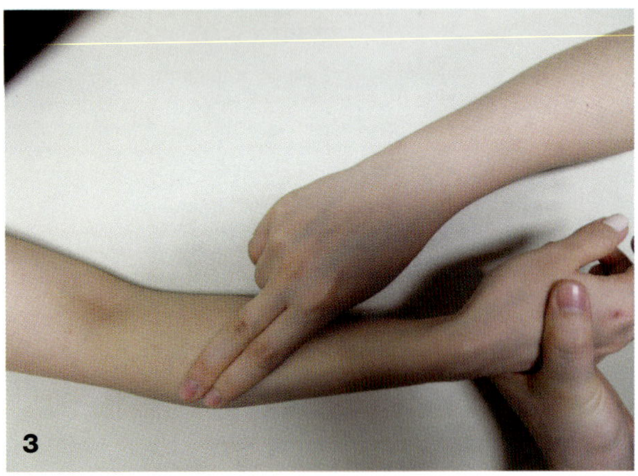

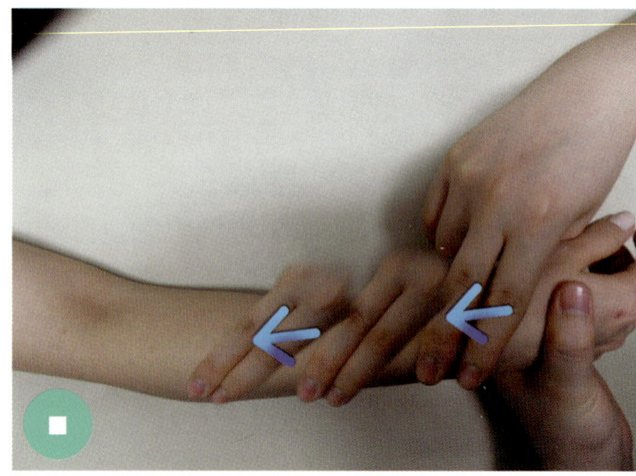

1. 이번 장의 ERT는 여러 가지 원인으로 인하여 WRIST JT.에 통증이 발생했을 때 사용하며 보다 섬세한 방법이다.
2. ASSIST HAND는 전류가 통하지 않도록 반드시 POLY GLOVE를 착용한 뒤 ERT를 실시한다.
3. ASSIST HAND로 환자의 중수골부위를 잘 붙잡고 살짝 잡아 당겨준다.
4. 이 상태에서 MAIN HAND의 검지와 중지를 이용하여 THUMB EXTENSOR MUSCLE을 중심으로 쓸어내리듯이 반복하여 적용해준다.
5. 이때 압착 강도는 피부가 1cm 정도 눌리는 정도의 압력을 유지하며 ERT를 실시한다.
6. EFFUSION이 있는 통증을 포함하여 대부분의 WRIST PAIN에 이 방법을 반복하여 실시하면 매우 짧은 시간 내에도 높은 통증완화효과를 기대할 수 있다.
7. 적용시간 : 1분 이내에서 통증이 사라질 때까지

그 외에도 다양한 방법으로 응용할 수 있다.

1. 적당한 압력을 유지한 채 손에 진동을 주며 실시한다.
2. 다음으로 적당한 압력을 유지한 채 손가락을 이용해 주무르며 실시한다.
3. 다음으로 적당한 압력을 유지한 채 손바닥을 중심에 두고 손을 회전하며 실시한다.
4. 다음으로 가볍게 근육을 쥐어 잡고 흔들어 준다. 물론 잡고 있는 위치는 계속 이동하여야 한다.
5. 마지막으로 전류 강도를 비교적 강하게 세팅 후 손바닥을 모아 진공상태를 만들며 HAMSTRING을 타진한다. 이때 잘못하면 때리는 것과 동일하게 되니 충분한 연습이 필요하다.
6. 그 외에도 BOWEN, MFR 등을 다양하게 응용하여 ERT 치료를 적용하여도 좋은 효과를 기대할 수 있다.

▶ 이러한 방법은 다른 부위 모두에 적용할 수 있으며 가능하다면 다양한 방법으로 ERT치료를 숙련해야 한다.

NOTICE
(전기치료장비의 VOLUME CONTROL을 만지지 않고 치료자의 손을 이용해 전류의 강도를 조절하려면...)

ERT를 실시할 때에는 각각의 부위마다 전류에 대한 역치의 차이로 인하여 어떤 부위는 전류 강도를 약하게 느끼고 어떤 부위는 강하게 느끼게 된다. 그래서 강도 조절하는 연습이 필요하다. 마사지 기술은 매우 단순하지만 바로 부위별 전류 강도조절을 잘하는 것이 이번 장의 ERT를 잘 적용할 수 있는 열쇠가 된다.
그래서 전류 강도를 고정시킨 상태에서 전기치료기의 VOLUME을 조절하지 않고 손을 이용하여 강도 조절을 할 수 있어야 한다. ERT의 전류 강도는 환자의 환부에 밀착시키는 치료자의 손의 넓이와 압착 강도에 의하여 조절할 수 있다.

ERT를 실시할 때를 예를 들자면

1. 한 손만을 환부에 대고 전류 강도를 맞춘다.
2. 적정한 강도를 맞춘 후 조금 더 강하게 최종 VOLUME CONTROL을 한다.
3. 양손이 사용되는 ERT의 경우 MAIN HAND와 ASSIST HAND를 정한다.
4. THRESHOLD가 높은 부위의 경우 MAIN HAND는 강하게 밀착하고, ASSIST HAND는 그냥 대고 있는 정도로 실시한다.
5. 반대로 THRESHOLD가 낮은 부위는 ASSIST HAND의 밀착 강도를 조금 높여 준다. 그렇게 되면 환자는 전류 강도를 강하게 느끼지 않게 된다.
6. 정리하자면 ASSIST HAND를 환부에 접촉시키느냐 안 시키느냐 하는 것과 환부에 접촉시키더라도 그 밀착 강도를 높이고 낮춤으로 인하여 환자의 THERESHOLD CONDITION에 맞출 수 있다.
7. 이 방법은 ERT를 실시할 때 매우 다양하게 사용되며 충분히 숙지해야 하는 중요한 기술이다.

22 Quadratus Lumborum
요방형근(허리사각근)

요방형근은 한쪽만 수축되었을 때 동측으로 허리를 측면 굴곡(lat. flexion)시키며 양쪽 다 수축되었을 때 허리를 신전시킨다. 이 근육은 요통의 주원인 근육인데 대부분 요통환자들에게서 1, 2차적으로 통증에 관여하고 있다.

요방형근에 발통점이 발생하면 요천추부와 둔부에 다발성으로 통증이 집중하며 확산되는 통증은 거의 없다. 발통점의 위치에 따라 집중되는 통증의 위치가 다르게 나타나지만 통증 부위와 관계없이 모든 부위에서 상당한 통증이 나타나서 환자를 괴롭힌다.

이 근육은 야간에 휴식 시 통증이 더 심해지며 아침에 가장 심한 통증이 나타나서 움직이는 것조차 힘들어진다. 낮에 활동하면서 통증이 조금은 가라앉지만, 앉았다가 일어날 때, 걸을 때, 재채기를 할 때 등 거의 모든 일상 활동에서 통증을 호소하게 된다.

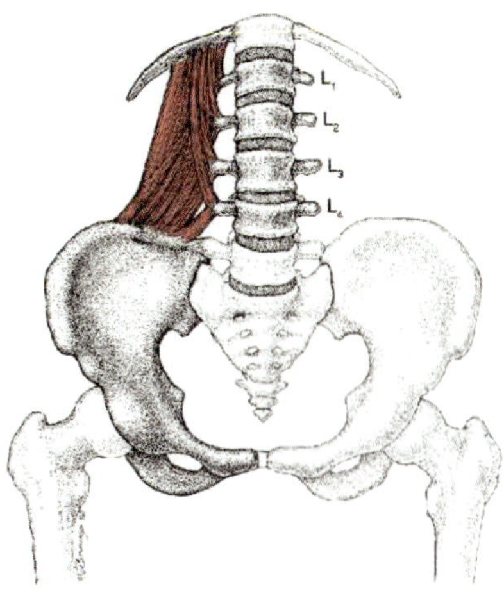

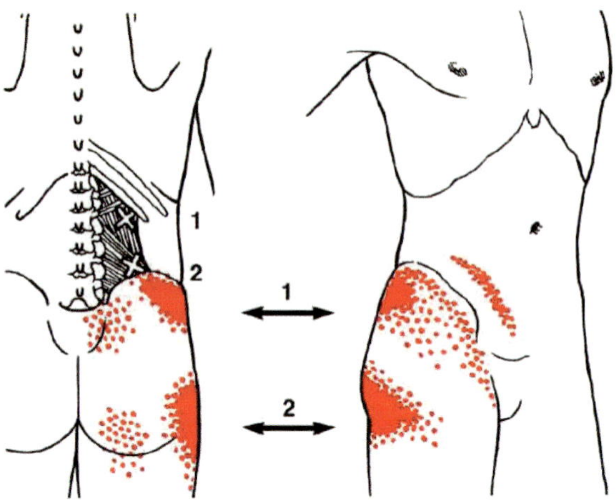

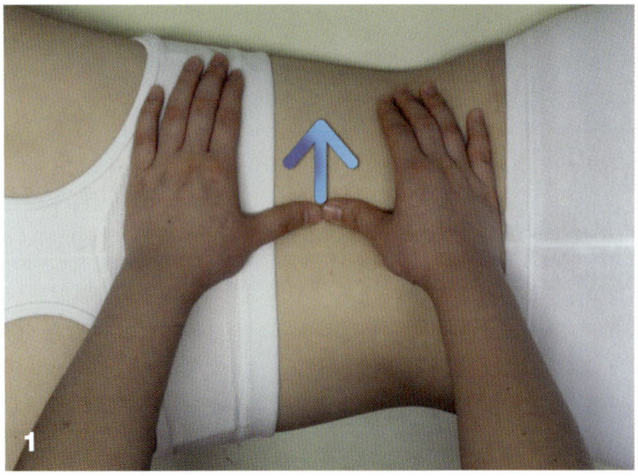

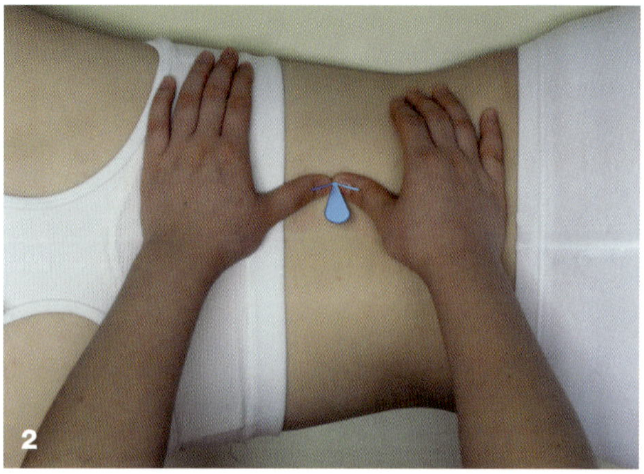

NOTICE 편의상 저주파치료기를 부착하지 않고 촬영하였음

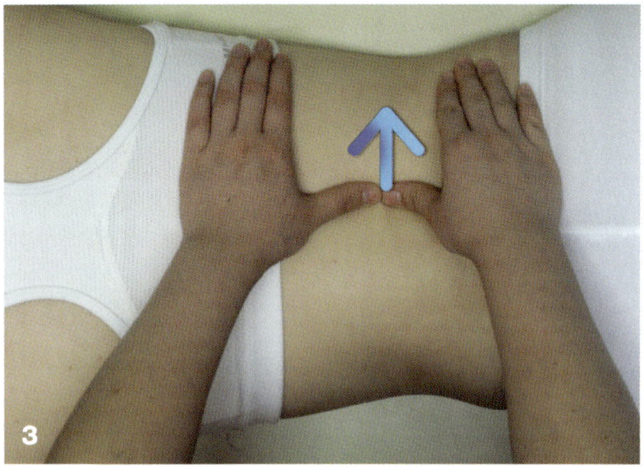
3

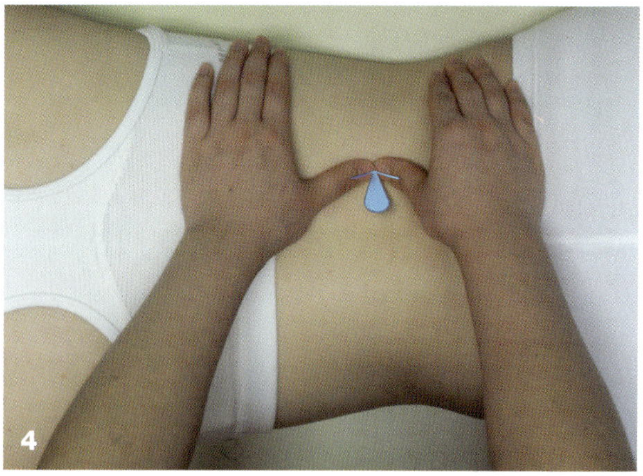
4

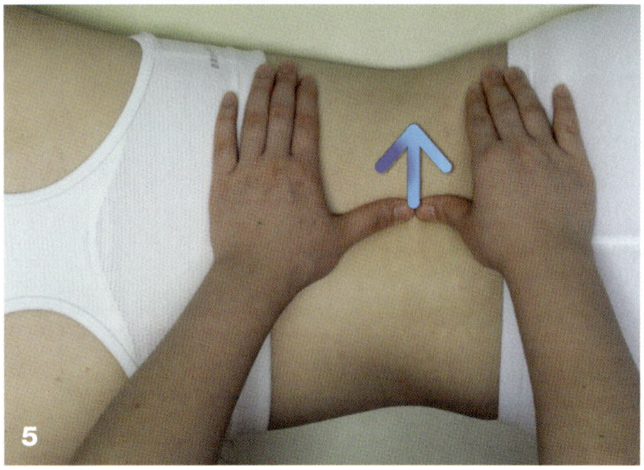
5

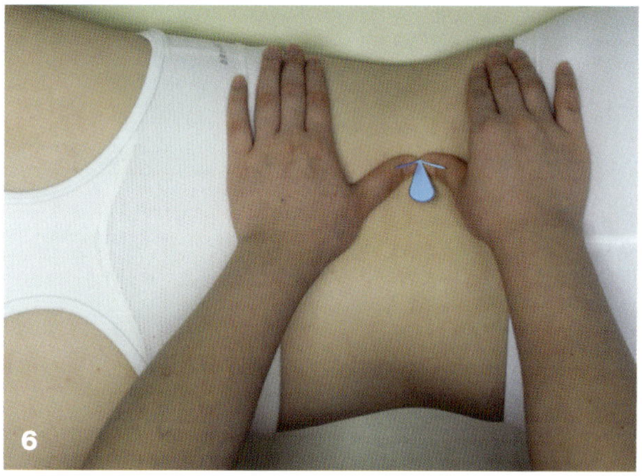
6

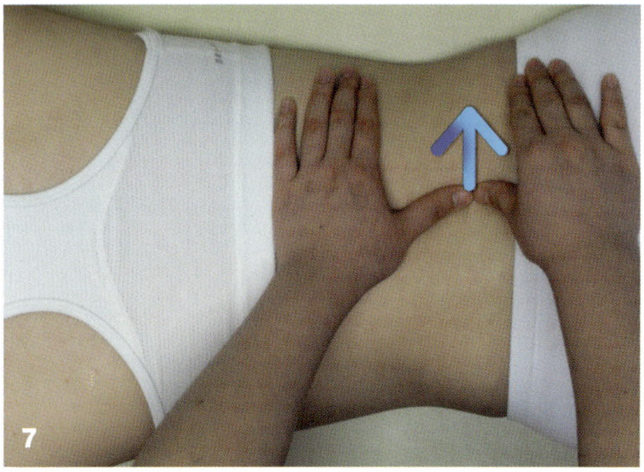
7

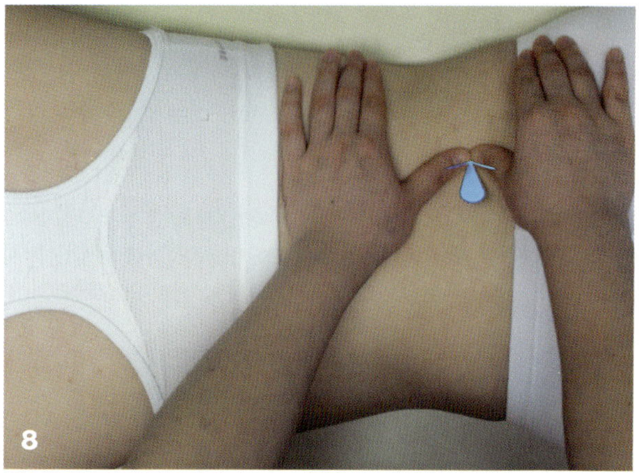
8

1. 이번 장의 ERT는 BOWEN을 이용한 방법으로서 정확히 실시하면 그 효과가 매우 뛰어나다.

2. ERT는 QUADRATUS LUMBORUM을 중심으로 적용하였으며 그 시작은 QUADRATUS LUMBORUM의 상 내측 발통점에서 시작한다.

3. 사진 1에서처럼 양 엄지를 마주보고 척추의 SPINOS PROCESS의 바로 옆 움푹 패인 곳에 고정한다.

4. 고정한 엄지는 밑으로 엄지가 피부를 1~2cm 정도 눌릴 정도의 강도로 압착한 뒤 외측으로 천천히 밀어 척추근의 능선을 넘긴다.

5. 1회 적용 후 통증상태를 확인한 뒤 2~3회 반복 시행해주는 것도 좋은 방법이다.

22 Quadratus Lumborum
요방형근(허리사각근)

2

NOTICE 편의상 저주파치료기를 부착하지 않고 촬영하였음

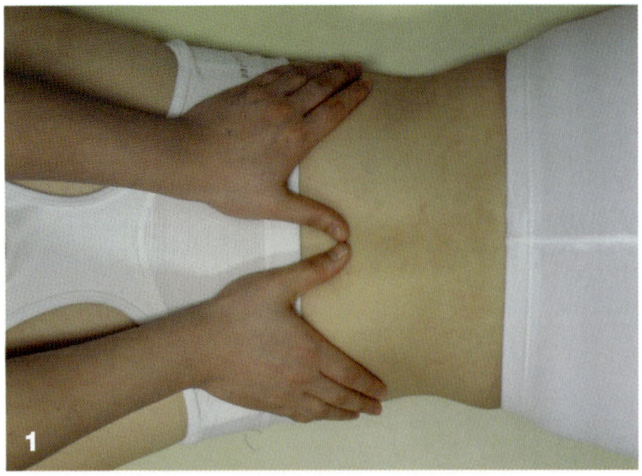

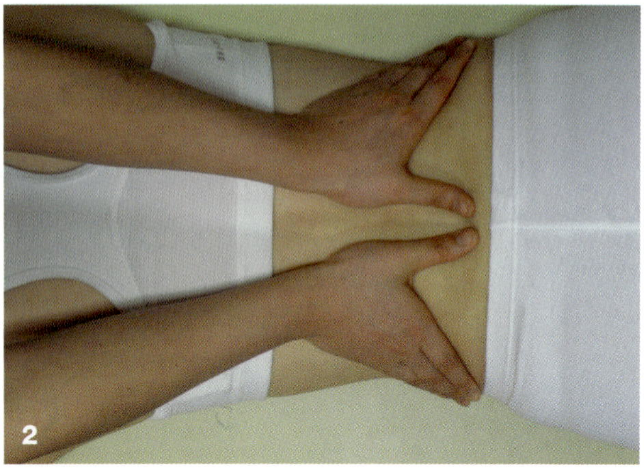

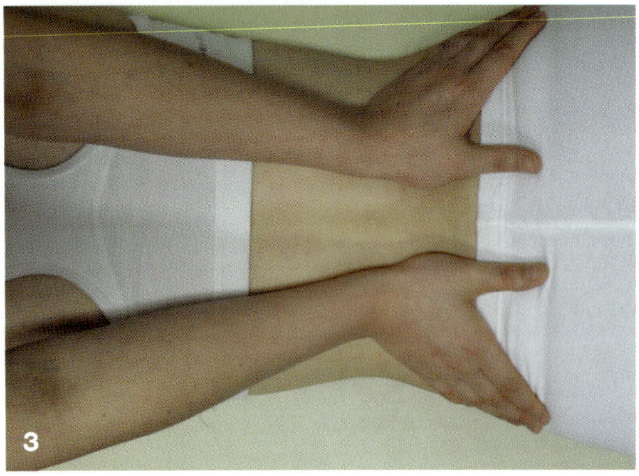

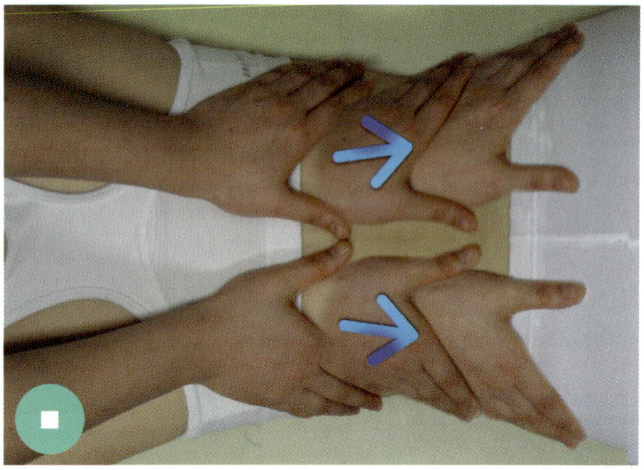

1. 이번 장의 ERT는 QUADRATUS LUMBORUM을 중심으로 적용하였으며 그 시작은 갈비뼈에서 실시하며 마무리는 ILIAC CREST까지이지만 둔부근의 상단까지 함께 적용한다.

2. 실시할 때 배에 쿠션을 적용하여 요부의 LORDOSIS를 줄인 상태에서 실시하며 QUADRATUS LUMBORUM상단에서 밑으로 적용할 때 근육의 STRETCHING을 하며 적용한다.

3. 압착 강도는 근육이 1cm 정도 눌리는 정도로 실시한다.

4. 여러 번 반복하여 실시하며 실시 도중 엄지와 PIP JT.를 이용하여 발통점을 지긋이 눌러주는 것도 좋은 방법이다.

그 외에도 다양한 방법으로 응용할 수 있다.

1. 적당한 압력을 유지한 채 손에 진동을 주며 실시한다.
2. 다음으로 적당한 압력을 유지한 채 손가락을 이용해 주무르며 실시한다.
3. 다음으로 적당한 압력을 유지한 채 손바닥을 중심에 두고 손을 회전하며 실시한다.
4. 다음으로 가볍게 근육을 쥐어 잡고 흔들어 준다. 물론 잡고 있는 위치는 계속 이동하여야 한다.
5. 마지막으로 전류 강도를 비교적 강하게 세팅 후 손바닥을 모아 진공상태를 만들며 HAMSTRING을 타진한다. 이때 잘못하면 때리는 것과 동일하게 되니 충분한 연습이 필요하다.
6. 그 외에도 BOWEN, MFR 등을 다양하게 응용하여 ERT 치료를 적용하여도 좋은 효과를 기대할 수 있다.

▶ 이러한 방법은 다른 부위 모두에 적용할 수 있으며 가능하다면 다양한 방법으로 ERT치료를 숙련해야 한다.

NOTICE

(전기치료장비의 VOLUME CONTROL을 만지지 않고 치료자의 손을 이용해 전류의 강도를 조절하려면...)

ERT를 실시할 때에는 각각의 부위마다 전류에 대한 역치의 차이로 인하여 어떤 부위는 전류 강도를 약하게 느끼고 어떤 부위는 강하게 느끼게 된다. 그래서 강도 조절하는 연습이 필요하다. 마사지 기술은 매우 단순하지만 바로 부위별 전류 강도조절을 잘하는 것이 이번 장의 ERT를 잘 적용할 수 있는 열쇠가 된다.
그래서 전류 강도를 고정시킨 상태에서 전기치료기의 VOLUME을 조절하지 않고 손을 이용하여 강도 조절을 할 수 있어야 한다. ERT의 전류 강도는 환자의 환부에 밀착시키는 치료자의 손의 넓이와 압착 강도에 의하여 조절할 수 있다.

ERT를 실시할 때를 예를 들자면

1. 한 손만을 환부에 대고 전류 강도를 맞춘다.
2. 적정한 강도를 맞춘 후 조금 더 강하게 최종 VOLUME CONTROL을 한다.
3. 양손이 사용되는 ERT의 경우 MAIN HAND와 ASSIST HAND를 정한다.
4. THRESHOLD가 높은 부위의 경우 MAIN HAND는 강하게 밀착하고, ASSIST HAND는 그냥 대고 있는 정도로 실시한다.
5. 반대로 THRESHOLD가 낮은 부위는 ASSIST HAND의 밀착 강도를 조금 높여 준다. 그렇게 되면 환자는 전류 강도를 강하게 느끼지 않게 된다.
6. 정리하자면 ASSIST HAND를 환부에 접촉시키느냐 안 시키느냐 하는 것과 환부에 접촉시키더라도 그 밀착 강도를 높이고 낮춤으로 인하여 환자의 THERESHOLD CONDITION에 맞출 수 있다.
7. 이 방법은 ERT를 실시할 때 매우 다양하게 사용되며 충분히 숙지해야 하는 중요한 기술이다.

22 Quadratus Lumborum
요방형근(허리사각근)

NOTICE 편의상 저주파치료기를 부착하지 않고 촬영하였음

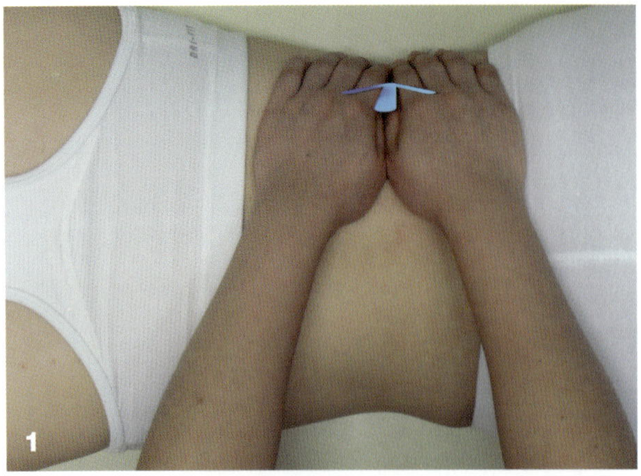

1

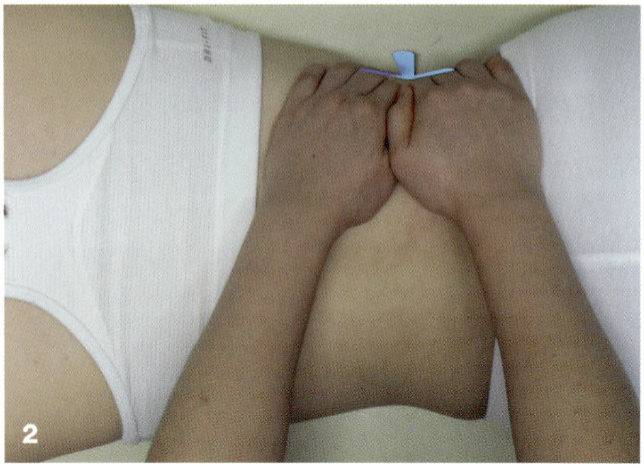

2

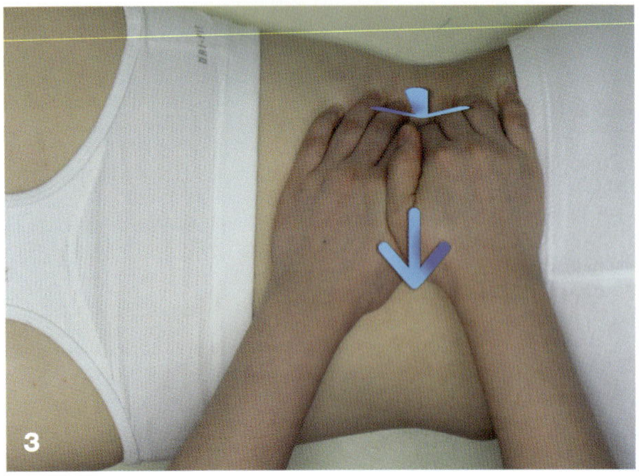

3

1. 이번 장의 ERT는 QUADRATUS LUMBORUM을 중심으로 적용하였으며 그 시작은 QUADRATUS LUMBORUM의 외측에서 적용한다.
2. QUADRATUS LUMBORUM의 외측을 엄지를 제외한 네 손가락으로 지긋이 압착하며 쥔다.
3. QUADRATUS LUMBORUM를 쥔 상태에서 압착 강도를 유지한 채 내측으로 잡아 당긴다.
4. 이번 장의 ERT를 실시할 때에는 손바닥 전부를 완전히 밀착한 채 힘의 분배를 잘해야 하는데 손바닥 전체를 동일한 힘으로 압착하는 것이 아닌 손끝에 조금 더 강한 압착 강도를 유지한 채 적용한다.

그 외에도 다양한 방법으로 응용할 수 있다.

1. 적당한 압력을 유지한 채 손에 진동을 주며 실시한다.
2. 다음으로 적당한 압력을 유지한 채 손가락을 이용해 주무르며 실시한다.
3. 다음으로 적당한 압력을 유지한 채 손바닥을 중심에 두고 손을 회전하며 실시한다.
4. 다음으로 가볍게 근육을 쥐어 잡고 흔들어 준다. 물론 잡고 있는 위치는 계속 이동하여야 한다.
5. 마지막으로 전류 강도를 비교적 강하게 세팅 후 손바닥을 모아 진공상태를 만들며 HAMSTRING을 타진한다. 이때 잘못하면 때리는 것과 동일하게 되니 충분한 연습이 필요하다.
6. 그 외에도 BOWEN, MFR 등을 다양하게 응용하여 ERT 치료를 적용하여도 좋은 효과를 기대할 수 있다.

▶ 이러한 방법은 다른 부위 모두에 적용할 수 있으며 가능하다면 다양한 방법으로 ERT치료를 숙련해야 한다.

NOTICE

(전기치료장비의 VOLUME CONTROL을 만지지 않고 치료자의 손을 이용해 전류의 강도를 조절하려면...)

ERT를 실시할 때에는 각각의 부위마다 전류에 대한 역치의 차이로 인하여 어떤 부위는 전류 강도를 약하게 느끼고 어떤 부위는 강하게 느끼게 된다. 그래서 강도 조절하는 연습이 필요하다. 마사지 기술은 매우 단순하지만 바로 부위별 전류 강도조절을 잘하는 것이 이번 장의 ERT를 잘 적용할 수 있는 열쇠가 된다.
그래서 전류 강도를 고정시킨 상태에서 전기치료기의 VOLUME을 조절하지 않고 손을 이용하여 강도 조절을 할 수 있어야 한다. ERT의 전류 강도는 환자의 환부에 밀착시키는 치료자의 손의 넓이와 압착 강도에 의하여 조절할 수 있다.

ERT를 실시할 때를 예를 들자면

1. 한 손만을 환부에 대고 전류 강도를 맞춘다.
2. 적정한 강도를 맞춘 후 조금 더 강하게 최종 VOLUME CONTROL을 한다.
3. 양손이 사용되는 ERT의 경우 MAIN HAND와 ASSIST HAND를 정한다.
4. THRESHOLD가 높은 부위의 경우 MAIN HAND는 강하게 밀착하고, ASSIST HAND는 그냥 대고 있는 정도로 실시한다.
5. 반대로 THRESHOLD가 낮은 부위는 ASSIST HAND의 밀착 강도를 조금 높여 준다. 그렇게 되면 환자는 전류 강도를 강하게 느끼지 않게 된다.
6. 정리하자면 ASSIST HAND를 환부에 접촉시키느냐 안 시키느냐 하는 것과 환부에 접촉시키더라도 그 밀착 강도를 높이고 낮춤으로 인하여 환자의 THERESHOLD CONDITION에 맞출 수 있다.
7. 이 방법은 ERT를 실시할 때 매우 다양하게 사용되며 충분히 숙지해야 하는 중요한 기술이다.

22 Quadratus Lumborum
요방형근(허리사각근)

NOTICE 편의상 저주파치료기를 부착하지 않고 촬영하였음

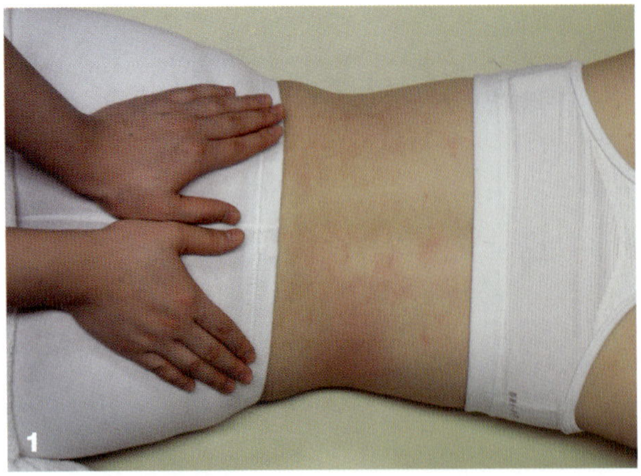

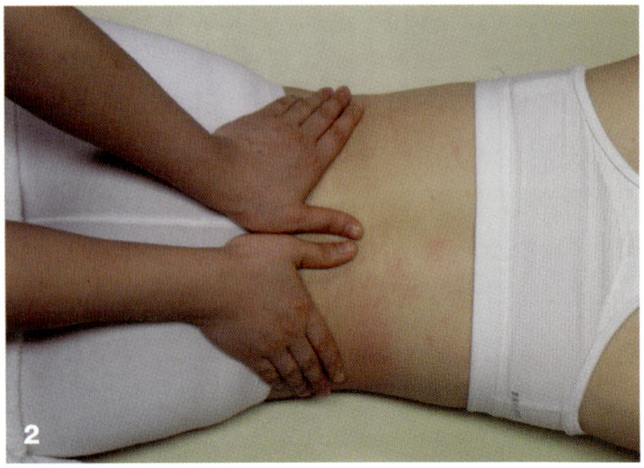

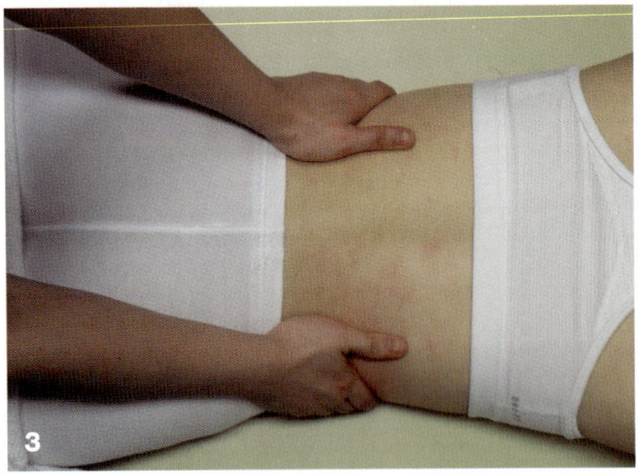

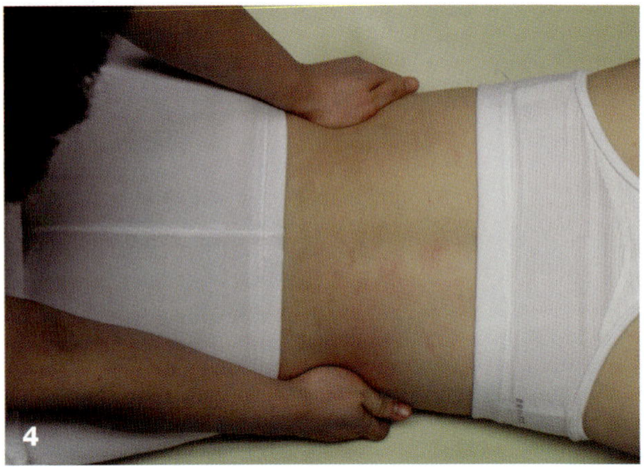

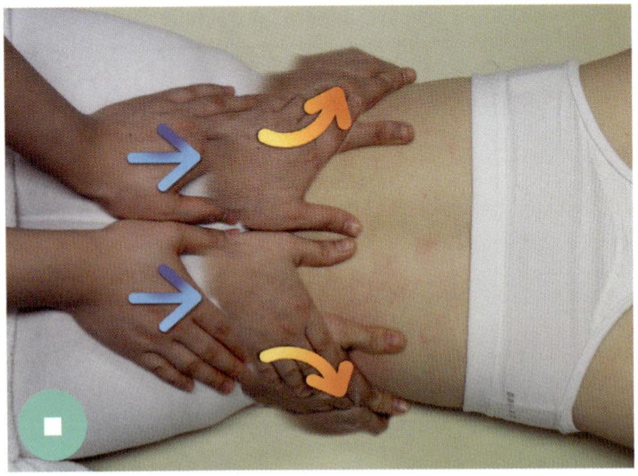

1. 이번 장의 ERT는 QUADRATUS LUMBORUM을 중심으로 적용하였으며 그 시작은 SI JT.에서 시작한다.
2. 압착 강도는 피부가 1cm 정도 눌릴 정도의 중간수준이며 양 엄지를 이용하여 척추의 중심을 잡고 실시한다.
3. SI JT.를 시작으로 척추를 따라 올라가며 ERT를 실시하다가 갈비뼈에 손끝이 도달하면 갈비뼈의 끝을 따라 외측으로 이동하며 적용한다.
4. 외측으로 이동한 뒤 전상장골극(ASIS)의 상단에서 마무리를 한다.

그 외에도 다양한 방법으로 응용할 수 있다.

1. 적당한 압력을 유지한 채 손에 진동을 주며 실시한다.
2. 다음으로 적당한 압력을 유지한 채 손가락을 이용해 주무르며 실시한다.
3. 다음으로 적당한 압력을 유지한 채 손바닥을 중심에 두고 손을 회전하며 실시한다.
4. 다음으로 가볍게 근육을 쥐어 잡고 흔들어 준다. 물론 잡고 있는 위치는 계속 이동하여야 한다.
5. 마지막으로 전류 강도를 비교적 강하게 세팅 후 손바닥을 모아 진공상태를 만들며 HAMSTRING을 타진한다. 이때 잘못하면 때리는 것과 동일하게 되니 충분한 연습이 필요하다.
6. 그 외에도 BOWEN, MFR 등을 다양하게 응용하여 ERT 치료를 적용하여도 좋은 효과를 기대할 수 있다.

▶ 이러한 방법은 다른 부위 모두에 적용할 수 있으며 가능하다면 다양한 방법으로 ERT치료를 숙련해야 한다.

NOTICE

(전기치료장비의 VOLUME CONTROL을 만지지 않고 치료자의 손을 이용해 전류의 강도를 조절하려면...)

ERT를 실시할 때에는 각각의 부위마다 전류에 대한 역치의 차이로 인하여 어떤 부위는 전류 강도를 약하게 느끼고 어떤 부위는 강하게 느끼게 된다. 그래서 강도 조절하는 연습이 필요하다. 마사지 기술은 매우 단순하지만 바로 부위별 전류 강도조절을 잘하는 것이 이번 장의 ERT를 잘 적용할 수 있는 열쇠가 된다.
그래서 전류 강도를 고정시킨 상태에서 전기치료기의 VOLUME을 조절하지 않고 손을 이용하여 강도 조절을 할 수 있어야 한다. ERT의 전류 강도는 환자의 환부에 밀착시키는 치료자의 손의 넓이와 압착 강도에 의하여 조절할 수 있다.

ERT를 실시할 때를 예를 들자면

1. 한 손만을 환부에 대고 전류 강도를 맞춘다.
2. 적정한 강도를 맞춘 후 조금 더 강하게 최종 VOLUME CONTROL을 한다.
3. 양손이 사용되는 ERT의 경우 MAIN HAND와 ASSIST HAND를 정한다.
4. THRESHOLD가 높은 부위의 경우 MAIN HAND는 강하게 밀착하고, ASSIST HAND는 그냥 대고 있는 정도로 실시한다.
5. 반대로 THRESHOLD가 낮은 부위는 ASSIST HAND의 밀착 강도를 조금 높여 준다. 그렇게 되면 환자는 전류 강도를 강하게 느끼지 않게 된다.
6. 정리하자면 ASSIST HAND를 환부에 접촉시키느냐 안 시키느냐 하는 것과 환부에 접촉시키더라도 그 밀착 강도를 높이고 낮춤으로 인하여 환자의 THERESHOLD CONDITION에 맞출 수 있다.
7. 이 방법은 ERT를 실시할 때 매우 다양하게 사용되며 충분히 숙지해야 하는 중요한 기술이다.

22 Quadratus Lumborum
요방형근(허리사각근)

NOTICE 편의상 저주파치료기를 부착하지 않고 촬영하였음

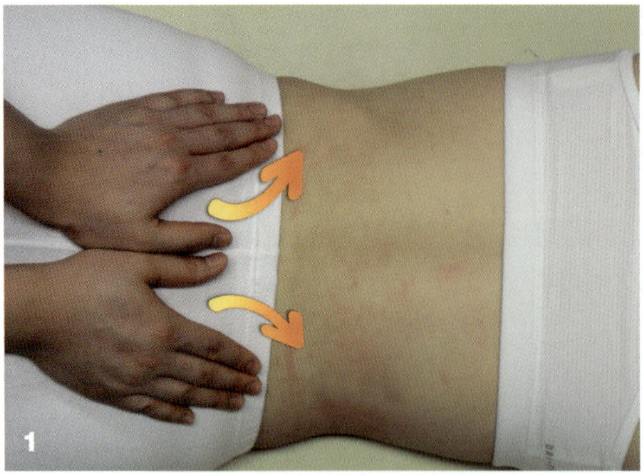

1

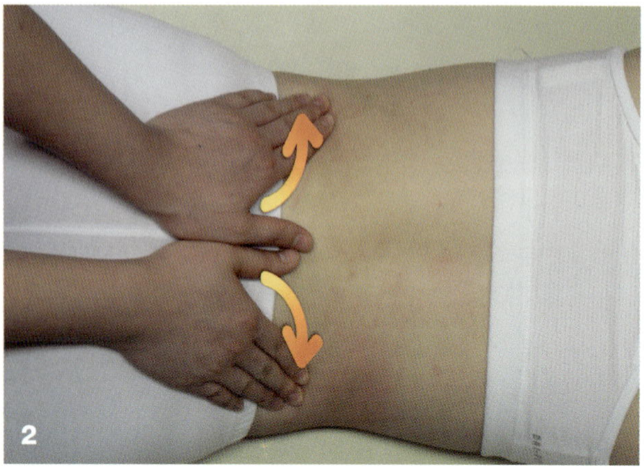

2

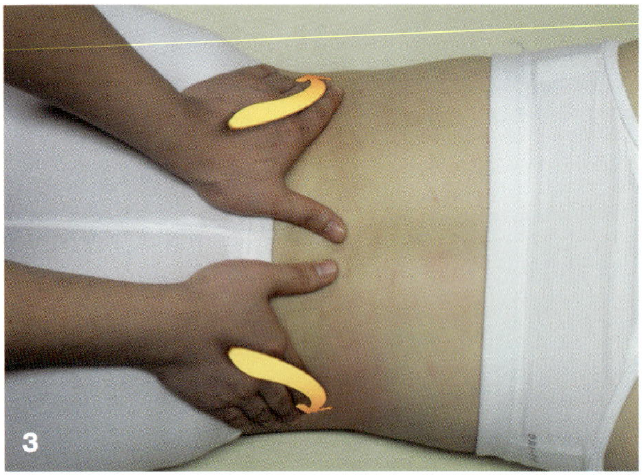

3

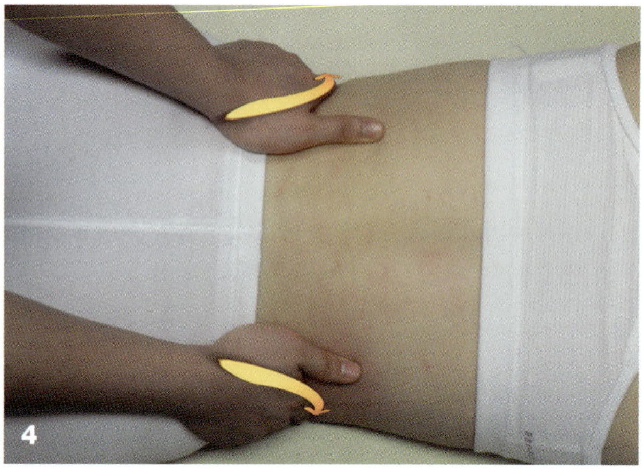

4

1. 이번 장의 ERT는 ILIAC CREST LINE을 따라 적용해주는 방법으로서 통상적으로 마무리를 할 때 사용한다.
2. 일반적으로 요통환자들의 증상별 사례 중 ILIAC CREST LINE을 따라 나타나는 경우가 많다.
3. 시작은 후상장골극(PSIS)에서 시작하거나 SI JT.를 검지의 옆면과 맞추어 실시해도 무방하다.
4. 압착 강도는 피부가 1cm 정도 들어가는 정도의 중간수준을 유지한다.
5. PSIS에서 ASIS로 반복하여 실시한다.

그 외에도 다양한 방법으로 응용할 수 있다.

1. 적당한 압력을 유지한 채 손에 진동을 주며 실시한다.
2. 다음으로 적당한 압력을 유지한 채 손가락을 이용해 주무르며 실시한다.
3. 다음으로 적당한 압력을 유지한 채 손바닥을 중심에 두고 손을 회전하며 실시한다.
4. 다음으로 가볍게 근육을 쥐어 잡고 흔들어 준다. 물론 잡고 있는 위치는 계속 이동하여야 한다.
5. 마지막으로 전류 강도를 비교적 강하게 세팅 후 손바닥을 모아 진공상태를 만들며 HAMSTRING을 타진한다. 이때 잘못하면 때리는 것과 동일하게 되니 충분한 연습이 필요하다.
6. 그 외에도 BOWEN, MFR 등을 다양하게 응용하여 ERT 치료를 적용하여도 좋은 효과를 기대할 수 있다.

▶ 이러한 방법은 다른 부위 모두에 적용할 수 있으며 가능하다면 다양한 방법으로 ERT치료를 숙련해야 한다.

NOTICE

(전기치료장비의 VOLUME CONTROL을 만지지 않고 치료자의 손을 이용해 전류의 강도를 조절하려면...)

ERT를 실시할 때에는 각각의 부위마다 전류에 대한 역치의 차이로 인하여 어떤 부위는 전류 강도를 약하게 느끼고 어떤 부위는 강하게 느끼게 된다. 그래서 강도 조절하는 연습이 필요하다. 마사지 기술은 매우 단순하지만 바로 부위별 전류 강도조절을 잘하는 것이 이번 장의 ERT를 잘 적용할 수 있는 열쇠가 된다.
그래서 전류 강도를 고정시킨 상태에서 전기치료기의 VOLUME을 조절하지 않고 손을 이용하여 강도 조절을 할 수 있어야 한다. ERT의 전류 강도는 환자의 환부에 밀착시키는 치료자의 손의 넓이와 압착 강도에 의하여 조절할 수 있다.

ERT를 실시할 때를 예를 들자면

1. 한 손만을 환부에 대고 전류 강도를 맞춘다.
2. 적정한 강도를 맞춘 후 조금 더 강하게 최종 VOLUME CONTROL을 한다.
3. 양손이 사용되는 ERT의 경우 MAIN HAND와 ASSIST HAND를 정한다.
4. THRESHOLD가 높은 부위의 경우 MAIN HAND는 강하게 밀착하고, ASSIST HAND는 그냥 대고 있는 정도로 실시한다.
5. 반대로 THRESHOLD가 낮은 부위는 ASSIST HAND의 밀착 강도를 조금 높여 준다. 그렇게 되면 환자는 전류 강도를 강하게 느끼지 않게 된다.
6. 정리하자면 ASSIST HAND를 환부에 접촉시키느냐 안 시키느냐 하는 것과 환부에 접촉시키더라도 그 밀착 강도를 높이고 낮춤으로 인하여 환자의 THERESHOLD CONDITION에 맞출 수 있다.
7. 이 방법은 ERT를 실시할 때 매우 다양하게 사용되며 충분히 숙지해야 하는 중요한 기술이다.

22 Quadratus Lumborum 요방형근(허리사각근)

NOTICE 편의상 저주파치료기를 부착하지 않고 촬영하였음

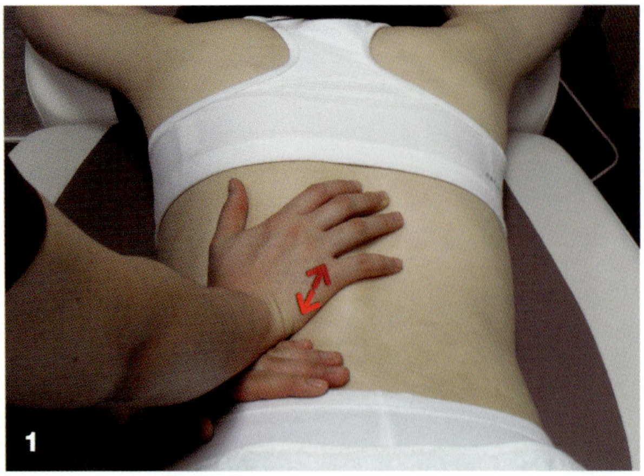

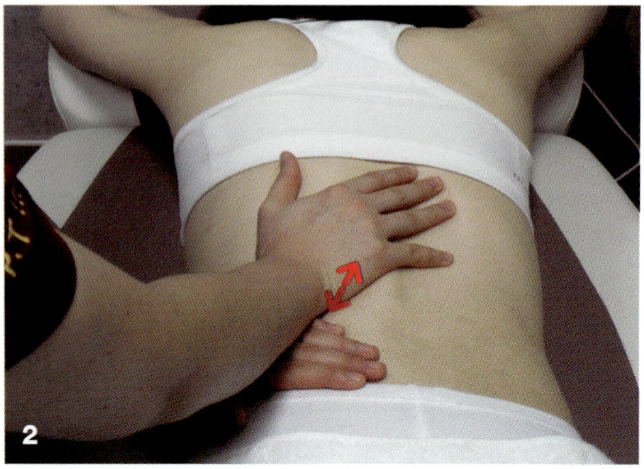

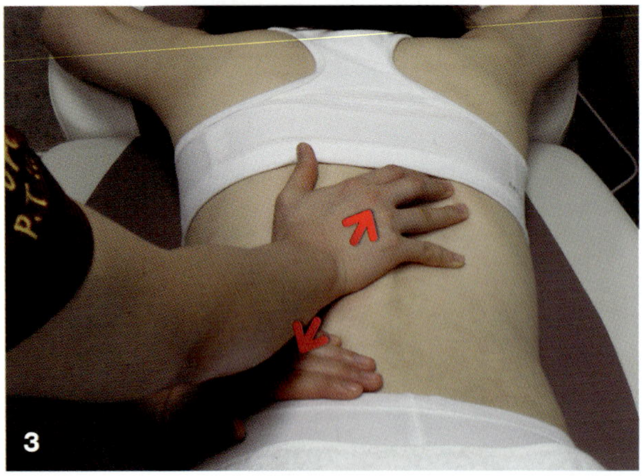

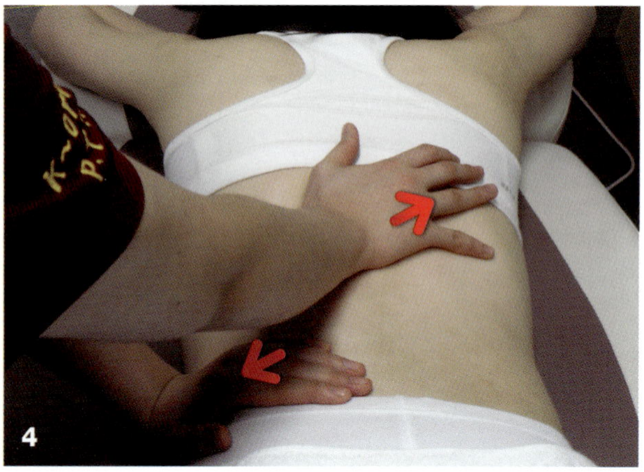

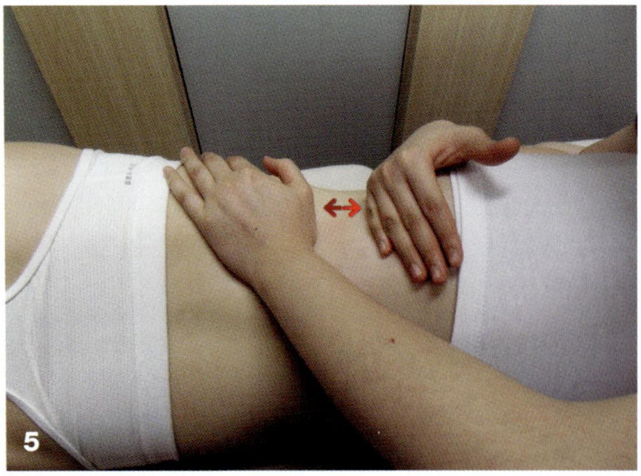

1. 이번 장의 ERT는 QUADRATUS LUMBORUM의 신장효과를 위해 사용된다.

2. 두 가지 방법을 제시하는데 우선 엎드린 자세에서 환자의 복부에 쿠션을 이용하여 요부의 LORDSIS를 감소시킨 뒤 그림과 같이 ASSIST HAND는 환부의 ILIAC CREST LINE을 고정하고, MAIN HAND는 QUADRATUS LUMBORUM의 하,외측 발통점 부위에 밀착 고정한다.

3. 그림 2에서처럼 방향을 척추방향, 대각선방향으로 압착을 유지하면서 ERT를 수회 적용하는데 단순히 MAIN HAND만 움직여 주는 것이 아니고 고정하고 있는 ASSIST HAND를 반대 대각선으로 늘려 잡아당겨서 신장도를 높여준다.

4. 두 번째 방법으로는 옆으로 누운자세에서 환자의 무릎을 구부리게 한 뒤, 환측무릎(위로 올라온 다리)을 신전시키고 몸의 중심에서 뒤로 이동시킨다.

5. 치료자의 ASSIST HAND는 늑골의 하단을 고정하고, MAIN HAND는 ASIS에 걸쳐 잘 고정 후 양손을 반대방향으로 서로 당겨주어 QUADRATUS LUMBORUM이 신장되게 하며 ERT치료를 수회 적용한다.

6. 치료 강도는 양손을 환자의 몸에 대고 근육이 약간 수축이 되는 정도이거나 환자가 쾌적하다고 판단되는 정도의 강도보다 조금 강한 강도로 세팅한다.

NOTICE 편의상 저주파치료기를 부착하지 않고 촬영하였음

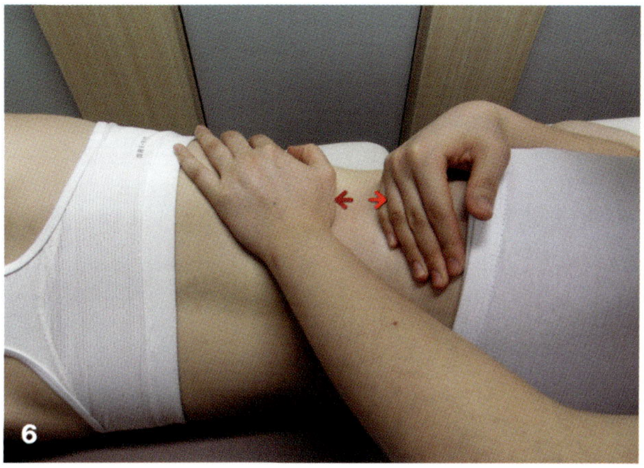

6

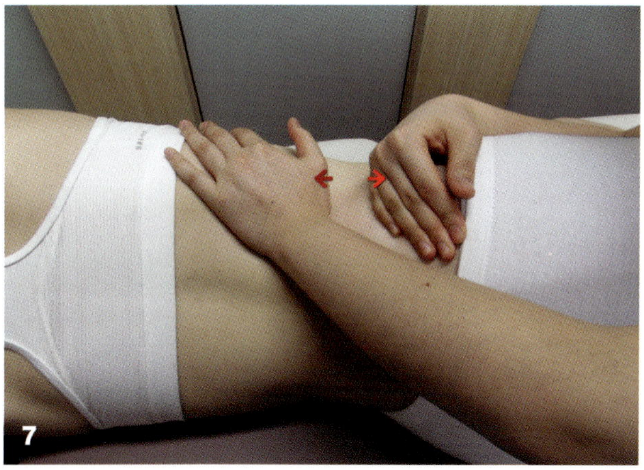

7

그 외에도 다양한 방법으로 응용할 수 있다.

1. 적당한 압력을 유지한 채 손에 진동을 주며 실시한다.
2. 다음으로 적당한 압력을 유지한 채 손가락을 이용해 주무르며 실시한다.
3. 다음으로 적당한 압력을 유지한 채 손바닥을 중심에 두고 손을 회전하며 실시한다.
4. 다음으로 가볍게 근육을 쥐어 잡고 흔들어 준다. 물론 잡고 있는 위치는 계속 이동하여야 한다.
5. 마지막으로 전류 강도를 비교적 강하게 세팅 후 손바닥을 모아 진공상태를 만들며 HAMSTRING을 타진한다. 이때 잘못하면 때리는 것과 동일하게 되니 충분한 연습이 필요하다.
6. 그 외에도 BOWEN, MFR 등을 다양하게 응용하여 ERT 치료를 적용하여도 좋은 효과를 기대할 수 있다.

▶ 이러한 방법은 다른 부위 모두에 적용할 수 있으며 가능하다면 다양한 방법으로 ERT치료를 숙련해야 한다.

NOTICE

(전기치료장비의 VOLUME CONTROL을 만지지 않고 치료자의 손을 이용해 전류의 강도를 조절하려면...)

ERT를 실시할 때에는 각각의 부위마다 전류에 대한 역치의 차이로 인하여 어떤 부위는 전류 강도를 약하게 느끼고 어떤 부위는 강하게 느끼게 된다. 그래서 강도 조절하는 연습이 필요하다. 마사지 기술은 매우 단순하지만 바로 부위별 전류 강도조절을 잘하는 것이 이번 장의 ERT를 잘 적용할 수 있는 열쇠가 된다.
그래서 전류 강도를 고정시킨 상태에서 전기치료기의 VOLUME을 조절하지 않고 손을 이용하여 강도 조절을 할 수 있어야 한다. ERT의 전류 강도는 환자의 환부에 밀착시키는 치료자의 손의 넓이와 압착 강도에 의하여 조절할 수 있다.

ERT를 실시할 때를 예를 들자면

1. 한 손만을 환부에 대고 전류 강도를 맞춘다.
2. 적정한 강도를 맞춘 후 조금 더 강하게 최종 VOLUME CONTROL을 한다.
3. 양손이 사용되는 ERT의 경우 MAIN HAND와 ASSIST HAND를 정한다.
4. THRESHOLD가 높은 부위의 경우 MAIN HAND는 강하게 밀착하고, ASSIST HAND는 그냥 대고 있는 정도로 실시한다.
5. 반대로 THRESHOLD가 낮은 부위는 ASSIST HAND의 밀착 강도를 조금 높여 준다. 그렇게 되면 환자는 전류 강도를 강하게 느끼지 않게 된다.
6. 정리하자면 ASSIST HAND를 환부에 접촉시키느냐 안 시키느냐 하는 것과 환부에 접촉시키더라도 그 밀착 강도를 높이고 낮춤으로 인하여 환자의 THERESHOLD CONDITION에 맞출 수 있다.
7. 이 방법은 ERT를 실시할 때 매우 다양하게 사용되며 충분히 숙지해야 하는 중요한 기술이다.

23 Iliopsoas 장요근(엉덩허리근)

장요근은 척추에서 기시하는 대요근(Psoas)과 장골에서 기시하는 장골근(iliacus)으로 구성되어 있으며 자세를 유지시켜 주거나 고관절을 굴곡시키는 기능을 한다.

장요근에 발통점이 발생하면 요추부의 측면을 따라 통증이 집중하며 서혜부(inguinal area)를 거쳐 대퇴부까지 통증이 확산되기도 한다. 이 근육에 발통점이 생기면 서 있을 때나 앉았다 일어날 때 통증이 재현되며 누우면 가라 앉는다.

만약 환자가 엉덩이가 뒤로 빠진 상태에서 넓적다리를 벌리고 걸어온다면 이 장요근의 이상을 의심해도 된다. 즉 요추부의 과신전(hyperextention), 고관절의 굴곡, 외전, 외회전(hip jt. flexion, abduction, lat. rotation) 상태가 장요근의 긴장을 줄이는 자세이기 때문에 위와 같은 대상보행을 하는 것이다. 이런 환자는 똑바로 선 자세에서 허리를 뒤로 재껴 보게 하거나 엎드린 자세에서 각각의 다리를 들어보게 하자. 장요근에 이상이 있는 환자는 이때 통증이 재현될 것이다.

이 근육은 단독으로는 발통점이 거의 발생하지는 않으며 고관절 기능근육과 함께 동반되서 통증이 나타난다. 즉 협동근인 요방형근과 대퇴직근, 길항근인 대둔근과 슬괵근 등과 함께 발생한다.

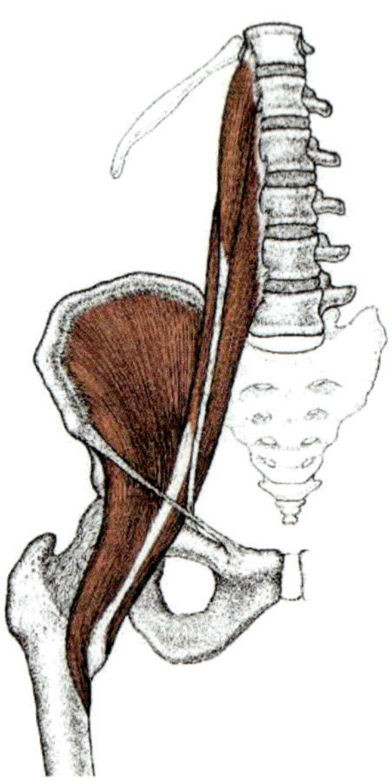

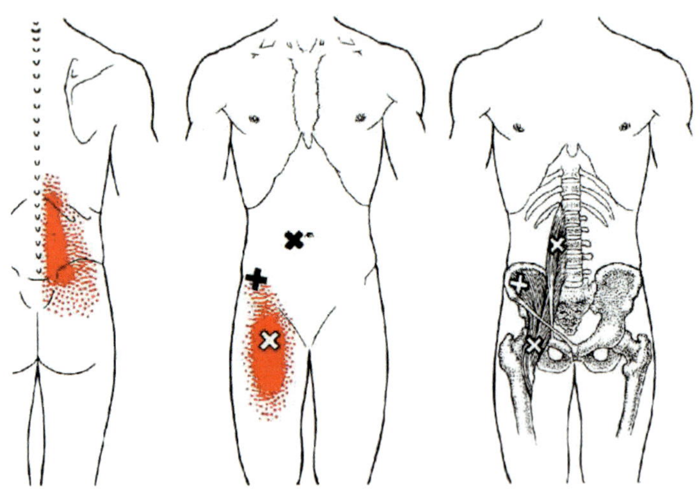

NOTICE 편의상 저주파치료기를 부착하지 않고 촬영하였음

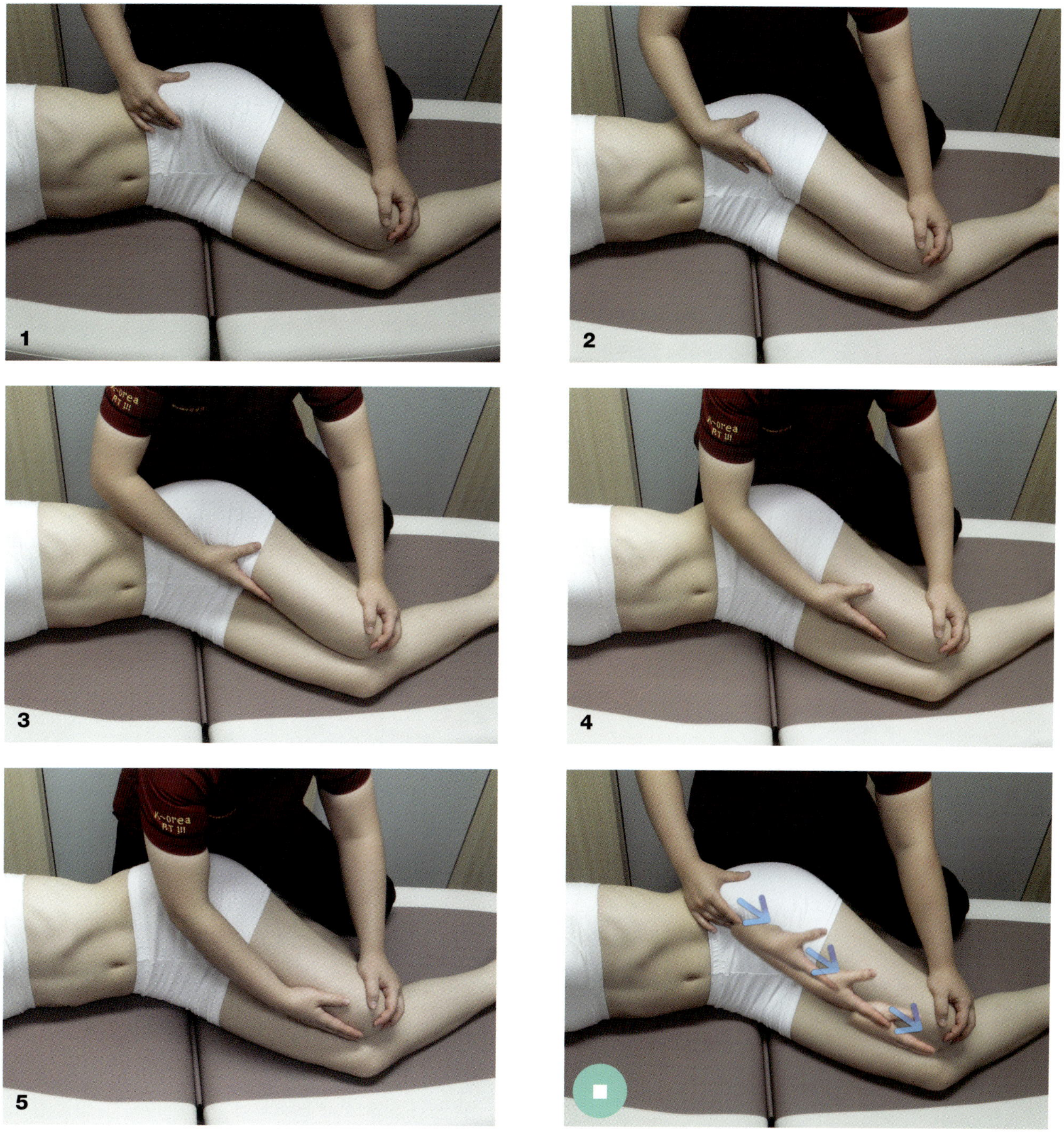

1. 이번 장의 ERT는 장요근을 중심으로 구성하였다.
2. 사진에서처럼 환자는 환측 다리를 위로 한 채 옆으로 눕고 치료자는 한손은 무릎을 감아쥐고, 다른 한손은 골반을 잡는다.
3. 장요근은 실제 ERT를 적용할 수 없는 심부근이기 때문에 치료 포인트로는 장요근으로 인한 연관통부위를 위주로 실시한다.
4. 사진에서처럼 골반에 고정된 MAIN HAND를 대퇴부를 따라 쓸어내리듯이 ERT를 수회 적용한다.
5. MAIN HAND의 압착 강도는 피부가 약 2cm 눌릴 정도의 강도이다.
6. 치료 강도는 양손을 환자와 접촉한 상태에서 근육의 수축이 일어날 정도의 강도이거나 혹은 환자가 쾌적하다고 판단되는 정도의 강도보다 조금 강한 정도로 세팅한다.

그 외에도 다양한 방법으로 응용할 수 있다.

1. 적당한 압력을 유지한 채 손에 진동을 주며 실시한다.
2. 다음으로 적당한 압력을 유지한 채 손가락을 이용해 주무르며 실시한다.
3. 다음으로 적당한 압력을 유지한 채 손바닥을 중심에 두고 손을 회전하며 실시한다.
4. 다음으로 가볍게 근육을 쥐어 잡고 흔들어 준다. 물론 잡고 있는 위치는 계속 이동하여야 한다.
5. 마지막으로 전류 강도를 비교적 강하게 세팅 후 손바닥을 모아 진공상태를 만들며 HAMSTRING을 타진한다. 이때 잘못하면 때리는 것과 동일하게 되니 충분한 연습이 필요하다.
6. 그 외에도 BOWEN, MFR 등을 다양하게 응용하여 ERT 치료를 적용하여도 좋은 효과를 기대할 수 있다.

▶ 이러한 방법은 다른 부위 모두에 적용할 수 있으며 가능하다면 다양한 방법으로 ERT치료를 숙련해야 한다.

NOTICE
(전기치료장비의 VOLUME CONTROL을 만지지 않고 치료자의 손을 이용해 전류의 강도를 조절하려면...)

ERT를 실시할 때에는 각각의 부위마다 전류에 대한 역치의 차이로 인하여 어떤 부위는 전류 강도를 약하게 느끼고 어떤 부위는 강하게 느끼게 된다. 그래서 강도 조절하는 연습이 필요하다. 마사지 기술은 매우 단순하지만 바로 부위별 전류 강도조절을 잘하는 것이 이번 장의 ERT를 잘 적용할 수 있는 열쇠가 된다.
그래서 전류 강도를 고정시킨 상태에서 전기치료기의 VOLUME을 조절하지 않고 손을 이용하여 강도 조절을 할 수 있어야 한다. ERT의 전류 강도는 환자의 환부에 밀착시키는 치료자의 손의 넓이와 압착 강도에 의하여 조절할 수 있다.

ERT를 실시할 때를 예를 들자면

1. 한 손만을 환부에 대고 전류 강도를 맞춘다.
2. 적정한 강도를 맞춘 후 조금 더 강하게 최종 VOLUME CONTROL을 한다.
3. 양손이 사용되는 ERT의 경우 MAIN HAND와 ASSIST HAND를 정한다.
4. THRESHOLD가 높은 부위의 경우 MAIN HAND는 강하게 밀착하고, ASSIST HAND는 그냥 대고 있는 정도로 실시한다.
5. 반대로 THRESHOLD가 낮은 부위는 ASSIST HAND의 밀착 강도를 조금 높여 준다. 그렇게 되면 환자는 전류 강도를 강하게 느끼지 않게 된다.
6. 정리하자면 ASSIST HAND를 환부에 접촉시키느냐 안 시키느냐 하는 것과 환부에 접촉시키더라도 그 밀착 강도를 높이고 낮춤으로 인하여 환자의 THERESHOLD CONDITION에 맞출 수 있다.
7. 이 방법은 ERT를 실시할 때 매우 다양하게 사용되며 충분히 숙지해야 하는 중요한 기술이다.

24 Gluteus Maximus 대둔근(큰볼기근)

대둔근에 발통점이 발생하면 발통점주위로 통증이 집중하며 확산되는 통증은 그리 심하지 않다. 발통점은 크게 세 군데로 a. 천장관절 주변(S.I jt.)과 b. 좌골결절의 위 부분(ischial tubercle), c. 미골의 옆 부분(coccyx area)으로 나눌 수 있다.

a. 천장관절(S.I jt.)에 발통점이 발생하면 발통점 주변으로 통증이 집중되며 둔부를 따라 반월모양으로 확산되고 심하면 대퇴부를 따라 무릎부위까지 나타나기도 한다.

b. 좌골결절 부분(ischial tubercle)으로 발통점이 발생하면 발통점 부위와 천추부위, 그리고 장골능(iliac crest)과 고관절 사이에 국소적으로 통증이 집중되며 심하면 둔부 전체로 작열하는 통증이 확산된다. 이 부위는 대둔근의 발통점 발생 부위 중 가장 빈도가 높으며 의자에 앉아 있을 때 둔부의 압박에 의해서 통증이 특히 더 심하게 나타난다.

c. 미골부분(coccyx)으로 발통점이 생기면 발통점 주위로 통증이 집중되며 특별한 연관통은 나타나지 않는다.

대둔근에 이상이 의심되는 환자를 의자에 앉힌 후 상체를 앞으로 숙이게 해보자.
만약 이상이 있다면 통증이 재현될 것이다.

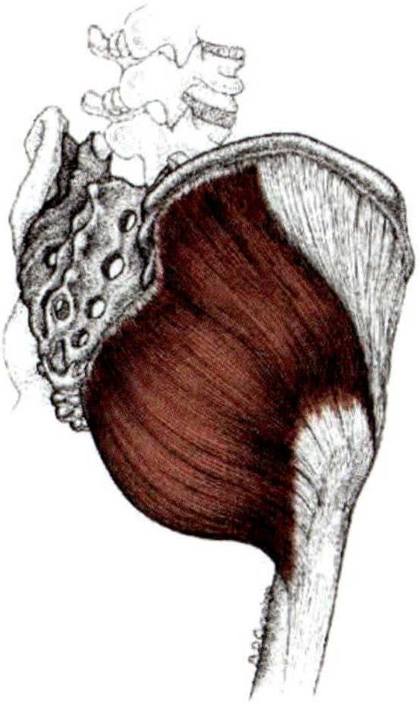

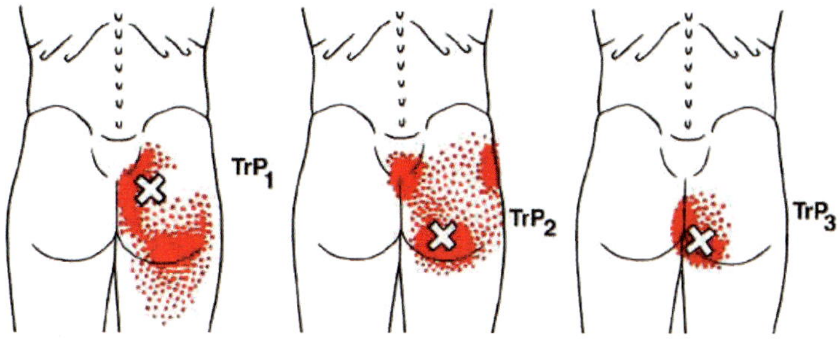

둔부 24 Gluteus Maximus 대둔근(큰볼기근)

NOTICE 편의상 저주파치료기를 부착하지 않고 촬영하였음

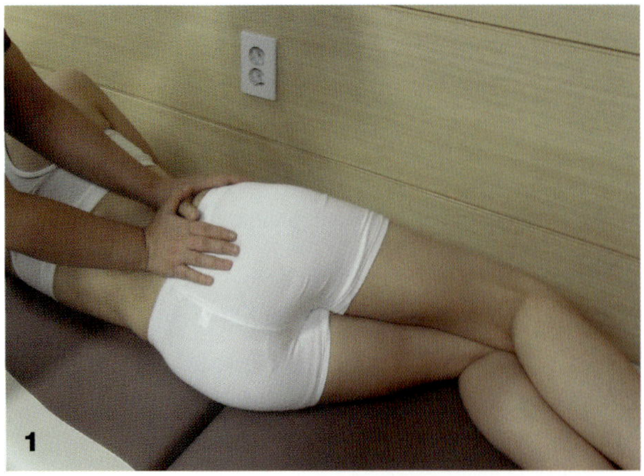

1

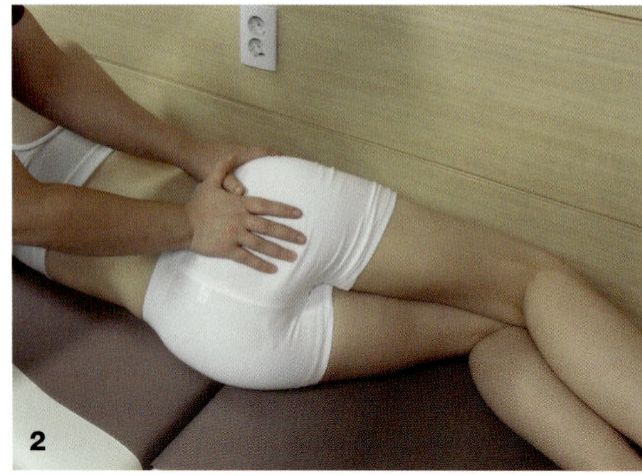

2

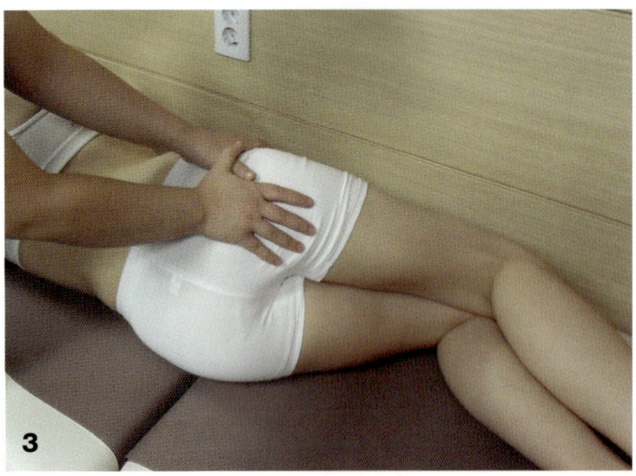

3

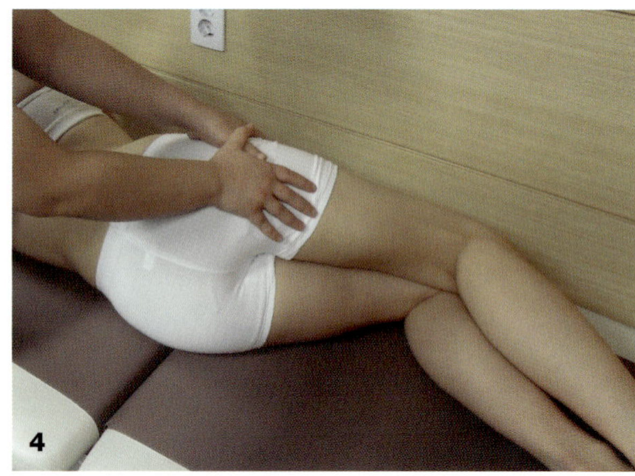

4

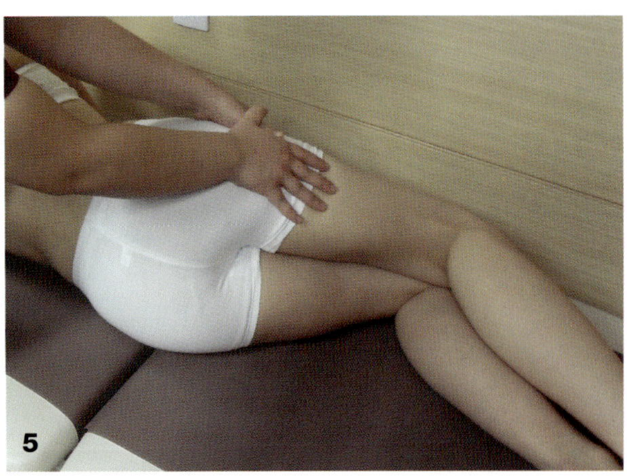

5

1. 이번 장의 ERT는 여러 가지 원인으로 인하여 GLUTEUS MAXIMUS에 통증이 발생한 경우를 위한 방법이다.
2. 사진에서처럼 환자는 옆으로 누운자세에서 치료자는 SI JT와 ILIAC CREST에 고정 후 고관절 외측부를 향해 ERT를 실시한다.
3. 전류의 강도는 두손을 환자에게 밀착한 상태에서 근육의 수축이 일어나는 정도로 세팅한다.
4. 압착 강도는 피부가 2cm 정도 들어갈 정도의 압력을 유지한다.
5. 이번 장의 ERT는 기본적인 방법이며 이를 응용하여 다양한 ERT를 적용할 수 있다.
6. 적용시간 : 5분 이내에서 통증이 사라질 때까지

NOTICE 편의상 저주파치료기를 부착하지 않고 촬영하였음

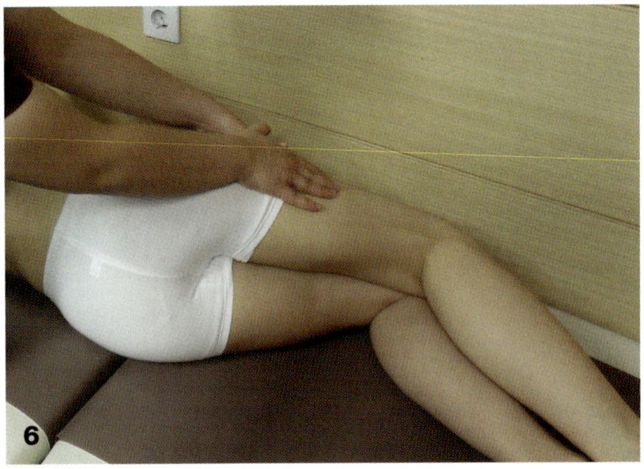
6

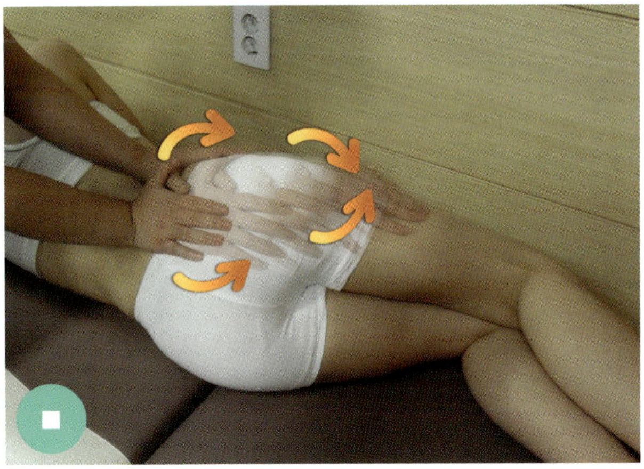

그 외에도 다양한 방법으로 응용할 수 있다.

1. 적당한 압력을 유지한 채 손에 진동을 주며 실시한다.
2. 다음으로 적당한 압력을 유지한 채 손가락을 이용해 주무르며 실시한다.
3. 다음으로 적당한 압력을 유지한 채 손바닥을 중심에 두고 손을 회전하며 실시한다.
4. 다음으로 가볍게 근육을 쥐어 잡고 흔들어 준다. 물론 잡고 있는 위치는 계속 이동하여야 한다.
5. 마지막으로 전류 강도를 비교적 강하게 세팅 후 손바닥을 모아 진공상태를 만들며 HAMSTRING을 타진한다. 이때 잘못하면 때리는 것과 동일하게 되니 충분한 연습이 필요하다.
6. 그 외에도 BOWEN, MFR 등을 다양하게 응용하여 ERT 치료를 적용하여도 좋은 효과를 기대할 수 있다.

▶ 이러한 방법은 다른 부위 모두에 적용할 수 있으며 가능하다면 다양한 방법으로 ERT치료를 숙련해야 한다.

NOTICE
(전기치료장비의 VOLUME CONTROL을 만지지 않고 치료자의 손을 이용해 전류의 강도를 조절하려면...)

ERT를 실시할 때에는 각각의 부위마다 전류에 대한 역치의 차이로 인하여 어떤 부위는 전류 강도를 약하게 느끼고 어떤 부위는 강하게 느끼게 된다. 그래서 강도 조절하는 연습이 필요하다. 마사지 기술은 매우 단순하지만 바로 부위별 전류 강도조절을 잘하는 것이 이번 장의 ERT를 잘 적용할 수 있는 열쇠가 된다.
그래서 전류 강도를 고정시킨 상태에서 전기치료기의 VOLUME을 조절하지 않고 손을 이용하여 강도 조절을 할 수 있어야 한다. ERT의 전류 강도는 환자의 환부에 밀착시키는 치료자의 손의 넓이와 압착 강도에 의하여 조절할 수 있다.

ERT를 실시할 때를 예를 들자면

1. 한 손만을 환부에 대고 전류 강도를 맞춘다.
2. 적정한 강도를 맞춘 후 조금 더 강하게 최종 VOLUME CONTROL을 한다.
3. 양손이 사용되는 ERT의 경우 MAIN HAND와 ASSIST HAND를 정한다.
4. THRESHOLD가 높은 부위의 경우 MAIN HAND는 강하게 밀착하고, ASSIST HAND는 그냥 대고 있는 정도로 실시한다.
5. 반대로 THRESHOLD가 낮은 부위는 ASSIST HAND의 밀착 강도를 조금 높여 준다. 그렇게 되면 환자는 전류 강도를 강하게 느끼지 않게 된다.
6. 정리하자면 ASSIST HAND를 환부에 접촉시키느냐 안 시키느냐 하는 것과 환부에 접촉시키더라도 그 밀착 강도를 높이고 낮춤으로 인하여 환자의 THERESHOLD CONDITION에 맞출 수 있다.
7. 이 방법은 ERT를 실시할 때 매우 다양하게 사용되며 충분히 숙지해야 하는 중요한 기술이다.

25 Gluteus Medius 중둔근(중간볼기근)

중둔근에 발통점이 발생하면 장골능(iliac crest) 주변으로 통증이 집중하며 심하면 둔부를 거쳐 대퇴부까지 확산된다. 이 근육의 발통점은 크게 세 군데로 장골능의 내측, 중간, 외측으로 나눌 수 있다.

a. 장골능의 내측에서 발통점이 발생하면 장골능을 따라 통증이 집중되며 심하면 둔부를 거쳐 대퇴부까지 좌골결절에서 하부를 중심으로 확산된다.

b. 장골능의 중간에서 발통점이 발생하면 둔부의 중심부위와 고관절 위에서 통증이 집중되며 심하면 대퇴부까지 통증이 확산된다.

c. 장골능의 외측에서 발통점이 발생하면 천장관절 주변으로 통증이 집중되며 심하면 장골능을 따라 확산된다.

중둔근은 직립을 하는 사람에 있어서 자세를 유지시켜주는 아주 중요한 근육 중 하나이다.

그래서 이 근육은 이상이 생기면 정도의 차이는 있으나 보행에 불편함을 느끼며 수면 시 통증으로 인해 어떤 자세에서든지 수면을 취하기 어렵다. 그래서 이런 환자에게는 다리 사이에 쿠션을 끼고 환측을 위로한 자세에서 수면을 취하게 하면 통증이 줄어든다.

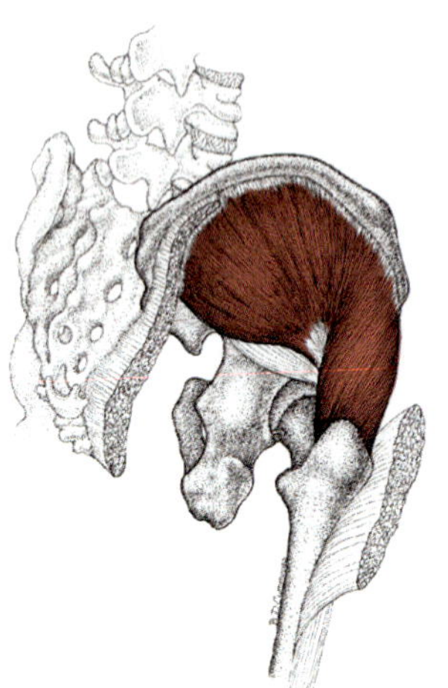

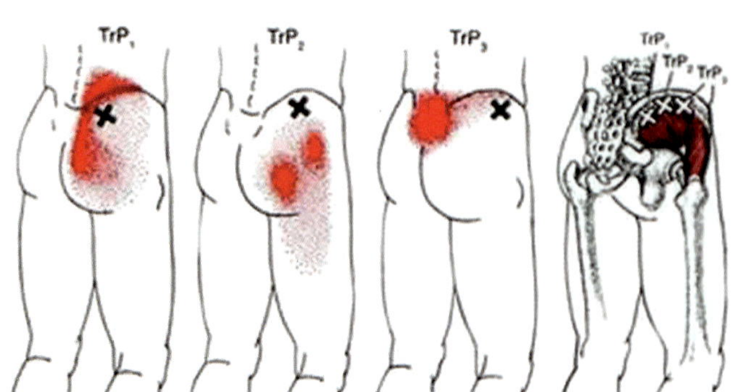

1

NOTICE 편의상 저주파치료기를 부착하지 않고 촬영하였음

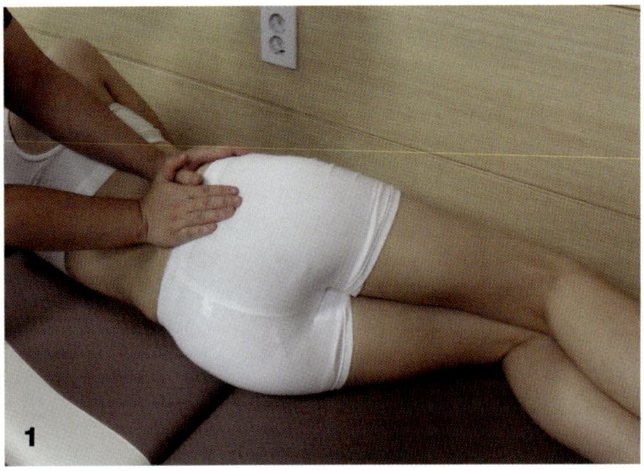

1

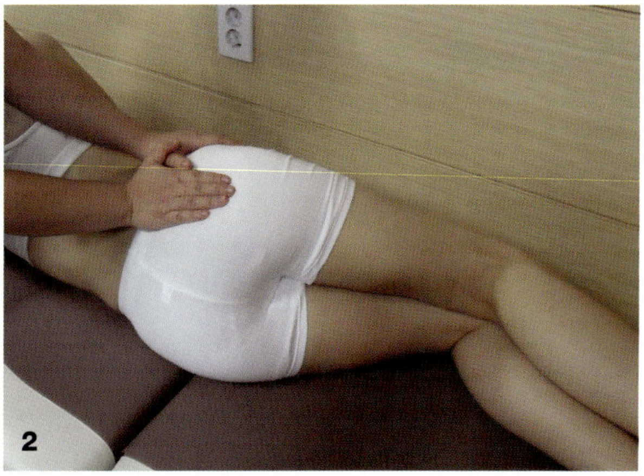

2

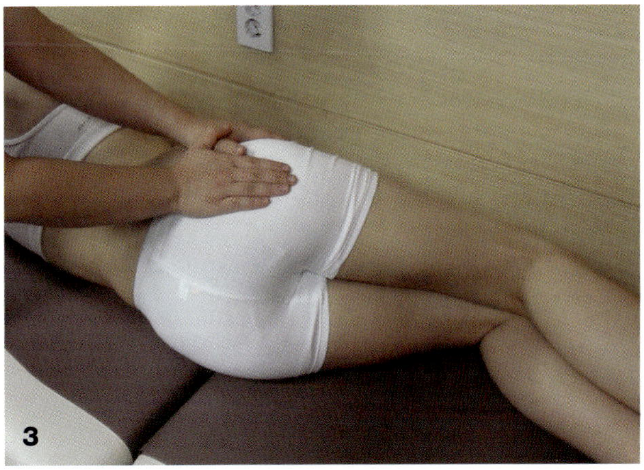

3

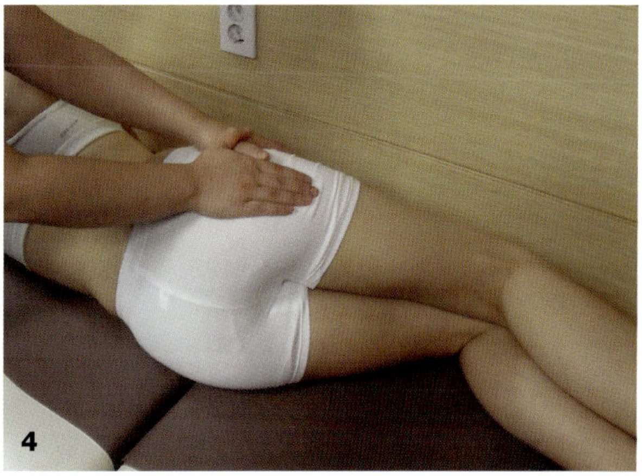

4

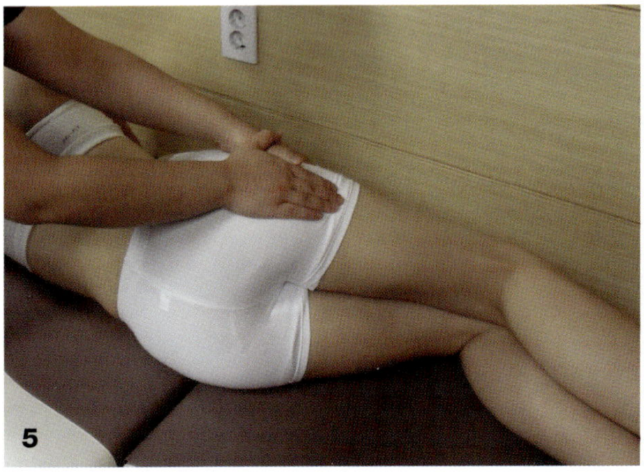

5

1. 이번 장의 ERT는 여러 가지 원인으로 인하여 GLUTEUS MINIMUS에 통증이 발생한 경우를 위한 방법이다.

2. 사진에서처럼 환자는 옆으로 누운자세에서 치료자는 SI JT와 ILIAC CREST에 고정 후 고관절 외측부를 향해 ERT를 실시한다. GLUTEUS MUSCLE GROUP은 사실 ERT를 할 때 특별히 구별하여 실시하지는 않는다. 전반적으로 어느 부위에 통증이 발현된다 하더라도 중복될 가능성이 많기 때문이다. 그래서 전반적으로 GLUTEUS MUSCLE GROUP전부에 ERT를 실시하며 다만 특별히 통증이 더 발현되는 부위를 별도로 적용해준다.

3. 전류의 강도는 두 손을 환자에게 밀착한 상태에서 근육의 수축이 일어나는 정도로 세팅한다.

4. 압착 강도는 피부가 2cm 정도 들어갈 정도의 압력을 유지한다.

5. 이번 장의 ERT는 기본적인 방법이며 이를 응용하여 다양한 ERT를 적용할 수 있다.

6. 적용시간 : 5분 이내에서 통증이 사라질 때까지

NOTICE 편의상 저주파치료기를 부착하지 않고 촬영하였음

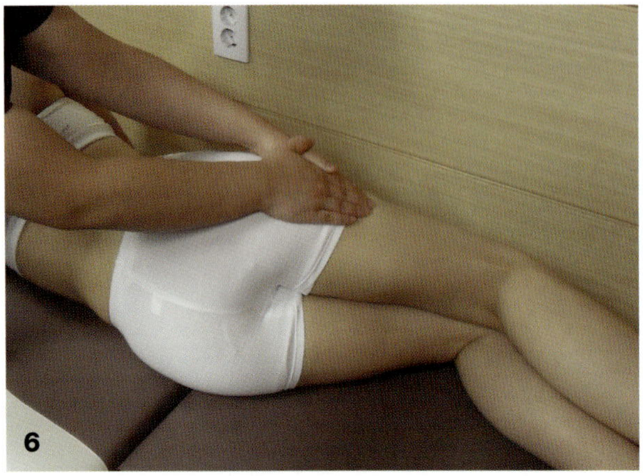

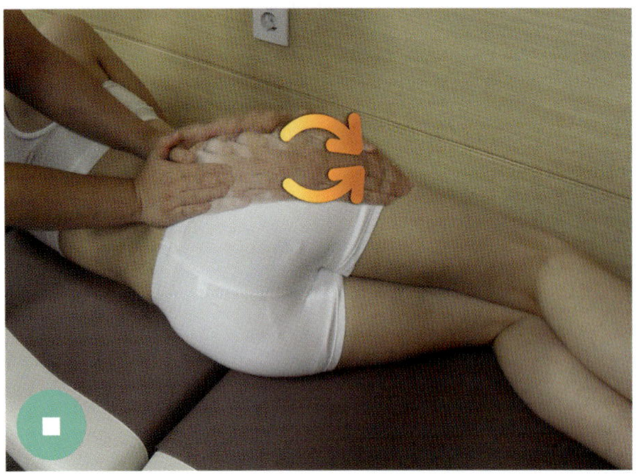

그 외에도 다양한 방법으로 응용할 수 있다.

1. 적당한 압력을 유지한 채 손에 진동을 주며 실시한다.
2. 다음으로 적당한 압력을 유지한 채 손가락을 이용해 주무르며 실시한다.
3. 다음으로 적당한 압력을 유지한 채 손바닥을 중심에 두고 손을 회전하며 실시한다.
4. 다음으로 가볍게 근육을 쥐어 잡고 흔들어 준다. 물론 잡고 있는 위치는 계속 이동하여야 한다.
5. 마지막으로 전류 강도를 비교적 강하게 세팅 후 손바닥을 모아 진공상태를 만들며 HAMSTRING을 타진한다. 이때 잘못하면 때리는 것과 동일하게 되니 충분한 연습이 필요하다.
6. 그 외에도 BOWEN, MFR 등을 다양하게 응용하여 ERT 치료를 적용하여도 좋은 효과를 기대할 수 있다.

▶ 이러한 방법은 다른 부위 모두에 적용할 수 있으며 가능하다면 다양한 방법으로 ERT치료를 숙련해야 한다.

NOTICE

(전기치료장비의 VOLUME CONTROL을 만지지 않고 치료자의 손을 이용해 전류의 강도를 조절하려면...)

ERT를 실시할 때에는 각각의 부위마다 전류에 대한 역치의 차이로 인하여 어떤 부위는 전류 강도를 약하게 느끼고 어떤 부위는 강하게 느끼게 된다. 그래서 강도 조절하는 연습이 필요하다. 마사지 기술은 매우 단순하지만 바로 부위별 전류 강도조절을 잘하는 것이 이번 장의 ERT를 잘 적용할 수 있는 열쇠가 된다.
그래서 전류 강도를 고정시킨 상태에서 전기치료기의 VOLUME을 조절하지 않고 손을 이용하여 강도 조절을 할 수 있어야 한다. ERT의 전류 강도는 환자의 환부에 밀착시키는 치료자의 손의 넓이와 압착 강도에 의하여 조절할 수 있다.

ERT를 실시할 때를 예를 들자면

1. 한 손만을 환부에 대고 전류 강도를 맞춘다.
2. 적정한 강도를 맞춘 후 조금 더 강하게 최종 VOLUME CONTROL을 한다.
3. 양손이 사용되는 ERT의 경우 MAIN HAND와 ASSIST HAND를 정한다.
4. THRESHOLD가 높은 부위의 경우 MAIN HAND는 강하게 밀착하고, ASSIST HAND는 그냥 대고 있는 정도로 실시한다.
5. 반대로 THRESHOLD가 낮은 부위는 ASSIST HAND의 밀착 강도를 조금 높여 준다. 그렇게 되면 환자는 전류 강도를 강하게 느끼지 않게 된다.
6. 정리하자면 ASSIST HAND를 환부에 접촉시키느냐 안 시키느냐 하는 것과 환부에 접촉시키더라도 그 밀착 강도를 높이고 낮춤으로 인하여 환자의 THERESHOLD CONDITION에 맞출 수 있다.
7. 이 방법은 ERT를 실시할 때 매우 다양하게 사용되며 충분히 숙지해야 하는 중요한 기술이다.

Gluteus Minimus 소둔근(작은볼기근)

소둔근에 발통점이 발생하면 둔부의 하방 및 외측으로 통증이 집중되며 대퇴부의 측면 및 후방으로 확산된다.

소둔근의 a.뒤쪽에서 발통점이 발생하면 둔부의 하방과 대퇴부, 그리고 무릎아래서 통증이 집중되며 저린듯한 느낌이 확산되는 제5 요추-1번 천추사이 추간판 수핵 탈출증(H.N.P)의 증상과 비슷하며 b.앞쪽에서 발생하면 둔부의 측면으로 통증이 집중하며 대퇴부의 측면을 지나 발목의 외과까지 확산되는 요추 제4, 5번 추간판 수핵 탈출증의 증상과 비슷하게 나타난다.

이 근육의 이상에 의한 연관통은 좌골신경통(sciatica)의 증상과 매우 흡사하다.

그래서 위와 같은 연관통을 나타내는 환자가 있다면 환측의 다리를 반대쪽 다리위에 꼬고 앉아 있게 해보자. 이때 소둔근이 당겨지기 때문에 소둔근에 이상이 있는 환자라면 위와 같은 자세를 취하지 못할 것이다. 그리고 소둔근의 경우 압통점이 있기 때문에 압통검사를 실시하여 압통유무를 확인하는 것도 좋은 방법이다.

소둔근의 이상은 중둔근에서와 마찬가지로 보행에 불편을 느끼며 수면에 방해를 줄 정도의 통증이 나타난다.

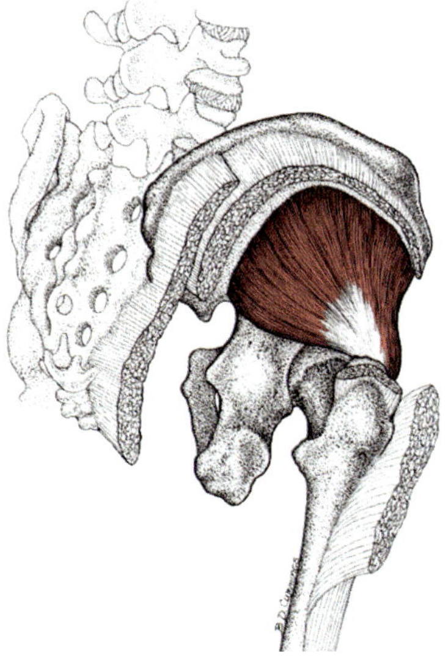

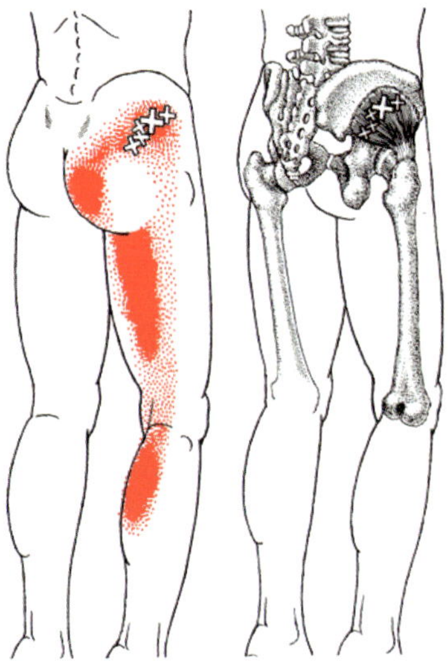

26 Gluteus Minimus 소둔근(작은볼기근)

NOTICE 편의상 저주파치료기를 부착하지 않고 촬영하였음

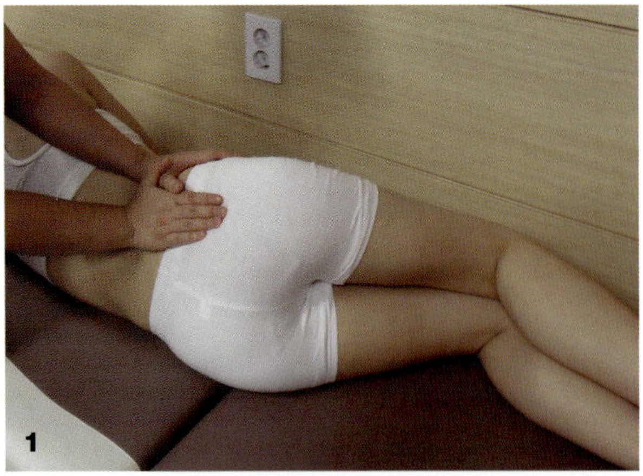

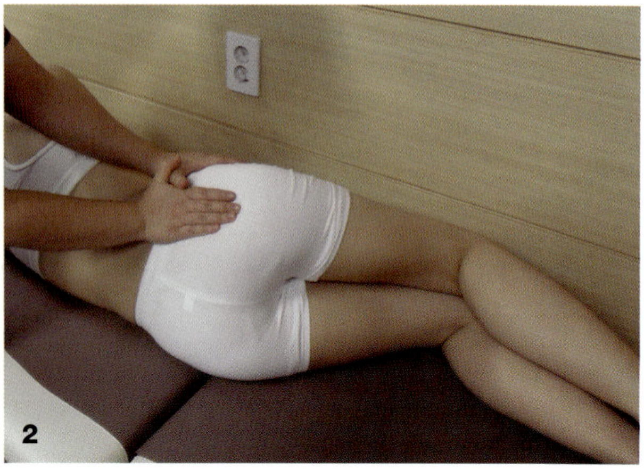

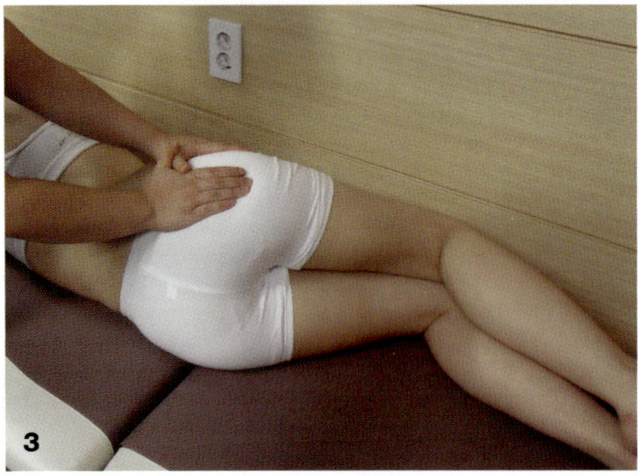

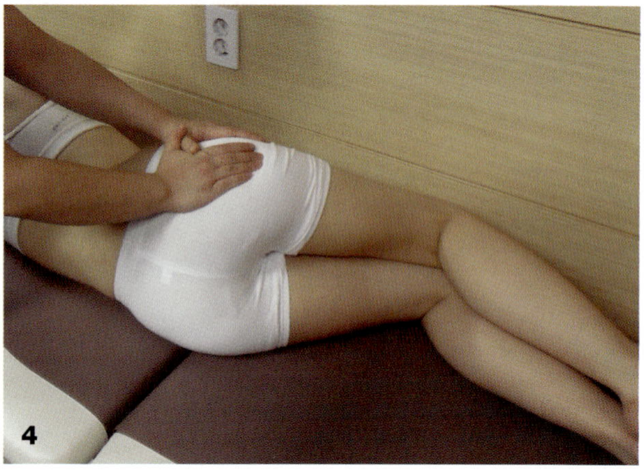

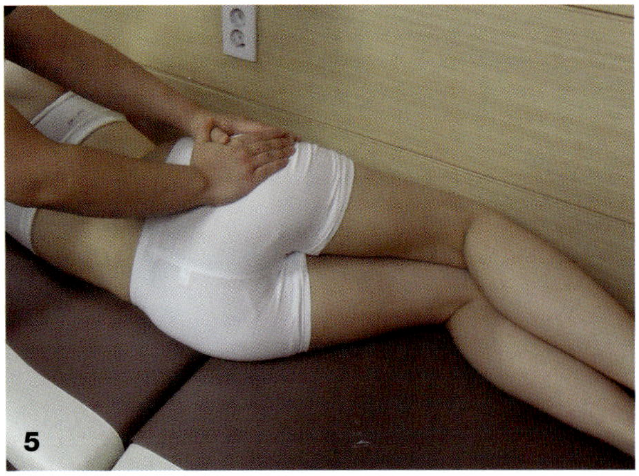

1. 이번 장의 ERT는 여러 가지 원인으로 인하여 GLUTEUS MINIMUS에 통증이 발생한 경우를 위한 방법이다.

2. 사진에서처럼 환자는 옆으로 누운자세에서 치료자는 SI JT와 ILIAC CREST에 고정 후 고관절 외측부를 향해 ERT를 실시한다. GLUTEUS MUSCLE GROUP은 사실 ERT를 할 때 특별히 구별하여 실시하지는 않는다. 전반적으로 어느 부위에 통증이 발현된다 하더라도 중복될 가능성이 많기 때문이다. 그래서 전반적으로 GLUTEUS MUSCLE GROUP전부에 ERT를 실시하며 다만 특별히 통증이 더 발현되는 부위를 별도로 적용해준다.

3. 전류의 강도는 두 손을 환자에게 밀착한 상태에서 근육의 수축이 일어나는 정도로 세팅한다.

4. 압착 강도는 피부가 2cm 정도 들어갈 정도의 압력을 유지한다.

5. 이번 장의 ERT는 기본적인 방법이며 이를 응용하여 다양한 ERT를 적용할 수 있다.

6. 적용시간 : 5분 이내에서 통증이 사라질 때까지

NOTICE 편의상 저주파치료기를 부착하지 않고 촬영하였음

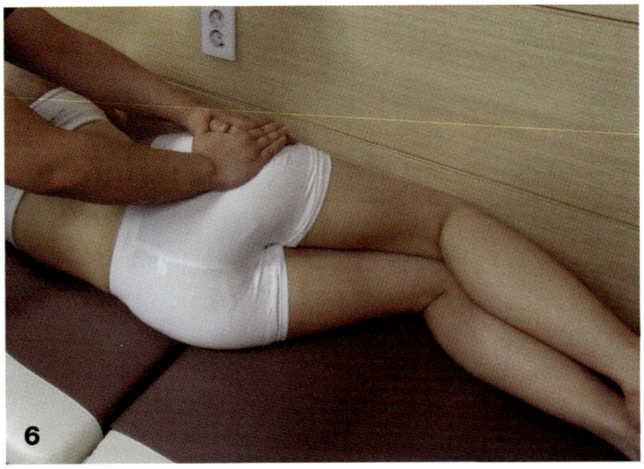

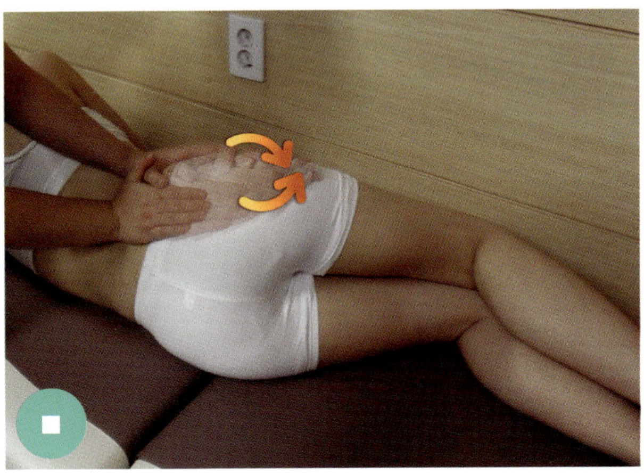

그 외에도 다양한 방법으로 응용할 수 있다.

1. 적당한 압력을 유지한 채 손에 진동을 주며 실시한다.
2. 다음으로 적당한 압력을 유지한 채 손가락을 이용해 주무르며 실시한다.
3. 다음으로 적당한 압력을 유지한 채 손바닥을 중심에 두고 손을 회전하며 실시한다.
4. 다음으로 가볍게 근육을 쥐어 잡고 흔들어 준다. 물론 잡고 있는 위치는 계속 이동하여야 한다.
5. 마지막으로 전류 강도를 비교적 강하게 세팅 후 손바닥을 모아 진공상태를 만들며 HAMSTRING을 타진한다. 이때 잘못하면 때리는 것과 동일하게 되니 충분한 연습이 필요하다.
6. 그 외에도 BOWEN, MFR 등을 다양하게 응용하여 ERT 치료를 적용하여도 좋은 효과를 기대할 수 있다.

▶ 이러한 방법은 다른 부위 모두에 적용할 수 있으며 가능하다면 다양한 방법으로 ERT치료를 숙련해야 한다.

NOTICE

(전기치료장비의 VOLUME CONTROL을 만지지 않고 치료자의 손을 이용해 전류의 강도를 조절하려면...)

ERT를 실시할 때에는 각각의 부위마다 전류에 대한 역치의 차이로 인하여 어떤 부위는 전류 강도를 약하게 느끼고 어떤 부위는 강하게 느끼게 된다. 그래서 강도 조절하는 연습이 필요하다. 마사지 기술은 매우 단순하지만 바로 부위별 전류 강도조절을 잘하는 것이 이번 장의 ERT를 잘 적용할 수 있는 열쇠가 된다.
그래서 전류 강도를 고정시킨 상태에서 전기치료기의 VOLUME을 조절하지 않고 손을 이용하여 강도 조절을 할 수 있어야 한다. ERT의 전류 강도는 환자의 환부에 밀착시키는 치료자의 손의 넓이와 압착 강도에 의하여 조절할 수 있다.

ERT를 실시할 때를 예를 들자면

1. 한 손만을 환부에 대고 전류 강도를 맞춘다.
2. 적정한 강도를 맞춘 후 조금 더 강하게 최종 VOLUME CONTROL을 한다.
3. 양손이 사용되는 ERT의 경우 MAIN HAND와 ASSIST HAND를 정한다.
4. THRESHOLD가 높은 부위의 경우 MAIN HAND는 강하게 밀착하고, ASSIST HAND는 그냥 대고 있는 정도로 실시한다.
5. 반대로 THRESHOLD가 낮은 부위는 ASSIST HAND의 밀착 강도를 조금 높여 준다. 그렇게 되면 환자는 전류 강도를 강하게 느끼지 않게 된다.
6. 정리하자면 ASSIST HAND를 환부에 접촉시키느냐 안 시키느냐 하는 것과 환부에 접촉시키더라도 그 밀착 강도를 높이고 낮춤으로 인하여 환자의 THERESHOLD CONDITION에 맞출 수 있다.
7. 이 방법은 ERT를 실시할 때 매우 다양하게 사용되며 충분히 숙지해야 하는 중요한 기술이다.

27 Tensor Fasciae Latae
대퇴근막장근(넙다리근막긴장근)

이 근육에 발통점이 발생하면 대전자 점액낭염(trochanteric bursitis)과 비슷하게 대전자에 통증이 집중하며 대퇴골을 따라 확산되기도 한다.

대퇴근막장근에 이상이 발생하면 장요근에서와 같이 고관절을 약간 구부리고 서있는 자세를 유지하고, 상체를 뒤로 재낄 수가 없으며 통증으로 인해 의자에 오래 앉아있지 못하는 특징을 갖는다. 특히 누워 있을 때 환측을 위로 한 자세에서나 밑으로 한 자세에서나 관계없이 이 근육의 신장 및 압박에 의해 통증이 재현되어서 오래 누워있을 수가 없다.

그래서 이런 환자에게 다리사이에 쿠션을 끼고 환측을 위로 한 측와위자세로 누워 있게 하면 통증이 많이 가라앉는 것을 볼 수 있다.

대퇴근막장근에 이상이 발생된 환자에게서 환측을 위로 한 측와위자세에서 슬관절을 직각으로 굴곡하고 고관절을 수동적으로 외전시킨 후 다리를 놓아보면 다리가 외전한 상태에서 서로 닿지 않는 것을 볼 수 있다. 이는 대퇴근막장근의 긴장 또는 구축에 의한 것으로 알 수 있다.

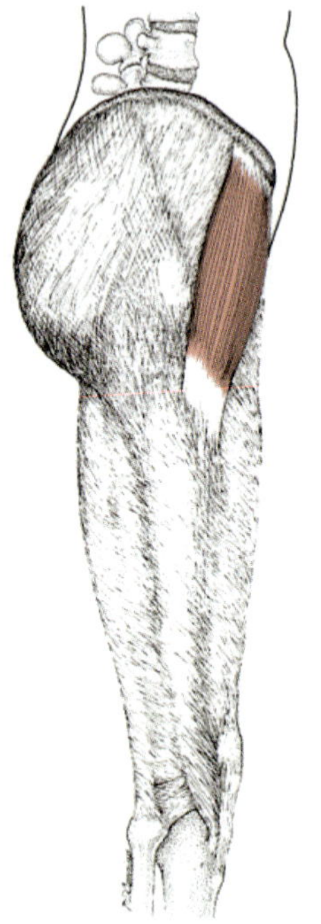

NOTICE 편의상 저주파치료기를 부착하지 않고 촬영하였음

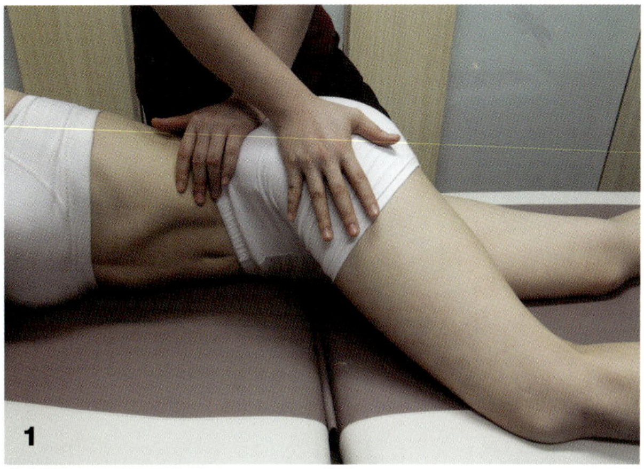

1

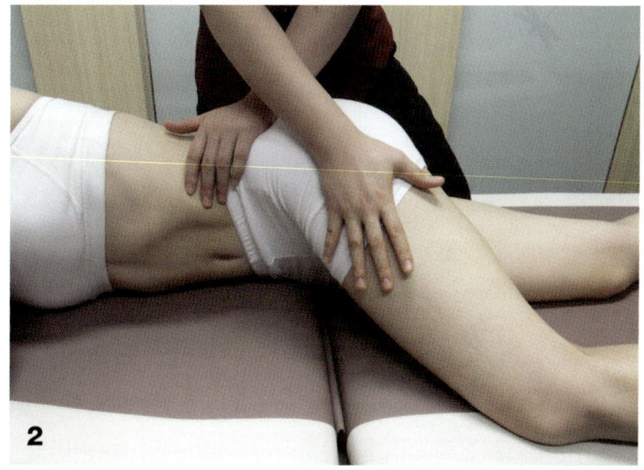

2

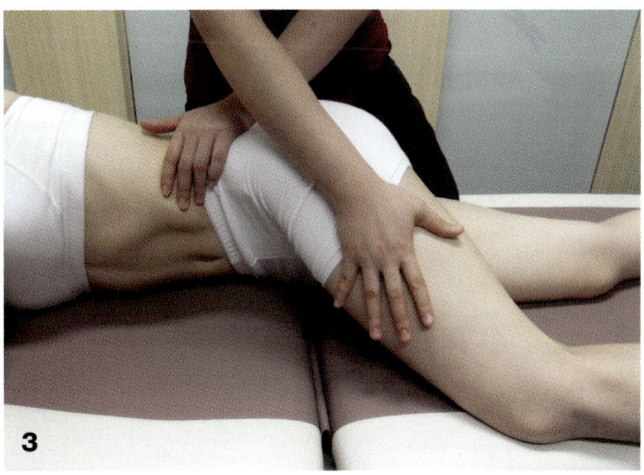

3

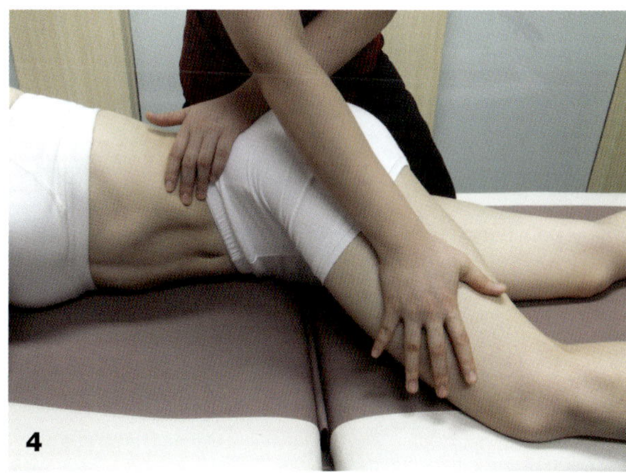

4

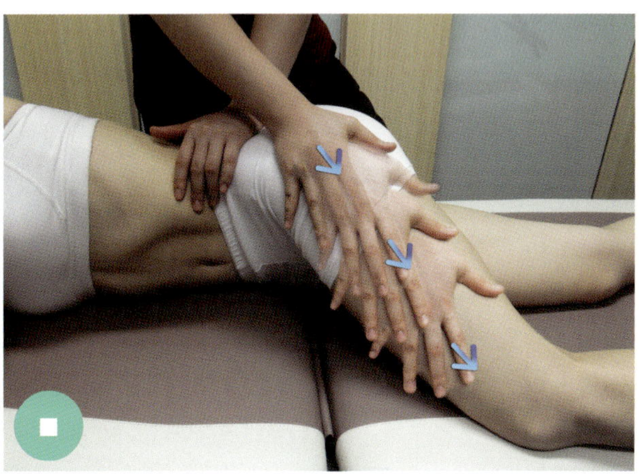

1. 이번 장의 ERT는 여러 가지 원인으로 인하여 대퇴근막장근에 통증이 발생한 경우를 위한 방법이다.
2. 사진에서처럼 환자는 옆으로 누운 자세에서 ASSIST HAND로 골반을 고정하고, 다른 한손은 고관절을 감싸고 고정한다. 대퇴부의 측면을 따라 손바닥을 압착한 상태에서 쓸어내리듯이 ERT를 수회 실시한다.
3. 전류의 강도는 두 손을 환자에게 밀착한 상태에서 근육의 수축이 일어나는 정도로 세팅한다.
4. 압착 강도는 피부가 2cm 정도 들어갈 정도의 압력을 유지한다.
5. 이번 장의 ERT는 기본적인 방법이며 이를 응용하여 다양한 ERT를 적용할 수 있다.
6. 적용시간 : 5분 이내에서 통증이 사라질 때까지

그 외에도 다양한 방법으로 응용할 수 있다.

1. 적당한 압력을 유지한 채 손에 진동을 주며 실시한다.
2. 다음으로 적당한 압력을 유지한 채 손가락을 이용해 주무르며 실시한다.
3. 다음으로 적당한 압력을 유지한 채 손바닥을 중심에 두고 손을 회전하며 실시한다.
4. 다음으로 가볍게 근육을 쥐어 잡고 흔들어 준다. 물론 잡고 있는 위치는 계속 이동하여야 한다.
5. 마지막으로 전류 강도를 비교적 강하게 세팅 후 손바닥을 모아 진공상태를 만들며 HAMSTRING을 타진한다. 이때 잘못하면 때리는 것과 동일하게 되니 충분한 연습이 필요하다.
6. 그 외에도 BOWEN, MFR 등을 다양하게 응용하여 ERT 치료를 적용하여도 좋은 효과를 기대할 수 있다.

▶ 이러한 방법은 다른 부위 모두에 적용할 수 있으며 가능하다면 다양한 방법으로 ERT치료를 숙련해야 한다.

NOTICE

(전기치료장비의 VOLUME CONTROL을 만지지 않고 치료자의 손을 이용해 전류의 강도를 조절하려면...)

ERT를 실시할 때에는 각각의 부위마다 전류에 대한 역치의 차이로 인하여 어떤 부위는 전류 강도를 약하게 느끼고 어떤 부위는 강하게 느끼게 된다. 그래서 강도 조절하는 연습이 필요하다. 마사지 기술은 매우 단순하지만 바로 부위별 전류 강도조절을 잘하는 것이 이번 장의 ERT를 잘 적용할 수 있는 열쇠가 된다.
그래서 전류 강도를 고정시킨 상태에서 전기치료기의 VOLUME을 조절하지 않고 손을 이용하여 강도 조절을 할 수 있어야 한다. ERT의 전류 강도는 환자의 환부에 밀착시키는 치료자의 손의 넓이와 압착 강도에 의하여 조절할 수 있다.

ERT를 실시할 때를 예를 들자면

1. 한 손만을 환부에 대고 전류 강도를 맞춘다.
2. 적정한 강도를 맞춘 후 조금 더 강하게 최종 VOLUME CONTROL을 한다.
3. 양손이 사용되는 ERT의 경우 MAIN HAND와 ASSIST HAND를 정한다.
4. THRESHOLD가 높은 부위의 경우 MAIN HAND는 강하게 밀착하고, ASSIST HAND는 그냥 대고 있는 정도로 실시한다.
5. 반대로 THRESHOLD가 낮은 부위는 ASSIST HAND의 밀착 강도를 조금 높여 준다. 그렇게 되면 환자는 전류 강도를 강하게 느끼지 않게 된다.
6. 정리하자면 ASSIST HAND를 환부에 접촉시키느냐 안 시키느냐 하는 것과 환부에 접촉시키더라도 그 밀착 강도를 높이고 낮춤으로 인하여 환자의 THERESHOLD CONDITION에 맞출 수 있다.
7. 이 방법은 ERT를 실시할 때 매우 다양하게 사용되며 충분히 숙지해야 하는 중요한 기술이다.

Sartorius 봉공근(넙다리빗근)

봉공근에 발통점이 발생하면 이 근육을 중심으로 통증이 표재성으로 집중되며 주변으로 약간씩 확산된다. 특히 이 근육의 상부에 발통점이 발생하면 외측대퇴피신경이 압박되어 대퇴의 감각이 둔해지는데(numbness), 이는 요부에서 발생되는 대상포진(herpes zoster)의 증상과 매우 비슷하나 대상포진에서의 발진이나 심부의 심한 통증이 봉공근에서는 나타나지 않기 때문에 쉽게 구별할 수 있다.

이 근육에 단독으로 발통점이 발생하는 경우는 드물며 주위 근육의 이상에 의해 함께 동반되서 나타나는 것이 대부분이다.

이 근육은 장요근과 대퇴직근(rectus femoris)의 대상작용근인데 만약 고관절을 똑바로 굴곡시키고자 할 때 고관절이 외전, 외측회전상태에서 굴곡된다면 이는 장요근 및 대퇴직근의 이상을 의심할 수 있는 근거가 된다.

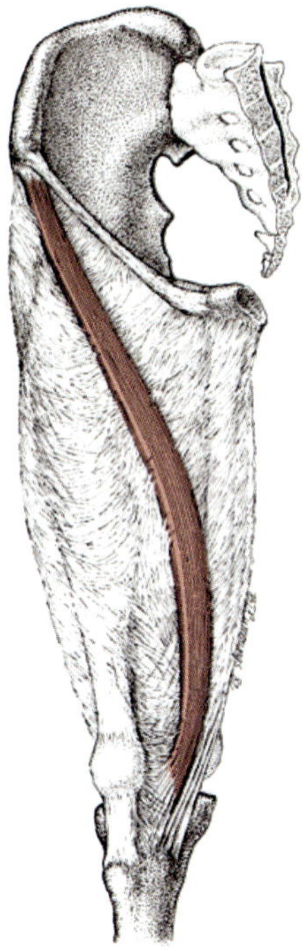

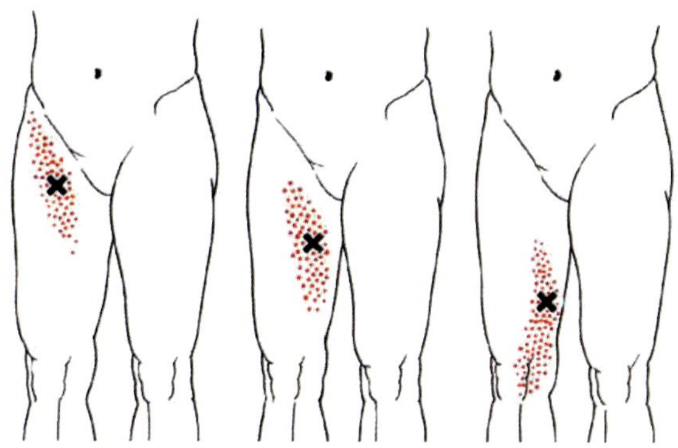

1

대퇴부

28 Sartorius 봉공근(넙다리빗근)

NOTICE 편의상 저주파치료기를 부착하지 않고 촬영하였음

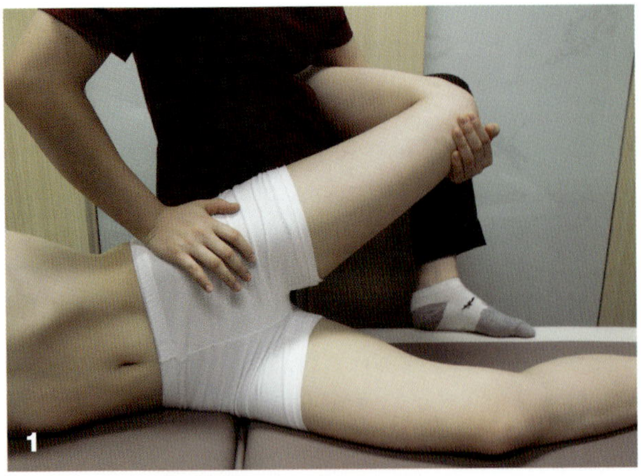

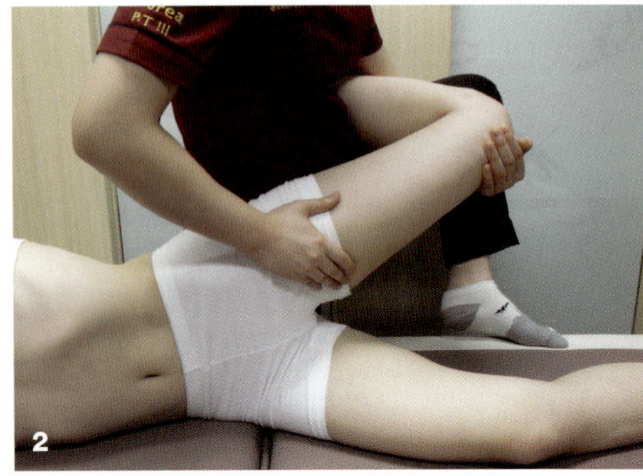

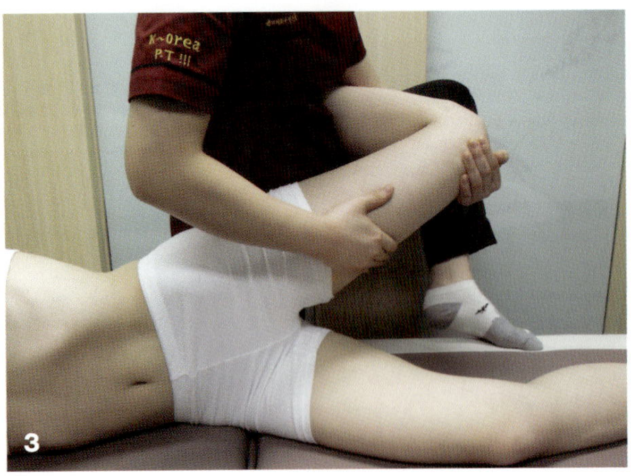

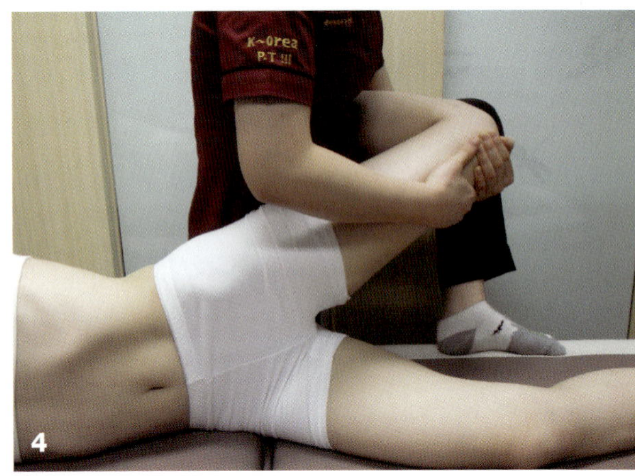

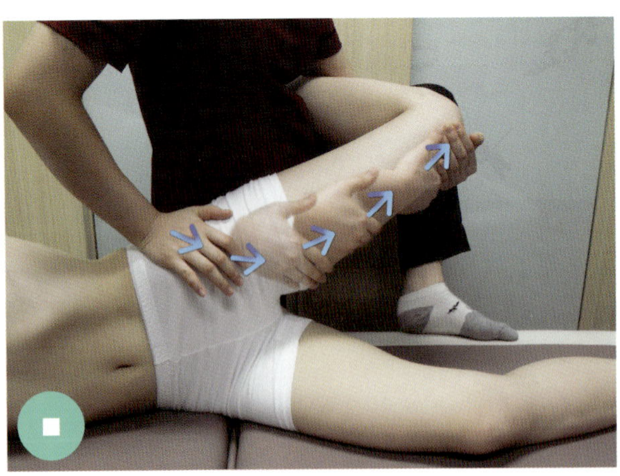

1. 이번 장의 ERT는 여러 가지 원인으로 인하여 봉공근을 중심으로 통증이 발생되었을 때 사용한다.

2. 사진에서처럼 옆으로 누운 자세에서 ASSIST HAND는 환자의 무릎을 잡고 치료자 방향으로 잡아 당겨 대퇴부의 신장상태를 유지한다. 이 자세에서 MAIN HAND는 봉공근이 위치한 대로 따라가며 쓸어내리듯이 ERT치료를 수회 반복한다. 치료 시 대퇴근의 수축현상으로 다리의 움직임이 발생하기 때문에 무릎을 고정한 ASSIST HAND는 자세가 틀어지지 않도록 적절하게 유지해야 한다.

3. 전류의 강도는 두 손을 환자에게 밀착한 상태에서 근육의 수축이 일어나는 정도로 세팅한다.

4. 압착 강도는 피부가 2cm 정도 들어갈 정도의 압력을 유지한다.

5. 이번 장의 ERT는 기본적인 방법이며 이를 응용하여 다양한 ERT를 적용할 수 있다.

6. 적용시간 : 5분 이내에서 통증이 사라질 때까지

그 외에도 다양한 방법으로 응용할 수 있다.

1. 적당한 압력을 유지한 채 손에 진동을 주며 실시한다.
2. 다음으로 적당한 압력을 유지한 채 손가락을 이용해 주무르며 실시한다.
3. 다음으로 적당한 압력을 유지한 채 손바닥을 중심에 두고 손을 회전하며 실시한다.
4. 다음으로 가볍게 근육을 쥐어 잡고 흔들어 준다. 물론 잡고 있는 위치는 계속 이동하여야 한다.
5. 마지막으로 전류 강도를 비교적 강하게 세팅 후 손바닥을 모아 진공상태를 만들며 HAMSTRING을 타진한다. 이때 잘못하면 때리는 것과 동일하게 되니 충분한 연습이 필요하다.
6. 그 외에도 BOWEN, MFR 등을 다양하게 응용하여 ERT 치료를 적용하여도 좋은 효과를 기대할 수 있다.

▶ 이러한 방법은 다른 부위 모두에 적용할 수 있으며 가능하다면 다양한 방법으로 ERT치료를 숙련해야 한다.

NOTICE

(전기치료장비의 VOLUME CONTROL을 만지지 않고 치료자의 손을 이용해 전류의 강도를 조절하려면...)

ERT를 실시할 때에는 각각의 부위마다 전류에 대한 역치의 차이로 인하여 어떤 부위는 전류 강도를 약하게 느끼고 어떤 부위는 강하게 느끼게 된다. 그래서 강도 조절하는 연습이 필요하다. 마사지 기술은 매우 단순하지만 바로 부위별 전류 강도조절을 잘하는 것이 이번 장의 ERT를 잘 적용할 수 있는 열쇠가 된다.
그래서 전류 강도를 고정시킨 상태에서 전기치료기의 VOLUME을 조절하지 않고 손을 이용하여 강도 조절을 할 수 있어야 한다. ERT의 전류 강도는 환자의 환부에 밀착시키는 치료자의 손의 넓이와 압착 강도에 의하여 조절할 수 있다.

ERT를 실시할 때를 예를 들자면

1. 한 손만을 환부에 대고 전류 강도를 맞춘다.
2. 적정한 강도를 맞춘 후 조금 더 강하게 최종 VOLUME CONTROL을 한다.
3. 양손이 사용되는 ERT의 경우 MAIN HAND와 ASSIST HAND를 정한다.
4. THRESHOLD가 높은 부위의 경우 MAIN HAND는 강하게 밀착하고, ASSIST HAND는 그냥 대고 있는 정도로 실시한다.
5. 반대로 THRESHOLD가 낮은 부위는 ASSIST HAND의 밀착 강도를 조금 높여 준다. 그렇게 되면 환자는 전류 강도를 강하게 느끼지 않게 된다.
6. 정리하자면 ASSIST HAND를 환부에 접촉시키느냐 안 시키느냐 하는 것과 환부에 접촉시키더라도 그 밀착 강도를 높이고 낮춤으로 인하여 환자의 THERESHOLD CONDITION에 맞출 수 있다.
7. 이 방법은 ERT를 실시할 때 매우 다양하게 사용되며 충분히 숙지해야 하는 중요한 기술이다.

29 Quadriceps Femoris 대퇴사두근(넙다리네갈래근)

A. Rectus femoris 대퇴직근

대퇴직근에 발통점이 발생하면 무릎에 심부통증이 집중하고 무릎상부의 대퇴부로 확산된다. 또한 밤에 잠을 이루지 못할 정도의 무릎통증이 나타나며 걸을 때 다리를 뻗는 힘이 약한 것 같은 느낌이 들고 계단을 내려갈 때 통증과 더불어 무릎에 힘이 없는 듯이 느껴진다. 이런 경우 단순히 슬관절에서 원인을 찾을 것이 아니라 이 대퇴직근의 이상을 확인해 보아야 한다.

대퇴직근에 발통점이 발생하면 Thomas test를 실시해서 확인할 수 있다.

이 검사에서 대퇴직근에 이상이 있는 경우 고관절의 신전뿐만 아니라 슬관절의 굴곡도 제한되는 것을 볼 수 있다. 이 대퇴직근은 하지 근육중 발통점 발생빈도가 매우 높은 근육이므로 정확한 검사 및 진단에 신중을 기해야 한다.

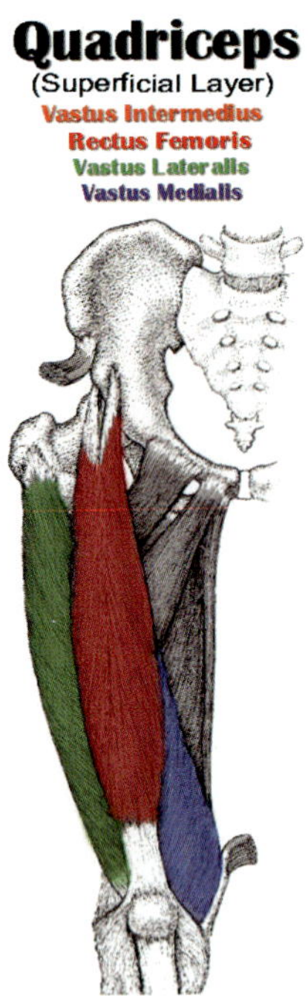

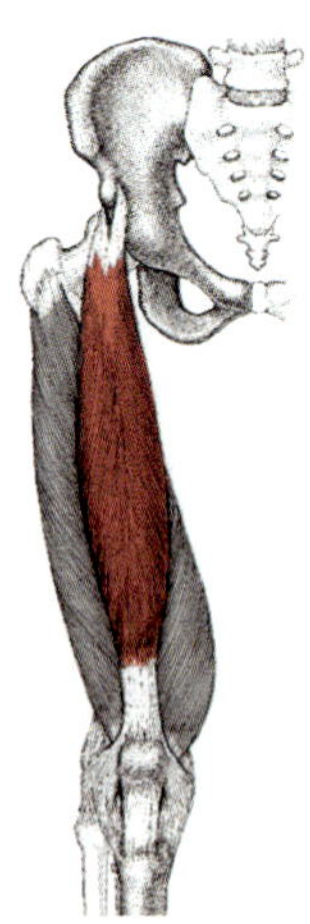

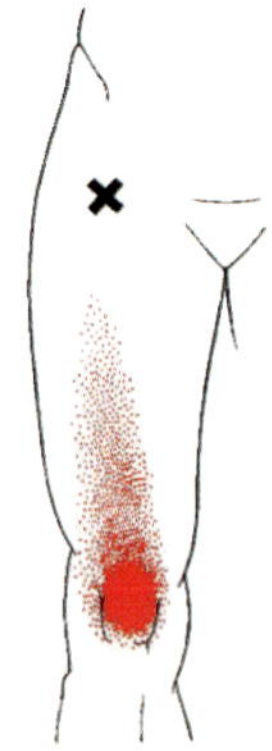

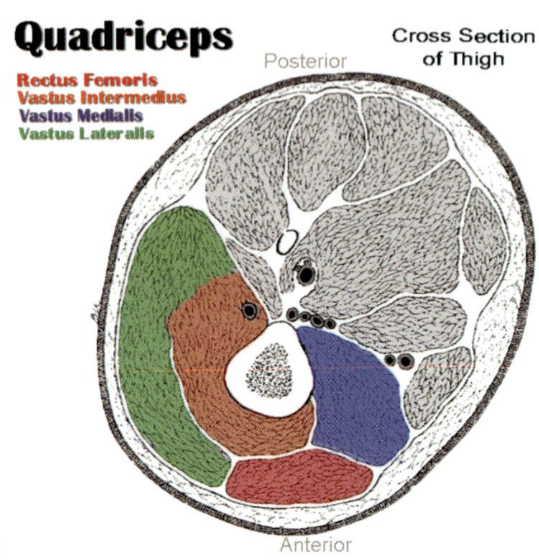

NOTICE 편의상 저주파치료기를 부착하지 않고 촬영하였음

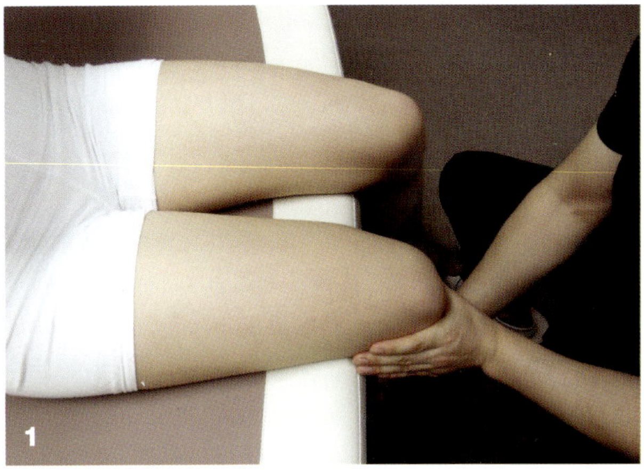

1

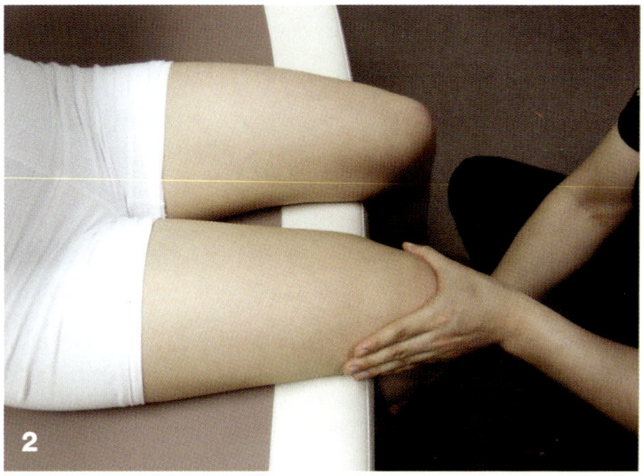

2

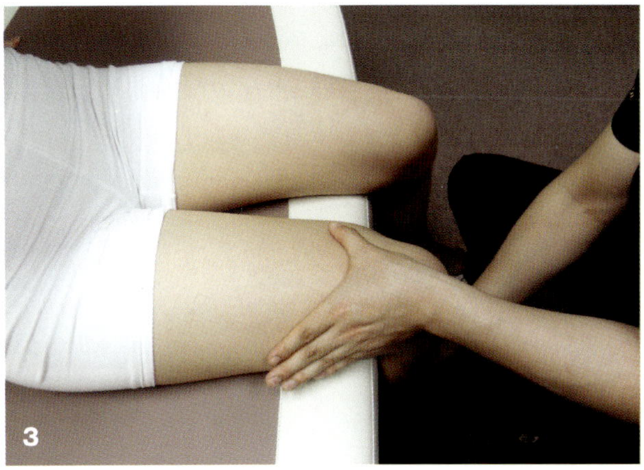

3

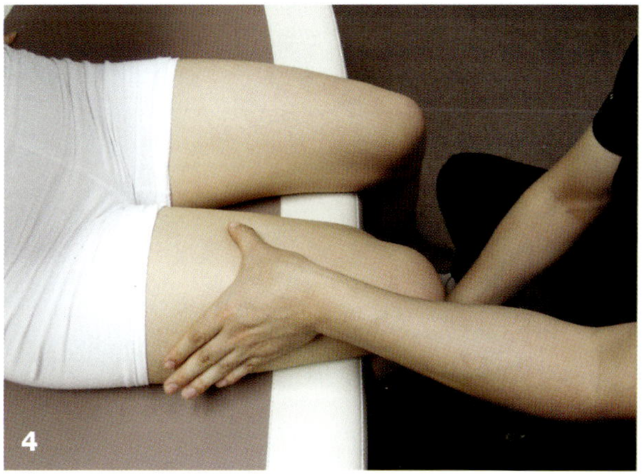

4

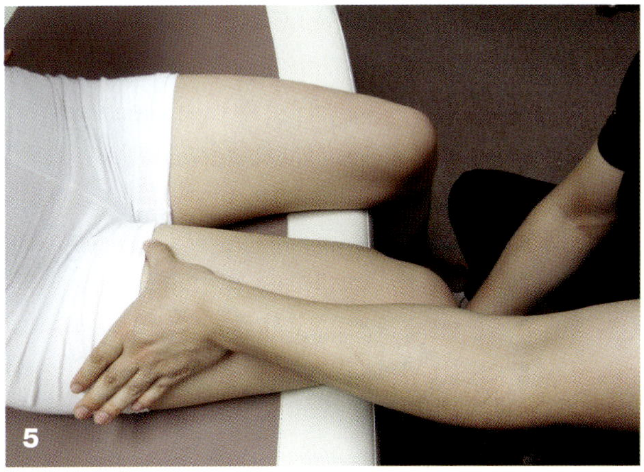

5

1. 이번 장의 ERT는 여러 가지 원인으로 인하여 대퇴사두근을 중심으로 통증이 발생되었을 때 적용한다.

2. 대퇴사두근은 하지를 지탱하고 활동하는데 큰 힘이 작용하는 근육이다. 그래서 외상의 위험에도 많이 노출되어 있다. 통상적으로 통증이 복합적으로 나타나기 때문에 정확히 어떤 조직의 문제에 의한 통증인가를 구별하기는 어렵지만 필자의 경험으로 보아 대퇴사두근은 ERT를 실시할 때 방법은 동일하게 실시하나 사두근의 해부학적인 위치에 맞게 세부적인 ERT를 실시할 때 보다 더 좋은 효과를 기대할 수 있었다. 그런 이유로 이번 장에서는 대퇴사두근 중 RECTUS FEMORIS를 중심으로 사진이 안내되었다. 대퇴사두근의 기본적인 ERT는 사진에서처럼 앉은 자세에서 시작하며 대퇴사두근의 해부학적인 위치를 따라 ERT치료를 수회 반복하여 준다. 응용하여 그 어떤 자세에서도 대퇴사두근의 이완이 가능한 마사지 방법이 있다면 모두 적용해 보기를 권한다. 물론, MFR을 적용하여도 매우 좋다.

3. 전류의 강도는 두 손을 환자에게 밀착한 상태에서 근육의 수축이 일어나는 정도로 세팅한다.

4. 압착 강도는 피부가 2cm 정도 들어갈 정도의 압력을 유지한다.

5. 이번 장의 ERT는 기본적인 방법이며 이를 응용하여 다양한 ERT를 적용할 수 있다.

6. 적용시간 : 5분 이내에서 통증이 사라질 때까지

NOTICE 편의상 저주파치료기를 부착하지 않고 촬영하였음

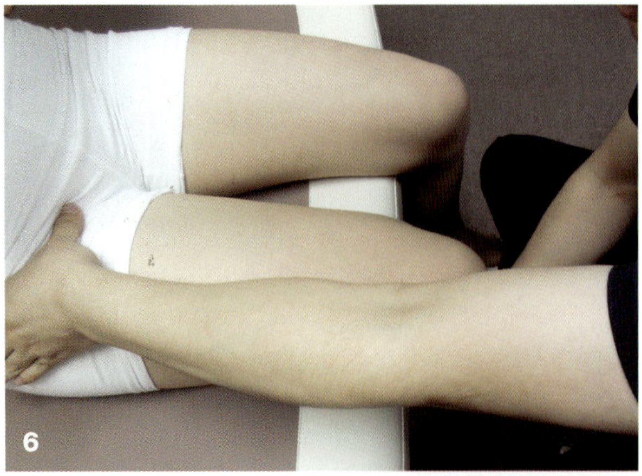

6

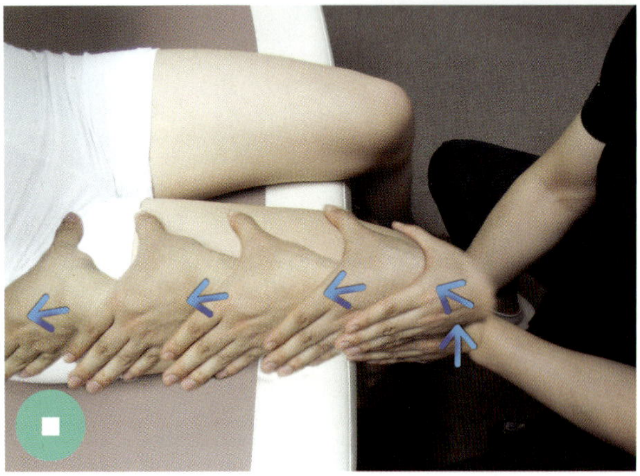

그 외에도 다양한 방법으로 응용할 수 있다.

1. 적당한 압력을 유지한 채 손에 진동을 주며 실시한다.
2. 다음으로 적당한 압력을 유지한 채 손가락을 이용해 주무르며 실시한다.
3. 다음으로 적당한 압력을 유지한 채 손바닥을 중심에 두고 손을 회전하며 실시한다.
4. 다음으로 가볍게 근육을 쥐어 잡고 흔들어 준다. 물론 잡고 있는 위치는 계속 이동하여야 한다.
5. 마지막으로 전류 강도를 비교적 강하게 세팅 후 손바닥을 모아 진공상태를 만들며 HAMSTRING을 타진한다. 이때 잘못하면 때리는 것과 동일하게 되니 충분한 연습이 필요하다.
6. 그 외에도 BOWEN, MFR 등을 다양하게 응용하여 ERT 치료를 적용하여도 좋은 효과를 기대할 수 있다.

▶ 이러한 방법은 다른 부위 모두에 적용할 수 있으며 가능하다면 다양한 방법으로 ERT치료를 숙련해야 한다.

NOTICE

(전기치료장비의 VOLUME CONTROL을 만지지 않고 치료자의 손을 이용해 전류의 강도를 조절하려면...)

ERT를 실시할 때에는 각각의 부위마다 전류에 대한 역치의 차이로 인하여 어떤 부위는 전류 강도를 약하게 느끼고 어떤 부위는 강하게 느끼게 된다. 그래서 강도 조절하는 연습이 필요하다. 마사지 기술은 매우 단순하지만 바로 부위별 전류 강도조절을 잘하는 것이 이번 장의 ERT를 잘 적용할 수 있는 열쇠가 된다.
그래서 전류 강도를 고정시킨 상태에서 전기치료기의 VOLUME을 조절하지 않고 손을 이용하여 강도 조절을 할 수 있어야 한다. ERT의 전류 강도는 환자의 환부에 밀착시키는 치료자의 손의 넓이와 압착 강도에 의하여 조절할 수 있다.

ERT를 실시할 때를 예를 들자면

1. 한 손만을 환부에 대고 전류 강도를 맞춘다.
2. 적정한 강도를 맞춘 후 조금 더 강하게 최종 VOLUME CONTROL을 한다.
3. 양손이 사용되는 ERT의 경우 MAIN HAND와 ASSIST HAND를 정한다.
4. THRESHOLD가 높은 부위의 경우 MAIN HAND는 강하게 밀착하고, ASSIST HAND는 그냥 대고 있는 정도로 실시한다.
5. 반대로 THRESHOLD가 낮은 부위는 ASSIST HAND의 밀착 강도를 조금 높여 준다. 그렇게 되면 환자는 전류 강도를 강하게 느끼지 않게 된다.
6. 정리하자면 ASSIST HAND를 환부에 접촉시키느냐 안 시키느냐 하는 것과 환부에 접촉시키더라도 그 밀착 강도를 높이고 낮춤으로 인하여 환자의 THERESHOLD CONDITION에 맞출 수 있다.
7. 이 방법은 ERT를 실시할 때 매우 다양하게 사용되며 충분히 숙지해야 하는 중요한 기술이다.

B. Vastus medialis 내측광근

내측광근에 발통점이 발생하면 발통점 주변으로 통증이 집중되고 주변으로 확산되며 활동하는 낮보다 밤에 통증이 심하고 특히 아침에 가장 많은 통증을 호소하는 근육이다.

이 근육의 연관통은 무릎의 관절염과 증상이 매우 비슷하다. 그래서 내측광근의 이상을 놓치는 수가 많다. 이 근육에 발통점이 발생해도 슬관절의 운동제한은 나타나지 않는다.

그러나 보행 중 갑자기 쓰러지는 경우가 있는데 울퉁불퉁한 길을 걸을 때와 같이 평평하지 않은 길을 걸을 때 일어나기 쉽다. 이는 슬관절이 굴곡이 되면 내측광근이 신장되고 이때 돌발적인 내측회전이 동반된다면 예상치 못했던 부하가 이 근육에 걸려서 쓰러지는 것이다.

이와 같이 슬관절의 운동장애는 없으나 보행 중에 갑자기 쓰러진다던지 환측발을 바깥쪽으로 벌리고 걷는다면 내측광근의 이상으로 판단할 수 있다.

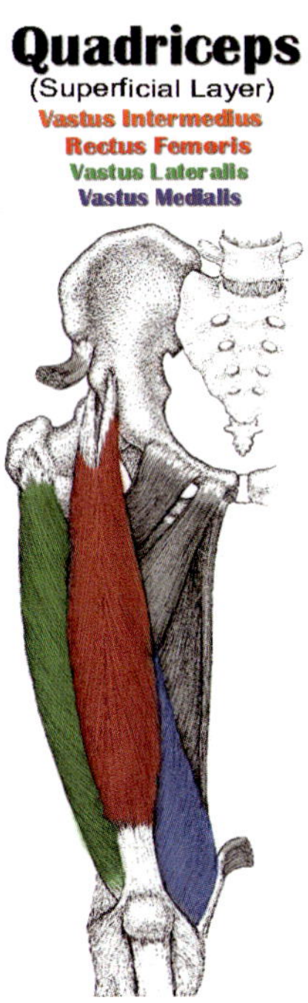

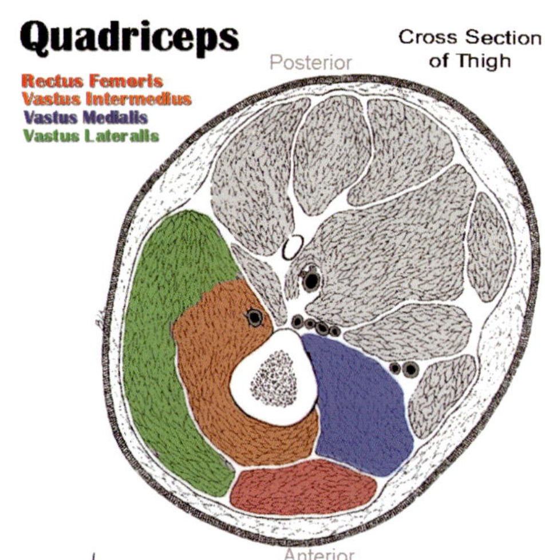

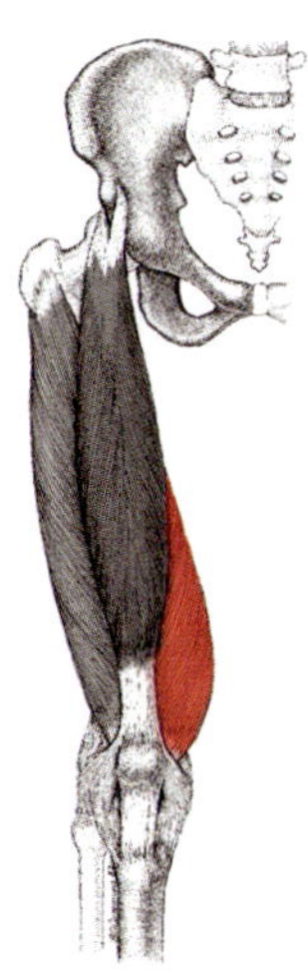

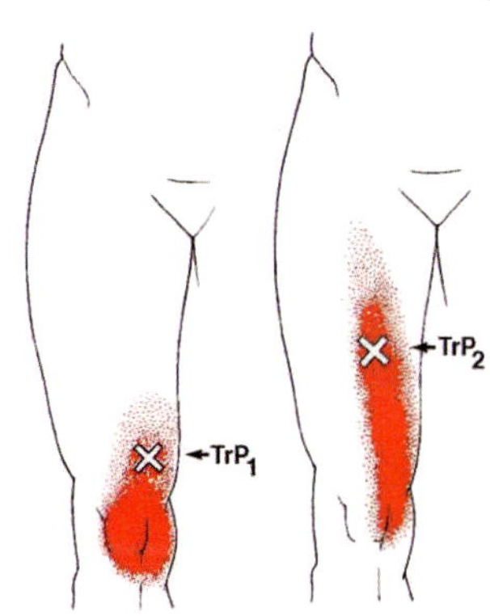

29 Quadriceps Femoris
대퇴사두근(넙다리네갈래근)

NOTICE 편의상 저주파치료기를 부착하지 않고 촬영하였음

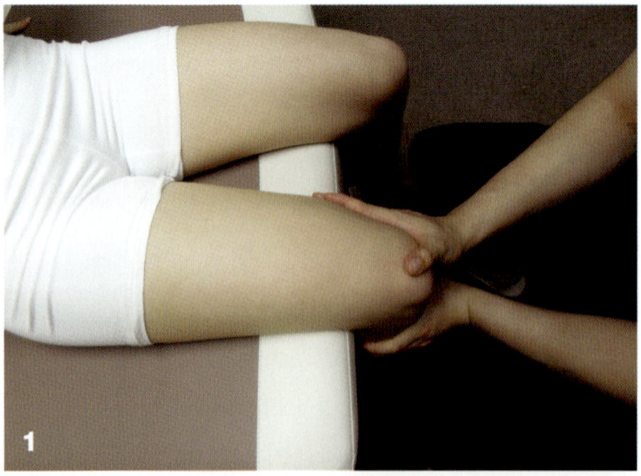

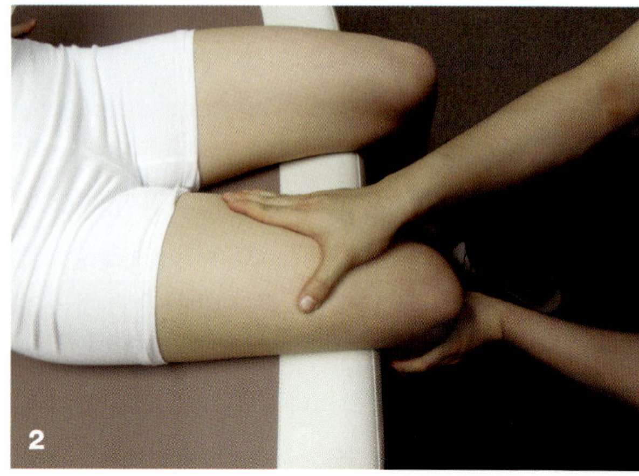

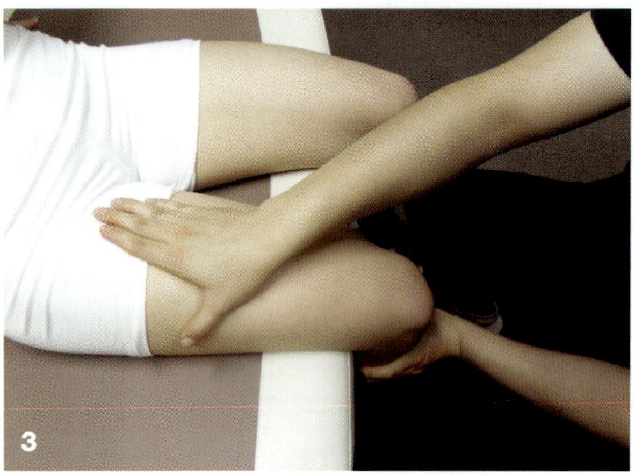

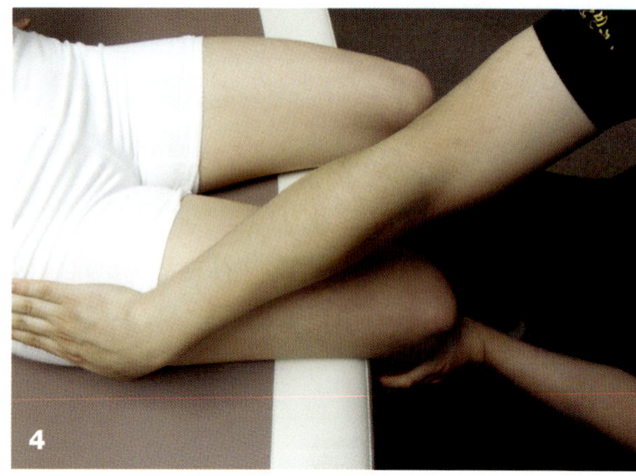

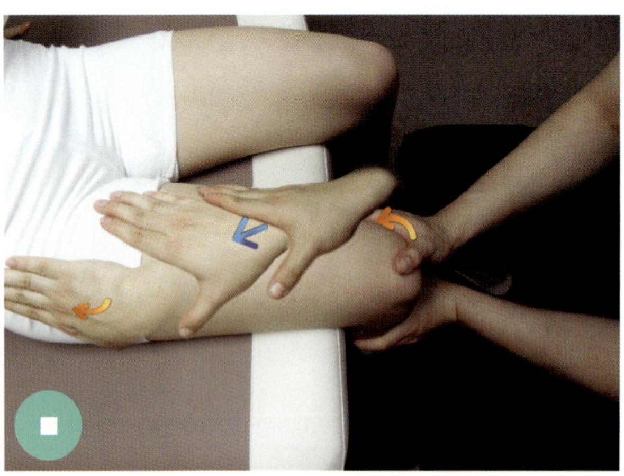

1. 이번 장의 ERT는 여러 가지 원인으로 인하여 대퇴사두근을 중심으로 통증이 발생되었을 때 적용한다.

2. 대퇴사두근은 하지를 지탱하고 활동하는데 큰 힘이 작용하는 근육이다. 그래서 외상의 위험에도 많이 노출되어 있다. 통상적으로 통증이 복합적으로 나타나기 때문에 정확히 어떤 조직의 문제에 의한 통증인가를 구별하기는 어렵지만 필자의 경험으로 보아 대퇴사두근은 ERT를 실시할 때 방법은 동일하게 실시하나 사두근의 해부학적인 위치에 맞게 세부적인 ERT를 실시할 때보다 더 좋은 효과를 기대할 수 있었다. 그런 이유로 이번 장에서는 대퇴사두근 중 VASTUS MEDIALIS를 중심으로 사진이 안내되었다. 대퇴사두근의 기본적인 ERT는 사진에서처럼 앉은 자세에서 시작하며 대퇴사두근의 해부학적인 위치를 따라 ERT치료를 수회 반복하여 준다. 응용하여 그 어떤 자세에서도 대퇴사두근의 이완이 가능한 마사지 방법이 있다면 모두 적용해 보기를 권한다. 물론, MFR을 적용하여도 매우 좋다.

3. 전류의 강도는 두 손을 환자에게 밀착한 상태에서 근육의 수축이 일어나는 정도로 세팅한다.

4. 압착 강도는 피부가 2cm 정도 들어갈 정도의 압력을 유지한다.

5. 이번 장의 ERT는 기본적인 방법이며 이를 응용하여 다양한 ERT를 적용할 수 있다.

6. 적용시간 : 5분 이내에서 통증이 사라질 때까지

그 외에도 다양한 방법으로 응용할 수 있다.

1. 적당한 압력을 유지한 채 손에 진동을 주며 실시한다.
2. 다음으로 적당한 압력을 유지한 채 손가락을 이용해 주무르며 실시한다.
3. 다음으로 적당한 압력을 유지한 채 손바닥을 중심에 두고 손을 회전하며 실시한다.
4. 다음으로 가볍게 근육을 쥐어 잡고 흔들어 준다. 물론 잡고 있는 위치는 계속 이동하여야 한다.
5. 마지막으로 전류 강도를 비교적 강하게 세팅 후 손바닥을 모아 진공상태를 만들며 HAMSTRING을 타진한다. 이때 잘못하면 때리는 것과 동일하게 되니 충분한 연습이 필요하다.
6. 그 외에도 BOWEN, MFR 등을 다양하게 응용하여 ERT 치료를 적용하여도 좋은 효과를 기대할 수 있다.

▶ 이러한 방법은 다른 부위 모두에 적용할 수 있으며 가능하다면 다양한 방법으로 ERT치료를 숙련해야 한다.

NOTICE

(전기치료장비의 VOLUME CONTROL을 만지지 않고 치료자의 손을 이용해 전류의 강도를 조절하려면...)

ERT를 실시할 때에는 각각의 부위마다 전류에 대한 역치의 차이로 인하여 어떤 부위는 전류 강도를 약하게 느끼고 어떤 부위는 강하게 느끼게 된다. 그래서 강도 조절하는 연습이 필요하다. 마사지 기술은 매우 단순하지만 바로 부위별 전류 강도조절을 잘하는 것이 이번 장의 ERT를 잘 적용할 수 있는 열쇠가 된다.
그래서 전류 강도를 고정시킨 상태에서 전기치료기의 VOLUME을 조절하지 않고 손을 이용하여 강도 조절을 할 수 있어야 한다. ERT의 전류 강도는 환자의 환부에 밀착시키는 치료자의 손의 넓이와 압착 강도에 의하여 조절할 수 있다.

ERT를 실시할 때를 예를 들자면

1. 한 손만을 환부에 대고 전류 강도를 맞춘다.
2. 적정한 강도를 맞춘 후 조금 더 강하게 최종 VOLUME CONTROL을 한다.
3. 양손이 사용되는 ERT의 경우 MAIN HAND와 ASSIST HAND를 정한다.
4. THRESHOLD가 높은 부위의 경우 MAIN HAND는 강하게 밀착하고, ASSIST HAND는 그냥 대고 있는 정도로 실시한다.
5. 반대로 THRESHOLD가 낮은 부위는 ASSIST HAND의 밀착 강도를 조금 높여 준다. 그렇게 되면 환자는 전류 강도를 강하게 느끼지 않게 된다.
6. 정리하자면 ASSIST HAND를 환부에 접촉시키느냐 안 시키느냐 하는 것과 환부에 접촉시키더라도 그 밀착 강도를 높이고 낮춤으로 인하여 환자의 THERESHOLD CONDITION에 맞출 수 있다.
7. 이 방법은 ERT를 실시할 때 매우 다양하게 사용되며 충분히 숙지해야 하는 중요한 기술이다.

C. Vastus intermedius 중간광근

중간광근에 발통점이 발생하면 발통점 주변으로 통증이 집중되며 확산된다.

이 근육은 대퇴근막장근(tensor fasciae latae)과는 반대로 계단을 올라갈 때 힘들어 지는데 이는 중간광근에 이상이 발생하면 슬관절을 완전히 신전시키지 못하기 때문이다.

또한 보행 시에도 발끝을 밀면서 들어 올리는 동작(toe off)이 힘들기 때문에 골반을 위로 들고 걷는 대상보행이 나타난다. 중간광근에 발통점이 발생하면 (앙와위에서 고관절을 굴곡시킨 후) 슬관절의 굴곡에 장애가 나타난다. 이는 중간광근의 긴장에 의한 것이며 만약 중간광근과 비복근의 발통점이 함께 나타나면 내측광근에서와 같은 보행중에 갑자기 쓰러지는 현상이 나타난다.

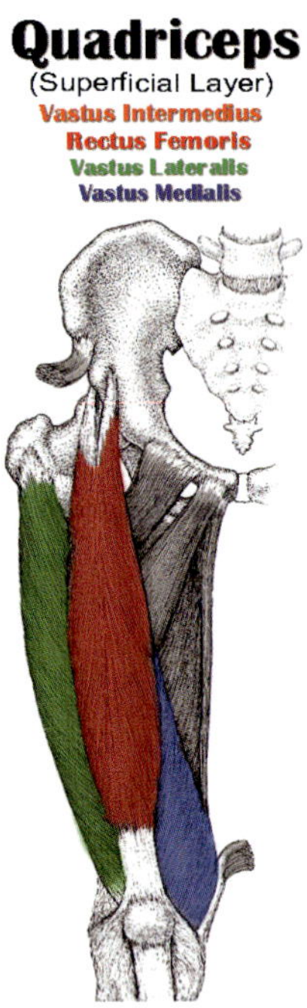

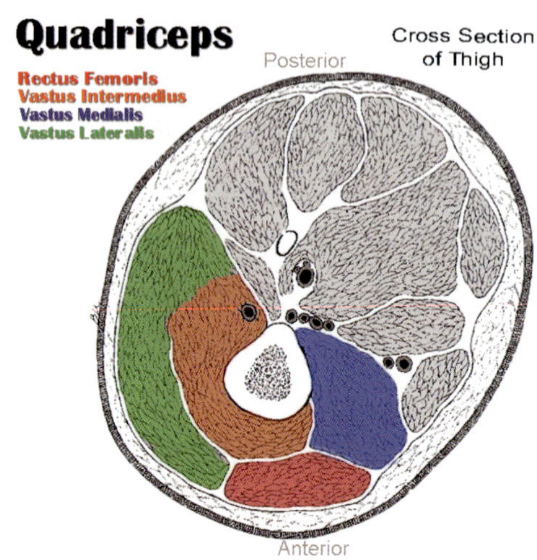

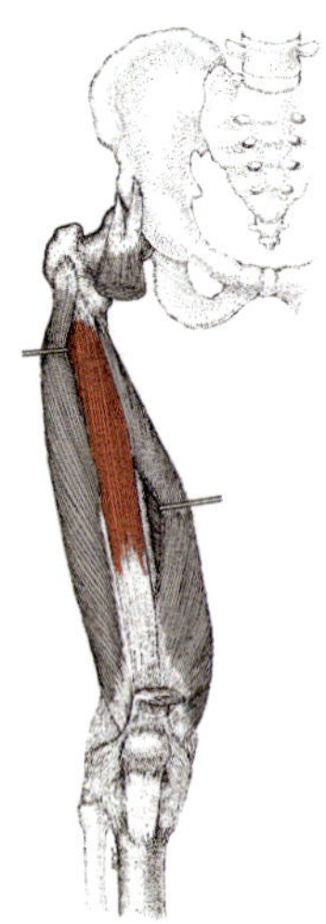

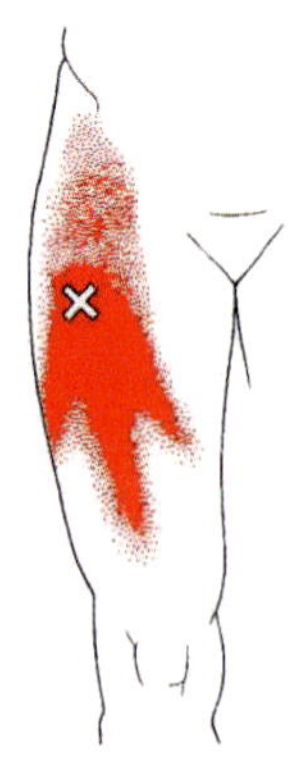

NOTICE 편의상 저주파치료기를 부착하지 않고 촬영하였음

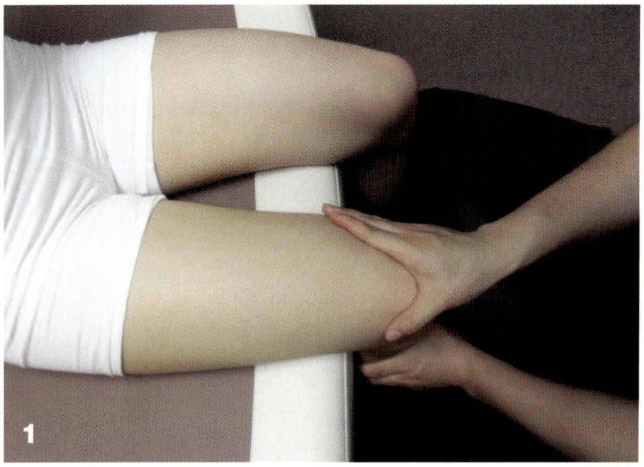

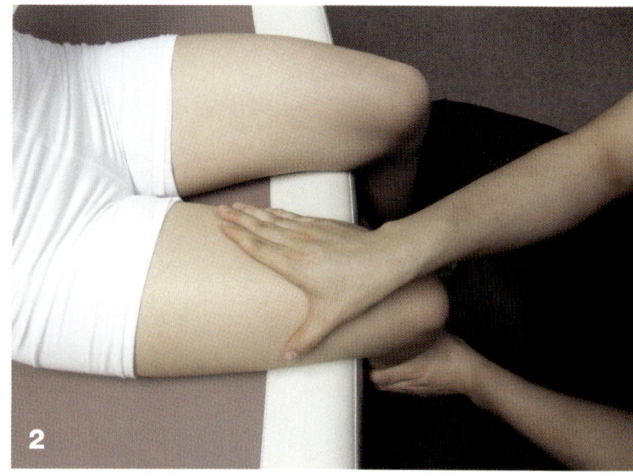

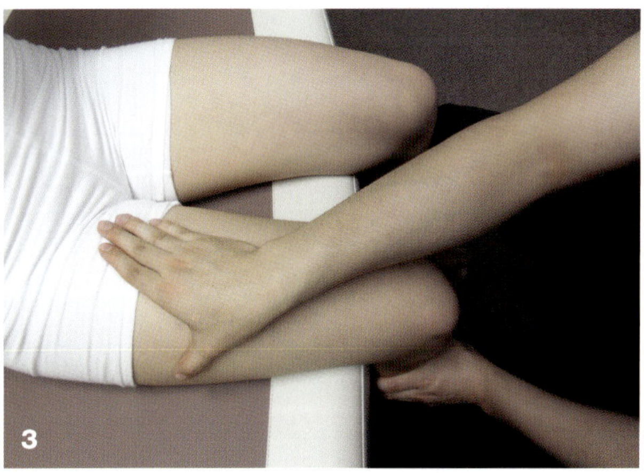

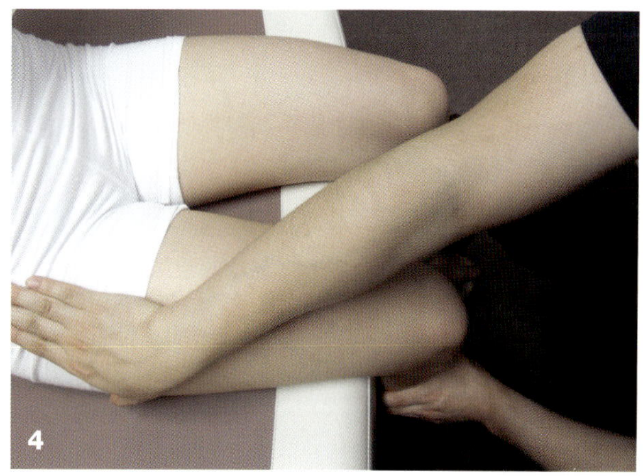

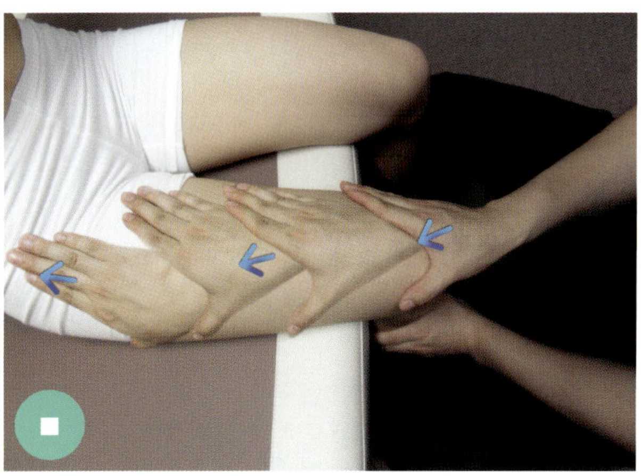

1. 이번 장의 ERT는 여러 가지 원인으로 인하여 대퇴사두근을 중심으로 통증이 발생되었을 때 적용한다.

2. 대퇴사두근은 하지를 지탱하고 활동하는데 큰 힘이 작용하는 근육이다. 그래서 외상의 위험에도 많이 노출되어 있다. 통상적으로 통증이 복합적으로 나타나기 때문에 정확히 어떤 조직의 문제에 의한 통증인가를 구별하기는 어렵지만 필자의 경험으로 보아 대퇴사두근은 ERT를 실시할 때 방법은 동일하게 실시하나 사두근의 해부학적인 위치에 맞게 세부적인 ERT를 실시할 때 보다 더 좋은 효과를 기대할 수 있었다. 그런 이유로 이번 장에서는 대퇴사두근 중 VASTUS INTERMEDIUS를 중심으로 사진이 안내되었다. 대퇴사두근의 기본적인 ERT는 사진에서처럼 앉은 자세에서 시작하며 대퇴사두근의 해부학적인 위치를 따라 ERT치료를 수회 반복하여 준다. 응용하여 그 어떤 자세에서도 대퇴사두근의 이완이 가능한 마사지 방법이 있다면 모두 적용해 보기를 권한다. 물론, MFR을 적용하여도 매우 좋다.

3. 전류의 강도는 두 손을 환자에게 밀착한 상태에서 근육의 수축이 일어나는 정도로 세팅한다.

4. 압착 강도는 피부가 2cm 정도 들어갈 정도의 압력을 유지한다.

5. 이번 장의 ERT는 기본적인 방법이며 이를 응용하여 다양한 ERT를 적용할 수 있다.

6. 적용시간 : 5분 이내에서 통증이 사라질 때까지

그 외에도 다양한 방법으로 응용할 수 있다.

1. 적당한 압력을 유지한 채 손에 진동을 주며 실시한다.
2. 다음으로 적당한 압력을 유지한 채 손가락을 이용해 주무르며 실시한다.
3. 다음으로 적당한 압력을 유지한 채 손바닥을 중심에 두고 손을 회전하며 실시한다.
4. 다음으로 가볍게 근육을 쥐어 잡고 흔들어 준다. 물론 잡고 있는 위치는 계속 이동하여야 한다.
5. 마지막으로 전류 강도를 비교적 강하게 세팅 후 손바닥을 모아 진공상태를 만들며 HAMSTRING을 타진한다. 이때 잘못하면 때리는 것과 동일하게 되니 충분한 연습이 필요하다.
6. 그 외에도 BOWEN, MFR 등을 다양하게 응용하여 ERT 치료를 적용하여도 좋은 효과를 기대할 수 있다.

▶ 이러한 방법은 다른 부위 모두에 적용할 수 있으며 가능하다면 다양한 방법으로 ERT치료를 숙련해야 한다.

NOTICE

(전기치료장비의 VOLUME CONTROL을 만지지 않고 치료자의 손을 이용해 전류의 강도를 조절하려면...)

ERT를 실시할 때에는 각각의 부위마다 전류에 대한 역치의 차이로 인하여 어떤 부위는 전류 강도를 약하게 느끼고 어떤 부위는 강하게 느끼게 된다. 그래서 강도 조절하는 연습이 필요하다. 마사지 기술은 매우 단순하지만 바로 부위별 전류 강도조절을 잘하는 것이 이번 장의 ERT를 잘 적용할 수 있는 열쇠가 된다.
그래서 전류 강도를 고정시킨 상태에서 전기치료기의 VOLUME을 조절하지 않고 손을 이용하여 강도 조절을 할 수 있어야 한다. ERT의 전류 강도는 환자의 환부에 밀착시키는 치료자의 손의 넓이와 압착 강도에 의하여 조절할 수 있다.

ERT를 실시할 때를 예를 들자면

1. 한 손만을 환부에 대고 전류 강도를 맞춘다.
2. 적정한 강도를 맞춘 후 조금 더 강하게 최종 VOLUME CONTROL을 한다.
3. 양손이 사용되는 ERT의 경우 MAIN HAND와 ASSIST HAND를 정한다.
4. THRESHOLD가 높은 부위의 경우 MAIN HAND는 강하게 밀착하고, ASSIST HAND는 그냥 대고 있는 정도로 실시한다.
5. 반대로 THRESHOLD가 낮은 부위는 ASSIST HAND의 밀착 강도를 조금 높여 준다. 그렇게 되면 환자는 전류 강도를 강하게 느끼지 않게 된다.
6. 정리하자면 ASSIST HAND를 환부에 접촉시키느냐 안 시키느냐 하는 것과 환부에 접촉시키더라도 그 밀착 강도를 높이고 낮춤으로 인하여 환자의 THERESHOLD CONDITION에 맞출 수 있다.
7. 이 방법은 ERT를 실시할 때 매우 다양하게 사용되며 충분히 숙지해야 하는 중요한 기술이다.

D. Vastus lateralis 외측광근

외측광근에 발통점이 발생하면 대퇴의 측면으로 발통점의 부위에 따라 위로는 장골능에서 아래로는 슬관절 주변까지 넓고 다양하게 나타나며 심한 통증을 호소하게 된다. 먼저,

a. 발통점이 상부에 발생하게 되면 대퇴골두 바로 밑에서 통증이 집중하며 주변으로 확산된다.

b. 발통점이 중간에서 발생하게 되면 발통점 주변으로 통증이 집중하며 심하면 아래로는 무릎의 측면까지, 위로는 장골능(iliac crest)까지 길게 확산된다.

c. 발통점이 중간측면후방에서 발생하게 되면 (b)의 발통점보다는 약간 뒤쪽에서, 위로는 고관절에서, 아래로는 슬관절의 측면 및 후방으로 길게 통증이 집중되고 확산된다. 특히 이 부위에 이상이 발생하면 슬관절의 뒤 부분으로 당기는 듯한 통증을 호소하게 된다.

d. 발통점이 하부전면에서 발생하게 되면 슬관절 주변으로 통증이 집중하며 심하면 아래위로 약간씩 확산된다. 이 부위의 이상은 슬관절의 운동장애를 수반함으로 앉았다 일어설 때 무릎에 힘을 줄 수 없기 때문에 허리를 구부리고 다리에 손을 대고 일어나며 보행 시에도 다리를 절며 발을 끌고 다니게 된다.

e. 발통점이 하부 후면에서 발생하면 슬관절의 측면으로 통증이 집중하며 심하면 대퇴부의 측면 및 하퇴의 측면까지 확산된다. 특히 (c)와 함께 이 부위의 발통점이 발생하게 되면 휴식 시에도 통증이 지속되고 옆으로 누워있을 수가 없으며 무릎관절의 운동성이 완전히 소실되어 보행이 불가능하고 네발로 기지도 못하며 의자에 앉아 있을 수도 없는 아주 힘든 상태가 된다.

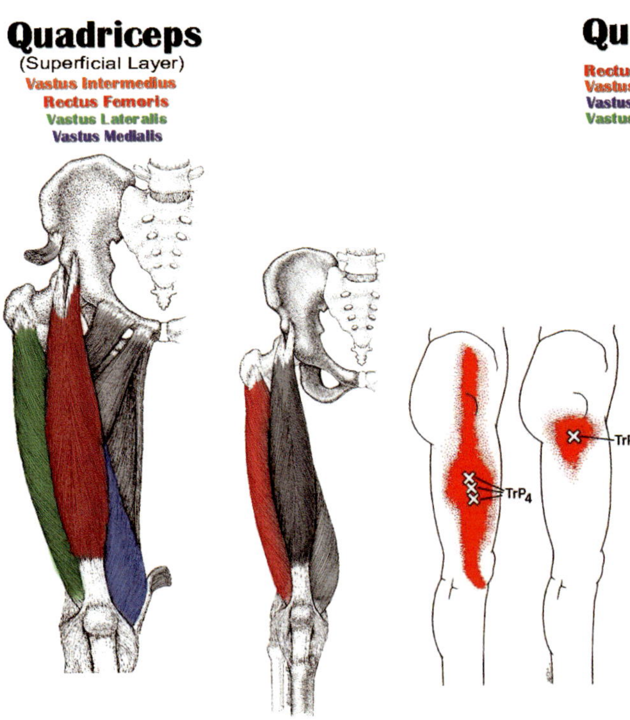

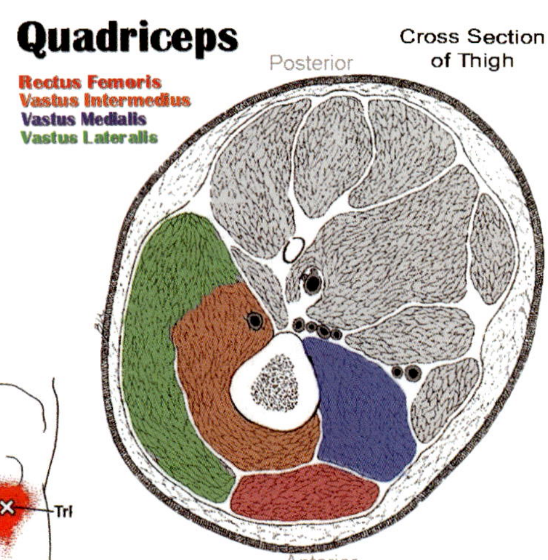

29 Quadriceps Femoris 대퇴사두근(넙다리네갈래근)

NOTICE 편의상 저주파치료기를 부착하지 않고 촬영하였음

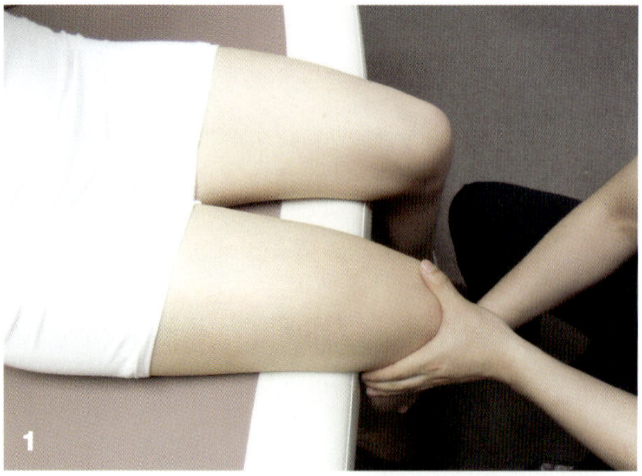

1

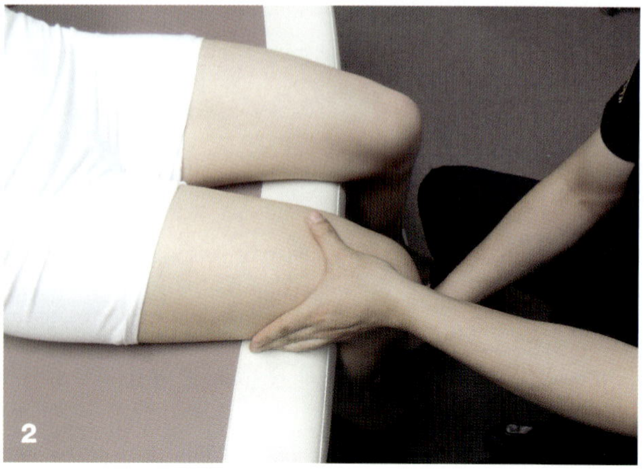

2

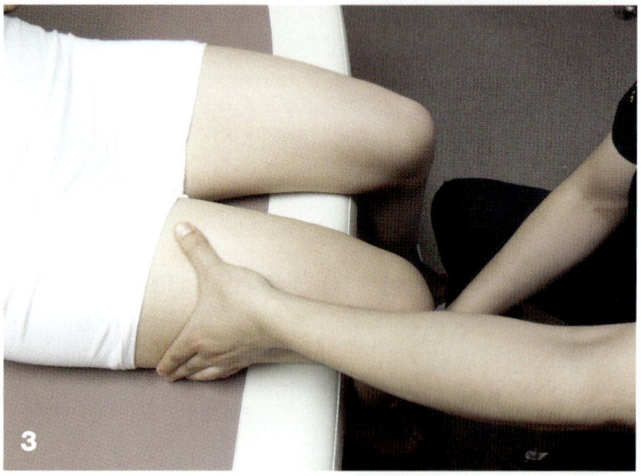

3

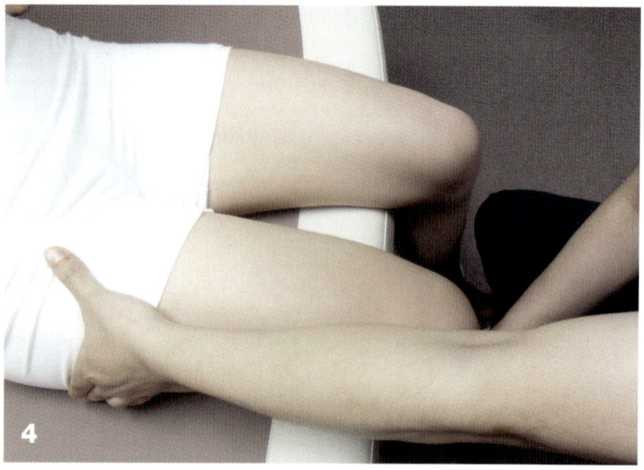

4

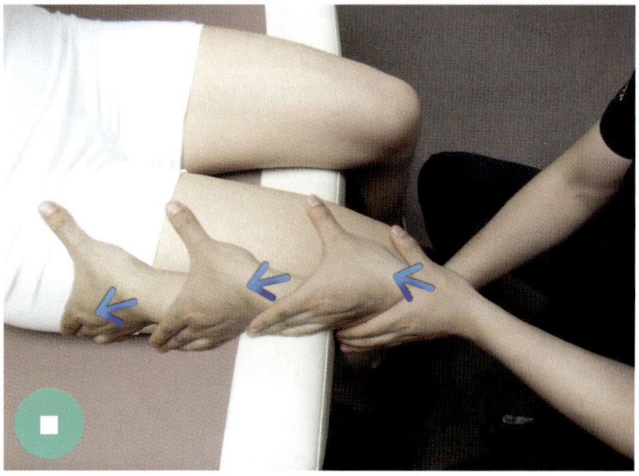

1. 이번 장의 ERT는 여러 가지 원인으로 인하여 대퇴사두근을 중심으로 통증이 발생되었을 때 적용한다.

2. 대퇴사두근은 하지를 지탱하고 활동하는데 큰 힘이 작용하는 근육이다. 그래서 외상의 위험에도 많이 노출되어 있다. 통상적으로 통증이 복합적으로 나타나기 때문에 정확히 어떤 조직의 문제에 의한 통증인가를 구별하기는 어렵지만 필자의 경험으로 보아 대퇴사두근은 ERT를 실시할 때 방법은 동일하게 실시하나 사두근의 해부학적인 위치에 맞게 세부적인 ERT를 실시할 때 보다 더 좋은 효과를 기대할 수 있었다. 그런 이유로 이번 장에서는 대퇴사두근 중 VASTUS LATERALIS를 중심으로 사진이 안내되었다. 대퇴사두근의 기본적인 ERT는 사진에서처럼 앉은 자세에서 시작하며 대퇴사두근의 해부학적인 위치를 따라 ERT치료를 수회 반복하여 준다. 응용하여 그 어떤 자세에서도 대퇴사두근의 이완이 가능한 마사지 방법이 있다면 모두 적용해 보기를 권한다. 물론, MFR을 적용하여도 매우 좋다.

3. 전류의 강도는 두 손을 환자에게 밀착한 상태에서 근육의 수축이 일어나는 정도로 세팅한다.

4. 압착 강도는 피부가 2cm 정도 들어갈 정도의 압력을 유지한다.

5. 이번 장의 ERT는 기본적인 방법이며 이를 응용하여 다양한 ERT를 적용할 수 있다.

6. 적용시간 : 5분 이내에서 통증이 사라질 때까지

그 외에도 다양한 방법으로 응용할 수 있다.

1. 적당한 압력을 유지한 채 손에 진동을 주며 실시한다.
2. 다음으로 적당한 압력을 유지한 채 손가락을 이용해 주무르며 실시한다.
3. 다음으로 적당한 압력을 유지한 채 손바닥을 중심에 두고 손을 회전하며 실시한다.
4. 다음으로 가볍게 근육을 쥐어 잡고 흔들어 준다. 물론 잡고 있는 위치는 계속 이동하여야 한다.
5. 마지막으로 전류 강도를 비교적 강하게 세팅 후 손바닥을 모아 진공상태를 만들며 HAMSTRING을 타진한다. 이때 잘못하면 때리는 것과 동일하게 되니 충분한 연습이 필요하다.
6. 그 외에도 BOWEN, MFR 등을 다양하게 응용하여 ERT 치료를 적용하여도 좋은 효과를 기대할 수 있다.

▶ 이러한 방법은 다른 부위 모두에 적용할 수 있으며 가능하다면 다양한 방법으로 ERT치료를 숙련해야 한다.

NOTICE

(전기치료장비의 VOLUME CONTROL을 만지지 않고 치료자의 손을 이용해 전류의 강도를 조절하려면...)

ERT를 실시할 때에는 각각의 부위마다 전류에 대한 역치의 차이로 인하여 어떤 부위는 전류 강도를 약하게 느끼고 어떤 부위는 강하게 느끼게 된다. 그래서 강도 조절하는 연습이 필요하다. 마사지 기술은 매우 단순하지만 바로 부위별 전류 강도조절을 잘하는 것이 이번 장의 ERT를 잘 적용할 수 있는 열쇠가 된다.
그래서 전류 강도를 고정시킨 상태에서 전기치료기의 VOLUME을 조절하지 않고 손을 이용하여 강도 조절을 할 수 있어야 한다. ERT의 전류 강도는 환자의 환부에 밀착시키는 치료자의 손의 넓이와 압착 강도에 의하여 조절할 수 있다.

ERT를 실시할 때를 예를 들자면

1. 한 손만을 환부에 대고 전류 강도를 맞춘다.
2. 적정한 강도를 맞춘 후 조금 더 강하게 최종 VOLUME CONTROL을 한다.
3. 양손이 사용되는 ERT의 경우 MAIN HAND와 ASSIST HAND를 정한다.
4. THRESHOLD가 높은 부위의 경우 MAIN HAND는 강하게 밀착하고, ASSIST HAND는 그냥 대고 있는 정도로 실시한다.
5. 반대로 THRESHOLD가 낮은 부위는 ASSIST HAND의 밀착 강도를 조금 높여 준다. 그렇게 되면 환자는 전류 강도를 강하게 느끼지 않게 된다.
6. 정리하자면 ASSIST HAND를 환부에 접촉시키느냐 안 시키느냐 하는 것과 환부에 접촉시키더라도 그 밀착 강도를 높이고 낮춤으로 인하여 환자의 THERESHOLD CONDITION에 맞출 수 있다.
7. 이 방법은 ERT를 실시할 때 매우 다양하게 사용되며 충분히 숙지해야 하는 중요한 기술이다.

30 Adductor Longus & Brevis
장, 단내전근(긴/짧은모음근)

내전근에 발통점이 발생하게 되면 서혜부에서 통증이 집중하고 심하면 대퇴의 전면을 지나 슬관절과 하퇴의 안쪽으로 확산된다.

이 내전근은 서혜부의 주된 원인근육이며 휴식 시에는 통증재현이 없고 격렬한 운동을 하거나 근육에 과부하가 걸릴 때 통증이 나타난다.

이 내전근은 발통점이 잘 발생하는 근육은 아니며 주변의 근육들과 함께 동반되어서 이차적으로 나타나는 경우가 대부분이다.

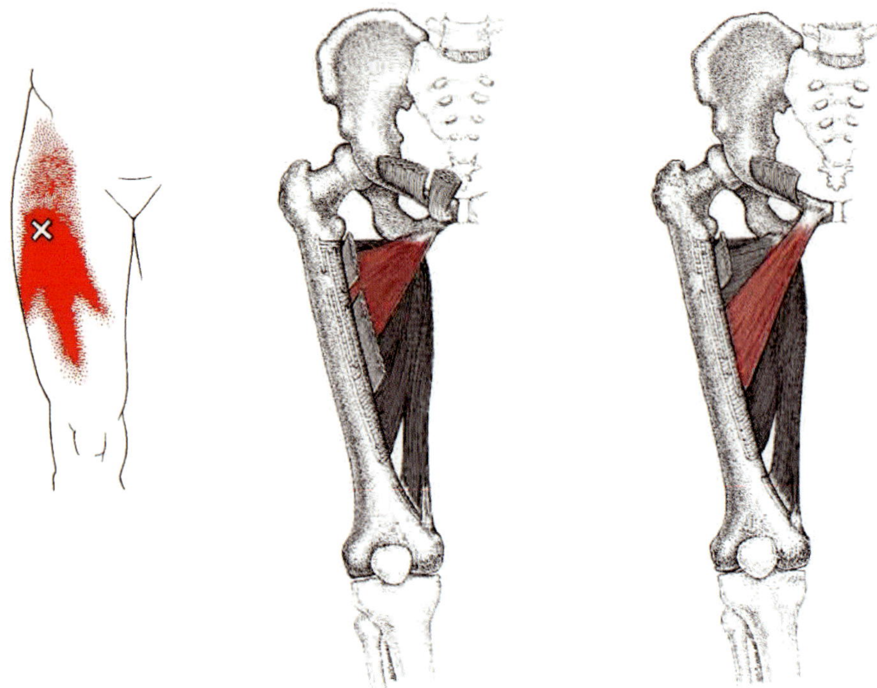

NOTICE 편의상 저주파치료기를 부착하지 않고 촬영하였음

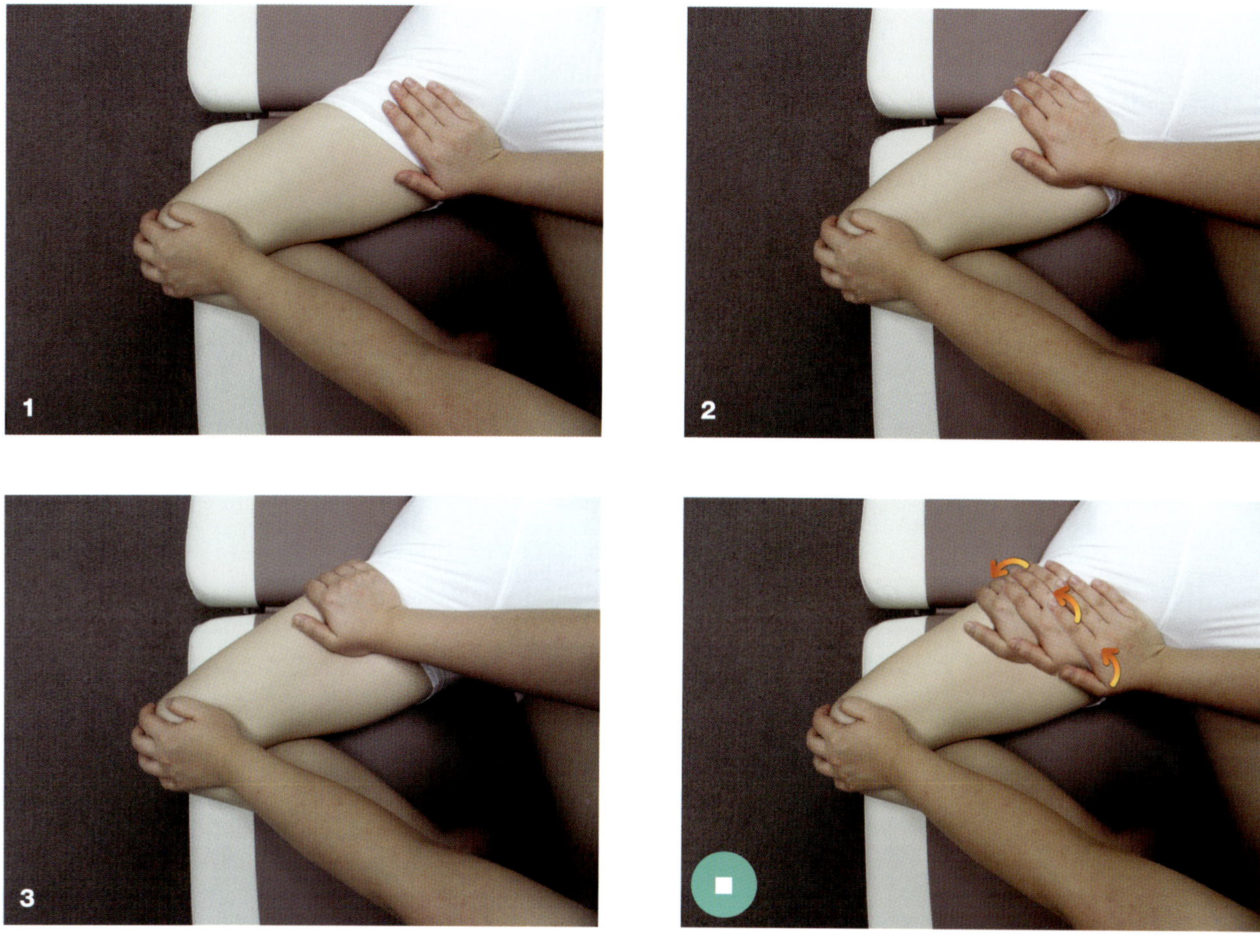

1. 이번 장의 ERT는 여러 가지 원인으로 인하여 단내전근(ADDUCTOR BREVIS)을 중심으로 통증이 발생되었을 때 적용한다.

2. 사진에서처럼 무릎을 고정하고 대퇴부 내측에서 강한 압력을 가하며 ERT치료를 수회 실시한다. 중요한 핵심은 가능하면 대퇴부의 최상단인 서혜부에 근접해서 해야 한다는 것이다. 이는 내전근의 특성상 통증이 발생하는 원인이 되는 부분인 서혜부에 근접해서 있기때문이다. 또한 다른 부위에 비해 강한 압력을 주고 비교적 빠른 마찰기법을 사용해야 한다. 다른 ERT에서는 가능하면 천천히 이동하며 ERT를 실시하는 것이 유리하다면 이 부위는 천천히 실시했을 때 환자가 느끼는 고통이 크다. 필자의 경험으로는 속도를 다른 부위보다 빠르게 실시했을 때 이러한 불쾌감들을 최소화하며 좋은 효과를 기대할 수 있었다. 이 외에도 여러 가지 마사지기법과 MFR, 그리고 BOWEN THERAPY를 이용하여 ERT치료를 실시해도 좋은 효과를 기대할 수 있다.

3. 전류의 강도는 두 손을 환자에게 밀착한 상태에서 근육의 수축이 일어나는 정도로 세팅한다.

4. 압착 강도는 피부가 3cm 정도 들어갈 정도의 압력을 유지한다.

5. 이번 장의 ERT는 기본적인 방법이며 이를 응용하여 다양한 ERT를 적용할 수 있다.

6. 적용시간 : 5분 이내에서 통증이 사라질 때까지

그 외에도 다양한 방법으로 응용할 수 있다.

1. 적당한 압력을 유지한 채 손에 진동을 주며 실시한다.
2. 다음으로 적당한 압력을 유지한 채 손가락을 이용해 주무르며 실시한다.
3. 다음으로 적당한 압력을 유지한 채 손바닥을 중심에 두고 손을 회전하며 실시한다.
4. 다음으로 가볍게 근육을 쥐어 잡고 흔들어 준다. 물론 잡고 있는 위치는 계속 이동하여야 한다.
5. 마지막으로 전류 강도를 비교적 강하게 세팅 후 손바닥을 모아 진공상태를 만들며 HAMSTRING을 타진한다. 이때 잘못하면 때리는 것과 동일하게 되니 충분한 연습이 필요하다.
6. 그 외에도 BOWEN, MFR 등을 다양하게 응용하여 ERT 치료를 적용하여도 좋은 효과를 기대할 수 있다.

▶ 이러한 방법은 다른 부위 모두에 적용할 수 있으며 가능하다면 다양한 방법으로 ERT치료를 숙련해야 한다.

NOTICE
(전기치료장비의 VOLUME CONTROL을 만지지 않고 치료자의 손을 이용해 전류의 강도를 조절하려면...)

ERT를 실시할 때에는 각각의 부위마다 전류에 대한 역치의 차이로 인하여 어떤 부위는 전류 강도를 약하게 느끼고 어떤 부위는 강하게 느끼게 된다. 그래서 강도 조절하는 연습이 필요하다. 마사지 기술은 매우 단순하지만 바로 부위별 전류 강도조절을 잘하는 것이 이번 장의 ERT를 잘 적용할 수 있는 열쇠가 된다.
그래서 전류 강도를 고정시킨 상태에서 전기치료기의 VOLUME을 조절하지 않고 손을 이용하여 강도 조절을 할 수 있어야 한다. ERT의 전류 강도는 환자의 환부에 밀착시키는 치료자의 손의 넓이와 압착 강도에 의하여 조절할 수 있다.

ERT를 실시할 때를 예를 들자면

1. 한 손만을 환부에 대고 전류 강도를 맞춘다.
2. 적정한 강도를 맞춘 후 조금 더 강하게 최종 VOLUME CONTROL을 한다.
3. 양손이 사용되는 ERT의 경우 MAIN HAND와 ASSIST HAND를 정한다.
4. THRESHOLD가 높은 부위의 경우 MAIN HAND는 강하게 밀착하고, ASSIST HAND는 그냥 대고 있는 정도로 실시한다.
5. 반대로 THRESHOLD가 낮은 부위는 ASSIST HAND의 밀착 강도를 조금 높여 준다. 그렇게 되면 환자는 전류 강도를 강하게 느끼지 않게 된다.
6. 정리하자면 ASSIST HAND를 환부에 접촉시키느냐 안 시키느냐 하는 것과 환부에 접촉시키더라도 그 밀착 강도를 높이고 낮춤으로 인하여 환자의 THERESHOLD CONDITION에 맞출 수 있다.
7. 이 방법은 ERT를 실시할 때 매우 다양하게 사용되며 충분히 숙지해야 하는 중요한 기술이다.

NOTICE 편의상 저주파치료기를 부착하지 않고 촬영하였음

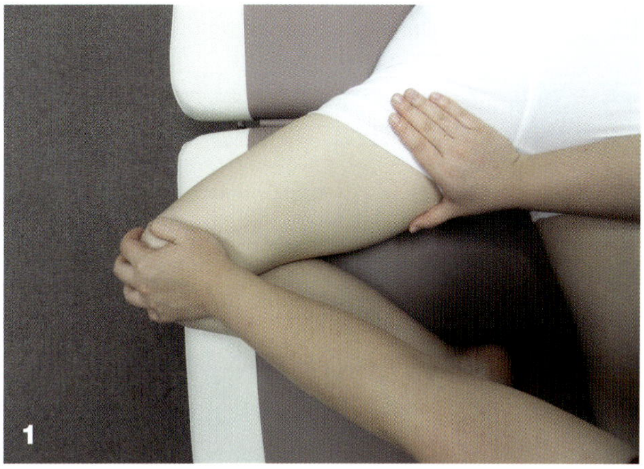

1

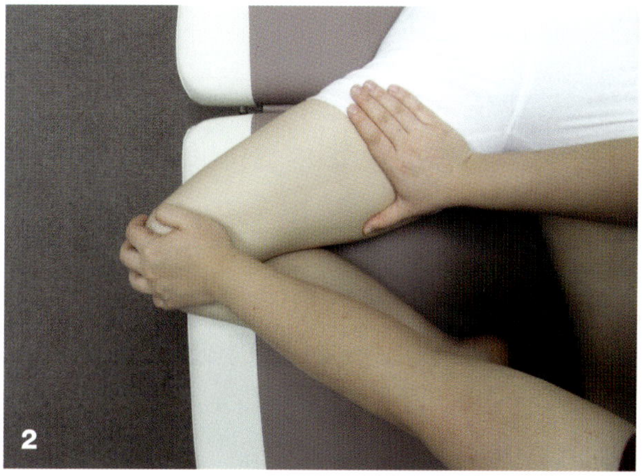

2

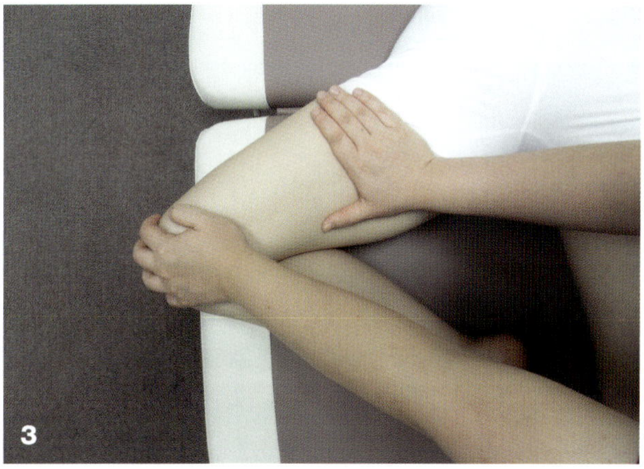

3

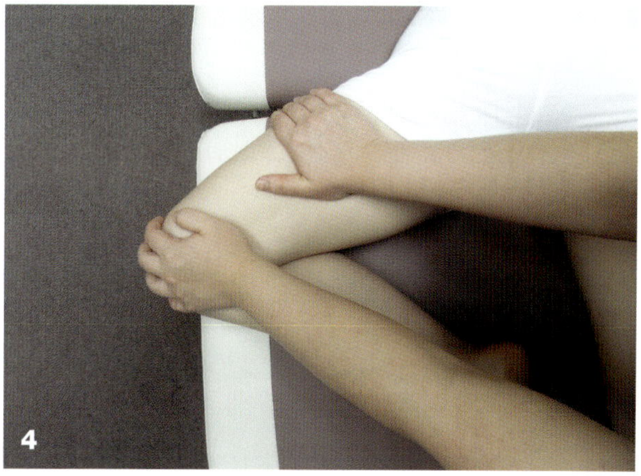

4

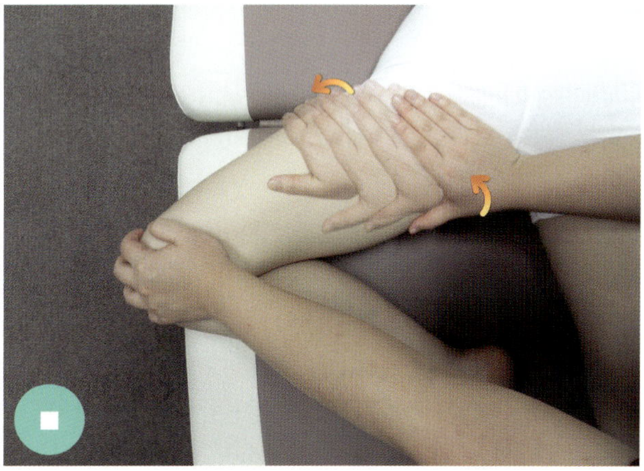

1. 이번 장의 ERT는 여러 가지 원인으로 인하여 장내전근(ADDUCTOR LONGUS)을 중심으로 통증이 발생되었을 때 적용한다.

2. 사진에서처럼 무릎을 고정하고 대퇴부 내측에서 강한 압력을 가하며 ERT치료를 수회 실시한다. 중요한 핵심은 가능하면 대퇴부의 최상단인 서혜부에 근접해서 해야 한다는 것이다. 이는 내전근의 특성상 통증이 발생하는 원인이 되는 부분인 서혜부에 근접해서 있기 때문이다. 또한 다른 부위에 비해 강한 압력을 주고 비교적 빠른 마찰기법을 사용해야 한다. 다른 ERT에서는 가능하면 천천히 이동하며 ERT를 실시하는 것이 유리하다면 이 부위는 천천히 실시했을 때 환자가 느끼는 고통이 크다. 필자의 경험으로는 속도를 다른 부위보다 빠르게 실시했을 때 이러한 불쾌감들을 최소화하며 좋은 효과를 기대할 수 있었다. 이 외에도 여러가지 마사지기법과 MFR, 그리고 BOWEN THERAPY를 이용하여 ERT치료를 실시해도 좋은 효과를 기대할 수 있다.

3. 전류의 강도는 두 손을 환자에게 밀착한 상태에서 근육의 수축이 일어나는 정도로 세팅한다.

4. 압착 강도는 피부가 3cm 정도 들어갈 정도의 압력을 유지한다.

5. 이번 장의 ERT는 기본적인 방법이며 이를 응용하여 다양한 ERT를 적용할 수 있다.

6. 적용시간 : 5분 이내에서 통증이 사라질 때까지

그 외에도 다양한 방법으로 응용할 수 있다.

1. 적당한 압력을 유지한 채 손에 진동을 주며 실시한다.
2. 다음으로 적당한 압력을 유지한 채 손가락을 이용해 주무르며 실시한다.
3. 다음으로 적당한 압력을 유지한 채 손바닥을 중심에 두고 손을 회전하며 실시한다.
4. 다음으로 가볍게 근육을 쥐어 잡고 흔들어 준다. 물론 잡고 있는 위치는 계속 이동하여야 한다.
5. 마지막으로 전류 강도를 비교적 강하게 세팅 후 손바닥을 모아 진공상태를 만들며 HAMSTRING을 타진한다. 이때 잘못하면 때리는 것과 동일하게 되니 충분한 연습이 필요하다.
6. 그 외에도 BOWEN, MFR 등을 다양하게 응용하여 ERT 치료를 적용하여도 좋은 효과를 기대할 수 있다.

▶ 이러한 방법은 다른 부위 모두에 적용할 수 있으며 가능하다면 다양한 방법으로 ERT치료를 숙련해야 한다.

NOTICE

(전기치료장비의 VOLUME CONTROL을 만지지 않고 치료자의 손을 이용해 전류의 강도를 조절하려면...)

ERT를 실시할 때에는 각각의 부위마다 전류에 대한 역치의 차이로 인하여 어떤 부위는 전류 강도를 약하게 느끼고 어떤 부위는 강하게 느끼게 된다. 그래서 강도 조절하는 연습이 필요하다. 마사지 기술은 매우 단순하지만 바로 부위별 전류 강도조절을 잘하는 것이 이번 장의 ERT를 잘 적용할 수 있는 열쇠가 된다.
그래서 전류 강도를 고정시킨 상태에서 전기치료기의 VOLUME을 조절하지 않고 손을 이용하여 강도 조절을 할 수 있어야 한다. ERT의 전류 강도는 환자의 환부에 밀착시키는 치료자의 손의 넓이와 압착 강도에 의하여 조절할 수 있다.

ERT를 실시할 때를 예를 들자면

1. 한 손만을 환부에 대고 전류 강도를 맞춘다.
2. 적정한 강도를 맞춘 후 조금 더 강하게 최종 VOLUME CONTROL을 한다.
3. 양손이 사용되는 ERT의 경우 MAIN HAND와 ASSIST HAND를 정한다.
4. THRESHOLD가 높은 부위의 경우 MAIN HAND는 강하게 밀착하고, ASSIST HAND는 그냥 대고 있는 정도로 실시한다.
5. 반대로 THRESHOLD가 낮은 부위는 ASSIST HAND의 밀착 강도를 조금 높여 준다. 그렇게 되면 환자는 전류 강도를 강하게 느끼지 않게 된다.
6. 정리하자면 ASSIST HAND를 환부에 접촉시키느냐 안 시키느냐 하는 것과 환부에 접촉시키더라도 그 밀착 강도를 높이고 낮춤으로 인하여 환자의 THERESHOLD CONDITION에 맞출 수 있다.
7. 이 방법은 ERT를 실시할 때 매우 다양하게 사용되며 충분히 숙지해야 하는 중요한 기술이다.

Hamstring 슬괵근(넙다리뒤근육)

A. Biceps femoris 대퇴이두근 B. Semitendinosus 반건양근 C. Semimembranosus 반막양근

슬괵근은 세 개의 근육 즉, 대퇴이두근, 반건양근, 반막양근으로 구성되며 슬관절 굴곡 및 허리를 앞으로 숙일 때 골반이 전방경사되지 않게 하는 기능을 한다.

a. 발통점이 대퇴이두근(Biceps femoris)에서 발생하게 되면 무릎 뒤에서 통증이 집중하며 심하면 대퇴의 뒤에서 집중한다.

b. 발통점이 반건양근, 반막양근 (Semitendinosus, Semimembranosus)에서 발생하게 되면 둔부의 하부에 통증이 집중하고 심하면 대퇴의 뒤를 지나 무릎의 후내측을 거쳐 하퇴의 내측까지 확산된다.

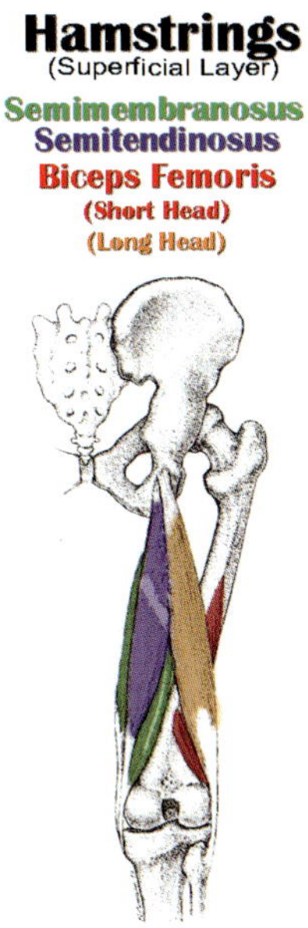

슬괵근에 의한 통증은 밤새 특히 심해지기 때문에 잠을 제대로 이루지 못하는 경우가 많으며 보행 중에도 다리를 절게 되는데 이는 보행 시 슬괵근에 힘을 주면 통증이 재현되기 때문에 슬괵근을 사용하지 않고 걷고자 하는 무의식적 행위의 결과인 것이다.

슬괵근은 고관절을 신전하고 슬관절을 굴곡하는 기능을 하기 때문에 만약 이 근육에 이상이 발생되면 직,간접적으로 주변근육의 장애에 관여하게 된다.

슬괵근의 긴장에 의해 슬관절이 완전히 펴지지 않으면 대퇴사두근에 무리를 주게 된다. 이로 인해 대퇴사두근에 이상이 발생할 수 있다. 또한 슬괵근의 긴장에 의해 허리를 완전히 굴곡할 수 없게 되고 골반의 후방경사(pelvic post.tilt)가 되어서 요추의 전만이 감소되어 요통의 원인이 되기도 한다. 그래서 대퇴사두근의 통증을 호소하거나 요통이 있는 환자가 이 슬괵근의 이상이 원인인 경우 먼저 슬괵근의 긴장을 풀 수 있는 방법으로 치료한 후 경과를 지켜보아야 할 것이다.

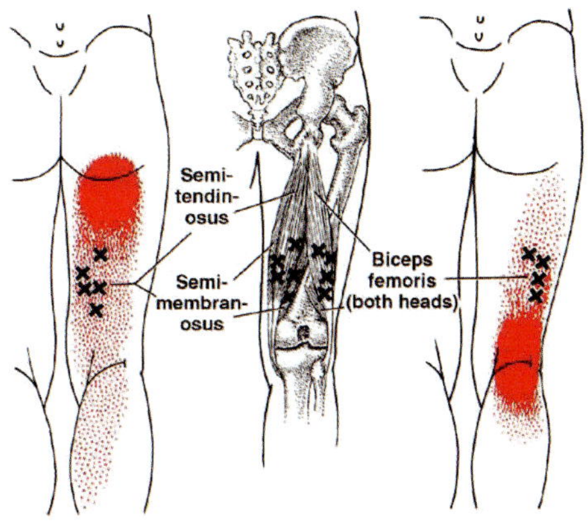

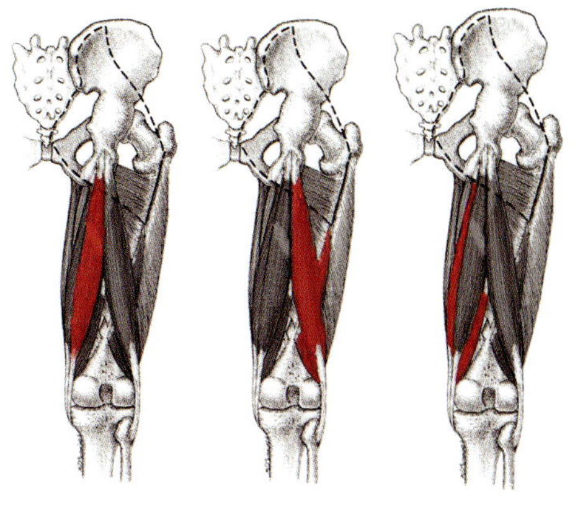

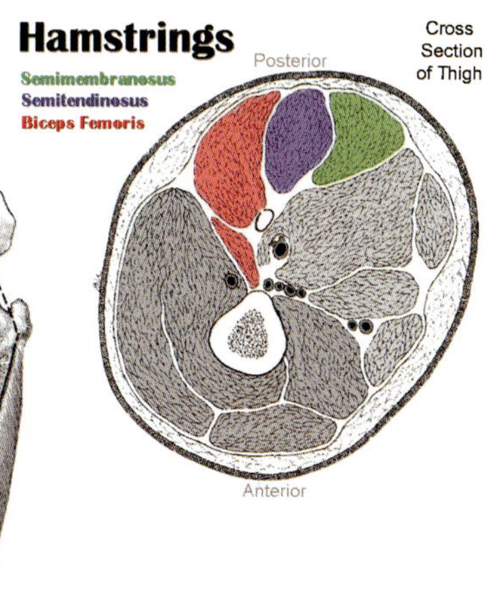

31 Hamstring 슬괵근(넙다리뒤근육)

NOTICE 편의상 저주파치료기를 부착하지 않고 촬영하였음

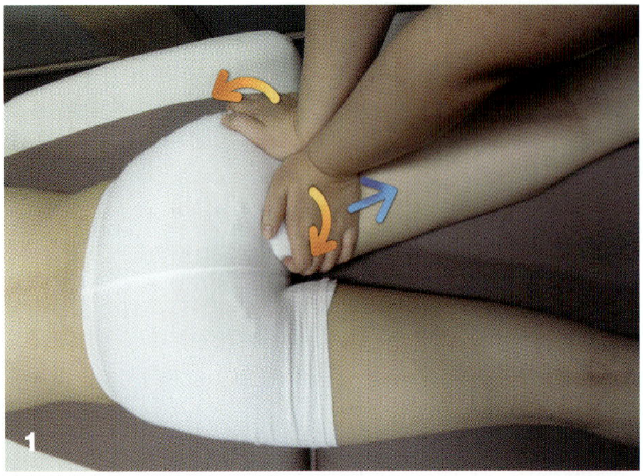
1

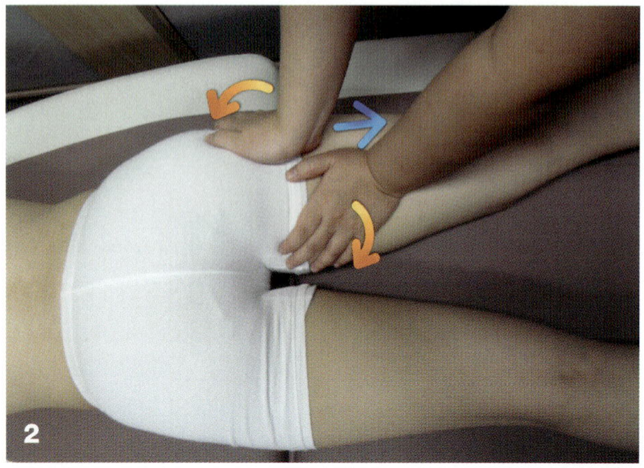
2

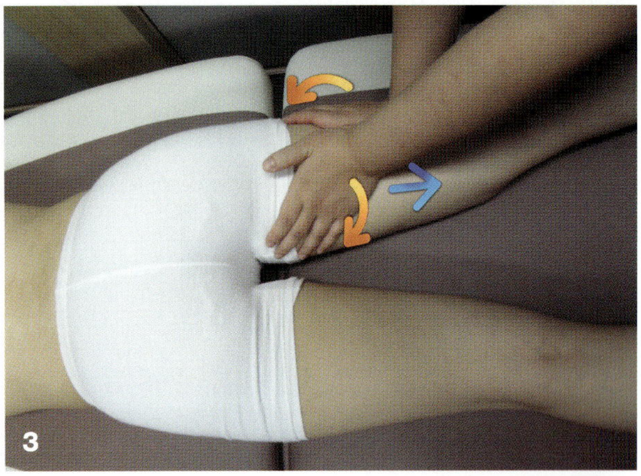
3

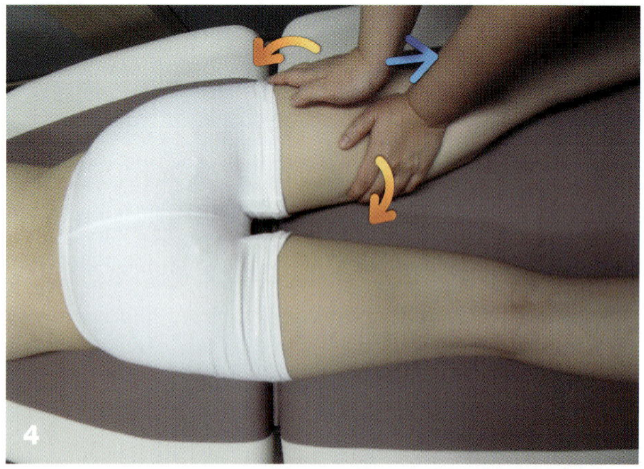
4

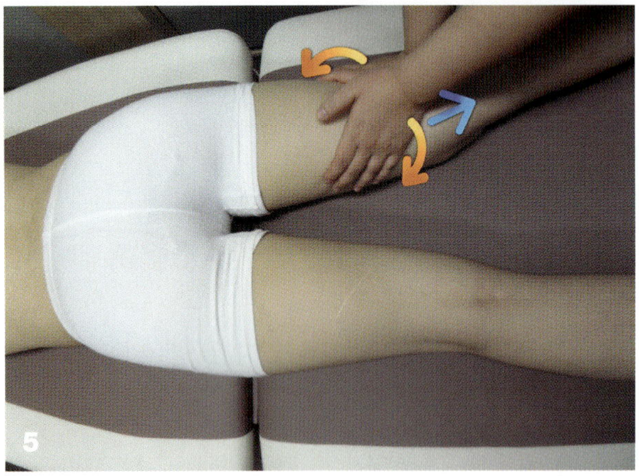
5

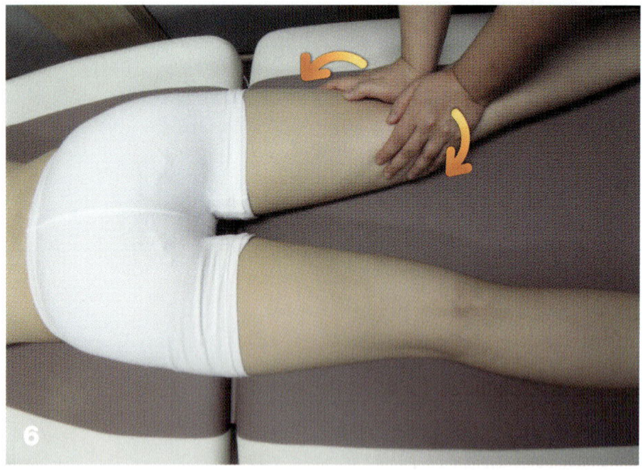
6

1. 이번 장의 ERT는 여러 가지 원인으로 인하여 HAMSTRING을 중심으로 통증이 발생되었을 때 적용한다.

2. HAMSTRING에 대한 마사지기법은 다양하다. 그러나 특별히 이 사진을 게제한 이유는 당연히 그 효과가 뛰어나기 때문이다. 사진을 보고 잘 숙지하여 적용해야 한다.

사진에서처럼 둔근 바로 아래에서 시작한다. 양손을 HAMSTRING에 밀착한 뒤 손 전체를 이용하여 두 가지 동작을 실시해야 하는데 그 하나는 강하게 압착하는것이고 또 하나는 양손을 양옆으로 밀어내듯이 이동해야 한다는 것이다. 즉, 강하게 압착한 상태에서 양손을 HAMSTRING중앙에서 양 외측으로 이동하며 ERT치료를 수회 실시한다.

3. 사진은 양손을 교차하며 외측으로 이동하지만 응용하여 양손을 동시에 외측으로 이동하면서 실시해도 된다. 혹은 강하게 압착한 상태에서 양손을 이용해 주무르듯이 마사지를 하면서 실시해도 좋은 효과를 기대할 수 있다. 만약에 손바닥을 이용해 HAMSTRING을 쓸어내리듯이 마찰마사지를 실시할 생각이라면 반드시 아래에서 위로 실시해주는 것이 좋다. 이는 림프절의 이동성때문인데 심장방향으로 밀어 올려주는 것이 아래로 쓸어내리는 방법보다 HAMSTRING에서는 좋다. 그 외에도 BOWEN, MFR등을 다양하게 응용하여 ERT치료를 적용하여도 좋은 효과를 기대할 수 있다.

4. 전류의 강도는 두 손을 환자에게 밀착한 상태에서 근육의 수축이 일어나는 정도로 세팅한다.

5. 압착 강도는 피부가 2cm 정도 들어갈 정도의 압력을 유지한다.

6. 이번 장의 ERT는 기본적인 방법이며 이를 응용하여 다양한 ERT를 적용할 수 있다.

7. 적용시간 : 5분 이내에서 통증이 사라질 때까지

그 외에도 다양한 방법으로 응용할 수 있다.

1. 적당한 압력을 유지한 채 손에 진동을 주며 실시한다.
2. 다음으로 적당한 압력을 유지한 채 손가락을 이용해 주무르며 실시한다.
3. 다음으로 적당한 압력을 유지한 채 손바닥을 중심에 두고 손을 회전하며 실시한다.
4. 다음으로 가볍게 근육을 쥐어 잡고 흔들어 준다. 물론 잡고 있는 위치는 계속 이동하여야 한다.
5. 마지막으로 전류 강도를 비교적 강하게 세팅 후 손바닥을 모아 진공상태를 만들며 HAMSTRING을 타진한다. 이때 잘못하면 때리는 것과 동일하게 되니 충분한 연습이 필요하다.
6. 그 외에도 BOWEN, MFR 등을 다양하게 응용하여 ERT 치료를 적용하여도 좋은 효과를 기대할 수 있다.

▶ 이러한 방법은 다른 부위 모두에 적용할 수 있으며 가능하다면 다양한 방법으로 ERT치료를 숙련해야 한다.

NOTICE

(전기치료장비의 VOLUME CONTROL을 만지지 않고 치료자의 손을 이용해 전류의 강도를 조절하려면...)

ERT를 실시할 때에는 각각의 부위마다 전류에 대한 역치의 차이로 인하여 어떤 부위는 전류 강도를 약하게 느끼고 어떤 부위는 강하게 느끼게 된다. 그래서 강도 조절하는 연습이 필요하다. 마사지 기술은 매우 단순하지만 바로 부위별 전류 강도조절을 잘하는 것이 이번 장의 ERT를 잘 적용할 수 있는 열쇠가 된다.
그래서 전류 강도를 고정시킨 상태에서 전기치료기의 VOLUME을 조절하지 않고 손을 이용하여 강도 조절을 할 수 있어야 한다. ERT의 전류 강도는 환자의 환부에 밀착시키는 치료자의 손의 넓이와 압착 강도에 의하여 조절할 수 있다.

ERT를 실시할 때를 예를 들자면

1. 한 손만을 환부에 대고 전류 강도를 맞춘다.
2. 적정한 강도를 맞춘 후 조금 더 강하게 최종 VOLUME CONTROL을 한다.
3. 양손이 사용되는 ERT의 경우 MAIN HAND와 ASSIST HAND를 정한다.
4. THRESHOLD가 높은 부위의 경우 MAIN HAND는 강하게 밀착하고, ASSIST HAND는 그냥 대고 있는 정도로 실시한다.
5. 반대로 THRESHOLD가 낮은 부위는 ASSIST HAND의 밀착 강도를 조금 높여 준다. 그렇게 되면 환자는 전류 강도를 강하게 느끼지 않게 된다.
6. 정리하자면 ASSIST HAND를 환부에 접촉시키느냐 안 시키느냐 하는 것과 환부에 접촉시키더라도 그 밀착 강도를 높이고 낮춤으로 인하여 환자의 THERESHOLD CONDITION에 맞출 수 있다.
7. 이 방법은 ERT를 실시할 때 매우 다양하게 사용되며 충분히 숙지해야 하는 중요한 기술이다.

31 Hamstring 슬괵근(넙다리뒤근육)

NOTICE 편의상 저주파치료기를 부착하지 않고 촬영하였음

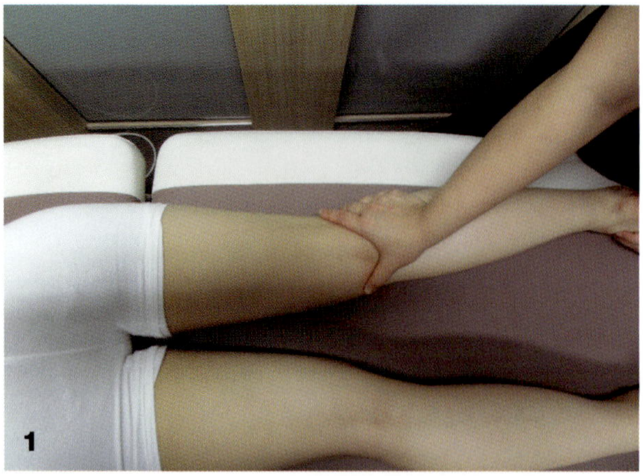
1

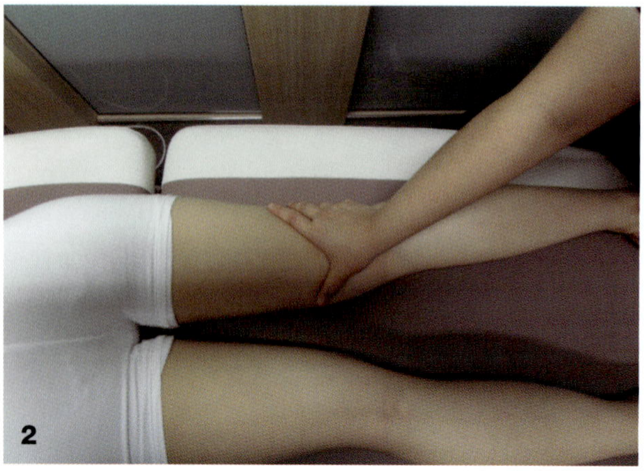
2

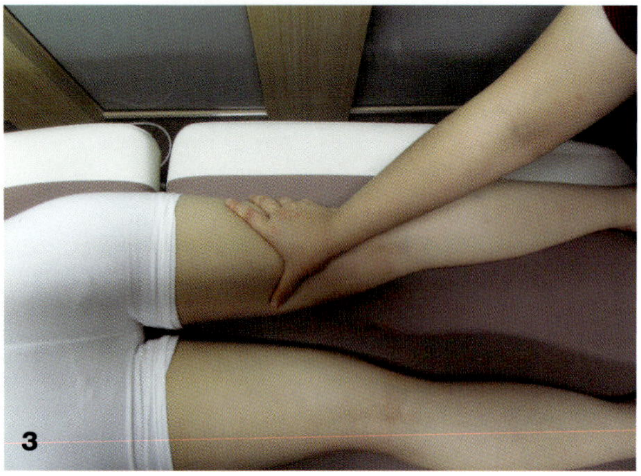
3

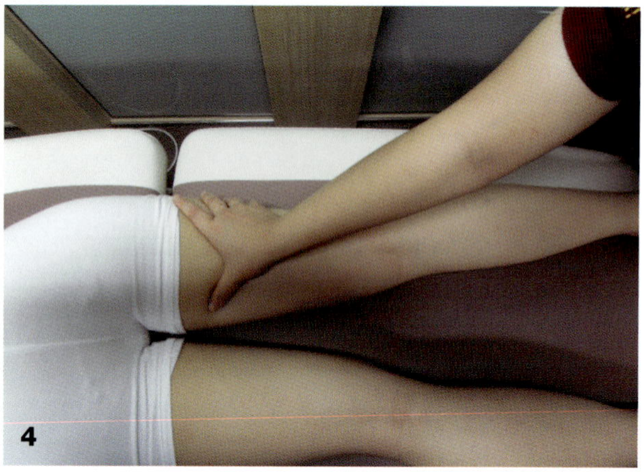
4

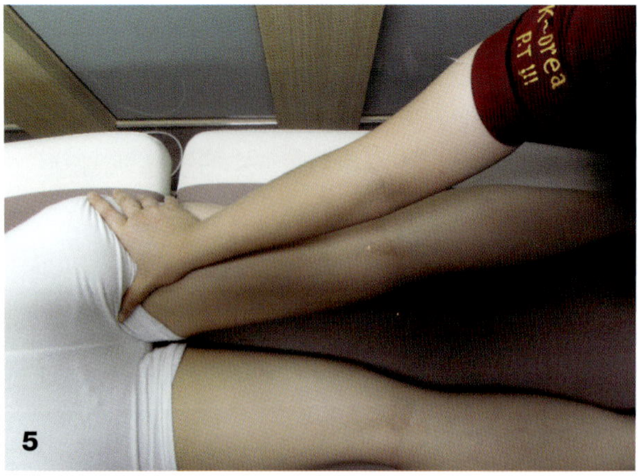

5

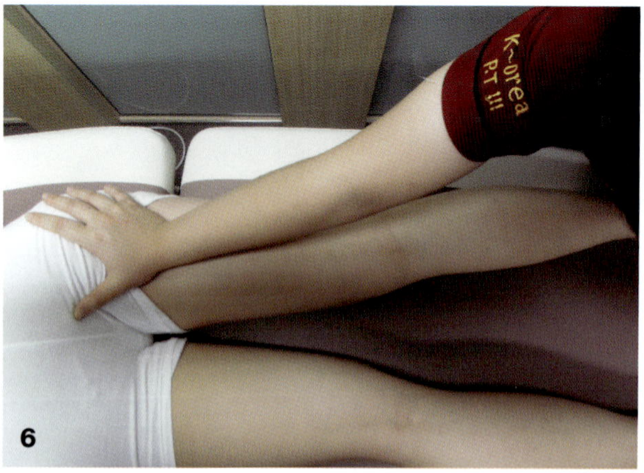

6

NOTICE 편의상 저주파치료기를 부착하지 않고 촬영하였음

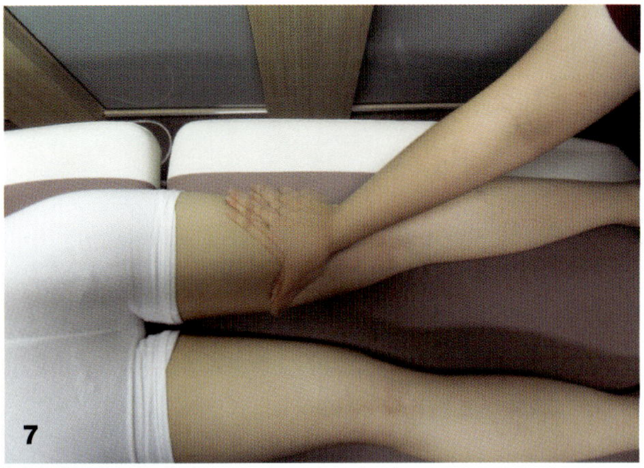

진동

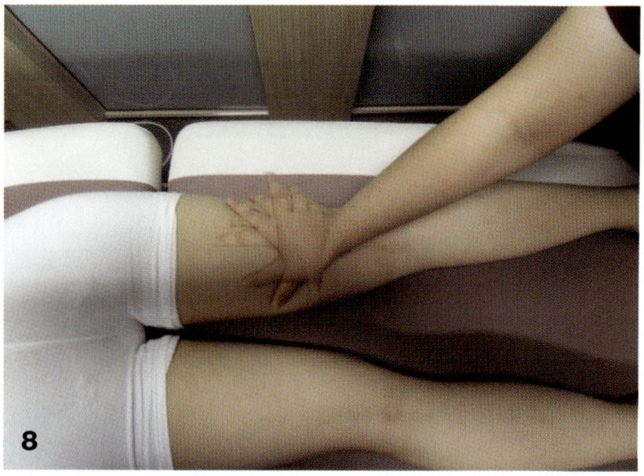

회전

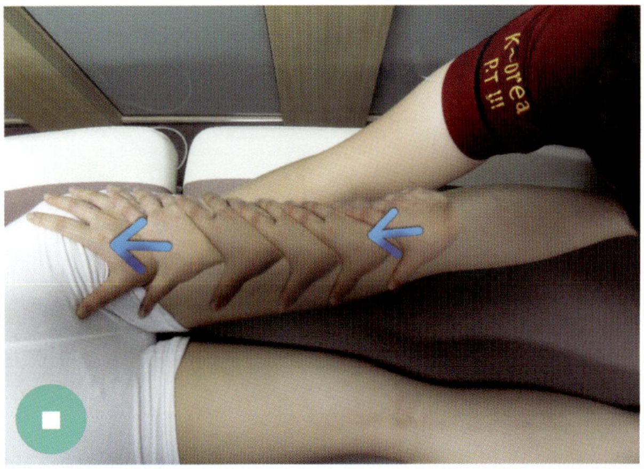

1. 이번 장의 ERT는 여러 가지 원인으로 인하여 HAMSTRING을 중심으로 통증이 발생되었을 때 적용한다.
2. HAMSTRING에 대한 마사지기법은 다양하다. 이번 장의 ERT는 방법이 단순하지만 어떻게 하느냐에 따라 효과가 달라지기 때문에 특별히 별도로 게제하였다.
3. 사진에서 보면 방법은 매우 단순하다. 일단 가장 단순하게 적당한 압력을 준 상태로 ERT치료를 수회 실시한다.
4. 다음으로 적당한 압력을 유지한 채 손에 진동을 주며 실시한다.
5. 다음으로 적당한 압력을 유지한 채 손가락을 이용해 주무르며 실시한다.
6. 다음으로 적당한 압력을 유지한 채 손바닥을 중심에 두고 손을 회전하며 실시한다.
7. 다음으로 가볍게 근육을 쥐어 잡고 흔들어 준다. 물론 잡고 있는 위치는 아래로 계속 이동하여야 한다.
8. 마지막으로 전류 강도를 비교적 강하게 세팅 후 손바닥을 모아 진공상태를 만들며 HAMSTRING을 타진한다. 이때 잘못하면 때리는 것과 동일하게 되니 충분한 연습이 필요하다.
9. 그 외에도 BOWEN, MFR등을 다양하게 응용하여 ERT치료를 적용하여도 좋은 효과를 기대할 수 있다.

▶ 이러한 방법은 다른 부위 모두에 적용할 수 있으며 가능하다면 다양한 방법으로 ERT치료를 숙련해야 한다.

10. 전류의 강도는 두 손을 환자에게 밀착한 상태에서 근육의 수축이 일어나는 정도로 세팅한다.
11. 압착 강도는 피부가 2cm 정도 들어갈 정도의 압력을 유지한다.
12. 이번 장의 ERT는 기본적인 방법이며 이를 응용하여 다양한 ERT를 적용할 수 있다.
13. 적용시간 : 5분 이내에서 통증이 사라질 때까지

1. Flexor digitorum longus muscle

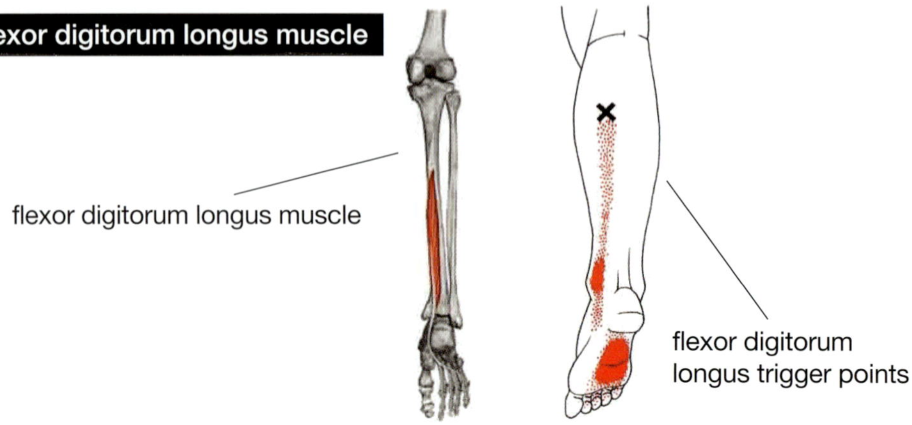

2. Gastrocnemius muscles

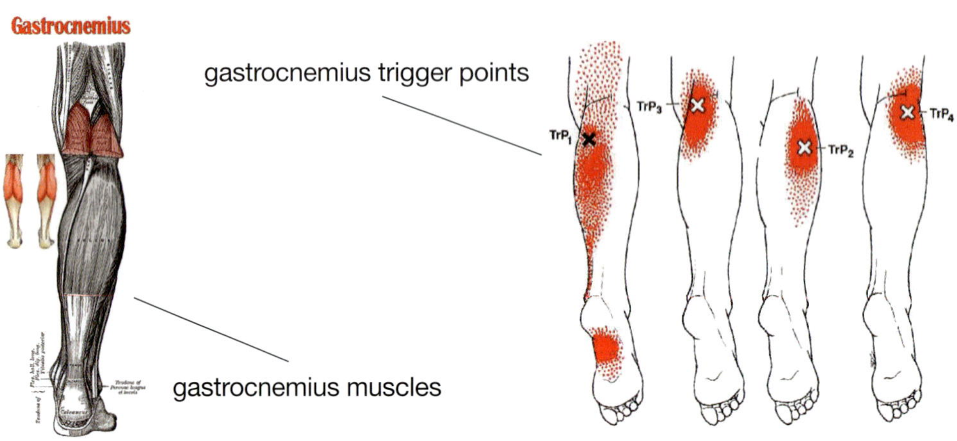

3. Peroneus muscle

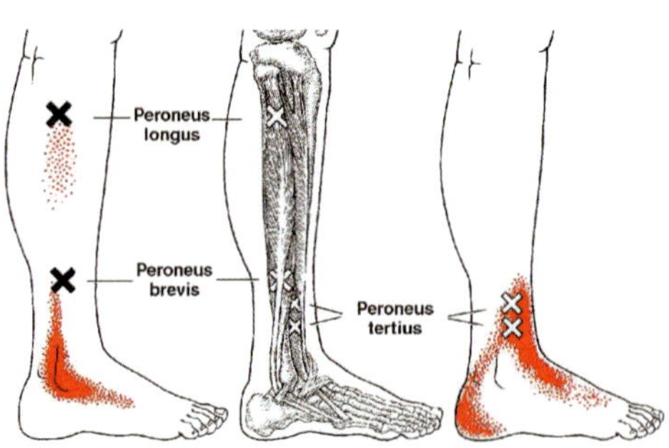

peroneals trigger points

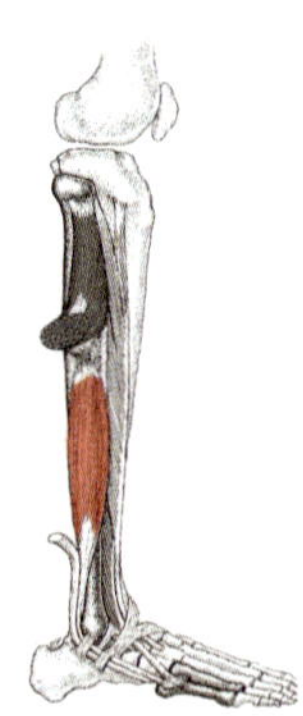

peroneus brevis muscle

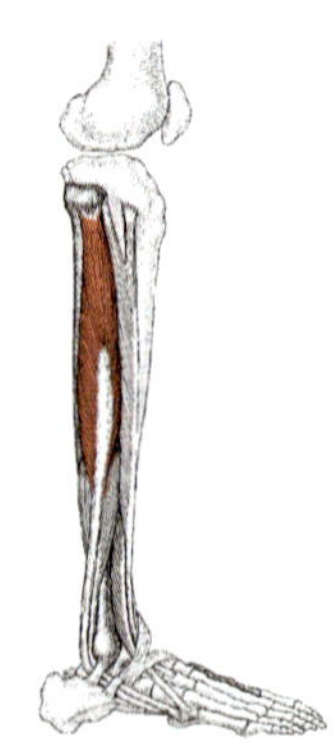

peroneus longus muscle

4. Soleus muscle

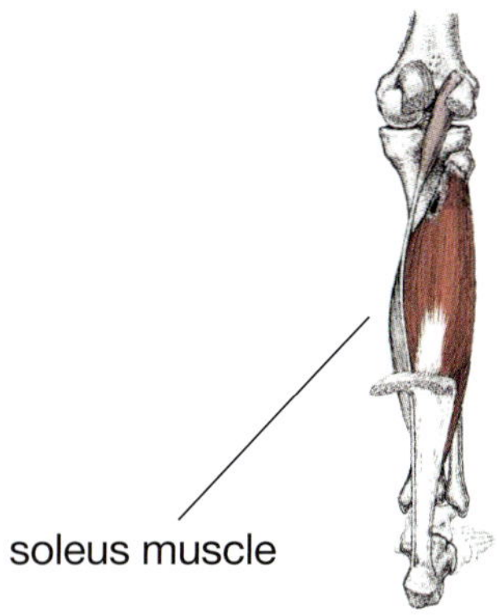

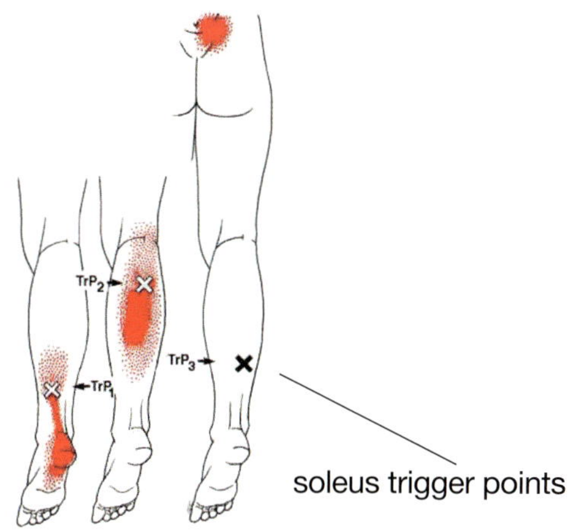

5. Tibialis anterior muscle

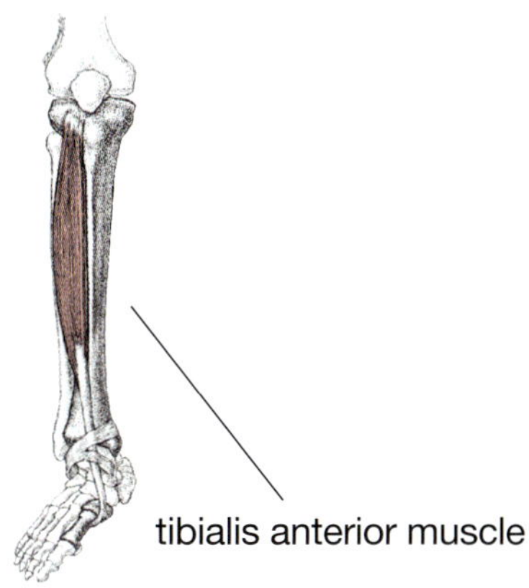

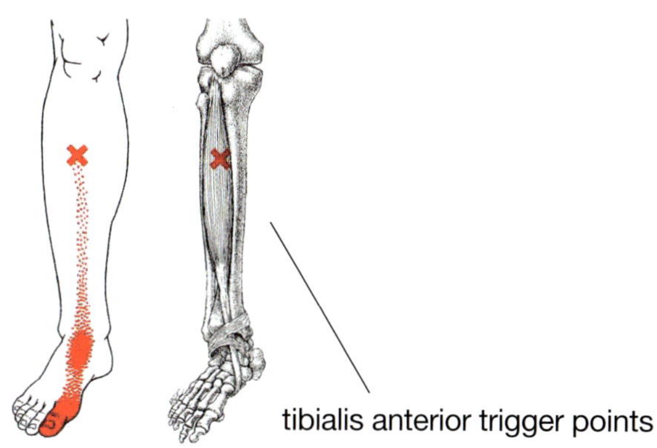

6. Tibialis posterior muscle

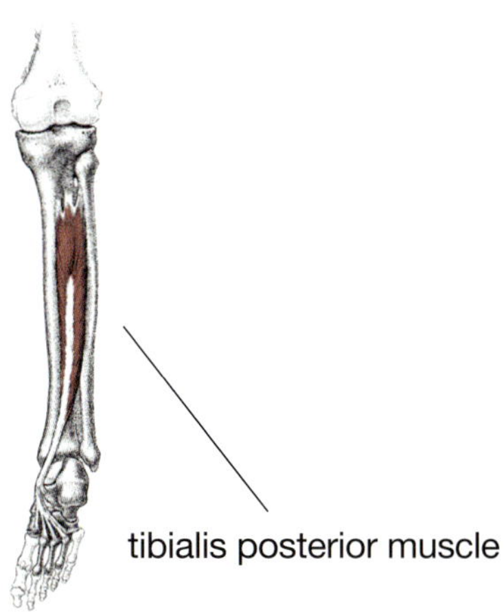

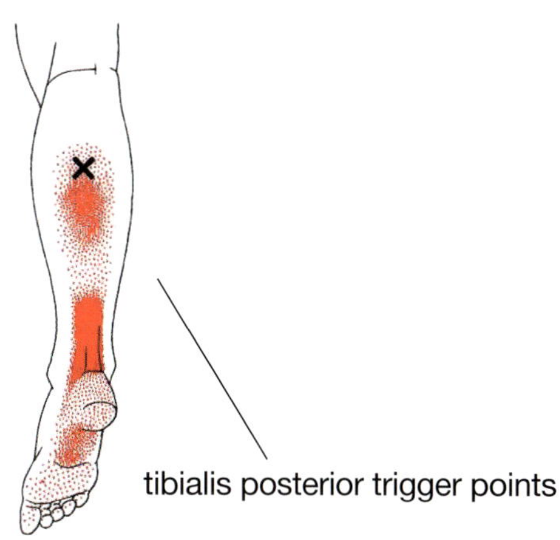

종아리근육그룹

NOTICE 편의상 저주파치료기를 부착하지 않고 촬영하였음

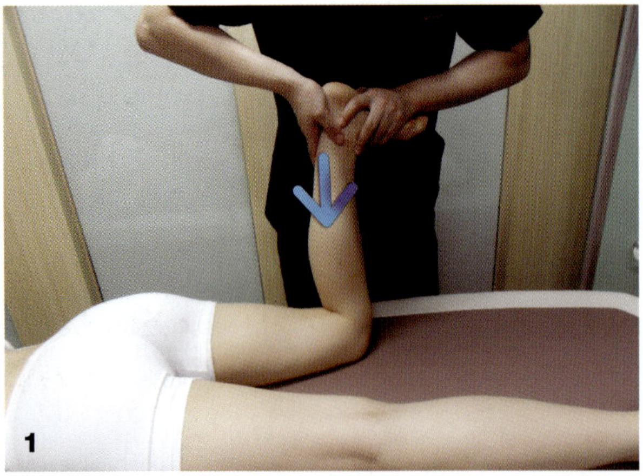

1

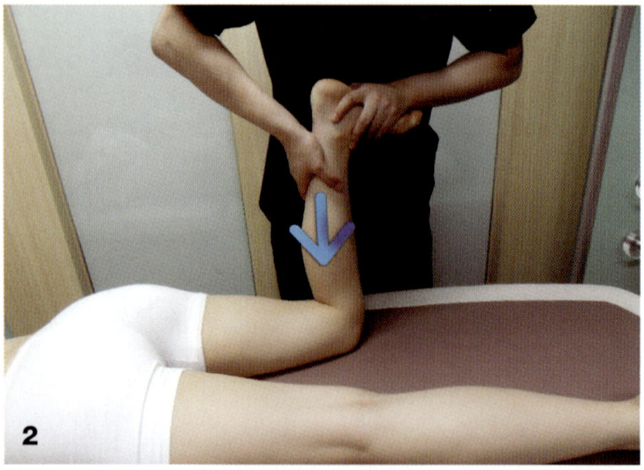

2

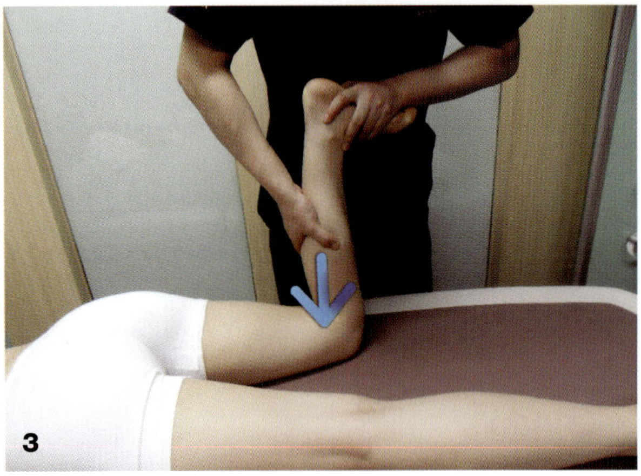

3

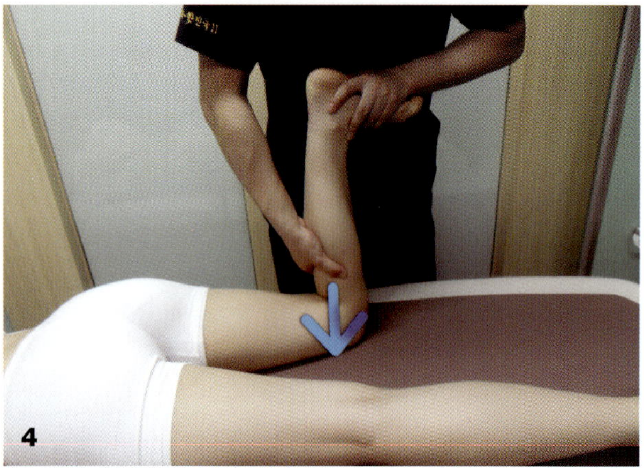

4

1. 이번 장의 ERT는 여러 가지 원인으로 인하여 종아리를 중심으로 통증이 발생되었을 때 적용한다.
2. 사진에서처럼 발목을 붙잡고 ACHILLES에서 슬관절 방향으로 부드럽게 밀어 내리면서 ERT치료를 수회 실시한다. 주의할 것은 발목을 붙잡고 있는 ASSIST HAND는 반드시 POLY GLOVE를 착용하여 환자에게 전류가 전달되지 않도록 유의해야 한다.
3. 다음으로 적당한 압력을 유지한 채 손에 진동을 주며 실시한다.
4. 다음으로 적당한 압력을 유지한 채 손가락을 이용해 주무르며 실시한다.

NOTICE 편의상 저주파치료기를 부착하지 않고 촬영하였음

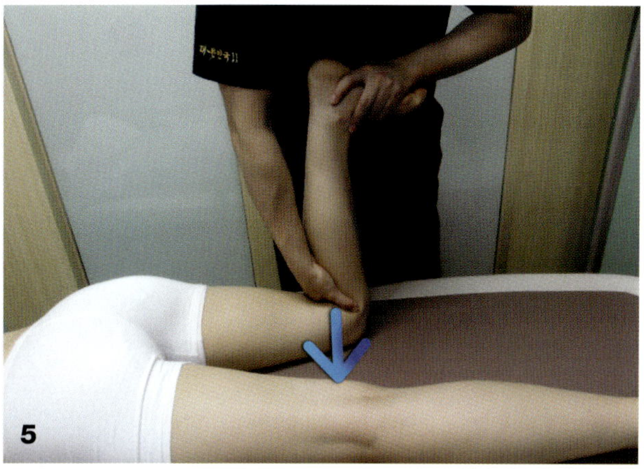

5. 다음으로 적당한 압력을 유지한 채 손바닥을 중심에 두고 손을 회전하며 실시한다.

6. 다음으로 가볍게 근육을 쥐어 잡고 흔들어 준다. 물론 잡고 있는 위치는 아래로 계속 이동하여야 한다.

7. 마지막으로 전류 강도를 비교적 강하게 세팅 후 손바닥을 모아 진공상태를 만들며 HAMSTRING을 타진한다. 이때 잘못하면 때리는 것과 동일하게 되니 충분한 연습이 필요하다.

8. 그 외에도 BOWEN,MFR등을 다양하게 응용하여 ERT치료를 적용하여도 좋은 효과를 기대할 수 있다.

9. 전류의 강도는 한 손을 환자에게 밀착한 상태에서 근육의 수축이 일어나는 정도로 세팅한다.

10. 압착 강도는 피부가 1cm 정도 들어갈 정도의 압력을 유지한다.

11. 이번 장의 ERT는 기본적인 방법이며 이를 응용하여 다양한 ERT를 적용할 수 있다.

12. 적용시간 : 5분 이내에서 통증이 사라질 때까지

종아리근육그룹

NOTICE 편의상 저주파치료기를 부착하지 않고 촬영하였음

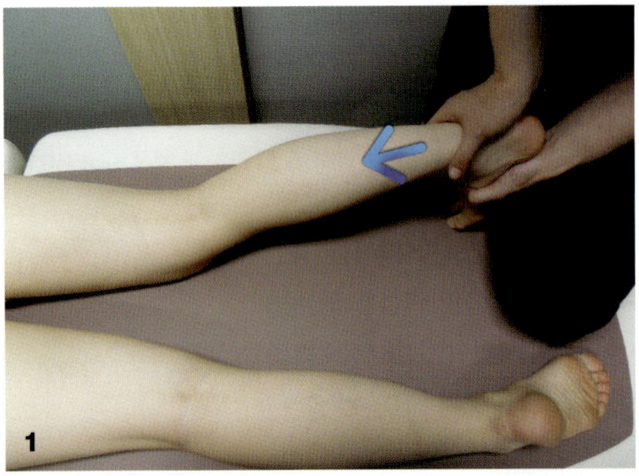

1

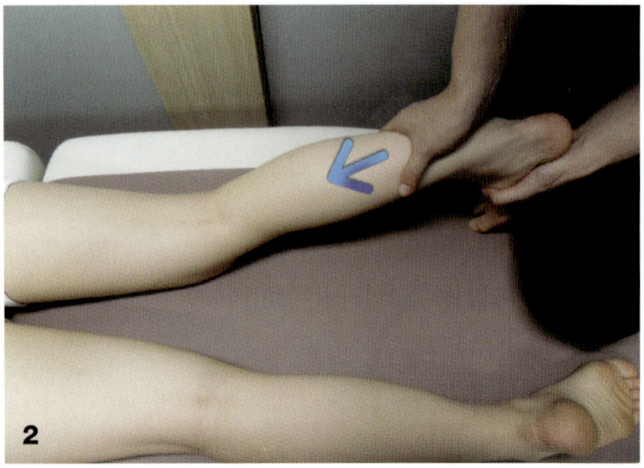

2

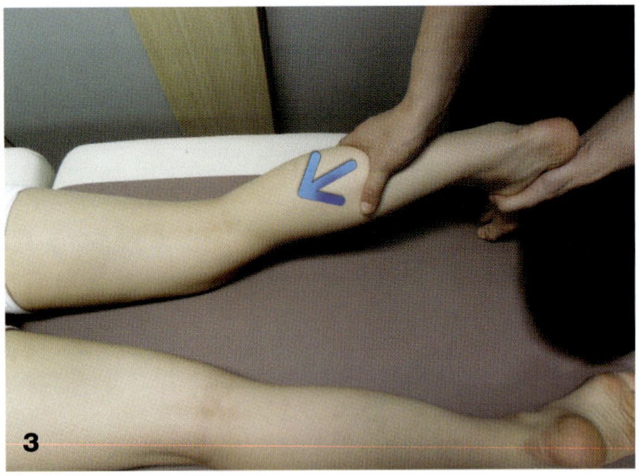

3

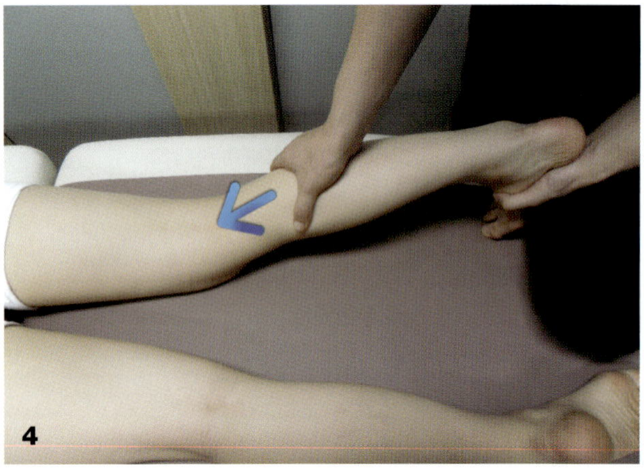

4

1. 이번 장의 ERT는 여러 가지 원인으로 인하여 종아리를 중심으로 통증이 발생되었을 때 적용한다.
2. 사진에서처럼 발목을 붙잡고 ACHILLES에서 슬관절 방향으로 부드럽게 밀어 내리면서 ERT치료를 수회 실시한다. 주의할 것은 발목을 붙잡고 있는 ASSIST HAND는 반드시 POLY GLOVE를 착용하여 환자에게 전류가 전달되지 않도록 유의해야 한다.
3. 다음으로 적당한 압력을 유지한 채 손에 진동을 주며 실시한다.
4. 다음으로 적당한 압력을 유지한 채 손가락을 이용해 주무르며 실시한다.

NOTICE 편의상 저주파치료기를 부착하지 않고 촬영하였음

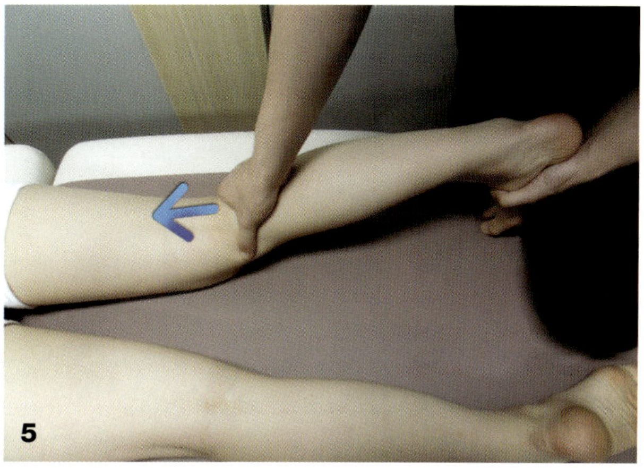

5

5. 다음으로 적당한 압력을 유지한 채 손바닥을 중심에 두고 손을 회전하며 실시한다.

6. 다음으로 가볍게 근육을 쥐어 잡고 흔들어 준다. 물론 잡고 있는 위치는 아래로 계속 이동하여야 한다.

7. 마지막으로 전류 강도를 비교적 강하게 세팅 후 손바닥을 모아 진공상태를 만들며 HAMSTRING을 타진한다. 이때 잘못하면 때리는 것과 동일하게 되니 충분한 연습이 필요하다.

8. 그 외에도 BOWEN,MFR등을 다양하게 응용하여 ERT치료를 적용하여도 좋은 효과를 기대할 수 있다.

9. 전류의 강도는 한 손을 환자에게 밀착한 상태에서 근육의 수축이 일어나는 정도로 세팅한다.

10. 압착 강도는 피부가 1cm 정도 들어갈 정도의 압력을 유지한다.

11. 이번 장의 ERT는 기본적인 방법이며 이를 응용하여 다양한 ERT를 적용할 수 있다.

12. 적용시간 : 5분 이내에서 통증이 사라질 때까지